DSM-5-TR®
Preguntas
de autoevaluación

Exámenes tipo test
sobre los criterios diagnósticos

DSM-5-TR®
Preguntas
de autoevaluación

Exámenes tipo test
sobre los criterios diagnósticos

Philip R. Muskin, M.D., M.A., DLFAPA, LFACLP

Profesor de Psiquiatría y Consultor Senior de Psiquiatría de Interconsulta y Enlace, Centro Médico Irving de la Universidad de Columbia, Nueva York, EE.UU.

Anna Dickerman, M.D., FAPA, FACLP

Jefa del Servicio de Psiquiatría de Interconsulta y Enlace, Directora del Programa de Subespecialización de Psiquiatría de Interconsulta-Enlace; Psiquiatra Asociada del Hospital Presbiteriano de Nueva York; Profesora Asociada de Psiquiatría Clínica, Facultad de Medicina Weill-Cornell, Nueva York, EE.UU.

Andrew T. Drysdale, M.D., Ph.D.

Asistente Clínico, Departamento de Psiquiatría, Centro Médico Irving de la Universidad de Columbia; Médico Clínico Postdoctoral, Departamento de Psiquiatría, Centro Médico Irving de la Universidad de Columbia; Miembro del Instituto Psiquiátrico del Estado de Nueva York/Universidad de Columbia, Nueva York, EE.UU.

Claire Holderness, M.D., DFAPA

Profesora Clínica Asociada de Psiquiatría, Colegio Vagelos de Médicos y Cirujanos de la Universidad de Columbia; Psiquiatra Asociada, Instituto Psiquiátrico del Estado de Nueva York, Nueva York, EE.UU.

Maalobeeka Gangopadhyay, M.D.

Profesora Asociada de Psiquiatría, Centro Médico Irving de la Universidad de Columbia; Directora de Servicios de Agudos, Psiquiatría Infantil y Adolescente, Hospital Infantil Morgan Stanley del Hospital Presbiteriano de Nueva York; Directora Médica, de Calidad y Seguridad del Paciente del NYP-Columbia; Departamento de Psiquiatría, Hospital Presbiteriano de nueva York, Nueva York, EE.UU.

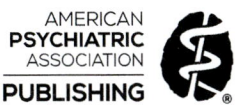

AMERICAN
PSYCHIATRIC
ASSOCIATION
PUBLISHING

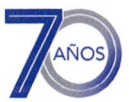

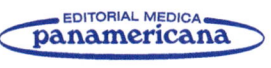

EDITORIAL MEDICA
panamericana

Desde 1953 formando Profesionales de la Salud

Buenos Aires - Bogotá - Madrid - México
www.medicapanamericana.com

Traducción de Editorial Médica Panamericana. Supervisor: Dr. Carlos Badía Villaseca. Médico, Mágister Universitario en Práctica Psiquiátrica y en Salud Mental Comunitaria, y traductor médico profesional.

1.ª edición, 2015.
2.ª edición, julio 2024.

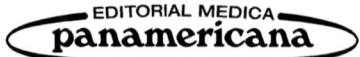

EDITORIAL MÉDICA panamericana

Visite nuestra página web:
http://www.medicapanamericana.com

ARGENTINA
Maipú 1300, Piso 3 (C 1006ACT)
Ciudad Autónoma de Buenos Aires, Argentina
Tel.: (54-11) 5031-6919
e-mail: cinfo@medicapanamericana.com

COLOMBIA
Carrera 7a A. N.º 69-19 - Bogotá DC - Colombia
Tel.: (57-1) 235-4068 / Fax: (57-1) 345-0019
e-mail: infomp@medicapanamericana.com.co

ESPAÑA
Sauceda, 10 - 5ª planta - 28050 Madrid, España
Tel.: (34-91) 131-78-00 / Fax: (34-91) 457-09-19
e-mail: info@medicapanamericana.es

MÉXICO
Av. Miguel de Cervantes Saavedra, n.º 233, piso 8, oficina 801
Col. Granada, Alcaldía Miguel Hidalgo
CP 11520 Ciudad de México, México
Tel.: (52-55) 5250-0664
e-mail: infomp@medicapanamericana.com.mx

ISBN: 978-84-1106-379-1 (Versión impresa)
ISBN: 978-84-1106-380-7 (Versión electrónica)

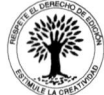
Depósito Legal: M-16244-2024.
Impreso en España.

Contenidos

Parte II: Guía de respuestas

Prefacio

Esta edición de la guía de autoevaluación del DSM-5 incorpora los cambios realizados desde que se lanzó el DSM-5 en 2013 (American Psychiatric Association, 2013). La guía complementa, pero no sustituye, la lectura detallada del DSM-5-TR (American Psychiatric Association, 2022). La edición más reciente del manual diagnóstico contiene nuevos diagnósticos y revisiones del texto de muchos de los diagnósticos del DSM-5. En el DSM-5-TR hay nuevos enfoques diagnósticos. Nuestra intención al preparar esta guía de autoevaluación es retar al lector, esperamos que de manera atractiva, a conocer mejor los criterios de los diagnósticos anteriores y de los nuevos, a revisar las actualizaciones realizadas en el DSM-5-TR y a formarse en los nuevos enfoques diagnósticos. Algunas preguntas parecerán obvias o fáciles y otras resultarán difíciles. A medida que avance en la lectura, deje que el libro le lleve a las secciones diagnósticas que desea conocer mejor y que le reafirme en aquellas áreas en las que cree estar bien versado. Los editores han preparado una serie de hipotéticos casos clínicos a fin de permitir el típico proceso que utilizamos al entrar en consideraciones diagnósticas. Los editores de este libro son un grupo diverso de clínicos, docentes e investigadores que emprendieron la tarea de aprenderse el DSM-5-TR para poder ayudar a otros a autoformarse. No hay comentarios ni declaraciones políticas sobre los diagnósticos en las 475 preguntas que contiene esta guía de estudio. Todos los honorarios percibidos por los autores en relación con este libro se donan a fundaciones benéficas.

Anna Dickerman, M.D., FAPA, FACLP
Andrew T. Drysdale, M.D., Ph.D.
Claire Holderness, M.D., DFAPA
Maalobeeka Gangopadhyay, M.D.
Philip R. Muskin, M.D., M.A., DLFAPA, LFACLP

Referencias

American Psychiatric Association: Manual diagnóstico y estadístico de los trastornos mentales, 5ª edición. Arlington, VA, American Psychiatric Association, 2013.
American Psychiatric Association: Manual diagnóstico y estadístico de los trastornos mentales, 5ª edición, revisión del texto. Washington, DC, American Psychiatric Association, 2022.

PARTE I

Preguntas

Introducción al DSM-5-TR

I.1 ¿Cuál de las siguientes opciones diferencia el proceso de revisión de los contribuyentes al DSM-5 de las ediciones anteriores del DSM?

A. Solo los clínicos estaban en el grupo de trabajo.
B. Solo los investigadores estaban en el grupo de trabajo.
C. Divulgación de todos los ingresos de los miembros del grupo de trabajo.
D. Solo los médicos estaban en el grupo de trabajo.

I.2 ¿Cuál de las siguientes respuestas no era un principio que guiaba el proceso de revisión del borrador del DSM-5?

A. El DSM-5 estaba destinado principalmente a ser un manual para los clínicos, y las revisiones deben ser factibles para la práctica clínica habitual.
B. Las recomendaciones para las revisiones deben ser guiadas por evidencia de investigación.
C. No hubo consideraciones para mantener la continuidad con las ediciones anteriores del DSM.
D. *A priori,* sobre el grado de cambio entre el DSMIV y el DSM-5 no se deben imponer restricciones.

I.3 ¿Cuál de las siguientes opciones describe mejor el uso del DSM-5-TR en entornos forenses?

A. Cualquiera que esté involucrado en casos forenses puede usar el DSM-5-TR para llegar a un diagnóstico psiquiátrico.
B. Una persona que cumple con los criterios de un diagnóstico también cumplirá con el estándar para tener una enfermedad mental según lo definido por la ley.
C. Existe el riesgo de que los diagnósticos sean mal utilizados o mal entendidos.
D. Un diagnóstico lleva implicaciones sobre la etiología del trastorno mental de la persona.

CAPÍTULO 1

Trastornos del neurodesarrollo

1.1 ¿Cuál de los siguientes puntos *no* es necesario para un diagnóstico de trastorno del desarrollo intelectual (discapacidad intelectual) según el DSM-5-TR?

A. CI total por debajo de 70.
B. Déficits en las funciones intelectuales, confirmados por una evaluación clínica y pruebas de inteligencia estandarizadas e individualizadas.
C. Déficits en el funcionamiento adaptativo que impiden alcanzar los estándares de desarrollo y socioculturales que posibilitan la independencia personal y la responsabilidad social.
D. Inicio de los síntomas durante el período de desarrollo.

1.2 Un niño de 7 años en segundo grado muestra retrasos significativos en la capacidad de razonar, resolver problemas y aprender de las experiencias. Ha tardado en desarrollar las habilidades de lectura, escritura y matemáticas. En estas habilidades ha ido por detrás de sus compañeros a lo largo del desarrollo, aunque el niño está progresando lentamente. Los déficits afectan significativamente a su capacidad para jugar con otros niños de manera apropiada para su edad y comenzar a adquirir habilidades independientes en casa. Necesita ayuda continuamente para realizar las actividades básicas del día a día (vestirse, alimentarse, bañarse y hacer cualquier tipo de tarea escolar). ¿Cuál de los siguientes diagnósticos se ajusta mejor a esta presentación?

A. Trastorno neurocognitivo mayor de inicio en la infancia.
B. Trastorno del desarrollo intelectual (discapacidad intelectual).
C. Trastorno de la comunicación.
D. Trastorno del espectro autista.

1.3 Un niño de 7 años en segundo grado muestra retrasos significativos en la capacidad de razonar, resolver problemas y aprender de las experiencias. Ha tardado en desarrollar las habilidades de lectura, escritura y matemáticas. En estas habilidades ha ido por detrás de sus compañeros a lo largo del desarrollo, aunque el niño está progresando lentamente. Los déficits afectan significativamente a su capacidad para jugar con otros niños de manera apropiada para su edad y comenzar a adquirir habilidades independientes en casa. Necesita ayuda continuamente para realizar las actividades básicas del día a día (vestirse, alimentarse, bañarse y hacer cualquier tipo de tarea escolar).

¿Cuál es la calificación de gravedad más apropiada para la presentación actual de este paciente?

A. Leve.
B. Moderada.
C. Grave.
D. No se puede determinar sin una puntuación del CI.

1.4 ¿Qué puede llevar a una evaluación inválida de las habilidades mentales generales y el funcionamiento adaptativo en los individuos con trastorno del desarrollo intelectual?

A. Comparar al individuo con otros de la misma edad y género, del mismo grupo lingüístico y sociocultural.
B. Una puntuación del CI total con subpuntuaciones muy discrepantes.
C. Uso de múltiples pruebas de CI u otras pruebas cognitivas para crear un perfil.
D. Tener en cuenta factores que puedan limitar el rendimiento, como el trasfondo sociocultural, el idioma nativo, el trastorno de comunicación/lenguaje asociado y la discapacidad motora o sensorial.

1.5 Una paciente de 15 años está matriculada en octavo grado en un entorno de educación especial. Tiene un CI de 70 y presenta problemas para llevar la cuenta del tiempo, aunque puede leer un reloj digital. A la familia le ha llevado bastante tiempo enseñarle cómo hacer tareas simples en la cocina y sigue necesitando supervisión con los fogones. Es capaz de socializar con otros compañeros de clase, pero ya no es amiga de los otros niños de su edad del vecindario. Asiste a un grupo de habilidades sociales, pero sus padres deben llevar la cuenta de las citas. ¿Cuál es el especificador de gravedad que actualmente merece su trastorno del desarrollo intelectual (discapacidad intelectual)?

A. Variación normal.
B. Leve.
C. Moderado.
D. Grave.

1.6 ¿Cuál de las siguientes *no* es una característica diagnóstica del trastorno del desarrollo intelectual (discapacidad intelectual)?

A. Comportamiento motor repetitivo que parece obedecer a algo, sin propósito aparente (por ejemplo, agitar la mano, balancear el cuerpo).
B. Incapacidad de realizar tareas diarias complejas (por ejemplo, manejo del dinero, toma de decisiones médicas) sin ayuda.
C. Credulidad con ingenuidad en las situaciones sociales y tendencia a dejarse llevar fácilmente por los demás.
D. Falta de habilidades de comunicación apropiadas para la edad en el funcionamiento social e interpersonal.

1.7 ¿Cómo se relaciona el funcionamiento adaptativo con el diagnóstico de trastorno del desarrollo intelectual (discapacidad intelectual)?

    A. El funcionamiento adaptativo se basa en la puntuación del CI del individuo.

    B. Debe haber deterioro en al menos dos dominios del funcionamiento adaptativo para que se cumpla el Criterio B del diagnóstico de trastorno del desarrollo intelectual.

    C. El funcionamiento adaptativo en el trastorno del desarrollo intelectual tiende a mejorar con el tiempo, aunque el umbral de las capacidades cognitivas y los trastornos del desarrollo asociados pueden limitarlo.

    D. Los individuos diagnosticados de trastorno del desarrollo intelectual en la infancia seguirán generalmente cumpliendo los criterios en la edad adulta, incluso si el funcionamiento adaptativo mejora.

1.8 ¿En cuál de los siguientes escenarios clínicos podría observarse un trastorno del desarrollo intelectual (discapacidad intelectual) comórbido como un trastorno adquirido?

    A. Síndrome de Lesch-Nyhan.

    B. Síndrome de Prader-Willi.

    C. Traumatismo craneoencefálico ocurrido durante el período de desarrollo.

    D. Síndrome de Rett.

1.9 ¿Cuál de las siguientes afirmaciones es *verdadera* sobre el curso del trastorno del desarrollo intelectual (discapacidad intelectual)?

    A. Los hitos motores, del lenguaje y sociales retrasados no son identificables hasta después de los primeros 2 años de vida.

    B. La discapacidad intelectual causada por una enfermedad (por ejemplo, una encefalitis) o por un traumatismo craneoencefálico ocurrido durante el período de desarrollo se diagnosticaría como un trastorno neurocognitivo, no como un trastorno del desarrollo intelectual (discapacidad intelectual).

    C. El trastorno neurocognitivo mayor puede coexistir con el trastorno del desarrollo intelectual.

    D. Incluso si las intervenciones tempranas y continuas a lo largo de la infancia y la edad adulta conducen a una mejora del funcionamiento adaptativo e intelectual, el diagnóstico de trastorno del desarrollo intelectual (discapacidad intelectual) seguiría aplicándose.

1.10 El diagnóstico de trastorno del desarrollo intelectual (discapacidad intelectual) según el DSM-5-TR incluye los especificadores de gravedad leve, moderado, grave y profundo para indicar el nivel de ayuda requerido en los distintos dominios del funcionamiento adaptativo. ¿Cuál de las siguientes características sería típica de un individuo con un nivel de deterioro *leve*?

    A. El individuo generalmente tiene poca comprensión del lenguaje escrito o de los conceptos que implican números, cantidades, tiempo y dinero.

B. El lenguaje hablado del individuo es bastante limitado en términos de vocabulario y gramática.

C. El individuo requiere ayuda en todas las actividades de la vida diaria, como comer, vestirse, bañarse y usar el baño.

D. En la edad adulta, el individuo puede ser capaz de mantener un empleo competitivo en un trabajo que no requiera grandes habilidades conceptuales.

1.11 Un niño de 10 años con antecedentes de dislexia, que por lo demás es normal en su desarrollo, tiene un accidente de monopatín en el que sufre una lesión cerebral traumática grave. Esta produce un deterioro intelectual global significativo (con un déficit de lectura persistente que es más pronunciado que sus otros déficits recién adquiridos pero estables, junto con un CI total de 75). Hay un deterioro leve del funcionamiento adaptativo, de manera que requiere apoyo en algunas áreas. También muestra síntomas de ansiedad y depresión en respuesta al accidente y la hospitalización. ¿Cuál es el diagnóstico *menos probable*?

A. Trastorno del desarrollo intelectual (discapacidad intelectual).

B. Lesión cerebral traumática.

C. Trastorno neurocognitivo mayor debido a lesión cerebral traumática.

D. Trastorno de adaptación.

1.12 ¿En cuál de las siguientes situaciones sería *inapropiado* un diagnóstico de retraso global del desarrollo?

A. El paciente es un niño demasiado pequeño para manifestar determinados síntomas de forma completa o para completar las evaluaciones requeridas.

B. El paciente, un niño de 7 años, tiene un CI total de 65 y un deterioro grave del funcionamiento adaptativo.

C. Las puntuaciones del paciente en las pruebas psicométricas sugieren un trastorno del desarrollo intelectual (discapacidad intelectual), pero la información es insuficiente sobre las habilidades funcionales adaptativas del paciente.

D. El deterioro del funcionamiento adaptativo del paciente sugiere un trastorno del desarrollo intelectual, pero la información es insuficiente sobre el nivel de deterioro cognitivo medido mediante instrumentos estandarizados.

1.13 ¿En quién debería considerar un clínico el diagnóstico de retraso global del desarrollo?

A. Niños menores de 5 años.

B. Niños que puedan someterse a evaluaciones sistemáticas.

C. Niños con un CI total < 65.

D. Niños con diagnóstico de trastorno del desarrollo intelectual (discapacidad intelectual), grave.

1.14 Una niña de 3 años y medio con antecedentes de exposición al plomo y trastorno comicial muestra retrasos sustanciales en múltiples dominios del funcionamiento, como la comunicación, aprendizaje, atención y desarrollo motor, que limitan su capacidad para interactuar con sus compañeros de la misma edad y que requieren un apoyo considerable en todas las actividades de la vida diaria en casa. Desafortunadamente, sus padres son muy malos como fuentes de información y la niña no ha recibido ninguna evaluación psicológica o del aprendizaje formal hasta la fecha. Está a punto de ser evaluada para determinar si está lista para asistir al preescolar. ¿Cuál es el diagnóstico más apropiado?

A. Trastorno neurocognitivo mayor.
B. Trastorno del espectro autista.
C. Retraso global del desarrollo.
D. Trastorno específico del aprendizaje.

1.15 Un niño de 5 años presenta dificultades para hacer amigos y problemas para iniciar y mantener conversaciones recíprocas, leer señales sociales y compartir sus sentimientos con los demás. Mantiene un buen contacto ocular, tiene una entonación del habla normal, muestra gestos faciales y tiene un rango de afectos que generalmente parecen apropiados para la situación. Demuestra un interés por los trenes que parece anormal en intensidad y enfoque, y se involucra poco en el juego imaginativo o simbólico. ¿Cuáles de los siguientes requisitos diagnósticos del trastorno del espectro autista *no* se cumplen en este caso?

A. Déficits de la reciprocidad socioemocional.
B. Déficits en los comportamientos comunicativos no verbales utilizados en la interacción social.
C. Déficits para entablar y mantener relaciones.
D. Patrones de comportamiento, intereses o actividades restringidos y repetitivos, manifestados por síntomas en dos de las cuatro categorías especificadas.

1.16 ¿Cuál de las siguientes afirmaciones sobre el desarrollo y el curso del trastorno del espectro autista es *falsa*?

A. Los síntomas del trastorno del espectro autista generalmente no son notables hasta los 5-6 años de edad o más tarde.
B. Los primeros síntomas suelen mostrar un retraso del desarrollo del lenguaje, a menudo acompañado de falta de interés social o interacciones sociales inusuales.
C. El trastorno del espectro autista no es un trastorno degenerativo, y es normal que el aprendizaje y la compensación continúen a lo largo de la vida.
D. Dado que muchos niños pequeños con desarrollo normal tienen fuertes preferencias y disfrutan de la repetición, puede ser difícil distinguir los comportamientos restringidos y repetitivos que son diagnósticos del trastorno del espectro autista en los niños de preescolar.

1.17 ¿Cuál de los siguientes era uno de los criterios sintomáticos del trastorno autista en el DSM-IV y se eliminó de los criterios diagnósticos del trastorno del espectro autista en el DSM-5-TR?

A. Patrones de interés estereotipados o restringidos.
B. Manierismos motores estereotipados y repetitivos.
C. Adherencia inflexible a las rutinas.
D. Preocupación persistente por partes de objetos.

1.18 Una niña de 7 años presenta una historia de habilidades lingüísticas normales (vocabulario y gramática intactos), pero es incapaz de usar el lenguaje de manera socialmente pragmática para compartir ideas y sentimientos. Nunca ha mantenido un buen contacto ocular y tiene dificultad para leer las señales sociales. En consecuencia, ha tenido dificultades para hacer amigos, lo cual se complica aún más por su obsesión por los personajes de dibujos animados, a los que recita repetitivamente. Tiende a oler excesivamente los objetos. Debido a que insiste en llevar la misma camiseta y pantalones cortos todos los días, independientemente de la estación, vestirse es una actividad difícil. Estos síntomas datan de la primera infancia y causan un deterioro significativo en su funcionamiento. ¿Qué diagnóstico se ajusta mejor a la presentación de esta niña?

A. Trastorno de Asperger.
B. Trastorno del espectro autista.
C. Trastorno de comunicación social (pragmático).
D. Síndrome de Rett.

1.19 Un adolescente de 15 años tiene una larga historia de déficits de la comunicación no verbal. Cuando era bebé, no podía desviar la mirada en la dirección que alguien señalaba. De niño no estaba interesado en los eventos sociales, en hablar de sentimientos, ni en jugar con otros, incluida su propia familia. Desde la edad escolar hasta la adolescencia, su habla era extraña en tonalidad y fraseo, y el lenguaje corporal era torpe. ¿Qué representan estos síntomas?

A. Rango restringido de intereses.
B. Regresión del desarrollo.
C. Síntomas esquizofreniformes prodrómicos.
D. Déficits de los comportamientos comunicativos no verbales.

1.20 Un niño de 10 años presenta aleteo de manos y chasquidos de los dedos. Repetitivamente lanza monedas y alinea sus camiones. Tiende a "hacer eco" de las últimas palabras de las preguntas que se le hacen antes de responder, confunde los pronombres (se refiere a sí mismo en segunda persona), tiende a repetir frases de manera perseverante y está bastante obsesionado con las rutinas relacionadas con el vestir, comer, viajar y jugar. Pasa horas en el garaje jugando con las herramientas de su padre. ¿Qué representan estos comportamientos?

A. Patrones restringidos y repetitivos de comportamientos, intereses o actividades característicos del trastorno del espectro autista.
B. Síntomas del trastorno obsesivo-compulsivo.
C. Manifestaciones prototípicas de la personalidad obsesivo-compulsiva.
D. Tics complejos.

1.21 Un hombre de 25 años presenta déficits de la comunicación no verbal de larga duración, incapacidad para tener una conversación recíproca o compartir intereses de manera apropiada, y falta total de interés por tener relaciones con los demás. Su discurso refleja una fraseología y entonación torpes y es de naturaleza mecánica. Tiene una historia de fijaciones y obsesiones secuenciales con varios juegos y objetos a lo largo de su infancia; sin embargo, actualmente esto no es un problema importante para él. Vive en una residencia asistencial y sigue la misma rutina diaria. Trabaja en la caja registradora de la tienda de la residencia porque disfruta con las matemáticas y su salario es administrado por un tutor. Cuando la tienda está cerrada por vacaciones, le cuesta mucho adaptarse al cambio. ¿Cuál es el diagnóstico apropiado?

A. Trastorno del desarrollo intelectual (discapacidad intelectual), moderado.
B. Trastorno del desarrollo intelectual (discapacidad intelectual), grave.
C. Trastorno del espectro autista, nivel 1 ("requiere apoyo").
D. Trastorno del espectro autista, nivel 2 ("requiere apoyo sustancial").

1.22 Una niña de 9 años tiene antecedentes de discapacidad intelectual, un trastorno del lenguaje estructural, déficits de comunicación no verbal, desinterés por los compañeros e incapacidad de usar el lenguaje de manera social. Tiene sensibilidades extremas a la comida y al tacto. Está obsesionada con un juego de ordenador en particular, al que juega durante horas todos los días, escribiendo e imitando a los personajes. Es torpe, tiene una marcha extraña y camina de puntillas. En el último año desarrolló un trastorno comicial y comenzó a golpearse repetidamente las muñecas contra la pared, causándose moretones. Por otro lado, toca varios instrumentos musicales de manera extremadamente precoz. ¿Qué característica de la presentación clínica de esta niña cumple un criterio sintomático del trastorno del espectro autista del DSM-5-TR?

A. Anormalidades motoras.
B. Trastorno del lenguaje estructural.
C. Discapacidad intelectual.
D. Déficits de la comunicación no verbal.

1.23 Una niña de 11 años con trastorno del espectro autista no muestra lenguaje hablado y responde mínimamente a las propuestas de los demás. Puede ser algo inflexible, lo que interfiere en su capacidad para viajar, hacer las tareas escolares y ser manejada en casa. Tiene dificultades para planificar, organizar y pasar de una actividad a otra. Estos problemas, en general, pueden solventarse con incentivos y refuerzos. ¿Qué niveles de gravedad deben especificarse en el diagnóstico del DSM-5-TR?

A. Nivel 3 (requiere apoyo muy sustancial) para la comunicación social y nivel 1 (requiere apoyo) para los comportamientos restringidos y repetitivos.
B. Nivel 1 (requiere apoyo) para la comunicación social y nivel 3 (requiere apoyo muy sustancial) para los comportamientos restringidos y repetitivos.
C. Nivel 1 (requiere apoyo) para la comunicación social y nivel 1 (requiere apoyo) para los comportamientos restringidos y repetitivos.
D. Nivel 2 (requiere apoyo sustancial) para la comunicación social y nivel 1 (requiere apoyo) para los comportamientos restringidos y repetitivos.

1.24 ¿Cuál de las siguientes *no* es una especificación incluida en los criterios diagnósticos del trastorno del espectro autista?

A. Con o sin discapacidad intelectual acompañante.
B. Con o sin demencia asociada.

C. Asociado a una afección médica o genética conocida o a un factor ambiental.

D. Asociado a otro trastorno del neurodesarrollo, mental o del comportamiento.

1.25 ¿Cuál de las siguientes opciones *no* es típica del curso del desarrollo de los niños diagnosticados de trastorno del espectro autista?

A. Ganancias de desarrollo en la infancia posterior.

B. Falta de interés en la interacción social, temprana y prominente.

C. Regresión en múltiples dominios después de los 2-3 años de edad.

D. Los primeros síntomas, que a menudo incluyen un retraso del desarrollo del lenguaje.

1.26 Una niña de 4 años tiene algunas aversiones a la comida. Le gusta que le lean el mismo libro cada noche, pero no se molesta en exceso si su madre le pide que elija un libro diferente. Da vueltas repetidamente cuando su programa favorito está en la televisión. Generalmente le gusta que sus juguetes estén ordenados en cajas y se queja cuando su hermana los deja en el suelo. ¿Con cuál de los siguientes diagnósticos son compatibles estos comportamientos?

A. Trastorno obsesivo-compulsivo.

B. Trastorno del espectro autista.

C. Trastorno de déficit de atención e hiperactividad.

D. Desarrollo típico.

1.27 ¿Cuál de las siguientes opciones es típica del curso del desarrollo del trastorno del espectro autista?

A. Ausencia de curso degenerativo.

B. Deterioro del comportamiento durante la adolescencia.

C. Reducción del aprendizaje a lo largo de la vida.

D. Ausencia de síntomas en la primera infancia y los primeros años escolares, con pérdidas del desarrollo en la infancia posterior en áreas como la interacción social.

1.28 Un paciente de 21 años, que no estaba previamente diagnosticado de trastorno del desarrollo, se presenta a una evaluación después de que la universidad le diera una baja por razones psicológicas. Hace poco contacto ocular, no parece captar las señales sociales, ha perdido el interés por los amigos, pasa horas navegando por Internet y jugando a juegos de ordenador todos los días, y se ha vuelto tan sensible a los olores que tiene varios ambientadores en todos los lugares de la casa. Informa que ha tenido amistades de larga duración desde la infancia y la escuela secundaria (corroborado por sus padres). Refiere también que hizo muchos amigos en su club social en la universidad. Sus padres informan de buenas habilidades sociales y de comunicación en la infancia, aunque era bastante tímido y algo inflexible y ritualista en casa. ¿Cuál es el diagnóstico *menos probable*?

A. Depresión.

B. Trastorno esquizofreniforme o esquizofrenia.

C. Trastorno del espectro autista.

D. Trastorno de ansiedad social (fobia social).

1.29 ¿Cuál de las siguientes características generalmente *no* se asocia al trastorno del espectro autista?

A. Ansiedad, depresión y aislamiento en la edad adulta.

B. Catatonía.

C. Insistencia en rutinas y aversión al cambio.

D. Adaptación buena a los entornos escolares normales.

1.30 ¿Cuál de los siguientes trastornos generalmente *no* es comórbido con el trastorno del espectro autista?

A. Trastorno de déficit de atención e hiperactividad (TDAH).

B. Mutismo selectivo.

C. Trastorno del desarrollo intelectual (discapacidad intelectual).

D. Trastorno de movimientos estereotipados.

1.31 ¿Cuál de los siguientes *no* es un criterio diagnóstico del trastorno de déficit de atención e hiperactividad (TDAH) según el DSM-5-TR?

A. Aparición de varios síntomas de inatención o hiperactividad-impulsividad antes de los 12 años.

B. Manifestación de varios síntomas de inatención o hiperactividad-impulsividad en dos o más entornos (por ejemplo, en casa, en la escuela o en el trabajo; con amigos o familiares; en otras actividades).

C. Persistencia de los síntomas durante al menos 12 meses.

D. Incapacidad de explicar los síntomas como manifestación de otro trastorno mental (por ejemplo, trastorno del estado de ánimo, trastorno de ansiedad, trastorno disociativo, trastorno de la personalidad, intoxicación o abstinencia de sustancias).

1.32 Los padres de una estudiante de décimo grado, de 15 años de edad, creen que debería estar logrando mejores resultados en el instituto dado lo brillante que parece ser y el hecho de que recibió principalmente sobresalientes hasta octavo grado. Sin embargo, a menudo entrega sus trabajos tarde y comete errores por descuido en los exámenes. En las pruebas formales, sus resultados en la Escala de inteligencia de Wechsler para adultos, 4ª edición (WAIS-IV) son los siguientes: CI verbal, 125; índice de razonamiento perceptual, 122; CI total, 123; indice de memoria de trabajo, percentil 55; índice de velocidad de procesamiento, percentil 50. Se observan debilidades en la función ejecutiva. Durante una evaluación psiquiátrica, la adolescente informa de una larga historia de falta de atención a los detalles, dificultad para mantener la atención en clase o al hacer los deberes, incapacidad de terminar las tareas y trabajos, y problemas significativos con la gestión del tiempo, la planificación y la organización. Es olvidadiza, a menudo pierde cosas y se distrae fácilmente. No tiene antecedentes de inquietud o impulsividad y es muy querida por sus compañeros. ¿Cuál es el diagnóstico más probable?

A. Trastorno de adaptación con ansiedad.
B. Trastorno específico del aprendizaje.
C. Trastorno de déficit de atención/hiperactividad, predominantemente inatento.
D. Trastorno depresivo mayor.

1.33 Un niño de 7 años tiene problemas de comportamiento y sociales en su clase de segundo grado. Aunque parece capaz de prestar atención y está obteniendo "buenos" resultados desde el punto de vista académico (si bien, aparentemente, no a la altura de sus presuntas capacidades), interrumpe, se mueve, habla en exceso y se levanta del asiento constantemente. Tiene amigos, pero a veces molesta a sus compañeros porque le cuesta trabajo compartir y respetar los turnos, y habla a menudo por encima de los demás. Aunque queda con otros niños para jugar, agota a sus amigos queriendo jugar a deportes sin parar. En casa apenas puede quedarse en su asiento durante una comida y es incapaz de jugar tranquilamente. Aunque muestra remordimiento cuando se le señalan las consecuencias de su comportamiento, puede reaccionar con enfado y es incapaz de inhibirse. ¿Cuál es el diagnóstico más probable?

A. Trastorno del espectro autista.
B. Trastorno de ansiedad generalizada.
C. Trastorno de déficit de atención/hiperactividad, predominantemente hiperactivo/impulsivo.
D. Trastorno específico del aprendizaje.

1.34 Un operador de bolsa de 37 años pide cita después de que a su hijo de 8 años le diagnostiquen que tiene trastorno de déficit de atención/hiperactividad (TDAH) de tipo combinado, inatento e hiperactivo. Aunque el paciente no nota actualmente una inquietud motora como la de su hijo, recuerda haber sido así de niño, además de bastante inatento e impulsivo, hablando en exceso, interrumpiendo y con dificultad para esperar su turno. No destacó en el instituto ni en la universidad, donde su trabajo era errático y tenía dificultades para seguir las normas. Sin embargo, nunca suspendió ninguna asignatura y nunca fue evaluado por un psicólogo o psiquiatra. Actualmente, trabaja entre 60 y 80 horas a la semana y a menudo no duerme lo suficiente. Tiende a tomar decisiones comerciales impulsivas, puede ser impaciente y tener mal genio, y nota que su mente tiende a divagar tanto en las interacciones uno a uno con sus asociados y su esposa como durante las reuniones de negocios, a las que a menudo llega tarde; es olvidadizo y desorganizado. En general tiende a rendir bastante bien y tiene bastante éxito, pero a menudo se siente abrumado y desmoralizado. ¿Cuál es el diagnóstico más probable?

A. Trastorno depresivo mayor.
B. Trastorno de ansiedad generalizada.
C. Trastorno específico del aprendizaje.
D. TDAH, en remisión parcial.

1.35 Un niño de 5 años hiperactivo, impulsivo e inatento presenta hipertelorismo, paladar muy arqueado y orejas bajas. Es descoordinado y torpe, no tiene sentido del tiempo y constantemente deja juguetes y ropa esparcidos por toda la casa. Recientemente ha desarrollado lo que parece ser un tic motor que implica parpadeo. Le gusta jugar con sus compañeros, que tienden a quererlo, aunque parece desafiar deliberadamente todas las peticiones de sus padres y profesores, lo que no parece deberse simplemente a una falta de atención. Lleva retraso en cuanto a aprender a leer. ¿Cuál es el diagnóstico *menos probable*?

A. Trastorno del espectro autista.
B. Trastorno del desarrollo de la coordinación.
C. Trastorno negativista desafiante (TND).
D. Trastorno de déficit de atención/hiperactividad (TDAH).

1.36 ¿Cuál es la prevalencia del trastorno de déficit de atención/hiperactividad (TDAH) en los niños?

A. 2%.
B. 7%.
C. 10%.
D. 12%.

1.37 ¿Cuál es la prevalencia del trastorno de déficit de atención/hiperactividad (TDAH) en los adultos?

A. 0,5%.
B. 2,5%.
C. 5%.
D. 8%.

1.38 ¿Cuál es el cociente de género del trastorno de déficit de atención/hiperactividad (TDAH) en los niños?

A. Proporción hombre:mujer de 2:1.
B. Proporción hombre:mujer de 3:2.
C. Proporción hombre:mujer de 5:1.
D. Proporción hombre:mujer de 1:2.

1.39 Un niño presenta un peso muy bajo al nacer y ha estado expuesto al tabaquismo durante el embarazo. Actualmente le están tratando una encefalitis. ¿Qué trastorno del neurodesarrollo deberían considerar los padres como posibilidad en su hijo?

A. Trastorno de déficit de atención/hiperactividad (TDAH).
B. Trastorno específico del aprendizaje.
C. Trastorno de movimientos estereotipados.
D. Trastorno de la fluidez de inicio en la infancia.

1.40 ¿Cuál de las siguientes opciones *no* se asocia al trastorno de déficit de atención/hiperactividad (TDAH)?

A. Rendimiento escolar reducido.
B. Mayor probabilidad de desempleo.
C. Conflictos interpersonales elevados.
D. Riesgo reducido de trastornos por consumo de sustancias.

1.41 ¿Cuál de las siguientes respuestas *no* se asocia al trastorno de déficit de atención/hiperactividad (TDAH)?

A. Rechazo social.
B. Mayor riesgo de desarrollar un trastorno de la conducta en la infancia y un trastorno de la personalidad antisocial en la etapa adulta.
C. Mayor riesgo de enfermedad de Alzheimer.
D. Mayor riesgo de lesiones accidentales.

1.42 Un joven de 15 años ha desarrollado problemas de concentración en la escuela que han dado lugar a un descenso significativo de las calificaciones. Cuando se le entrevista, explica que su mente está ocupada por la preocupación por su madre, que tiene una grave enfermedad autoinmune. A medida que sus calificaciones bajan, se siente cada vez más desmoralizado y triste, y nota que sus niveles de energía bajan, lo que compromete aún más su capacidad de prestar atención en la escuela. Al mismo tiempo se queja de sentirse inquieto y de no poder dormir. ¿Cuál es el diagnóstico más probable?

A. Trastorno específico del aprendizaje.
B. Trastorno de déficit de atención/hiperactividad (TDAH).
C. Trastorno de adaptación mixto, con ansiedad y estado de ánimo depresivo.
D. Trastorno de ansiedad por separación.

1.43 Un niño de 5 años está siempre malhumorado e irritable y no tolera la frustración. Además, en todas partes se muestra crónicamente inquieto, impulsivo e inatento. ¿Cuál es el diagnóstico que mejor se ajusta al cuadro clínico?

A. Trastorno de déficit de atención/hiperactividad (TDAH).
B. TDAH y trastorno de desregulación disruptiva del estado de ánimo (DMDD).
C. Trastorno bipolar.
D. Trastorno negativista desafiante (TND).

1.44 ¿Qué comorbilidad se encuentra en una minoría de niños con trastorno de déficit de atención/hiperactividad (TDAH)?

A. Trastorno negativista desafiante (TND).
B. Trastorno de desregulación disruptiva del estado de ánimo (TDD).
C. Trastorno explosivo intermitente.
D. Trastorno específico del aprendizaje.

1.45 ¿Cuáles son las características del trastorno específico del aprendizaje?

A. Es parte de una discapacidad de aprendizaje más general, como la que se manifiesta en el trastorno del desarrollo intelectual (discapacidad intelectual).

B. Generalmente se puede atribuir a un trastorno sensorial, físico o neurológico.

C. Cursa con déficits generalizados y de amplio alcance en múltiples dominios del procesamiento de la información.

D. Consiste en dificultades persistentes para aprender habilidades académicas fundamentales que se inician durante los años de escolarización formal.

1.46 El DSM-5-TR clasifica todos los trastornos del aprendizaje bajo el diagnóstico de trastorno específico del aprendizaje, junto con el requisito de "especificar todos los dominios académicos y subhabilidades que están afectados" en el momento de la evaluación. ¿Qué *no* es característico del trastorno específico del aprendizaje?

A. Las dificultades persistentes de aprendizaje se manifiestan como un progreso limitado del aprendizaje durante al menos 6 meses a pesar de la provisión de ayuda extra en casa o en la escuela.

B. Las habilidades actuales en una o más de estas áreas académicas están muy por debajo del rango promedio para la edad, el género, el grupo cultural y el nivel de educación del individuo.

C. Generalmente hay una discrepancia de más de 3 desviaciones estándar (DE) entre el logro y el CI.

D. Las dificultades de aprendizaje interfieren significativamente en el rendimiento académico, el rendimiento ocupacional o las actividades de la vida diaria que requieren esas habilidades académicas.

1.47 ¿Qué se asocia al diagnóstico de trastorno específico del aprendizaje?

A. Un trastorno cognitivo neurodegenerativo.

B. Un perfil desigual de habilidades.

C. Falta de oportunidades educativas.

D. Hay cuatro subtipos formales de trastorno específico del aprendizaje.

1.48 ¿Qué se asocia a las tasas de prevalencia del trastorno específico del aprendizaje?

A. Las tasas de prevalencia varían del 1 al 5% de los niños en edad escolar en los diferentes idiomas y culturas.

B. El trastorno específico del aprendizaje es igualmente común en hombres y mujeres.

C. Las tasas de prevalencia varían según el rango de edades de la muestra, los criterios de selección, la gravedad del trastorno específico del aprendizaje y los dominios académicos investigados.

D. Las proporciones de género pueden atribuirse a factores como el sesgo de detección, la variación de las definiciones o las mediciones, el idioma, la raza o el estado socioeconómico.

1.49 ¿Qué trastornos son típicamente comórbidos con los trastornos específicos del aprendizaje?

A. Trastorno de déficit de atención/hiperactividad (TDAH).

B. Trastorno fonológico.

C. Trastorno del desarrollo de la coordinación.

D. Todos los anteriores.

1.50 ¿Qué opción *no* se asocia con el trastorno del desarrollo de la coordinación (TDC)?

A. Actividad motora adicional (generalmente suprimida), como movimientos corei-formes de extremidades no soportadas o movimientos en espejo.
B. Mejora del aprendizaje de las nuevas tareas que implican habilidades motoras complejas/automáticas, incluyendo la conducción y el uso de herramientas.
C. Exposición prenatal al alcohol.
D. Deterioro de los procesos subyacentes del neurodesarrollo que afectan a las habilidades visomotoras.

1.51 ¿Cuál de las siguientes afirmaciones sobre el trastorno del desarrollo de la coordinación (TDC) es *verdadera*?

A. Los síntomas generalmente han mejorado significativamente en el seguimiento a 1 año.
B. En la mayoría de los casos, los síntomas ya no son evidentes en la adolescencia.
C. El TDC no tiene una relación clara con la exposición prenatal al alcohol, el nacimiento prematuro o el bajo peso al nacer.
D. Se supone que la disfunción cerebelosa juega un papel en el TDC.

1.52 ¿Cuál de los siguientes *no* es un criterio diagnóstico del trastorno de movimientos estereotipados en el DSM-5-TR?

A. Hay movimientos repetitivos, deliberados y sin propósito aparente.
B. El inicio ocurre durante el período de desarrollo temprano.
C. Los comportamientos dan lugar a lesiones autoinfligidas.
D. Los comportamientos no se atribuyen a los efectos de una sustancia o afección neurológica.

1.53 ¿Qué opción *no* concuerda con el trastorno de movimientos estereotipados?

A. La presencia de movimientos estereotipados puede indicar un problema del neurodesarrollo no detectado, especialmente en los niños de 1 a 3 años.
B. Entre los niños que se desarrollan típicamente, los movimientos repetitivos pueden detenerse cuando se les presta atención o cuando el niño se distrae.
C. En algunos niños, los movimientos estereotipados provocarían autolesiones si no se usaran medidas de protección.
D. Los movimientos estereotipados generalmente comienzan durante el primer año de vida.

1.54 ¿Cuál de los siguientes es un criterio diagnóstico del DSM-5-TR para el trastorno de Tourette?

A. Los tics ocurren a lo largo de un período de más de 1 año sin un período libre de tics de más de 3 meses consecutivos.
B. El inicio es antes de los 5 años.

C. Los tics pueden aumentar y disminuir en frecuencia, pero han persistido durante más de 1 año desde el inicio del primer tic.

D. Los tics motores deben preceder a los tics vocales.

1.55 En la tercera visita al consultorio de un niño de 8 años, su madre describe una historia de 6 meses de parpadeo excesivo y chirridos intermitentes, notando que estas características también se han acompañado de gruñidos desde el reciente inicio de un nuevo año escolar. ¿Cuál es el diagnóstico más probable?

A. Trastorno de Tourette.

B. Trastorno provisional de tics.

C. Trastorno de tics vocales persistente (crónico).

D. Trastorno de tics transitorios, recurrente.

1.56 Derivan una niña de 5 años con diagnóstico del DSM-IV de trastorno de tics motores o vocales crónico. Ha tenido tics motores solamente desde hace 1 año y hubo 2 meses en los que no hubo tics. ¿Qué diagnóstico coincide con los criterios del DSM-5-TR?

A. Trastorno de Tourette.

B. Trastorno provisional de tics.

C. Trastorno de tics motores persistente (crónico).

D. Otro trastorno de tics especificado.

1.57 Una estudiante universitaria de 20 años muy funcional y con antecedentes de síntomas de ansiedad y trastorno de déficit de atención/hiperactividad, para el que le han recetado lisdexanfetamina (Vyvanse), le dice a su psiquiatra que ha estado investigando los efectos secundarios de su medicación para uno de sus proyectos de clase. Además dice que, durante la última semana, ha estado sintiéndose estresada por sus tareas escolares, y sus amigos le han estado preguntando por qué mueve la cabeza hacia arriba y hacia abajo de forma intermitente varias veces al día. ¿Cuál es el diagnóstico más probable?

A. Trastorno provisional de tics.

B. Trastorno de tics no especificado.

C. Trastorno por consumo de estimulantes no especificado.

D. Trastorno inducido por estimulantes no especificado.

1.58 ¿Cuál de los siguientes *no* es un criterio diagnóstico del DSM-5-TR para el trastorno del lenguaje?

A. Dificultades persistentes en la adquisición y uso del lenguaje en todas sus modalidades debido a déficits de comprensión o producción.

B. Habilidades lingüísticas que están sustancial y cuantificablemente por debajo de las esperadas para la edad.

C. Imposibilidad de atribuir el problema a la audición u otro impedimento sensorial, a una disfunción motora o a otra afección médica o neurológica.

D. No cumplir los criterios del trastorno del lenguaje mixto, receptivo-expresivo, o de un trastorno del desarrollo generalizado.

1.59 ¿Cuál de las siguientes afirmaciones sobre el trastorno fonológico es *verdadera*?

    A. La producción de sonidos del habla debe estar presente a los 2 años de edad.
    B. "La falta de uso de los sonidos del habla esperados según el desarrollo" se evalúa comparando al niño con sus pares de la misma edad y dialecto.
    C. Las dificultades en la producción de sonidos del habla no necesitan dar lugar a un deterioro funcional para cumplir los criterios diagnósticos.
    D. El inicio de los síntomas se sitúa en el período de desarrollo temprano.

1.60 Un padre trae a su hijo de 4 años a una evaluación, preocupado porque ha tenido problemas con la articulación del habla desde el desarrollo temprano. No ha sufrido ninguna lesión en la cabeza, está sano por lo demás y tiene un CI normal. Su maestra de preescolar informa que es difícil entender lo que el niño dice y que otros niños se burlan de él llamándolo "bebé" debido a su dificultad para comunicarse. No tiene problemas para relacionarse con otras personas o entender las señales sociales no verbales. ¿Cuál es el diagnóstico más probable?

    A. Mutismo selectivo.
    B. Retraso global del desarrollo.
    C. Trastorno fonológico.
    D. Trastorno de ansiedad no especificado.

1.61 Un niño de 6 años está fracasando en la escuela y le sigue costando mucho esfuerzo la gramática, la construcción de oraciones y el vocabulario. También intercala "y" entre todas las palabras cuando habla. Por lo general, es tranquilo y no causa otros problemas. Juega con sus compañeros y disfruta jugando al fútbol en el recreo. Cambia fácilmente entre la clase de música y el almuerzo. ¿Cuál de los siguientes diagnósticos estaría presente en el diferencial?

    A. Trastorno del lenguaje.
    B. Trastorno del lenguaje expresivo.
    C. Trastorno de la fluidez de inicio en la infancia.
    D. Trastorno del espectro autista.

1.62 ¿Cuál de los siguientes tipos de alteración del habla *no* está incluido en los criterios del DSM-5-TR para el trastorno de la fluidez de inicio en la infancia (tartamudeo)?

    A. Prolongación de los sonidos.
    B. Vocabulario reducido.
    C. Circunlocuciones.
    D. Repeticiones de sonidos y sílabas.

1.63 Un adolescente de 14 años en educación normal te dice que cree que le gusta a un compañero de clase. Su madre se sorprende al escuchar esto porque, desde pequeño, a menudo ha tenido problemas para hacer inferencias o entender matices de lo que otras personas dicen. Su profesor también ha notado que a veces se pierde las señales no verbales. Tiende a llevarse mejor con los adultos, quizás porque no es tan probable que se sientan molestos ante un patrón de habla forzado. Cuando hace bromas, sus compañeros no siempre encuentran que su humor sea el más apropiado. Aunque disfruta pasando tiempo con su mejor amigo, participando en una amplia gama de actividades, puede ser demasiado hablador y le cuesta respetar los turnos en la conversación. ¿Cuál es el diagnóstico más probable?

A. Trastorno de la comunicación social (pragmático).
B. Trastorno del espectro autista.
C. Trastorno de ansiedad social.
D. Trastorno del lenguaje.

1.64 Derivan a un adolescente de 15 años con diagnóstico previo de trastorno de Tourette. Su madre dice que, durante la secundaria, se burlaban de él por tener tics vocales y motores. Desde que comenzó el noveno grado, sus tics se han vuelto menos frecuentes. Actualmente solo quedan tics motores leves. ¿Cuál es el diagnóstico apropiado del DSM-5-TR?

A. Trastorno de Tourette.
B. Trastorno de tics motores persistente (crónico).
C. Trastorno de tics provisionales.
D. Trastorno de tics no especificado.

1.65 ¿Durante qué etapa del desarrollo suelen iniciarse los tics?

A. Prepubertad.
B. Latencia.
C. Adolescencia.
D. Adultez.

1.66 Un niño de 7 años con antecedentes de retraso del habla presenta movimientos repetitivos de larga duración consistentes en agitar la mano, aletear el brazo y mover los dedos. Su madre informa que estos síntomas aparecieron por primera vez cuando era un niño pequeño y se pregunta si podrían representar tics. Explica que tiende a aletear más cuando está absorto en actividades, como ver su programa de televisión favorito, aunque se detiene cuando lo llaman o lo distraen. Según el informe aportado por la madre, ¿cuál de las siguientes afecciones estaría en lo más alto de la lista de posibles diagnósticos?

A. Trastorno de tics motores o vocales persistentes (crónicos).
B. Corea
C. Distonía.
D. Estereotipias motoras.

1.67 La evaluación de las afecciones coexistentes es importante para entender la consecuencia funcional general de los tics en un individuo. ¿Cuál de las siguientes afecciones se ha asociado con los trastornos de tics?

A. Trastorno de déficit de atención/hiperactividad (TDAH).
B. Trastorno obsesivo-compulsivo y trastornos relacionados.
C. Trastornos depresivos.
D. Todas las anteriores.

1.68   ¿A qué edad deberían haber adquirido ya la mayoría de los niños una capacidad de habla y de lenguaje adecuada para entender y seguir las reglas sociales de comunicación verbal y no verbal, seguir las reglas de la conversación y la narración de historias, y cambiar el lenguaje según las necesidades del oyente o la situación?

A. A los 3-4 años.
B. A los 4-5 años.
C. A los 5-6 años.
D. A los 6-7 años.

1.69   ¿Tener un historial familiar de cuál de los siguientes trastornos psiquiátricos aumenta el riesgo de que un individuo tenga un trastorno de la comunicación social (pragmático)?

A. Trastorno de ansiedad social (fobia social).
B. Trastorno del espectro autista.
C. Trastorno de déficit de atención/hiperactividad (TDAH).
D. Trastorno del desarrollo intelectual (discapacidad intelectual).

1.70   Un niño de 6 años con antecedentes de retraso leve del lenguaje acude con su madre a la consulta; a ella le preocupa que el niño sea objeto de burlas en la escuela porque malinterpreta las señales no verbales y habla con un lenguaje demasiado formal con sus compañeros. Ella dice que, aunque su hijo estuvo en un programa de intervención temprana, el lenguaje escrito y el hablado están ahora al nivel de su grado. El niño no tiene antecedentes de movimientos repetitivos, problemas sensoriales o comportamientos ritualizados. Aunque prefiere la constancia, se adapta bastante bien a las nuevas situaciones. Además, le interesan desde hace mucho los trenes y los coches, y es capaz de recitar todos los modelos de coches que memorizó de un libro sobre la historia del transporte. ¿Cuál de los siguientes trastornos se debería considerar principalmente en el diagnóstico diferencial?

A. Trastorno de la comunicación social (pragmático).
B. Trastorno del espectro autista.
C. Retraso global del desarrollo.
D. Trastorno del lenguaje.

1.71   ¿Por debajo de qué edad es difícil distinguir un trastorno del lenguaje de las variaciones normales del desarrollo?

A. Menos de 3 años.
B. Menos de 4 años.
C. Menos de 5 años.
D. Menos de 6 años.

1.72 ¿Cuál de los siguientes diagnósticos psiquiátricos está claramente asociado con el trastorno del lenguaje?

A. Trastorno de déficit de atención/hiperactividad (TDAH).
B. Enuresis diurna.
C. Trastorno de ansiedad generalizada.
D. Trastorno de desregulación disruptiva del estado de ánimo.

1.73 ¿Cuál de las siguientes afirmaciones sobre el desarrollo del habla en relación con el trastorno fonológico es *falsa*?

A. La mayoría de los niños con trastorno fonológico responden bien al tratamiento.
B. La producción del sonido del habla debería ser en su mayoría inteligible a los 3 años.
C. La mayoría de los sonidos del habla deberían pronunciarse clara y correctamente según la edad y las normas de la comunidad antes de los 10 años.
D. Es anormal que los niños acorten las palabras cuando están aprendiendo a hablar.

1.74 ¿Cuál de las siguientes afecciones probablemente *no* sería importante descartar en el diagnóstico diferencial del trastorno fonológico?

A. Variaciones normales del habla.
B. Deficiencia auditiva u otro trastorno sensorial.
C. Disartria.
D. Depresión.

1.75 ¿Cuál de las siguientes afirmaciones sobre el desarrollo del trastorno de fluidez de inicio en la infancia (tartamudez) es *verdadera*?

A. La tartamudez ocurre a los 6 años en el 80-90% de los individuos afectados.
B. La tartamudez siempre comienza de manera abrupta y es observable por todos.
C. El estrés y la ansiedad no exacerban la disfluidez.
D. Los movimientos motores no se asocian a este trastorno.

1.76 Un joven de 18 años que se mudó de México a Estados Unidos cuando tenía 8 años está ahora ingresando en la universidad. Ha podido organizar la ayuda financiera y un horario de estudio y trabajo. Quiere apoyo académico en la universidad, y la Oficina de Apoyo Académico lo ha remitido a consulta. Durante el proceso de la evaluación, se contacta con los profesores de secundaria del estudiante, quienes dicen que este tuvo problemas con la escritura de ensayos en todas las clases de estudios sociales y de literatura. En sus últimos 6 meses de secundaria, utilizó el tiempo de estudio y las sesiones de tutoría para trabajar la gramática y la organización, y necesitó tiempo extra para completar las tareas escritas. Con estos apoyos pudo pasar estos cursos con un promedio del 75%. ¿Cuál es el diagnóstico más probable?

A. Trastorno del lenguaje expresivo.
B. Trastorno específico del aprendizaje con deterioro de la expresión escrita.
C. Trastorno de la comunicación social (pragmático).
D. Trastorno del desarrollo intelectual (discapacidad intelectual), leve.

CAPÍTULO 2

Espectro de la esquizofrenia y otros trastornos psicóticos

2.1 El Criterio A del trastorno esquizoafectivo requiere un período ininterrumpido de enfermedad en el que se cumpla el Criterio A de la esquizofrenia. ¿Cuál de los siguientes síntomas adicionales debe estar presente para cumplir los criterios diagnósticos del trastorno esquizoafectivo?

    A. Un episodio de ansiedad, ya sea de pánico o ansiedad general.
    B. Trastorno del comportamiento del sueño REM.
    C. Un episodio depresivo mayor o maníaco.
    D. Ciclotimia.

2.2 Para diferenciar el trastorno esquizoafectivo del trastorno depresivo o bipolar con características psicóticas, ¿cuál de los siguientes síntomas debe estar presente durante al menos 2 semanas en ausencia de un episodio anímico mayor en algún momento de la enfermedad?

    A. Delirios o alucinaciones.
    B. Delirios o paranoia.
    C. Comportamiento regresivo.
    D. Identificación proyectiva.

2.3 Un camionero soltero de 27 años tiene una historia de 5 años de síntomas activos y residuales de esquizofrenia. Desarrolla síntomas de depresión, incluyendo estado de ánimo deprimido y anhedonia. Estos síntomas duran 4 meses y se resuelven con tratamiento, pero no cumplen los criterios de la depresión mayor. ¿Qué diagnóstico se ajusta mejor a esta presentación clínica?

    A. Trastorno esquizoafectivo.
    B. Trastorno del espectro de la esquizofrenia o psicótico de otro tipo no especificado.
    C. Trastorno depresivo no especificado.
    D. Esquizofrenia y trastorno depresivo no especificado.

2.4 ¿Qué tan común es el trastorno esquizoafectivo en relación con la esquizofrenia?

A. Dos veces más común.
B. Igual de común.
C. La mitad de común.
D. Un tercio más común.

2.5 Una mujer soltera de 30 años informa que ha tenido delirios auditivos y persecutorios durante 2 meses, seguidos de un episodio depresivo mayor completo con estado de ánimo triste, anhedonia e ideación suicida que dura ya 3 meses. Aunque el episodio depresivo se resuelve con farmacoterapia y psicoterapia, los síntomas psicóticos persisten durante otro mes antes de resolverse. ¿Qué diagnóstico se ajusta mejor a este cuadro clínico?

A. Trastorno psicótico breve.
B. Trastorno esquizoafectivo.
C. Trastorno depresivo mayor.
D. Trastorno depresivo mayor con características psicóticas.

2.6 ¿Cuál de las siguientes afirmaciones sobre la incidencia del trastorno esquizoafectivo es *verdadera*?

A. La incidencia es igual en mujeres y hombres.
B. La incidencia es mayor en hombres.
C. La incidencia es mayor en mujeres.
D. Las tasas de incidencia varían según la estación de nacimiento.

2.7 El trastorno psicótico inducido por sustancias/medicamentos no puede diagnosticarse si la alteración se explica mejor por un trastorno psicótico independiente que no está inducido por una sustancia o medicamento. ¿Cuál de las siguientes presentaciones de síntomas psicóticos *no* sería señal de un trastorno psicótico independiente?

A. Síntomas psicóticos que cumplen los criterios completos de un trastorno psicótico y que persisten durante un período sustancial después de cesar la intoxicación grave o la abstinencia aguda.
B. Síntomas psicóticos que sobrepasan sustancialmente lo que cabría esperar del tipo de sustancia utilizada, la cantidad consumida o la duración del consumo.
C. Síntomas psicóticos que ocurren durante un período sostenido de abstinencia de sustancias.
D. Síntomas psicóticos que ocurren durante un ingreso médico por abstinencia de sustancias.

2.8 Un hombre de 55 años con historia conocida de dependencia de alcohol y esquizofrenia es llevado a la sala de urgencias con delirios francos y alucinaciones visuales. ¿Cuál de las siguientes *no* sería una posibilidad diagnóstica a incluir en el diagnóstico diferencial?

A. Trastorno psicótico inducido por sustancias/medicamentos.
B. Dependencia de alcohol.

C. Trastorno psicótico debido a otra afección médica.

D. Trastorno de la personalidad límite con características psicóticas.

2.9 ¿Cuál de los siguientes conjuntos de especificadores está incluido en los criterios diagnósticos del DSM-5-TR para el trastorno psicótico inducido por sustancias/medicamentos?

A. *Con inicio antes de la intoxicación* y *con inicio antes de la abstinencia.*

B. *Con inicio durante la intoxicación* y *con inicio durante la abstinencia.*

C. *Con buen pronóstico* y *sin buen pronóstico.*

D. *Con catatonía* y *sin catatonía.*

2.10 Un hombre de 65 años con lupus eritematoso sistémico en tratamiento con corticosteroides presencia un grave accidente de tráfico. Comienza a presentar un discurso desorganizado que dura varios días antes de resolverse. ¿Qué diagnóstico se ajusta mejor a este cuadro clínico?

A. Trastorno psicótico asociado al lupus eritematoso sistémico.

B. Psicosis inducida por esteroides.

C. Trastorno psicótico breve, con factor de estrés notable.

D. Trastorno esquizoafectivo.

2.11 ¿Cuál de las siguientes presentaciones de síntomas psicóticos *no* se diagnosticaría correctamente como *otro trastorno del espectro de la esquizofrenia o psicótico de otro tipo especificado*?

A. Síntomas psicóticos que han durado menos de 1 mes pero que aún no han remitido, por lo que no se cumplen los criterios del trastorno psicótico breve.

B. Alucinaciones auditivas persistentes que ocurren en ausencia de cualquier otra característica.

C. Psicosis posparto que no cumple los criterios de un trastorno depresivo o bipolar con características psicóticas, un trastorno psicótico breve, un trastorno psicótico debido a otra afección médica o un trastorno psicótico inducido por sustancias/ medicamentos.

D. Síntomas psicóticos que están temporalmente relacionados con el consumo de una sustancia.

2.12 ¿Cuál de las siguientes presentaciones de pacientes *no* se clasificaría como psicótica con el fin de diagnosticar una esquizofrenia?

A. El paciente escucha una voz que le dice que es una persona especial.

B. El paciente cree que está siendo seguido por una organización policial secreta que se centra exclusivamente en él.

C. El paciente tiene un *flashback* de una experiencia de guerra que siente como si estuviera sucediendo de nuevo.

D. El paciente no puede organizar sus pensamientos y deja de responder en medio de una entrevista.

2.13 ¿Cuál de las siguientes situaciones descartaría un diagnóstico de trastorno psicótico breve?

A. Continuación de los síntomas durante 6 semanas, seguida de una resolución completa.
B. Visiones de una figura religiosa que tienen varias personas durante una ceremonia religiosa.
C. Deterioro grave debido a los síntomas que requiere apoyo nutricional.
D. Un intento de suicidio.

2.14 Un hombre de 32 años se presenta en el servicio de urgencias angustiado y agitado. Informa que su hermana ha muerto en un accidente de coche durante un viaje a Sudamérica. Cuando se le pregunta cómo se ha enterado, dice que él y su hermana estaban muy unidos y que él "simplemente lo sabe". Después de hablar por teléfono con su hermana, que estaba de viaje, cómodamente alojada con amigos, el hombre expresó alivio de que estuviera viva. ¿Cuál de las siguientes descripciones se ajusta mejor a esta presentación?

A. No tenía una creencia delirante porque cambió a la luz de los nuevos datos.
B. Tenía un delirio de grandeza porque creía que podía saber cosas que suceden lejos.
C. Tenía un delirio nihilista porque se refería a una catástrofe imaginada e inverosímil.
D. No tenía ningún delirio porque, en algunas culturas, la gente cree que puede saber cosas de los miembros de su familia aparte de las comunicaciones ordinarias.

2.15 ¿Cuál de los siguientes *no* es un tipo de delirio comúnmente reconocido?

A. Persecutorio.
B. Abducción por extraterrestres.
C. Somático.
D. Grandioso.

2.16 Un hombre de 64 años que lleva 3 meses viudo acude al servicio de urgencias por consejo de su médico de atención primaria después de informarle de que escucha la voz de su difunta esposa llamándolo por su nombre cuando mira fotos antiguas y, a veces, cuando intenta quedarse dormido. Su médico de atención primaria le dice que está sufriendo un episodio psicótico y que necesita una evaluación psiquiátrica. ¿Cuál de las siguientes afirmaciones explica correctamente por qué estas experiencias no deberían considerarse psicóticas?

A. La experiencia ocurre mientras se está quedando dormido.
B. Puede invocar la voz con ciertas actividades.
C. La voz lo llama por su nombre.
D. Tanto A como B.

2.17 ¿Cuál de los siguientes *no* representa un síntoma negativo de la esquizofrenia?

A. Aplanamiento afectivo.
B. Disminución de la motivación.
C. Procesos de pensamiento empobrecidos.
D. Tristeza por la pérdida de funcionalidad.

2.18 Los trastornos del espectro de la esquizofrenia y otros trastornos psicóticos se definen por anormalidades en uno o más de cinco dominios, cuatro de los cuales también se consideran síntomas psicóticos. ¿Cuál de los siguientes *no* se considera un síntoma psicótico?

A. Delirios.
B. Alucinaciones.
C. Pensamiento desorganizado.
D. Avolición.

2.19 ¿Cuál es el tipo de delirio más común?

A. Delirio somático de apariencia corporal distorsionada.
B. Delirio grandioso.
C. Inserción de pensamientos.
D. Delirio persecutorio.

2.20 ¿Cuál de las siguientes presentaciones *no* se clasificaría como comportamiento desorganizado con el fin de diagnosticar los trastornos del espectro de la esquizofrenia y otros trastornos psicóticos?

A. Masturbarse en público.
B. Llevar pantalones en la cabeza.
C. Hablar en lenguas durante un retiro religioso.
D. Girar 180 grados para dar la espalda al entrevistador al responder preguntas.

2.21 ¿Cuál de las siguientes afirmaciones sobre los comportamientos motores catatónicos es *falsa*?

A. El comportamiento motor catatónico es un tipo de comportamiento gravemente desorganizado que históricamente se ha asociado con los trastornos del espectro de la esquizofrenia y otros trastornos psicóticos.
B. Los comportamientos motores catatónicos pueden ocurrir en muchos trastornos mentales (como los trastornos del estado de ánimo) y en otras afecciones médicas.
C. Un comportamiento se considera catatónico solo si implica ralentización motora o rigidez, como el mutismo, la postura o la flexibilidad cérea.
D. La catatonía puede diagnosticarse independientemente de cualquier otro trastorno psiquiátrico.

2.22 ¿Cuál de las siguientes afirmaciones sobre los síntomas negativos de la esquizofrenia es *falsa*?

A. Los síntomas negativos se distinguen fácilmente de los efectos secundarios de la medicación, como la sedación.
B. Los síntomas negativos incluyen una disminución de la expresión emocional.
C. Los síntomas negativos pueden ser difíciles de distinguir de los efectos secundarios de la medicación, como la sedación.
D. Los síntomas negativos incluyen una disminución de la interacción social o con los pares.

2.23 ¿Cuál de las siguientes afirmaciones describe correctamente una forma en que el trastorno esquizoafectivo puede diferenciarse del trastorno bipolar?

A. En el trastorno bipolar, los síntomas psicóticos no duran más de 1 mes.
B. En el trastorno bipolar, los síntomas psicóticos siempre coexisten con los síntomas del estado de ánimo.
C. El trastorno esquizoafectivo nunca incluye episodios completos de depresión mayor.
D. En el trastorno bipolar, los síntomas psicóticos siempre son congruentes con el estado de ánimo.

2.24 ¿Cuál de las siguientes combinaciones de síntomas, si está presente durante 1 mes, cumpliría el Criterio A de la esquizofrenia?

A. Alucinaciones auditivas y visuales prominentes.
B. Comportamiento gravemente desorganizado y avolición.
C. Habla desorganizada y disminución de la expresión emocional.
D. Delirios paranoicos y de grandeza.

2.25 ¿Cuál de las siguientes afirmaciones sobre el comportamiento violento o suicida en la esquizofrenia es *falsa*?

A. Alrededor del 5-6% de las personas con esquizofrenia mueren por suicidio.
B. Las personas con esquizofrenia agreden frecuentemente a extraños de manera aleatoria.
C. En comparación con la población general, las personas con esquizofrenia son más frecuentemente víctimas de violencia.
D. La juventud, el sexo masculino y el abuso de sustancias son factores que aumentan el riesgo de suicidio entre las personas con esquizofrenia.

2.26 ¿Cuál de las siguientes afirmaciones sobre la esquizofrenia de inicio en la infancia es *verdadera*?

A. La esquizofrenia de inicio en la infancia tiende a parecerse a la esquizofrenia del adulto con mal pronóstico, de inicio gradual y con síntomas negativos prominentes.
B. Los patrones del habla desorganizados en la infancia suelen indicar esquizofrenia.
C. Debido a la capacidad de imaginación de la infancia, las alucinaciones y delirios de la esquizofrenia de inicio en la infancia son más elaborados que en la esquizofrenia de inicio en la edad adulta.
D. En un niño que presenta comportamiento desorganizado se debe descartar la esquizofrenia antes de considerar otros diagnósticos de la infancia.

2.27 ¿Cuál de las siguientes afirmaciones sobre las diferencias de sexo en la esquizofrenia es *verdadera*?

A. Las mujeres con esquizofrenia tienden a tener menos síntomas psicóticos que los hombres durante el curso de la enfermedad.
B. El primer inicio de esquizofrenia después de los 40 años es más probable en las mujeres que en los hombres.

C. Los síntomas psicóticos en las mujeres tienden a desaparecer con la edad en mayor medida que en los hombres.

D. Los síntomas negativos y el aplanamiento afectivo se observan con más frecuencia en las mujeres con esquizofrenia que en los hombres con este trastorno.

2.28 Una estudiante universitaria de 19 años es llevada a la sala de urgencias por su familia en contra de su voluntad. Hace 3 meses, de repente empezó a sentirse "extraña" y volvió a casa desde la universidad porque no podía concentrarse. Unas 2 semanas después de volver a casa empezó a oír voces que le decían que era "una pecadora" y que debía arrepentirse. Aunque nunca fue una persona religiosa, ahora cree que debe arrepentirse, pero no sabe cómo y se siente confundida. Gestiona sus actividades de la vida diaria a pesar de las alucinaciones auditivas y los delirios en curso, y se muestra afectivamente reactiva durante el examen. ¿Qué diagnóstico se ajusta mejor a esta presentación?

A. Trastorno esquizofreniforme, con buenas características pronósticas, provisional.
B. Trastorno esquizofreniforme, sin buenas características pronósticas, provisional.
C. Trastorno esquizofreniforme, con buenas características pronósticas.
D. Trastorno esquizofreniforme, sin buenas características pronósticas.

2.29 Un estudiante universitario de 24 años es llevado a la sala de urgencias por el equipo de salud de la universidad. Hace unas semanas se vio involucrado en un accidente de coche en el que uno de sus amigos resultó gravemente herido y murió en sus brazos. El joven, no ha salido de su habitación ni se ha duchado en las últimas 2 semanas. Ha comido solo mínimamente, ha afirmado que los extraterrestres le han seleccionado para una abducción y ha asegurado que podía escuchar sus transmisiones de radio. Nada parece convencerle de que esta abducción no va a suceder o de que las transmisiones no son reales. ¿Cuál de los siguientes diagnósticos (y justificaciones) es el más apropiado?

A. Trastorno psicótico breve con marcado factor de estrés, porque los síntomas comenzaron después del trágico accidente de coche.
B. Trastorno psicótico breve sin marcado factor de estrés, porque el contenido de la psicosis no está relacionado con el accidente.
C. Trastorno del espectro de la esquizofrenia o psicótico de otro tipo no especificado, porque se necesita más información.
D. Trastorno esquizofreniforme, porque hay síntomas psicóticos pero aún no presenta un cuadro completo de esquizofrenia.

CAPÍTULO 3

Trastorno bipolar y trastornos relacionados

3.1 Un paciente de 32 años informa que lleva sintiéndose inusualmente irritable durante 1 semana. Durante este tiempo tiene más energía y actividad, duerme menos y le resulta difícil estarse quieto. También habla más de lo habitual y se distrae fácilmente, hasta el punto de que le resulta difícil completar sus tareas de trabajo. Ni el examen físico ni los análisis de laboratorio encuentran causas médicas de sus síntomas y el paciente no toma medicamentos. ¿Qué diagnóstico se ajusta mejor a este cuadro clínico?

A. Episodio maníaco.
B. Episodio hipomaníaco.
C. Trastorno bipolar I, con características mixtas.
D. Trastorno ciclotímico.

3.2 Una paciente de 28 años refiere 1 semana de actividad aumentada asociada a un estado de ánimo elevado, necesidad disminuida de sueño y autoestima inflada. No se opone a su estado actual ("¡Estoy haciendo más trabajo que nunca!"). El examen físico y los análisis de laboratorio no revelan ninguna causa médica de sus síntomas. Había tomado fluoxetina para un episodio depresivo mayor, pero la dejó por su cuenta hace 2 meses porque sentía que su estado de ánimo era estable. ¿Qué diagnóstico se ajusta mejor a este cuadro clínico?

A. Trastorno bipolar I.
B. Trastorno bipolar II.
C. Trastorno ciclotímico.
D. Trastorno bipolar inducido por sustancias/medicación.

3.3 ¿Qué porcentaje aproximado de las personas que experimentan un solo episodio maníaco continuarán teniendo episodios de ánimo recurrentes?

A. 90 %.
B. 50 %.
C. 25 %.
D. 10 %.

3.4 ¿Cuál de los siguientes factores está más asociado con la recaída maníaca en el trastorno bipolar I?

    A. Adversidad en la infancia.
    B. Estrés reciente en la vida.
    C. Primer episodio de polaridad maníaca.
    D. Intento de suicidio.

3.5 ¿Cuál de las siguientes opciones es más común en hombres que en mujeres con trastorno bipolar I?

    A. Ciclado rápido.
    B. Suicidio consumado.
    C. Comienzo más temprano.
    D. Síntomas mixtos.

3.6 Un paciente con antecedentes de trastorno bipolar I presenta un nuevo episodio maníaco, que se trata con éxito ajustando la medicación. Nota síntomas depresivos crónicos que, en retrospectiva, precedieron por mucho a los episodios maníacos. Describe estos síntomas como "sentirse decaído", tener menos energía y, más veces que no, carecer de motivación. No reconoce otros síntomas depresivos; sin embargo, los síntomas actuales han sido suficientes como para afectar negativamente a su matrimonio. ¿Qué diagnóstico se ajusta mejor a esta presentación?

    A. Otro trastorno bipolar o relacionado especificado.
    B. Trastorno bipolar I, episodio actual o más reciente deprimido.
    C. Trastorno ciclotímico.
    D. Trastorno bipolar I y trastorno depresivo persistente (distimia).

3.7 ¿En qué se diferencian los episodios maníacos del trastorno de déficit de atención/ hiperactividad (TDAH)?

    A. Los episodios maníacos están más fuertemente asociados a la impulsividad.
    B. Los episodios maníacos tienen inicios y finales sintomáticos más claros.
    C. Los episodios maníacos tienen más probabilidades de mostrar un curso crónico.
    D. Los episodios maníacos aparecen por primera vez a una edad más temprana.

3.8 Un paciente con antecedentes de trastorno bipolar informa que ha experimentado 1 semana de ánimo elevado y expansivo. ¿Qué evidencia de las siguientes sugeriría que el paciente está experimentando un episodio hipomaníaco en lugar de uno maníaco?

    A. Irritabilidad prominente.
    B. Mayor productividad en el trabajo.
    C. Síntomas psicóticos.
    D. Buena conciencia de la enfermedad.

3.9 Una estudiante de posgrado de 25 años acude a un psiquiatra quejándose de sentirse decaída y de "no disfrutar de nada". Sus síntomas comenzaron hace aproximadamente 1 mes, junto con insomnio y escaso apetito. Tiene poco interés en las actividades y presenta dificultades para hacer su trabajo escolar. Recuerda un episodio similar hace 1 año, que duró aproximadamente 2 meses antes de mejorar sin tratamiento. También refiere varios episodios de energía aumentada durante los últimos 2 años. Los episodios suelen durar de 1 a 2 semanas, durante las cuales es muy productiva, se siente más social y extrovertida, tiende a dormir menos y sigue notándose llena de energía durante el día. Sus amigos le dicen que habla más rápido durante estos episodios, pero no lo ven como algo desagradable. Le dicen que parece más extrovertida e ingeniosa. No tiene problemas médicos, no toma ninguna medicación y niega consumir drogas o alcohol. ¿Cuál es el diagnóstico más probable?

A. Trastorno bipolar I, episodio actual deprimido.
B. Trastorno ciclotímico.
C. Trastorno bipolar II, episodio actual deprimido.
D. Trastorno depresivo mayor.

3.10 ¿Cómo difieren los episodios depresivos asociados al trastorno bipolar II de los asociados al trastorno bipolar I?

A. Son más largos que los asociados al trastorno bipolar I.
B. Son menos incapacitantes que los asociados al trastorno bipolar I.
C. Son menos graves que los asociados al trastorno bipolar I.
D. Rara vez son el motivo de que el paciente busque tratamiento.

3.11 ¿Cómo difiere el curso del trastorno bipolar II del curso del trastorno bipolar I?

A. Es menos episódico que el curso del trastorno bipolar I.
B. Es más crónico que el curso del trastorno bipolar I.
C. Cursa con períodos asintomáticos más largos que el curso del trastorno bipolar I.
D. Cursa con un número mucho menor de episodios anímicos en la vida que el curso del trastorno bipolar I.

3.12 ¿Cuál de las siguientes características confiere un peor pronóstico a un paciente con trastorno bipolar II?

A. Edad más joven.
B. Mayor nivel educativo.
C. Patrón de ciclado rápido.
D. Estado civil casado.

3.13 ¿Cuál de las siguientes opciones tienen más probabilidades de experimentar las mujeres que los hombres con trastorno bipolar II?

A. Curso de la enfermedad más grave.
B. Hipomanía con características depresivas mixtas.
C. Más episodios maníacos.
D. Comienzo con síntomas depresivos.

3.14 ¿Cuál de las siguientes opciones se asocia a la hipomanía posparto?

A. Período posparto tardío.
B. Sueño preservado.
C. Depresión posparto.
D. Infanticidio.

3.15 Una mujer de 42 años con antecedentes de trastorno de pánico se presenta en el servicio de urgencias, llevada por su familia, después de 2 días de comportamiento anormal. Informan que no ha dormido durante los últimos 2 días, habla de manera inusualmente rápida y se muestra irritable. La paciente dice sentirse "increíble" a pesar de haberse quedado sin su receta de benzodiacepinas a largo plazo hace 3 días. En el examen, camina de un lado a otro repetidamente mientras exige el alta inmediata del servicio de urgencias. ¿Cuál es el diagnóstico más probable?

A. Trastorno de pánico.
B. Trastorno bipolar II.
C. Intoxicación por benzodiacepinas.
D. Trastorno bipolar o relacionado inducido por sustancias/medicamentos.

3.16 Un hombre de 36 años acude a una clínica de psiquiatría para su admisión. Describe una historia de diversos períodos de varios meses a lo largo de la vida con estado de ánimo bajo sostenido, aumento del sueño, disminución del apetito, poca energía y empeoramiento de la capacidad de concentrarse en el trabajo. También señala que ha tenido muchos períodos de estados de ánimo inusualmente felices con excelente energía a pesar de dormir solo 2-4 horas. Estos períodos nunca han durado más de 3 días y típicamente duran solo 1-2 días antes de que el estado de ánimo vuelva a la normalidad. ¿Cuál es el diagnóstico apropiado para este paciente?

A. Trastorno bipolar I.
B. Otro trastorno bipolar o relacionado especificado.
C. Ciclotimia.
D. Trastorno bipolar II.

3.17 ¿En cuál de los siguientes aspectos difiere el trastorno ciclotímico del trastorno bipolar I?

A. Duración.
B. Gravedad.
C. Edad de inicio.
D. Generalización.

CAPÍTULO 4

Trastornos depresivos

4.1 Una paciente de 41 años sin antecedentes de trastornos del estado de ánimo refiere dos períodos recientes de tristeza sostenida, falta de interés en sus *hobbies*, peor concentración, más fatiga y disminución de la productividad en el trabajo. Ha notado que cada uno de estos períodos comenzó después de un atracón de cocaína. Los episodios anímicos persistían casi 2 semanas después de haber dejado de consumir cocaína. Después de cada período, la paciente volvió a su estado eutímico típico sin tratamiento. ¿Cuál es el diagnóstico más apropiado?

A. Trastorno depresivo inducido por sustancias/medicamentos.
B. Trastorno disfórico premenstrual.
C. Trastorno depresivo mayor.
D. Trastorno bipolar no especificado.

4.2 Una mujer de 47 años con diagnóstico de trastorno depresivo mayor (TDM) acude a la consulta con nuevos síntomas psiquiátricos. ¿Cuál de los siguientes trastornos comórbidos tienen más probabilidades de experimentar las mujeres?

A. Trastorno depresivo inducido por sustancias/medicamentos.
B. Trastorno de ansiedad generalizada.
C. Trastorno por consumo de alcohol.
D. Trastorno por consumo de cocaína.

4.3 ¿Qué diagnóstico se aplicaría a los síntomas depresivos después de la muerte de un ser querido?

A. Los síntomas depresivos que duran menos de 2 meses después de la pérdida de un ser querido quedan excluidos de recibir un diagnóstico de episodio depresivo mayor (EDM).
B. Para merecer un diagnóstico de EDM, la depresión debe comenzar no menos de 12 semanas después de la pérdida.
C. Para merecer un diagnóstico de EDM, los síntomas depresivos de estos individuos deben incluir la ideación suicida.
D. Los síntomas depresivos después de la pérdida de un ser querido no quedan excluidos de recibir un diagnóstico de EDM si, por lo demás, cumplen los criterios diagnósticos.

4.4 ¿Cómo se diferencia el duelo de un episodio depresivo mayor (EDM)?

A. El duelo a menudo se caracteriza por la incapacidad de experimentar felicidad o placer.

B. En el duelo, la disforia es típicamente constante, mientras que en el EDM la tristeza suele experimentarse como "punzadas" que se producen en oleadas a lo largo de días o semanas.

C. El contenido del pensamiento asociado al duelo es generalmente autocrítico o consiste en rumiaciones pesimistas.

D. En el duelo, cuando el individuo que lo sufre piensa en la muerte y en morir, los pensamientos se centran normalmente en el fallecido y, posiblemente, en "unirse" al fallecido, mientras que en el EDM tales pensamientos se centran en terminar la propia vida por sentirse indigno, no merecedor de la vida o incapaz de soportar el dolor de la depresión.

4.5 ¿Cuál de los siguientes es un factor de riesgo del trastorno depresivo inducido por sustancias/medicamentos?

A. Sexo femenino.

B. Alto nivel socioeconómico.

C. Estresores vitales recientes.

D. Remisión del abuso de sustancias.

4.6 Un hombre de 50 años presenta un estado de ánimo deprimido persistente que dura varias semanas y que interfiere en su capacidad de trabajar. Tiene insomnio y fatiga, se siente culpable, tiene pensamientos de que estaría mejor muerto y ha comenzado a investigar formas de morir sin que nadie pueda saber que fue un suicidio. Su esposa informa que, durante la mayor parte de este período, también ha mostrado comportamientos extraños, como hablar rápidamente, solicitar sexo varias veces al día y escribir extensamente sobre ideas para un "Internet mejor". Estos comportamientos son cambios marcados de su comportamiento típico. ¿Qué diagnóstico se ajusta mejor a este paciente?

A. Episodio maníaco, con características mixtas.

B. Episodio depresivo mayor.

C. Episodio depresivo mayor, con características mixtas.

D. Episodio depresivo mayor, con características atípicas.

4.7 Una mujer de 45 años con características clásicas de esquizofrenia ha experimentado síntomas crónicos y coexistentes de sentirse "decaída", tener poco apetito y experimentar desesperanza durante sus episodios de psicosis activa. Estos síntomas depresivos ocurrieron solo durante los episodios psicóticos y solo durante el período de 4 años en que tenía síntomas activos de esquizofrenia. Una vez que sus episodios psicóticos se controlaron eficazmente con medicación, no se presentaron más síntomas de depresión. En ningún momento la paciente ha cumplido los criterios completos de un episodio depresivo mayor. ¿Cuál es el diagnóstico apropiado según el DSM-5-TR?

A. Esquizofrenia.

B. Trastorno esquizoafectivo.

C. Trastorno depresivo persistente (distimia).

D. Esquizofrenia y trastorno depresivo persistente (distimia).

4.8 ¿Qué diagnósticos de trastorno depresivo eran nuevos en el DSM-5 y han continuado en el DSM-5-TR?

A. Trastorno depresivo subsindrómico, trastorno disfórico premenstrual y trastorno mixto de ansiedad y depresión.

B. Trastorno de desregulación disruptiva del estado de ánimo, trastorno disfórico premenstrual y trastorno depresivo persistente.

C. Trastorno de desregulación disruptiva del estado de ánimo, trastorno disfórico premenstrual y trastorno depresivo subsindrómico.

D. Trastorno de desregulación disruptiva del estado de ánimo, trastorno disfórico posmenopáusico y trastorno depresivo persistente.

4.9 Un paciente que sufre un episodio depresivo mayor actual informa que no disfruta de las experiencias cotidianas positivas que normalmente son agradables. También menciona que se despierta temprano en la mañana con insomnio terminal, que se siente peor por la mañana que en otros momentos del día y que experimenta una culpa excesiva por pequeños errores. ¿Cuáles de los siguientes son el diagnóstico y el especificador apropiados para este paciente?

A. Trastorno depresivo mayor, con angustia ansiosa.

B. Trastorno depresivo mayor, con características atípicas.

C. Trastorno depresivo mayor, con características melancólicas.

D. Trastorno depresivo mayor, con características mixtas.

4.10 Una mujer de 39 años describe que se deprimió mucho en el invierno del año pasado cuando su empresa cerró por la temporada y que luego experimentó una remisión espontánea sin tratamiento en la primavera siguiente. Recuerda haber experimentado otros múltiples episodios depresivos mayores (EDM) durante la última década en los meses de primavera y verano, aunque ninguno relacionado con su ocupación. ¿Sería elegible esta paciente para un diagnóstico de trastorno depresivo mayor, *con patrón estacional*?

A. La paciente *no* cumple los requisitos de este diagnóstico porque este especificador requiere que el episodio depresivo con características estacionales comience en otoño.

B. La paciente *no* cumple los requisitos de este diagnóstico porque este especificador requiere un inicio y remisión durante al menos un período de 2 años sin ningún episodio no estacional durante este período.

C. La paciente *sí* cumple los requisitos de este diagnóstico porque experimentó la remisión espontánea de un episodio depresivo en relación con la estacion.

D. La paciente *sí* cumple los requisitos de este diagnóstico porque sus síntomas están relacionados con un estresor psicosocial específico.

4.11 ¿Cuál de los siguientes grupos demográficos tiene la mayor prevalencia de depresión?

A. Mujeres en edad reproductiva.
B. Hombres en edad reproductiva.
C. Hombres mayores.
D. Niñas.

4.12 ¿Cuál de las siguientes afirmaciones se asocia con un mayor riesgo de recurrencia en el trastorno depresivo mayor?

A. Edad avanzada.
B. Síntomas graves.
C. Primer episodio reciente.
D. Duración más larga de la remisión.

4.13 ¿Cuál de los siguientes es un marcador diagnóstico preciso del trastorno depresivo mayor (TDM)?

A. Niveles de citocinas proinflamatorias.
B. Variantes genéticas del factor neurotrófico.
C. Hiperactividad hipotalámica-hipofisaria-gonadal.
D. Ninguno de los anteriores.

4.14 En el trastorno depresivo mayor, ¿cuál de las siguientes opciones es más común en los hombres que en las mujeres?

A. Consumar el suicidio.
B. Síntomas gastrointestinales asociados.
C. Hipersomnia.
D. Respuesta al tratamiento.

4.15 Una joven de 12 años ha estado teniendo episodios de arranques de ira desproporcionados a la situación varias veces por semana durante el último año. Frecuentemente grita a cualquiera que tenga cerca y ocasionalmente rompe objetos cercanos durante estos episodios. ¿Cuál de los siguientes aspectos de la presentación de esta paciente excluye el diagnóstico de trastorno de desregulación disruptiva del estado de ánimo (TDDEA)?

A. Frecuencia de los arranques.
B. Agresión a otros.
C. Edad de inicio de los síntomas.
D. Edad al diagnóstico.

4.16 ¿Cuál de las siguientes características distingue el trastorno de desregulación disruptiva del estado de ánimo (TDDEA) del trastorno bipolar en los niños?

A. Edad de inicio.
B. Cronicidad.

C. Irritabilidad.

D. Gravedad.

4.17 ¿Cuál de los siguientes trastornos tienen más probabilidades de desarrollar los niños con trastorno de desregulación disruptiva del estado de ánimo en la edad adulta?

A. Trastorno bipolar I.

B. Trastornos depresivos unipolares.

C. Trastorno de la personalidad antisocial.

D. Trastorno de la personalidad límite.

4.18 Un niño irritable de 8 años tiene un historial de arranques de ira casi diarios tanto en casa como en la escuela durante los últimos 2 años. Estos arranques son inapropiados para su edad y graves. Entre los arrebatos, ¿qué estado de ánimo característico se requiere para calificar a este niño con un diagnóstico de trastorno de desregulación disruptiva del estado de ánimo?

A. Irritabilidad.

B. Depresión.

C. Eutimia.

D. Labilidad.

4.19 Según los criterios diagnósticos del DSM-5-TR, ¿junto con cuál de los siguientes diagnósticos se puede diagnosticar el trastorno de desregulación disruptiva del estado de ánimo (TDDEA)?

A. Trastorno negativista desafiante (TND).

B. Trastorno bipolar II.

C. Trastorno explosivo intermitente (TEI).

D. Trastorno de déficit de atención/hiperactividad (TDAH).

4.20 ¿Cuál de los siguientes factores se asocia a un menor riesgo de muerte por suicidio?

A. Matrimonio.

B. Posesión de armas de fuego.

C. Cognición deteriorada.

D. Anhedonia.

4.21 Llevan a un niño de 9 años a una evaluación por presentar arrebatos explosivos cuando se frustra con el trabajo escolar. Los padres informan que su hijo se comporta bien y es agradable en otros momentos. ¿Qué diagnóstico se ajusta mejor a este cuadro clínico?

A. Trastorno de desregulación disruptiva del estado de ánimo (TDDEA).

B. Trastorno bipolar.

C. Trastorno explosivo intermitente (TEI).

D. Trastorno depresivo mayor.

4.22 Un niño de 14 años se describe a sí mismo como irritable la mayor parte del tiempo durante el último año. Recuerda haberse sentido mejor mientras estuvo en un campamento 4 semanas durante el verano; sin embargo, sus síntomas anímicos volvieron cuando regresó a casa y han continuado desde entonces. Presenta mala concentración y sentimientos de desesperanza, pero niega la ideación suicida y tener alteraciones del apetito o el sueño. ¿Cuál es el diagnóstico más apropiado?

A. Trastorno depresivo mayor.
B. Trastorno de desregulación disruptiva del estado de ánimo.
C. Episodios depresivos con hipomanía de corta duración.
D. Trastorno depresivo persistente, de inicio temprano.

4.23 Una mujer de 30 años refiere que lleva 3 años con estado de ánimo deprimido continuamente, acompañado de pérdida del placer en todas las actividades, de rumiaciones de que estaría mejor muerta, de sentimientos de culpa por las "cosas malas" que ha hecho y de pensamientos de abandonar el trabajo debido a su incapacidad para concentrarse. Aunque nunca la han tratado de depresión, a veces se siente tan angustiada que se pregunta si no debería estar ingresada. Niega consumir drogas o alcohol y la evaluación médica es completamente normal, incluidos los análisis de laboratorio para medir las vitaminas. La consulta estuvo motivada por un empeoramiento adicional de su estado de ánimo en las últimas semanas. ¿Cuál es el diagnóstico más apropiado?

A. Trastorno depresivo mayor (TDM).
B. Trastorno depresivo persistente, con episodio depresivo mayor persistente.
C. Ciclotimia.
D. TDM, con características melancólicas.

4.24 Una mujer de 67 años presenta nuevos síntomas depresivos que comenzaron aproximadamente 3 semanas después de sufrir un accidente cerebrovascular (ACV). Los síntomas han continuado durante 2 meses. Junto a su estado de ánimo deprimido diario, refiere insomnio medio, poco apetito, dificultad para concentrarse y falta de interés en el sexo. Según su neurólogo, tiene síntomas residuales muy limitados de su ACV. A pesar de la falta de déficits residuales, describe frecuentes ausencias y mal rendimiento en el trabajo. Niega cualquier plan activo para intentar suicidarse, pero admite que "desea la muerte", ya que su estado de ánimo ha empeorado. La paciente y su marido niegan que haya tenido algún antecedente, ni siquiera de episodio depresivo leve. ¿Cuál es el diagnóstico más probable?

A. Trastorno depresivo mayor.
B. Trastorno depresivo persistente.
C. Trastorno depresivo debido a otra afección médica.
D. Trastorno depresivo inducido por sustancias/medicamentos.

4.25 Una estudiante de último año de secundaria, de 17 años, se queja a su ginecóloga de que tiene períodos de irritabilidad pronunciada, tristeza, conflictos con sus compañeros de clase, aumento del apetito, disminución de la energía, sensación de hinchazón y disminución de la concentración. Siente que estos síntomas generalmente comienzan alrededor de 3-4 días antes del inicio de la menstruación y desaparecen en el plazo de 1 semana. No puede recordar muchos ciclos menstruales sin estos síntomas desde la menarquia, a los 12 años, pero nunca ha llevado ninguna nota o registro de los mismos. La ginecóloga solicita la evaluación del caso. ¿Cuál es el diagnóstico más adecuado para esta paciente basado en sus síntomas?

A. Síndrome premenstrual.
B. Trastorno depresivo mayor.
C. Trastorno disfórico premenstrual, provisional.
D. La paciente no tiene ningún diagnóstico del DSM-5.

4.26 ¿La presencia de cuál de los siguientes síntomas excluye el diagnóstico de trastorno disfórico premenstrual?

A. Afecto lábil.
B. Síntomas continuos.
C. Dolor físico.
D. Delirios.

4.27 Una mujer de 29 años se queja de estado de ánimo triste todos los meses ante la expectativa de su menstruación, muy dolorosa. El dolor comienza con el inicio del flujo y continúa durante varios días. No experimenta dolor en otros momentos del mes. Ha probado distintos tratamientos, ninguno de los cuales le ha dado alivio. ¿Cuál es el diagnóstico apropiado?

A. Trastorno disfórico premenstrual.
B. Síndrome premenstrual.
C. Dismenorrea.
D. Trastorno depresivo persistente.

4.28 Una mujer de 23 años refiere que durante cada ciclo menstrual presenta tumefacción de los senos, sensación de hinchazón, hipersomnia, mayor deseo de dulces, poca concentración y sensación de que no puede manejar sus responsabilidades normales. Nota que también se siente emocionalmente más sensible y puede ponerse llorosa al escuchar una historia triste. No toma medicación oral, pero usa un parche de drospirenona/etinilestradiol. ¿Qué diagnóstico se ajusta mejor a este cuadro clínico?

A. Trastorno disfórico premenstrual (TDPM).
B. Distrofia.
C. Síndrome premenstrual.
D. Trastorno depresivo inducido por sustancias/medicamentos.

4.29 ¿Cuál de los siguientes es un factor de riesgo conocido del trastorno depresivo persistente?

A. Edad avanzada.
B. Trastorno de la personalidad límite.
C. Esquizofrenia.
D. Título universitario.

4.30 Una mujer de 31 años sin antecedentes de síntomas anímicos refiere que experimenta labilidad del estado de ánimo e irritabilidad causantes de malestar que comienzan alrededor de 4 días antes del inicio de la menstruación. Se siente "al límite", no puede concentrarse, disfruta poco de cualquiera de sus actividades y presenta hinchazón y tumefacción mamaria. La paciente dice que estos síntomas comenzaron 6 meses atrás, cuando empezó a tomar anticonceptivos orales por primera vez. Si deja de tomar los anticonceptivos orales y sus síntomas remiten, ¿cuál sería el diagnóstico?

A. Trastorno disfórico premenstrual.
B. Síndrome premenstrual.
C. Episodio depresivo mayor.
D. Trastorno depresivo inducido por sustancias/medicamentos.

4.31 Una mujer de 37 años describe una historia de varios años de tristeza episódica. Cada período individual no dura más de 10 días y va acompañado de anhedonia pronunciada, insomnio, pérdida del apetito y profunda desesperanza. Niega cualquier otro síntoma psiquiátrico. No puede identificar ningún suceso de vida o factor estresante relacionado. La evaluación de laboratorio exhaustiva es normal. ¿Cuál de los siguientes sería el diagnóstico más apropiado?

A. Ciclotimia.
B. Trastorno depresivo mayor.
C. Otro trastorno depresivo especificado, depresión breve recurrente.
D. Trastorno disfórico premenstrual.

CAPÍTULO 5

Trastornos de ansiedad

5.1 ¿Cuál de los siguientes trastornos está incluido en el capítulo "Trastornos de ansiedad" del DSM-5-TR?

A. Trastorno obsesivo-compulsivo.
B. Trastorno de estrés postraumático.
C. Trastorno de estrés agudo.
D. Trastorno de ansiedad por separación.

5.2 Un niño de 9 años no puede dormir sin tener a uno de sus padres en su habitación. Mientras se duerme, se despierta con frecuencia para comprobar que el padre sigue allí. Uno de los padres suele quedarse hasta que el niño se duerme. Si se despierta solo durante la noche, entra en pánico y se levanta para buscar a sus padres. También informa de pesadillas frecuentes en las que él o sus padres resultan heridos. En ocasiones dice que ve una figura extraña asomándose a su habitación oscura. Cuando los padres se despiertan por la mañana, normalmente encuentran al niño durmiendo en el suelo de su habitación. Una vez intentaron dejarlo con un pariente para poder irse de vacaciones; sin embargo, él se puso tan angustiado ante esta perspectiva que cancelaron sus planes. ¿Cuál es el diagnóstico más probable?

A. Fobia específica.
B. Trastorno de pesadillas.
C. Trastorno delirante.
D. Trastorno de ansiedad por separación.

5.3 ¿Cuál de los siguientes se considera un síntoma específico de la cultura en los ataques de pánico?

A. Despersonalización.
B. Dolores de cabeza.
C. Miedo a volverse loco.
D. Falta de aliento.

5.4 ¿Cuál de las siguientes afirmaciones describe mejor cómo se diferencian los ataques de pánico del trastorno de pánico?

A. Los ataques de pánico requieren menos síntomas para un diagnóstico definitivo.
B. Los ataques de pánico son discretos, ocurren repentinamente y suelen ser menos graves.

C. Los ataques de pánico son invariablemente inesperados.

D. Los ataques de pánico representan síntomas que pueden ocurrir en muchos otros trastornos.

5.5 ¿Qué es finalmente lo mejor para determinar si un ataque de pánico es esperado o inesperado?

A. Un juicio clínico cuidadoso.

B. Si el paciente lo asocia a un estrés externo.

C. La presencia o ausencia de ataques de pánico nocturnos.

D. Descartar posibles síndromes específicos de la cultura.

5.6 ¿Cuál de las siguientes formas de trastorno de pánico puede ser desencadenada por discusiones interpersonales?

A. Ataques de *khyâl*.

B. Ataques de *trúng gió*.

C. *Ataque de nervios*.

D. Pérdida del alma.

5.7 Un hombre de 50 años refiere episodios ocasionales en los que, de repente y de manera inesperada, se despierta del sueño sintiendo un miedo intenso que alcanza su punto máximo en minutos. Nota falta de aire y tiene palpitaciones y sudoración. Su historial médico es significativo solo por hipertensión, que está bien controlada con hidroclorotiazida. Como resultado de estos síntomas, ha comenzado a tener ansiedad anticipatoria asociada al hecho de dormir. ¿Cuál es la explicación más probable de sus síntomas?

A. Trastorno de ansiedad debido a otra afección médica (hipertensión).

B. Trastorno de ansiedad inducido por sustancias/medicamentos.

C. Ataques de pánico nocturnos.

D. Terrores nocturnos.

5.8 ¿Cuál de las siguientes opciones predice el comportamiento suicida en los pacientes con trastorno de pánico?

A. Desrealización.

B. Náuseas.

C. Ansiedad debido a otra afección médica.

D. Trastorno de ansiedad por enfermedad.

5.9 Una mujer de 65 años explica que vive confinada en su casa a pesar de estar en buen estado de salud física. Hace varios años se cayó mientras hacía la compra, pero no resultó herida. El examen físico no revela problemas de movilidad ni de equilibrio. Experimenta pánico cada vez que sale de su casa sin compañía. No tiene malestar cuando está en casa; sin embargo, evita tomar el autobús para ir a comprar sin un acompañante. ¿Cuál es el diagnóstico más probable?

A. Fobia específica, tipo situacional.
B. Trastorno de ansiedad social (fobia social).
C. Trastorno de estrés postraumático.
D. Agorafobia.

5.10 Un hombre de 32 años ha tenido periódicamente ataques de pánico con palpitaciones, náuseas, dolores de cabeza, falta de aire, mareos, desrealización y miedo a morir cuando está solo fuera de su casa. Estos episodios ocurren cuando hace cola para tomar el autobús y mientras está en el autobús. Ahora solo trabaja desde casa por miedo a experimentar estos ataques, a pesar de la pérdida de ingresos debido al trabajo remoto. ¿Cuál es el diagnóstico más apropiado?

A. Trastorno de pánico con agorafobia.
B. Agorafobia con ataques de pánico.
C. Fobia específica, tipo situacional.
D. Dos trastornos separados: trastorno de pánico y agorafobia.

5.11 Un hombre de 35 años perdió un trabajo bien remunerado porque requería viajes frecuentes a larga distancia. Dos años antes había estado en un vuelo particularmente turbulento. Estaba convencido de que el piloto minimizó el riesgo y de que el avión casi se estrelló. Su compañera de trabajo le dijo repetidamente que, para ella, el vuelo solo había sido ligeramente incómodo. Voló de nuevo 1 mes después y, a pesar de tener un vuelo suave, la expectativa de posibles turbulencias fue tan angustiante que notó una ansiedad abrumadora durante el vuelo. No ha volado desde entonces y se pone extremadamente ansioso cuando se plantea la posibilidad de volar. ¿Cuál es el diagnóstico más apropiado?

A. Agorafobia.
B. Trastorno de estrés postraumático (TEPT).
C. Fobia específica, tipo situacional.
D. Trastorno de ansiedad social (fobia social).

5.12 ¿Cuál de los siguientes tipos de fobia específica es más probable que se asocie con desmayos vasovagales?

A. Tipo animal.
B. Tipo al entorno natural.
C. Tipo a la sangre-inyección-lesión.
D. Tipo situacional.

5.13 Aunque el inicio de una fobia específica puede ocurrir a cualquier edad, ¿durante qué período de edad suelen desarrollarse las fobias específicas?

A. Infancia.
B. Adolescencia tardía a primera juventud.
C. Edad media.
D. Vejez.

5.14 En el trastorno de ansiedad social, ¿cuál de las siguientes posibilidades es el objeto del miedo de la persona?

A. Deterioro social o laboral.
B. Daño a uno mismo o a otros.
C. Escrutinio por parte de otros.
D. Separación de los objetos de apego.

5.15 Cuando le preguntan en la escuela, un niño de 7 años solo asiente o responde por escrito. La familia del niño se sorprende al escuchar esto de la maestra porque el niño habla normalmente cuando está en casa con sus padres. El niño ha alcanzado los hitos del desarrollo apropiados y una evaluación médica indica que está sano. El niño no puede dar ninguna explicación de su comportamiento, pero a los padres les preocupa que afecte a su rendimiento escolar. ¿Qué diagnóstico se ajusta mejor a los síntomas de este niño?

A. Trastorno de ansiedad por separación.
B. Trastorno del espectro autista.
C. Agorafobia.
D. Mutismo selectivo.

5.16 El trastorno de ansiedad social difiere de la timidez normativa en que el trastorno conduce a…

A. Disfunción social o laboral.
B. Mayor probabilidad de relaciones a largo plazo.
C. Mayor probabilidad de llevar asociado el estatus de inmigrante.
D. Ansiedad en casa, pero no en la escuela, en el caso de los niños.

5.17 Además de ansiedad y preocupación, ¿cuál de los siguientes síntomas tienen más probabilidades de experimentar las personas con trastorno de ansiedad generalizada?

A. Mareos.
B. Taquicardia.
C. Tensión muscular.
D. Falta de aliento.

5.18 ¿Cuál de las siguientes características sugiere el trastorno de ansiedad generalizada en los niños que tienen este trastorno?

A. Quejarse de sentirse inquieto.
B. Ser laxo con el trabajo escolar.
C. A menudo llegar tarde a las citas.
D. Buscar frecuentemente que otros los tranquilicen.

5.19 ¿Cuál es la principal diferencia en la expresión clínica del trastorno de ansiedad generalizada a lo largo de los grupos de edad?

A. Contenido de la preocupación.
B. Grado de preocupación.
C. Patrones de comorbilidad.
D. Predominancia de síntomas cognitivos en lugar de somáticos.

5.20 | ¿En qué aspecto del trastorno de ansiedad generalizada difieren más comúnmente los hombres y las mujeres?

A. Curso.
B. Perfil de síntomas.
C. Grado de deterioro.
D. Patrones de comorbilidad.

5.21 | ¿Cuál de los siguientes síntomas es más sugerente de ansiedad no patológica en lugar de ansiedad merecedora de un diagnóstico de trastorno de ansiedad generalizada?

A. Ansiedad y preocupación que interfieren significativamente en el funcionamiento.
B. Ansiedad y preocupación que duran de meses a años.
C. Ansiedad y preocupación en respuesta a un precipitante claro.
D. Ansiedad y preocupación centradas en una amplia gama de circunstancias de la vida.

5.22 | Un hombre de 26 años es llevado a la sala de urgencias por una oleada de pánico repentina y marcada. No tiene antecedentes de trastorno de pánico, pero refiere que ese mismo día había tomado varias dosis de un medicamento para el resfriado de venta libre. ¿Cuál de las siguientes características clínicas, si está presente en este caso, ayudaría a confirmar un diagnóstico de trastorno de ansiedad inducido por sustancias/medicamentos?

A. Síntomas que son leves y no deterioran el funcionamiento.
B. Síntomas que no se desarrollan durante mucho tiempo después del consumo de la sustancia o medicamento.
C. Síntomas que exceden lo que cabría esperar de la sustancia o medicamento.
D. Ausencia de cualquier historial previo de trastorno de ansiedad o síntomas de pánico.

5.23 | ¿En cuál de las siguientes circunstancias sería apropiado un diagnóstico de trastorno de ansiedad inducido por sustancias/medicamentos en lugar de un diagnóstico de abstinencia de sustancias?

A. Están presentes síntomas significativos de ansiedad.
B. La ansiedad no estaba presente antes de dejar el medicamento.
C. Está presente una ansiedad que es lo suficientemente grave como para justificar la atención clínica independiente.
D. La ansiedad está presente solo durante los episodios de delirium.

5.24 | Un hombre de 60 años acaba de ser diagnosticado de insuficiencia cardíaca congestiva y edema pulmonar. Se describe a sí mismo como intensamente ansioso y dice que siente como si no pudiera respirar, lo que describe como "un ataque de pánico". ¿Cuál de las siguientes características apoyaría un diagnóstico de trastorno de ansiedad debido a otra afección médica en lugar de uno de trastorno adaptativo con ansiedad?

A. El paciente dice que no sabe por qué está ansioso, pues conocer su diagnóstico no le preocupa.
B. El paciente no tiene síntomas físicos asociados a la ansiedad.
C. El paciente está centrado en lo que significa tener un trastorno cardíaco.
D. El paciente está delirando.

5.25 ¿Cuál de los siguientes trastornos de ansiedad se asocia más a la transición de los pensamientos suicidas a los intentos de suicidio?

A. Trastorno de ansiedad por separación.
B. Agorafobia.
C. Mutismo selectivo.
D. Trastorno de ansiedad generalizada.

CAPÍTULO 6

Trastornos obsesivo-compulsivos y trastornos relacionados

6.1 ¿Cómo se definen las compulsiones en el trastorno obsesivo-compulsivo (TOC)?

A. Las compulsiones en el TOC suelen ir dirigidas a un objetivo, cumpliendo un propósito realista.
B. Las compulsiones incluyen parafilias (compulsiones sexuales) y comportamientos adictivos como el juego o el consumo de sustancias.
C. Las compulsiones implican pensamientos, imágenes o impulsos repetitivos y persistentes.
D. Las compulsiones en el TOC están destinadas a reducir la angustia desencadenada por las obsesiones.

6.2 Un hombre de 52 años con las manos en carne viva y agrietadas es derivado a un psiquiatra por su médico de atención primaria. El hombre explica que se lava las manos repetidamente, dedicando hasta 4 horas al día a la labor y utilizando limpiadores abrasivos y agua hirviendo. Aunque admite que sus manos están mal, está completamente convencido de que si no se lava de esta manera se pondrá gravemente enfermo. Un chequeo médico no revela nada y el hombre no toma ningún medicamento. ¿Cuál es el diagnóstico más apropiado?

A. Trastorno delirante, tipo somático.
B. Trastorno de ansiedad por enfermedad.
C. Trastorno obsesivo-compulsivo (TOC), con ausencia de introspección.
D. Trastorno facticio.

6.3 En el trastorno obsesivo-compulsivo (TOC), ¿cuál de las siguientes opciones es más probable que se vea en los hombres que en las mujeres?

A. Tics comórbidos.
B. Edad de inicio más tardía.
C. Obsesión con la limpieza.
D. Asociaciones de síntomas hormonales.

6.4 Una mujer de 63 años ha estado guardando documentos y registros financieros durante décadas, colocando papeles en pilas por todo su apartamento hasta el punto de que este ha vuelto inseguro. Reconoce que las pilas son una preocupación; sin embargo, dice que los papeles incluyen documentos importantes y tiene miedo de tirarlos.

Recuerda una ocasión en la que auditaron sus impuestos y necesitó ciertos documentos para evitar la multa. Describe que se preocupa repetidamente por si llega una nueva auditoría, siendo incapaz de ignorar estas preocupaciones. Se siente algo aliviada por su creciente pila de papeleo legal, pero está preocupada porque su casero la amenaza con desalojarla a menos que retire las pilas de papeles. ¿Cuál es el diagnóstico más probable?

A. Comportamiento de recolección no patológico.
B. Trastorno de acumulación.
C. Trastorno obsesivo-compulsivo (TOC).
D. Demencia (trastorno neurocognitivo mayor).

6.5 ¿Cuál de los siguientes es un factor protector frente al riesgo de suicidio que acompaña al trastorno obsesivo-compulsivo (TOC)?

A. Género masculino.
B. Obsesiones religiosas.
C. Abuso de sustancias.
D. Trastorno de ansiedad comórbido.

6.6 ¿Cuál de las siguientes opciones es necesaria para el diagnóstico de trastorno dismórfico corporal (TDC)?

A. Un defecto físico aparente observable por un médico.
B. Comportamientos o pensamientos repetitivos relacionados con la preocupación por la apariencia de uno.
C. Pérdida de peso insalubre con el objetivo de mejorar la apariencia personal.
D. Preservación de la función social, ocupacional y general de base.

6.7 Un hombre de 25 años está preocupado porque se ve "débil" y "enclenque" a pesar de que para los observadores neutrales parece muy musculoso. Cuando se le cuestiona su creencia, piensa que se le está tomando el pelo y que la gente se burla a sus espaldas de su apariencia. Ha probado varias estrategias para aumentar la masa muscular, como hacer ejercicio en exceso y usar esteroides anabólicos; sin embargo, sigue insatisfecho con su apariencia. ¿Cuál es el diagnóstico más probable?

A. Trastorno delirante, tipo somático.
B. Trastorno dismórfico corporal (TDC), con dismorfia muscular.
C. Trastorno de la integridad de la identidad corporal.
D. *Koro*.

6.8 Una mujer de 19 años es remitida a un psiquiatra por su internista después de referir que se arranca el pelo de las cejas repetidamente hasta el punto de tener cicatrices y de quedarle poco o nada de pelo en las cejas. Dice que sus cejas naturales son "espesas" y "repulsivas", y que "parece una cavernícola". Una fotografía de antes de que comenzara a arrancarse el pelo de las cejas muestra que era una adolescente de aspecto normal. ¿Cuál es el diagnóstico más apropiado?

A. Tricotilomanía (trastorno de arrancarse el pelo).
B. Trastorno delirante, tipo somático.
C. Trastorno dismórfico corporal (TDC).
D. Trastorno obsesivo-compulsivo (TOC).

6.9 Un hombre de 48 años acude a un psiquiatra con su esposo afirmando que este le ha presionado para que busque ayuda. Explica que le gusta coleccionar vinos y no ve que ello conlleve ningún problema; afirma que muchos de los vinos son bastante valiosos y una posible inversión. Al interrogarle más a fondo, admite que rara vez bebe los vinos porque "nunca parece ser el momento adecuado". Nunca ha vendido ni regalado ningún vino porque le resulta difícil desprenderse de las botellas. Ha llenado varias habitaciones de la casa almacenando vino, lo que, además de los problemas económicos, es lo que más preocupa al esposo. Este señala que, cuando intenta vender o deshacerse de alguno de los vinos, el paciente se echa a llorar. El paciente admite que muchas de las botellas de vino probablemente se han estropeado porque no puede permitirse almacenar el vino correctamente y las botellas llevan años en estanterías. ¿Cuál es el diagnóstico más apropiado?

A. Trastorno de la personalidad narcisista.
B. Trastorno obsesivo-compulsivo (TOC).
C. Trastorno delirante.
D. Trastorno de acumulación, tipo de adquisición excesiva.

6.10 El diagnóstico de trastorno de acumulación puede darse aunque se sospeche que una de las siguientes opciones contribuye a su presentación. ¿Cuál?

A. Síndrome de Prader-Willi.
B. Daño cerebral focal.
C. Disfunción neurocognitiva.
D. Historia familiar.

6.11 ¿En qué población tiene mayor prevalencia el trastorno de acumulación?

A. Hombres.
B. Adolescentes.
C. Adultos mayores.
D. Mujeres en edad reproductiva.

6.12 ¿Cuál de las siguientes opciones sería incompatible con un diagnóstico de tricotilomanía (trastorno de arrancarse el pelo)?

A. Aceptación del comportamiento de arrancarse el pelo como normativo.
B. Arrancarse el pelo de forma episódica.
C. Intentos fallidos de reducir el arrancarse el pelo.
D. Arrancarse el pelo en áreas cubiertas por la ropa.

6.13 ¿Cuál de las siguientes opciones *no* se asocia con la tricotilomanía (trastorno de arrancarse el pelo)?

A. Folículos pilosos rotos.
B. Alopecia.
C. Daño dental.
D. Bezoar.

6.14 Un hombre de 25 años es referido a un psiquiatra por su médico de atención primaria después de mencionarle que habitualmente pasa mucho tiempo arrancándose el vello facial con pinzas, incluso después de afeitarse cuidadosamente. En la evaluación, admite que se arranca frecuentemente el vello facial, consumiendo una cantidad significativa de tiempo; explica que se pone ansioso cuando se mira porque el bigote, la línea del cabello y las patillas son asimétricos. Se arranca los pelos para tratar de que el vello facial sea más simétrico, pero rara vez está satisfecho con los resultados. Esto le resulta muy molesto, pero no puede resistir el impulso de intentar "arreglarse" el vello facial. ¿Cuál es el diagnóstico más apropiado?

A. Tricotilomanía (trastorno de arrancarse el pelo).
B. Trastorno dismórfico corporal (TDC).
C. Trastorno delirante, tipo somático.
D. Trastorno obsesivo-compulsivo (TOC).

6.15 Una chica de 17 años es llevada a una clínica de psiquiatría infantil y adolescente para una evaluación. Sus padres informan que durante los últimos 3 años ha desarrollado un hábito cada vez peor de rascarse los antebrazos y las espinillas con las uñas. La paciente describe una sensación molesta, casi como una picazón, que se alivia al rascarse. Lo encuentra profundamente aliviante en el momento, pero se siente avergonzada por las cicatrices residuales, viste mangas largas en verano y se queda más a menudo en casa para evitar que otros vean sus lesiones. A pesar del apoyo de los padres, un consejero escolar y los amigos, el hábito ha empeorado en el último año. Las pruebas de laboratorio están todas dentro de los límites normales. ¿Cuál es el diagnóstico apropiado para esta paciente?

A. Parasitosis delirante.
B. Dermatitis artefacta.
C. Trastorno obsesivo-compulsivo (TOC).
D. Trastorno de excoriación (rascarse la piel).

6.16 ¿Cuál de las siguientes es una afección que acompaña con frecuencia al trastorno de tricotilomanía (arrancarse el pelo)?

A. Trastorno de la personalidad límite.
B. Trastorno bipolar.
C. Trastorno de excoriación (rascarse la piel).
D. Trastorno de ansiedad generalizada.

6.17 En el trastorno de excoriación (rascado de la piel), ¿cuál de las siguientes es la motivación más típica del comportamiento de rascarse la piel?

A. Inducir dolor.
B. Preocupación por la simetría.
C. Aburrimiento.
D. Miedo a la infección.

6.18 Un trabajador de una tienda, de 55 años de edad, cree que tiene "halitosis crónica" y teme que su mal aliento esté "espantando a los clientes". Está en peligro de perder su trabajo porque se ausenta con frecuencia del área de ventas para cepillarse los dientes y usar enjuague bucal. Constantemente mastica chicle de menta, aunque su jefe le ha pedido que no lo haga. Sus compañeros de trabajo siempre le aseguran que su aliento está bien, pero él está convencido de que lo dicen por cortesía. Aunque la posibilidad de perder el trabajo le preocupa, la preocupación por su aliento le resulta intolerable. Ha visto a su médico y a su dentista, ambos le dicen que está sano y no tiene mal aliento. ¿Cuál es el diagnóstico más apropiado?

A. Trastorno de ansiedad social (fobia social).
B. Otro trastorno obsesivo-compulsivo o trastorno relacionado especificado.
C. Trastorno dismórfico corporal.
D. Trastorno de ansiedad por enfermedad.

6.19 Una mujer de 44 años acude a urgencias con excoriaciones en ambos antebrazos. Dice que le abruma la preocupación de tener una infección de la piel, basándose en sensaciones de "picor" en los brazos, y afirma que encuentra cierto alivio en el rascado repetitivo. Está convencida de que el rascado y las excoriaciones resultantes le están ayudando a prevenir la propagación de la infección por todo el cuerpo. No quiere atención médica, pero un acompañante preocupado la llevó a urgencias al considerar que lo que pensaba era atípico y preocupante. Las pruebas de laboratorio son positivas para anfetaminas y la paciente dice que la última vez que las tomó fue aproximadamente 4 horas antes. ¿Cuál es el diagnóstico más apropiado para esta paciente?

A. Trastorno obsesivo-compulsivo o trastorno relacionado inducido por sustancias/medicamentos.
B. Abstinencia de anfetaminas.
C. Trastorno obsesivo-compulsivo.
D. Trastorno delirante.

CAPÍTULO 7

Trastornos relacionados con traumas y factores de estrés

7.1 ¿Cómo difiere el DSM-5-TR del DSM-5 en los diagnósticos incluidos en la categoría de trastornos relacionados con traumas y factores de estrés?

A. En el DSM-5-TR, el trastorno de duelo prolongado se incluye como un diagnóstico dentro de los trastornos relacionados con traumas y factores de estrés.
B. En el DSM-5-TR, el trastorno de estrés postraumático (TEPT) se ha colocado con los trastornos depresivos.
C. En el DSM-5-TR, el TEPT se ha colocado en un capítulo recién creado.
D. En el DSM-5-TR, el trastorno de duelo prolongado se ha colocado en "Otras afecciones que pueden ser objeto de atención clínica".

7.2 ¿Qué dos trastornos relacionados con traumas y factores de estrés requieren el abandono social como criterio?

A. Trastorno de estrés postraumático y trastorno de pánico.
B. Trastorno de estrés agudo y trastorno de estrés postraumático.
C. Trastorno de apego reactivo y trastorno de desinhibición social.
D. Trastorno de duelo prolongado y trastorno de apego reactivo.

7.3 ¿Cuál de las siguientes afirmaciones sobre el trastorno de apego reactivo es *verdadera?*

A. Solo ocurre en niños que carecen de apegos saludables.
B. Solo ocurre en niños que tienen apegos seguros.
C. Solo ocurre en niños que tienen comunicación deteriorada.
D. Ocurre en niños sin antecedentes de abandono social grave.

7.4 Un niño de 4 años a menudo muestra miedo en la guardería que no parece estar relacionado con ninguna de sus actividades. Aunque a menudo está angustiado, no busca contacto con nadie del personal y no responde cuando un miembro del personal intenta consolarlo. ¿Qué información adicional obtenida del cuidador sobre este niño sería importante para decidir si sus síntomas representan un trastorno de apego reactivo o un trastorno del espectro autista?

A. Edad en la que apareció por primera vez el comportamiento.
B. Historia familiar relativa a sus hermanos.
C. Historia de retraso del lenguaje.
D. Indicaciones de que ha experimentado un grave abandono social.

7.5 ¿Cuál de las siguientes situaciones calificaría para usar el especificador *grave* en un niño diagnosticado de trastorno de apego reactivo?

A. El niño ha estado en cinco hogares de acogida.
B. El niño nunca expresa emociones positivas al interactuar con los cuidadores.
C. El trastorno ha estado presente durante 18 meses.
D. El niño cumple todos los síntomas del trastorno, manifestándose cada síntoma a niveles relativamente altos.

7.6 Una niña de 6 años se ha acercado repetidamente a extraños mientras estaba en el parque con su clase. La maestra solicita una evaluación del comportamiento. La niña tiene un historial de haber pasado por varios hogares de acogida diferentes durante los últimos 3 años. ¿Qué diagnóstico sugiere este historial?

A. Trastorno de déficit de atención/hiperactividad (TDAH).
B. Trastorno de desinhibición social.
C. Trastorno del espectro autista.
D. Trastorno bipolar I.

7.7 Una mujer de 25 años presenta una historia de haber sido asaltada en su camino a casa hace aproximadamente 2 meses. El atacante le dijo que tenía una pistola, que iba a violarla y que le dispararía si se resistía. La llevó hacia un callejón. Ella estaba segura de que la mataría después sin importar lo que hiciera, por lo que forcejeó para soltarse y siguió andando, consciente de que podía recibir un disparo. Logró escapar ilesa. Describe que no pudo dormir ni caminar por esa calle al día siguiente del incidente. Posteriormente, reanudó su actividad habitual con normalización del sueño y pudo caminar por esa calle sin ansiedad. Ahora, 4 meses después del incidente, dice que tiene mucha ansiedad a todas horas, a menudo llora y se siente incómoda al salir de casa, aunque puede caminar por esa calle para ir a trabajar. Niega tener *flashbacks* o pensamientos intrusivos sobre el incidente. ¿Cuál es el diagnóstico más probable?

A. Trastorno de estrés postraumático (TEPT).
B. Trastorno de estrés agudo.
C. Trastorno de adaptación.
D. Amnesia disociativa.

7.8 Después de una radiografía de tórax de rutina, a un hombre de 53 años con antecedentes de consumo intensivo de cigarrillos se le informa que tiene una lesión sospechosa en un pulmón. Una broncoscopia conduce a diagnosticar un tumor benigno que necesita extirparse. El hombre retrasa la programación de una cita de seguimiento con el cirujano durante más de 1 mes y describe la sensación de que "todo esto no es real".

Está lloroso y teme que va a morir. Siente una intensa culpa de que su tabaquismo causó el tumor y expresa el pensamiento de que "merece" tener cáncer. ¿Qué diagnóstico se ajusta mejor a este cuadro clínico?

A. Trastorno de estrés agudo.
B. Trastorno de estrés postraumático (TEPT).
C. Trastorno de adaptación.
D. Trastorno depresivo mayor.

7.9 El Criterio B del trastorno de estrés agudo requiere la presencia de nueve (o más) de 12 síntomas de cualquiera de las cinco categorías de respuesta. ¿Cuál de las siguientes *no* es una de estas cinco categorías?

A. Intrusión.
B. Disociación.
C. Confusión.
D. Evitación.

7.10 ¿Cuál de las siguientes situaciones estresantes cumpliría el Criterio A del diagnóstico de trastorno de estrés agudo?

A. Descubrir que el cónyuge ha sido despedido.
B. Suspender un examen final importante.
C. Recibir un diagnóstico médico grave.
D. Estar en medio de un tiroteo policial pero no resultar herido.

7.11 Tras el alta del hospital, un hombre de 22 años describe recuerdos vívidos e intrusivos de su estancia en la UCI. Durante la estancia en la UCI estuvo extremadamente agitado, requiriendo tratamiento con antipsicóticos durante unos días. Ahora, en casa, afirma que tiene recuerdos de personas torturadas en la UCI. Sueña con eso todas las noches, despertándose del sueño aterrorizado. Dice que no se siente él mismo después de la experiencia, que encuentra poco placer en la vida después de lo que le sucedió y que se enfada fácilmente con su familia; además, evita a su médico por miedo a que le diga que necesita volver a la UCI. ¿Cuál es la explicación más probable de los síntomas de este paciente?

A. Tiene un trastorno de estrés agudo porque su vida estuvo en peligro durante la estancia en la UCI.
B. Tiene un trastorno de estrés postraumático porque su vida estuvo en peligro durante la estancia en la UCI.
C. Tiene un delirio persistente desde la estancia en la UCI.
D. Tuvo un delirio en la UCI y ahora tiene un trastorno de adaptación.

7.12 ¿Cuál de las siguientes experiencias *no* cumpliría los requisitos de una exposición a un suceso traumático (Criterio A) en el diagnóstico del trastorno de estrés agudo o trastorno de estrés postraumático?

A. Escuchar que un hermano resultó muerto en combate.
B. Escuchar que un amigo íntimo de la infancia sobrevivió a un accidente de tráfico pero está paralítico.
C. Escuchar que un hijo ha sido secuestrado.
D. Escuchar que la empresa en que trabaja ha cerrado de repente.

7.13 Un hombre de 31 años escapa por poco (sin lesiones) de un incendio en su casa, que se produjo al caérsele el encendedor mientras intentaba encender su pipa de *crack*. Seis semanas después, mientras fuma *crack*, cree oler humo y sale corriendo del edificio presa del pánico, gritando: "¡Incendio!" ¿Cuál de los siguientes síntomas o circunstancias descartaría un diagnóstico de trastorno de estrés postraumático (TEPT) en este paciente?

A. Tener dificultad para conciliar el sueño.
B. No estar interesado en volver al trabajo.
C. Enfadarse inapropiadamente con los miembros de la familia.
D. Experimentar síntomas solo cuando consume *crack*.

7.14 El Criterio A4 del trastorno de estrés postraumático (TEPT) requiere "Experimentar una exposición repetida o extrema a detalles aversivos del suceso traumático". ¿Cuál de las siguientes situaciones *no* reuniría los requisitos de una experiencia de trauma bajo este criterio?

A. Un policía de homicidios revisando cintas de vídeo de vigilancia para identificar a unos perpetradores.
B. Un trabajador social entrevistando a niños que han sido víctimas de abusos sexuales y obteniendo los detalles de los abusos.
C. Un soldado removiendo los escombros de un edificio derrumbado para recuperar los restos de sus compañeros.
D. Un estudiante universitario en un festival de cine viendo una serie de películas violentas que contienen escenas de violencia gráfica.

7.15 ¿Cuál de las siguientes afirmaciones es *verdadera* acerca del riesgo de desarrollar un trastorno de estrés postraumático (TEPT) en mujeres y hombres?

A. El riesgo es menor en las mujeres en las poblaciones de edad preescolar.
B. El riesgo es mayor en las mujeres a lo largo de la vida.
C. El riesgo es mayor en los hombres en las poblaciones de edad avanzada.
D. El riesgo es menor en las mujeres de mediana edad que en los hombres de mediana edad.

7.16 Una niña de 5 años estaba presente cuando su niñera fue agredida sexualmente. ¿Cuál de los siguientes síntomas sería más sugestivo de trastorno de estrés postraumático (TEPT) en esta niña?

A. Jugar normalmente con juguetes.
B. Tener sueños sobre princesas y castillos.
C. Desvestir a sus muñecas mientras juega.
D. No expresar miedo al hablar sobre el evento.

7.17 ¿Cuál de las siguientes afirmaciones sobre los factores de riesgo de desarrollar trastorno de estrés postraumático (TEPT) es *verdadera*?

A. Sostener una lesión personal no afecta al riesgo de desarrollar TEPT.
B. La gravedad del trauma influye en el riesgo de desarrollar TEPT.
C. La disociación no tiene impacto en el riesgo de desarrollar TEPT.
D. La percepción del peligro de muerte es el único factor de riesgo para desarrollar TEPT.

7.18 Una mujer se queja de tener un estado de ánimo triste y de sentirse desesperanzada 3 meses después de que su marido le solicitara el divorcio. Le resulta difícil cuidar de su casa o preparar comidas para su familia, pero ha continuado cumpliendo con sus responsabilidades. Niega la ideación suicida, siente que fue una buena esposa que "no tiene nada de qué sentirse culpable" y desea poder "olvidar todo el asunto". No puede dejar de pensar en su situación. ¿Qué diagnóstico se ajusta mejor a este cuadro de síntomas?

A. Trastorno de adaptación, con estado de ánimo deprimido.
B. Trastorno de adaptación, con alteración de la conducta.
C. Trastorno de adaptación, con ansiedad.
D. Trastorno de adaptación, con alteración mixta de las emociones y la conducta.

7.19 Doce meses después de la muerte de su marido, una mujer de 70 años es evaluada por síntomas de tristeza abrumadora, ira por la muerte inesperada de su marido debido a un ataque al corazón, anhelo intenso de que él vuelva y repetidos intentos infructuosos de comenzar a mudarse de su gran casa (que ya no puede permitirse) debido a incapacidad para ordenar y deshacerse de las pertenencias de su marido. No puede creer que él haya muerto y expresa el sentimiento de que "una parte de mí murió ese día". ¿Cuál es el diagnóstico más apropiado?

A. Trastorno depresivo mayor.
B. Trastorno de estrés postraumático.
C. Trastorno de adaptación, con estado de ánimo deprimido.
D. Trastorno de duelo prolongado.

7.20 Una mujer de 25 años con asma se pone extremadamente ansiosa cuando contrae una infección respiratoria superior. Se presenta en el servicio de urgencias con quejas de no poder respirar. Mientras está allí, comienza a hiperventilar y luego dice que se siente extremadamente mareada. Su hiperventilación le hace sentir fatigada y, cuando la evaluación médica indica que está reteniendo dióxido de carbono, se hace necesario ingresarla. La mujer niega cualquier otro síntoma más allá de la ansiedad. ¿Cuál es el diagnóstico más apropiado?

A. Trastorno de estrés agudo.
B. Trastorno de ansiedad generalizada.
C. Trastorno de adaptación con ansiedad.
D. Factores psicológicos que influyen en otras afecciones médicas.

7.21 ¿Cuántos síntomas del Criterio B deben estar presentes para el diagnóstico del trastorno de estrés agudo?

A. Uno.
B. Tres.
C. Cinco.
D. Nueve.

7.22 El Criterio B de los criterios diagnósticos del DSM-5-TR para el trastorno de estrés agudo requiere la presencia de síntomas de cinco categorías diferentes: *intrusión, estado de ánimo negativo, disociación, evitación* y *excitación*. Asocie cada uno de los siguientes síntomas a la categoría apropiada (cada síntoma puede situarse en una sola categoría).

A. Recuerdos recurrentes, involuntarios e intrusivos del o los sucesos traumáticos que causan angustia.
B. Problemas de concentración.
C. Incapacidad persistente de experimentar emociones positivas (por ejemplo, incapacidad de experimentar felicidad, satisfacción o sentimientos de amor).
D. Un sentido alterado de la realidad de uno mismo o de su entorno (por ejemplo, verse a sí mismo desde la perspectiva de otro, estar aturdido, ralentización del tiempo).
E. Intentos de evitar recordatorios externos (personas, lugares, conversaciones, actividades, objetos, situaciones) que suscitan recuerdos, pensamientos o sentimientos angustiantes sobre o estrechamente asociados con el o los sucesos traumáticos.
F. Comportamiento irritable y arrebatos de ira (con poca o ninguna provocación), generalmente expresados como agresión verbal o física hacia personas u objetos.
G. Incapacidad de recordar un aspecto importante del o los sucesos traumáticos (generalmente debido a amnesia disociativa, y no a otros factores como lesiones en la cabeza, alcohol o drogas).
H. Sueños recurrentes angustiantes en los que el contenido y/o el afecto del sueño están relacionados con el o los sucesos.
I. Hipervigilancia.
J. Reacciones disociativas (por ejemplo, *flashbacks*) en las que la persona siente o actúa como si el o los sucesos traumáticos estuvieran ocurriendo de nuevo.
K. Respuesta exagerada de sobresalto.
L. Esfuerzos para evitar recuerdos, pensamientos o sentimientos angustiantes sobre o estrechamente asociados con el o los sucesos traumáticos.
M. Trastorno del sueño (por ejemplo, dificultad para conciliar o mantener el sueño, sueño inquieto).
N. Angustia psicológica intensa o prolongada, o reacciones fisiológicas marcadas en respuesta a estímulos internos o externos que simbolizan o se asemejan a algún aspecto del o los sucesos traumáticos.

7.23 Dos meses después de la muerte de su hijo, una mujer de 49 años acude en busca de psicoterapia. Informa que su hijo murió a raíz de un accidente de esquí durante un viaje que ella le regaló por su 17 cumpleaños. Está obsesionada con la muerte y se culpa por haberle regalado el viaje, pero no siente añoranza por su hijo. Aunque niega cualquier plan suicida explícito, describe tristeza y ansiedad relacionada con su muerte. No ha entrado en la habitación de su hijo desde su muerte y tiene problemas para relacionarse con su marido, sintiendo ira hacia él por haber permitido que su hijo fuera al viaje de esquí. Fue tratada con un inhibidor selectivo de la recaptación de serotonina a dosis completa durante 3 meses después de la muerte de su hijo, pero informa que el medicamento no tuvo ningún efecto sobre sus síntomas. ¿Cuál es el diagnóstico más apropiado?

A. Trastorno depresivo mayor.
B. Duelo normal.
C. Trastorno de duelo prolongado.
D. Trastorno de adaptación.

CAPÍTULO 8

Trastornos disociativos

8.1 ¿Cuál de los siguientes trastornos puede ser comórbido con el trastorno de identidad disociativo?

A. Trastorno bipolar.
B. Esquizofrenia.
C. Trastorno de estrés postraumático (TEPT).
D. Trastorno facticio.

8.2 ¿Cuál de los siguientes se considera un trastorno disociativo?

A. Trastorno de estrés agudo.
B. Trastorno de estrés postraumático (TEPT).
C. Lesión cerebral traumática.
D. Trastorno de despersonalización/desrealización.

8.3 ¿Cuál de las siguientes afirmaciones describe correctamente los adjetivos *positivos* y *negativos* cuando se aplican a los síntomas disociativos?

A. Los síntomas disociativos negativos implican pérdida de continuidad en la experiencia subjetiva.
B. Los síntomas disociativos positivos incluyen amnesia.
C. Los síntomas disociativos negativos se refieren a la incapacidad de acceder a la información o de controlar las funciones mentales de manera normal.
D. Los síntomas disociativos negativos incluyen división de la identidad.

8.4 ¿Cuál de las siguientes es una afirmación *verdadera* sobre el trastorno de despersonalización/desrealización?

A. La prevalencia a 12 meses del trastorno de despersonalización/desrealización se cree que es notablemente menor que la prevalencia de los síntomas transitorios de despersonalización/desrealización.
B. La edad media de inicio del trastorno de despersonalización/desrealización es de 25 años.
C. Durante las experiencias de despersonalización o desrealización, los individuos normalmente pierden la capacidad de poner a prueba la realidad.
D. El abuso sexual es el trauma interpersonal infantil más común en los individuos con trastorno de despersonalización/desrealización.

8.5 ¿Cuál de las siguientes presentaciones de síntomas es la manifestación más común del Criterio A del trastorno de identidad disociativo sin posesión?

A. Estados de personalidad elaborados con diferentes nombres, vestuarios, peinados, escrituras y acentos.
B. Inhibición abrupta egosintónica del habla y la acción.
C. Alteraciones del sentido del yo y la agencia que el individuo experimenta como bajo su control.
D. Experiencia del yo como múltiples estados simultáneamente superpuestos e interferentes.

8.6 ¿Cuál de las siguientes afirmaciones caracteriza mejor el Criterio B (amnesia disociativa) del trastorno de identidad disociativo?

A. La amnesia disociativa normalmente no es aparente para los demás.
B. La minimización o racionalización de la amnesia es común.
C. La amnesia se limita a sucesos estresantes o traumáticos.
D. Las fugas disociativas son poco comunes.

8.7 ¿Cuál de las siguientes es el tipo más común de amnesia disociativa?

A. Amnesia continua.
B. Amnesia irreversible.
C. Amnesia localizada o selectiva.
D. Amnesia generalizada.

8.8 ¿Cuál de las siguientes presentaciones puede especificarse usando la designación de *otro trastorno disociativo especificado*?

A. Síntomas característicos de un trastorno disociativo que no cumplen los criterios completos de ninguno de los trastornos de la clase diagnóstica de los trastornos disociativos.
B. Síndromes crónicos y recurrentes de síntomas disociativos mixtos.
C. Presentaciones para las cuales hay información insuficiente para un diagnóstico más específico.
D. El clínico elige *no* especificar la razón por la que no se cumplen los criterios de un trastorno disociativo específico.

CAPÍTULO 9

Trastornos de síntomas somáticos y trastornos relacionados

9.1 Los trastornos somatomorfos del DSM-IV se denominan trastornos de síntomas somáticos y trastornos relacionados en el DSM-5-TR. ¿Cuál de las siguientes características define el diagnóstico principal de esta clase, el trastorno de síntomas somáticos?

A. Ausencia de explicación médica para los síntomas somáticos.
B. Presentación inicial principalmente en la atención de salud mental, en lugar de en la médica general.
C. Falta de comorbilidad médica.
D. Síntomas somáticos angustiantes más pensamientos, sentimientos y comportamientos anormales en respuesta a estos síntomas.

9.2 En el DSM-IV, a un paciente con alto nivel de ansiedad por tener una enfermedad y muchos síntomas somáticos asociados se le habría dado el diagnóstico de hipocondría. ¿Qué diagnóstico del DSM-5-TR se aplicaría a este paciente?

A. Factores psicológicos que influyen en otras afecciones médicas.
B. Trastorno de ansiedad por enfermedad.
C. Trastorno de síntomas somáticos.
D. Trastorno de síntomas neurológicos funcionales.

9.3 En el DSM-III y el DSM-IV se necesitaba un gran número de síntomas somáticos para merecer el diagnóstico de trastorno de somatización. ¿Cuántos síntomas somáticos se necesitan para cumplir los criterios de síntomas del diagnóstico del DSM-5-TR de trastorno de síntomas somáticos?

A. Ninguno.
B. Dos o más.
C. Uno.
D. Cualquier número de síntomas que estén presentes continuamente.

9.4 Después de un vuelo en avión, una mujer de 60 años con antecedentes de ansiedad crónica desarrolla tromboflebitis venosa profunda y una posterior embolia pulmonar. Al año siguiente se centra implacablemente en las sensaciones de dolor torácico pleurítico y busca repetidamente atención médica para este síntoma, con la preocupación de que se deba a embolias pulmonares recurrentes, a pesar de los resultados negativos de las pruebas. La revisión por sistemas revela la presencia de dolor de espalda crónico y múltiples consultas previas por síntomas de cistitis, con cultivos negativos. ¿Qué diagnóstico se ajusta mejor a este cuadro clínico?

A. Trastorno de ansiedad por enfermedad.
B. Trastorno de pánico.
C. Trastorno de ansiedad generalizada.
D. Trastorno de síntomas somáticos.

9.5 El trastorno de ansiedad por enfermedad implica preocupación por tener o contraer una enfermedad grave. ¿Cómo de graves son los síntomas somáticos que lo acompañan?

A. Moderados.
B. Graves.
C. No hay síntomas somáticos presentes.
D. Leves.

9.6 Durante varios años, una mujer de 50 años visita la consulta de su dermatólogo cada pocas semanas para ser evaluada por cáncer de piel, mostrándole al dermatólogo varias pecas, nevus y parches de piel seca. Ninguno de los hallazgos cutáneos ha sido nunca anormal y el dermatólogo le ha proporcionado repetidas garantías. La paciente no tiene dolor, picazón, sangrado ni otros síntomas somáticos. ¿Cuál es el diagnóstico más probable?

A. Trastorno de adaptación.
B. Trastorno de ansiedad por enfermedad.
C. Trastorno obsesivo-compulsivo (TOC).
D. Trastorno de síntomas somáticos.

9.7 Un hombre de 45 años con antecedentes familiares de enfermedad coronaria de inicio temprano evita subir escaleras, rechaza el ejercicio y se abstiene de actividad sexual por miedo a sufrir un ataque al corazón. Frecuentemente se toma el pulso, lee extensamente sobre cardiología preventiva y prueba muchos suplementos alimenticios que supuestamente son buenos para el corazón. Cuando a veces nota algún dolor en el pecho, descansa en la cama durante 24 horas; sin embargo, no acude a los médicos por miedo a escuchar malas noticias. ¿Qué diagnóstico se ajusta mejor a este cuadro clínico?

A. Trastorno de ansiedad generalizada.
B. Trastorno depresivo mayor.
C. Trastorno de ansiedad por enfermedad.
D. Otra afección médica.

9.8 Una mujer de 25 años es hospitalizada para evaluar episodios presenciados que incluyen pérdida de conciencia, balanceo de la cabeza de un lado a otro y movimientos de pedaleo no sincronizados de brazos y piernas. Según el informe de la familia, los episodios ocurren varias veces al día y duran de 2 a 5 minutos. La electroencefalografía durante los episodios no revela ninguna actividad ictal. Inmediatamente después de una convulsión, el sensorio parece claro. ¿Cuál es el diagnóstico más probable?

A. Trastorno facticio.
B. Simulación.
C. Trastorno de síntomas somáticos.
D. Trastorno de conversión (trastorno de síntomas neurológicos funcionales), con ataques o crisis comiciales.

9.9 ¿Cuál de las siguientes presentaciones es más sugerente de un diagnóstico de trastorno de conversión (trastorno de síntomas neurológicos funcionales)?

A. Ausencia del signo de Hoover.
B. Movimientos distónicos crónicos.
C. Visión en túnel.
D. Temblor con dirección y frecuencia compatibles.

9.10 ¿Por qué *la belle indifférence* (aparente falta de preocupación por el síntoma) no se incluye como criterio diagnóstico del trastorno de conversión (trastorno de síntomas neurológicos funcionales)?

A. A menudo se asocia con síntomas disociativos.
B. Tiene baja especificidad.
C. Puede estar ausente en hasta el 50 % de los individuos.
D. Solo está presente al inicio del síntoma o durante los ataques.

9.11 Un hombre de 20 años se presenta quejándose de disminución de la agudeza visual en el ojo izquierdo en poco tiempo. Los exámenes físicos, neurológicos y de laboratorio son completamente normales, incluidas las pruebas de estereopsis, la prueba del empañamiento y la resonancia magnética cerebral. El resto de la historia es negativa excepto por la atención perseverante del paciente hacia la asimetría facial, con planes de someterse pronto a una cirugía plástica. ¿Cuál de los siguientes diagnósticos se sugiere?

A. Trastorno de síntomas somáticos y trastorno de pánico.
B. Trastorno facticio y simulación.
C. Trastorno dismórfico corporal y trastorno de conversión (trastorno de síntomas neurológicos funcionales).
D. Trastorno depresivo.

9.12 Un hombre de 50 años con hipertensión difícil de controlar admite "tomarse un descanso" periódicamente de los medicamentos porque lo criaron con la creencia de que las pastillas son malas y los remedios naturales son mejores, aunque es muy consciente de que su presión arterial puede volverse peligrosamente alta cuando no está tomando sus medicamentos. ¿Qué diagnóstico se ajusta mejor a este caso?

A. Trastorno de síntomas somáticos.
B. Trastorno de ansiedad por enfermedad.

C. Trastorno de adaptación.

D. Factores psicológicos que influyen en otras afecciones médicas.

9.13 Un hombre de 60 años con cáncer de próstata tiene metástasis óseas que le causan dolor persistente. Está siendo tratado con medicamentos antiandrogénicos que causan sofocos. Aunque (según su propia evaluación) su dolor está bien controlado con analgésicos, afirma que no puede trabajar debido a sus síntomas. A pesar de la seguridad de que sus medicamentos están controlando la enfermedad metastásica, cada episodio de dolor le lleva a preocuparse de tener nuevas lesiones óseas y estar a punto de morir, y continuamente expresa temores sobre su muerte inminente a su esposa e hijos. ¿Qué diagnóstico se ajusta mejor a la presentación de este paciente?

A. Trastorno de pánico.

B. Trastorno de ansiedad por enfermedad.

C. Trastorno de síntomas somáticos.

D. Factores psicológicos que influyen en otras afecciones médicas.

9.14 ¿Cuál es la característica diagnóstica esencial del trastorno facticio?

A. Motivación para asumir el papel de enfermo.

B. Falsificación de signos y síntomas médicos o psicológicos.

C. Recompensas externas obvias.

D. Ausencia de una afección médica preexistente.

9.15 Cuando una madre refiere de manera consciente y engañosa signos y síntomas de enfermedad en su hijo de edad preescolar, lo que lleva a la hospitalización del niño y a que lo sometan a numerosas pruebas y procedimientos, ¿qué diagnóstico se debe aplicar al niño?

A. Engaño para evitar responsabilidad legal.

B. Déficits educativos o discapacidades.

C. No se le hace ningún diagnóstico al niño.

D. Trastorno facticio impuesto a otro.

9.16 Una mujer de 25 años con antecedentes de abuso de heroína intravenosa es admitida en el hospital con endocarditis infecciosa. Los cultivos de sangre son positivos para varias especies de hongos. La inspección de las pertenencias de la paciente revela jeringas y agujas ocultas, y una pequeña bolsa de tierra que, cuando se cultiva, produce las mismas especies de hongos. ¿Cuál de los siguientes diagnósticos se aplicaría?

A. Trastorno por consumo de opioides y trastorno de la personalidad límite.

B. Trastorno por consumo de opioides y simulación.

C. Trastorno por consumo de opioides y trastorno facticio.

D. Simulación y trastorno de la personalidad límite.

9.17 Después de encontrarse un bulto en el pecho, una mujer de 50 años con antecedentes familiares de cáncer de mama se siente abrumada por sentimientos de ansiedad. La consulta a un cirujano de mama, la mamografía y la biopsia muestran que el bulto es benigno. El cirujano le dice que no requiere tratamiento; sin embargo, ella sigue rumiando la posibilidad de que sea cáncer y sobre la cirugía, de la que saldrá desfigurada. Duerme inquieta y tiene problemas para concentrarse en el trabajo. Después de 6 semanas con estos síntomas, su médico de cabecera la deriva a una consulta psiquiátrica. Su historial médico y psiquiátrico es, por lo demás, negativo. ¿Qué diagnóstico se ajusta mejor a esta presentación?

A. Trastorno de síntomas somáticos.
B. Trastorno de ansiedad por enfermedad.
C. Trastorno de síntomas somáticos o relacionado no especificado.
D. Otro trastorno de síntomas somáticos o relacionado especificado.

9.18 Después de encontrarse un bulto en el pecho, una mujer de 53 años con antecedentes familiares de cáncer de mama se siente abrumada por sentimientos de ansiedad. La consulta a un cirujano de mama, la mamografía y la biopsia muestran que el bulto es benigno. El cirujano indica que no requiere tratamiento; sin embargo, ella sigue rumiando la posibilidad de que sea cáncer y sobre la cirugía, de la que saldrá desfigurada. Duerme inquieta y tiene problemas para concentrarse en el trabajo. Después de 6 semanas en este estado, su médico de cabecera le recomienda que consulte a un psiquiatra. En la evaluación inicial, la paciente llora durante toda la entrevista y está tan angustiada que el evaluador no puede obtener detalles de su historial médico y psiquiátrico más allá de revisar la "crisis" actual. ¿Qué diagnóstico se ajusta mejor a esta presentación?

A. Trastorno de síntomas somáticos.
B. Trastorno de ansiedad por enfermedad.
C. Trastorno de síntomas somáticos o relacionado no especificado.
D. Otro trastorno de síntomas somáticos o relacionado especificado.

CAPÍTULO 10

Trastornos de la conducta alimentaria y de la ingesta de alimentos

10.1 Una mujer de 27 años embarazada, en su primer trimestre, acude a su cita de obstetricia y ginecología acompañada de su pareja. Esta informa al médico que la paciente ha estado comiendo objetos extraños, como trozos de papel y tela, durante los últimos 2 meses. La paciente admite este comportamiento, señalando que la perturba. Está molesta por haber perdido peso y niega cualquier deseo de hacerlo. ¿Cuál es el diagnóstico más apropiado?

A. Anorexia nerviosa.
B. Trastorno de la conducta alimentaria y de la ingesta de alimentos no especificado.
C. Pica.
D. Trastorno facticio.

10.2 ¿Cuál de los siguientes es un diagnóstico comórbido común con el trastorno de rumiación?

A. Anorexia nerviosa.
B. Discapacidad intelectual.
C. Bulimia nerviosa.
D. Trastorno de evitación/restricción de la ingesta de alimentos.

10.3 ¿Cuál de las siguientes opciones distingue la anorexia nerviosa de la bulimia nerviosa?

A. Atracones.
B. Miedo intenso a ganar peso.
C. Peso corporal anormalmente bajo.
D. Comportamientos compensatorios.

10.4 ¿Cuál de las siguientes opciones distingue el trastorno de atracones de la bulimia nerviosa?

A. Comportamientos compensatorios.
B. Frecuencia de los atracones.
C. Cantidad de comida en los atracones.
D. Dieta frecuente.

10.5 Según los criterios del DSM-5-TR, ¿cuál de las siguientes opciones impide el diagnóstico de trastorno de evitación/restricción de la ingesta de alimentos (TERIA)?

    A. Un diagnóstico de anorexia nerviosa en la vida.
    B. Pérdida de peso significativa.
    C. Dependencia de la alimentación enteral.
    D. Imagen corporal distorsionada.

10.6 ¿Qué patrón específico del trastorno de evitación/restricción de la ingesta de alimentos (TERIA) es más probable que aparezca durante la infancia?

    A. TERIA basado en las características de los alimentos.
    B. TERIA relacionado con experiencias aversivas.
    C. TERIA con falta de interés por la comida.
    D. TERIA que afecta al funcionamiento social.

10.7 Una mujer de 45 años tuvo un episodio de asfixia hace 3 años después de comer ensalada. Desde ese momento ha tenido miedo de comer una amplia gama de alimentos, temiendo atragantarse. Este miedo ha afectado a su funcionalidad y a su capacidad de ir a restaurantes con amigos, y ha contribuido a su pérdida de peso. ¿Qué diagnóstico se ajusta mejor a este cuadro clínico?

    A. Anorexia nerviosa.
    B. Trastorno de evitación/restricción de la ingesta de alimentos.
    C. Fobia específica.
    D. Trastorno de adaptación.

10.8 ¿Cuáles son los dos subtipos de anorexia nerviosa?

    A. Tipo restrictivo y tipo con atracones/purgas.
    B. Tipo de ahorro de energía y tipo con atracones/purgas.
    C. Tipo de bajo contenido calórico/bajo en carbohidratos y tipo restrictivo.
    D. Tipo restrictivo y tipo de bajo peso.

10.9 ¿Cuál de las siguientes opciones es necesaria para el diagnóstico de anorexia nerviosa?

    A. Incapacidad de ganar peso a pesar de una ingesta normal.
    B. Perturbación social, ocupacional o funcional.
    C. Comportamientos purgativos compensatorios.
    D. Imagen corporal distorsionada.

10.10 ¿Cuál de las siguientes anomalías de laboratorio se encuentra comúnmente en las personas con anorexia nerviosa?

    A. Tiroxina (T_4) elevada.
    B. Nitrógeno ureico en sangre (BUN) elevado.

C. Densidad ósea elevada.

D. Fosfato elevado.

10.11 ¿Cuál de los siguientes diagnósticos concurre habitualmente con la anorexia nerviosa?

A. Trastorno de depresión mayor.

B. Trastorno de la personalidad narcisista.

C. Esquizofrenia.

D. Discapacidad intelectual.

10.12 ¿En qué período de desarrollo comienza más comúnmente la bulimia nerviosa?

A. Edad adulta media.

B. Primera infancia.

C. Adolescencia.

D. Se distribuye por igual a lo largo del ciclo de vida.

10.13 ¿Cuál de los siguientes es un diagnóstico comórbido común en los pacientes con bulimia nerviosa?

A. Trastorno por consumo de estimulantes.

B. Trastorno de la personalidad antisocial.

C. Trastorno de la personalidad evitativa.

D. Trastorno de atracones.

10.14 Para cumplir los criterios diagnósticos del trastorno de atracones, ¿cuál de las siguientes características describe con precisión un episodio de atracón?

A. Es independiente del contexto cultural.

B. Puede durar hasta 6 horas.

C. Ocurre al menos una vez a la semana durante 3 meses.

D. Puede consistir en picar continuamente.

CAPÍTULO 11

Trastornos de la excreción

11.1 Un niño de 7 años con retraso del desarrollo moderado presenta antecedentes crónicos de mojar la ropa durante el día, aproximadamente una vez por semana, incluso en la escuela. Ahora se niega a ir al colegio por miedo a mojar los pantalones y a que se rían de él sus compañeros de clase. ¿Cuál de las siguientes afirmaciones describe con precisión las opciones de diagnóstico de la enuresis en este caso?

A. No debería ser diagnosticado de enuresis porque la frecuencia es menor de dos veces por semana.
B. Debería ser diagnosticado de enuresis porque la incontinencia produce deterioro funcional del rol apropiado para su edad.
C. No debería ser diagnosticado de enuresis porque su edad mental probablemente sea menor de 5 años.
D. Debería ser diagnosticado de enuresis, subtipo diurno únicamente.

11.2 ¿Qué es más común en los niños con enuresis?

A. Alta autoestima.
B. Estar socialmente oprimido.
C. Persistencia de la incontinencia urinaria en la edad adulta.
D. Mayor edad.

11.3 ¿Qué se asocia con el subtipo de enuresis solo diurno?

A. Sexo masculino.
B. Edad > 9 años.
C. Enuresis monosintomática.
D. *Postergación de la micción*, en la que la micción se pospone conscientemente debido a la renuencia social a usar el baño o a interrumpir una actividad de juego.

11.4 ¿Cuál de las siguientes afirmaciones identifica correctamente una de las distinciones entre la enuresis primaria y la enuresis secundaria?

A. Los niños con enuresis secundaria tienen tasas más altas de comorbilidad psiquiátrica que los niños con enuresis primaria.
B. La enuresis primaria tiene un inicio típico a los 10 años, mucho más tarde que el inicio de la enuresis secundaria.

C. La enuresis primaria nunca va precedida de un período de continencia, mientras que la enuresis secundaria siempre va precedida de un período de continencia.
D. A diferencia de la enuresis primaria, la enuresis secundaria tiende a persistir hasta la adolescencia tardía.

11.5 ¿Cuál de las siguientes afirmaciones describe correctamente los factores relacionados con la etiología y/o el inicio de la enuresis?

A. Se ha demostrado que la enuresis es heredable, siendo al menos dos veces más probable que un niño tenga este diagnóstico si alguno de los padres lo ha tenido.
B. El modo de entrenamiento para ir al baño o su negligencia puede afectar a las tasas de enuresis, como lo demuestran las altas tasas observadas en los orfanatos.
C. En las niñas con enuresis, la enuresis nocturna es la forma más común.
D. Las tasas de enuresis son mucho más altas en los países europeos que en los países en desarrollo.

11.6 Un niño de 4 años con retraso del desarrollo moderado presenta una historia de pasar accidentalmente heces a su ropa interior durante el día, aproximadamente una vez cada 2 semanas, incluso en la escuela. Ahora se niega a ir al colegio por miedo a ensuciar sus pantalones y ser ridiculizado por sus compañeros de clase. ¿Cuál de las siguientes afirmaciones describe con precisión las opciones de diagnóstico de la encopresis en este caso?

A. El diagnóstico de encopresis es incorrecto porque la frecuencia es menor de dos veces por semana.
B. El diagnóstico de encopresis es incorrecto porque la incontinencia es involuntaria.
C. El diagnóstico de encopresis es incorrecto porque la edad mental del paciente probablemente sea menor de 4 años.
D. El diagnóstico de encopresis es correcto.

11.7 ¿Cuál de las siguientes afirmaciones sobre la encopresis es *verdadera*?

A. Cuando está presente el trastorno negativista desafiante o el trastorno de la conducta, no se puede diagnosticar la encopresis.
B. Cuando está presente el estreñimiento, no se puede diagnosticar la encopresis.
C. Las infecciones del tracto urinario pueden ser comórbidas con la encopresis.
D. Aunque resulta embarazosa, la encopresis no tiene ningún efecto en la autoestima de los niños.

11.8 ¿Cuál de las siguientes afirmaciones sobre el especificador de encopresis *con estreñimiento e incontinencia por desbordamiento* es precisa?

A. La encopresis con estreñimiento e incontinencia por desbordamiento a menudo es involuntaria.
B. La encopresis con estreñimiento e incontinencia por desbordamiento generalmente cursa con heces bien formadas.

C. No se puede diagnosticar la encopresis con estreñimiento e incontinencia por desbordamiento si el comportamiento se debe a una evitación psicológicamente motivada de la defecación.

D. La encopresis con estreñimiento e incontinencia por desbordamiento rara vez se resuelve después del tratamiento del estreñimiento.

11.9 Cuando la enuresis persiste hasta la adolescencia o la adolescencia tardía, la incontinencia puede resolverse. ¿Qué más se sabe sobre la enuresis en esta población?

A. La frecuencia urinaria generalmente persiste con el tiempo.
B. La forma diurna es más probable que persista hasta la adolescencia.
C. Es muy poco probable que la incontinencia reaparezca más tarde en la edad adulta en las mujeres.
D. Los problemas cognitivos y de comportamiento son menos probables.

11.10 ¿Cuáles son las comorbilidades asociadas con la enuresis nocturna?

A. Infecciones gastrointestinales.
B. Síndrome de piernas inquietas.
C. Depresión.
D. Insomnio.

Trastornos del sueño-vigilia

12.1 ¿Cuál de los siguientes es un criterio diagnóstico del trastorno de insomnio?

    A. La dificultad para dormir se produce al menos una noche por semana.
    B. Una queja destacada de insatisfacción con la cantidad o calidad del sueño.
    C. La dificultad para dormir está presente durante al menos 6 meses.
    D. La dificultad para dormir puede estar relacionada con ocasiones insuficientes para dormir.

12.2 ¿Cuál de las siguientes opciones se requiere para hacer un diagnóstico de trastorno de insomnio?

    A. Ausencia de una afección médica coexistente.
    B. Dificultad para iniciar o mantener el sueño, o despertar temprano por la mañana con incapacidad de volver a dormir.
    C. Ausencia de un trastorno mental coexistente.
    D. Ausencia de un trastorno del sueño coexistente.

12.3 Un hombre de 80 años tiene antecedentes de infarto de miocardio y se sometió a una cirugía de *bypass* de la arteria coronaria hace 8 años. Juega al tenis tres veces a la semana, cuida de sus nietos dos tardes cada semana, disfruta generalmente de la vida y maneja todas sus actividades cotidianas de forma independiente; sin embargo, se queja de que se despierta excesivamente temprano. Se va a dormir a las 21:00 y duerme bien, con nocturia una vez por noche, pero se despierta a las 3:30, aunque le gustaría levantarse a las 5:00. No considera que la somnolencia diurna sea un problema. Su examen físico, estado mental y función cognitiva son normales. ¿Cuál es el diagnóstico más probable de trastorno del sueño-vigilia?

    A. Trastorno de insomnio.
    B. Trastorno del ritmo circadiano de sueño-vigilia.
    C. Insomnio situacional/agudo.
    D. Variaciones normales del sueño (sin diagnóstico de trastorno del sueño-vigilia).

12.4 ¿Cuál de los siguientes síntomas es más probable que indique la presencia de un trastorno de hipersomnia?

    A. Inercia del sueño.
    B. Sueño no restaurador.

C. Somnolencia crónica.

D. Prueba de latencia múltiple del sueño con latencia media del sueño < 10 minutos.

12.5 Un hombre obeso de 52 años se queja de somnolencia diurna y su pareja confirma que ronca, resopla y jadea durante el sueño nocturno. ¿Qué hallazgo polisomnográfico se requiere para confirmar el diagnóstico de apnea-hipopnea obstructiva del sueño?

A. No es necesario realizar una polisomnografía.

B. Índice de apnea-hipopnea mayor de 30.

C. Evidencia polisomnográfica de al menos cinco apneas o hipopneas obstructivas por hora de sueño.

D. Evidencia polisomnográfica de 15 o más apneas y/o hipopneas obstructivas por hora de sueño.

12.6 El Criterio B de la narcolepsia requiere la presencia de cataplejia, deficiencia de hipocretina *o* anomalías características en la polisomnografía del sueño o en la prueba de latencia múltiple del sueño. ¿Cuál de las siguientes es una característica definitoria de la cataplejia?

A. Es repentina.

B. Ocurre unilateralmente.

C. Persiste durante horas.

D. Va acompañada de hipertonía.

12.7 Una paciente de 68 años se queja de somnolencia diurna excesiva. La polisomnografía nocturna demuestra 10 episodios de apneas e hipopneas durante el sueño, causadas por la variabilidad del esfuerzo respiratorio. Los períodos de cese de la respiración duran más de 10 segundos. No hay alteraciones respiratorias nocturnas ni períodos sostenidos de desaturación de oxígeno. ¿Cuál es el diagnóstico apropiado del DSM-5-TR para esta persona?

A. Insomnio debido al consumo de sustancias.

B. Hiperventilación relacionada con el sueño.

C. Apnea-hipopnea obstructiva del sueño.

D. Apnea central del sueño.

12.8 ¿Cuál de los siguientes cambios metabólicos es la característica cardinal de la hipoventilación relacionada con el sueño?

A. Deficiencia de hipocretina.

B. Hipoxemia.

C. Hipercapnia.

D. Diabetes.

12.9 Un hombre de 51 años presenta síntomas de fatiga crónica. Durante las noches de los días laborables, tarda varias horas en conciliar el sueño, con dificultad posterior para levantarse e ir a trabajar por la mañana, y somnolencia durante las primeras horas de vigilia. Los fines de semana, se despierta más tarde por la mañana y siente menos fatiga y somnolencia. ¿Cuál de los siguientes es el diagnóstico correcto?

A. Trastorno del ritmo circadiano de sueño-vigilia, tipo de fase de sueño avanzada.
B. Trastorno del ritmo circadiano de sueño-vigilia, tipo de sueño-vigilia irregular.
C. Trastorno del ritmo circadiano de sueño-vigilia, tipo de sueño-vigilia no ajustado a las 24 horas.
D. Trastorno del ritmo circadiano de sueño-vigilia, tipo de fase de sueño retrasada.

12.10 Una mujer de 67 años se queja de insomnio. No tiene problemas para conciliar el sueño entre las 22:00 y 23:00, pero después de 1-2 horas se despierta durante varias horas en medio de la noche, vuelve a dormir durante 2-4 horas a primera hora de la mañana y luego se echa una siesta tres o cuatro veces al día durante 1-3 horas cada vez. Tiene antecedentes familiares de demencia. En el examen parece fatigada y presenta déficits de la memoria a corto plazo, el cálculo y la abstracción. ¿Cuál es el diagnóstico más probable?

A. Trastorno neurocognitivo mayor.
B. Trastorno del ritmo circadiano de sueño-vigilia, tipo de sueño-vigilia irregular.
C. Trastorno de insomnio.
D. Trastorno de depresión mayor.

12.11 Tras una lesión cerebral traumática que le produce ceguera, un hombre de 50 años desarrolla somnolencia diurna creciente y decreciente que interfiere en la actividad diurna. La actigrafía seriada (un método para medir los ciclos de actividad/reposo humanos) demuestra que el momento de inicio del período principal de sueño ocurre progresivamente más tarde día tras día, con duración normal del período principal de sueño. ¿Cuál es el diagnóstico más probable?

A. Trastorno depresivo mayor.
B. Trastorno del ritmo circadiano de sueño-vigilia, tipo de fase de sueño retrasada.
C. Trastorno del ritmo circadiano de sueño-vigilia, tipo de sueño-vigilia no ajustado a 24 horas.
D. Trastorno neurodegenerativo.

12.12 Una enfermera de urgencias de 50 años se queja de somnolencia en el trabajo que interfiere en su capacidad de funcionamiento. La historia es notable por un cambio reciente del turno de día, de 7:00 a 16:00, al turno de noche, de 23:00 a 8:00. Los síntomas incluyen dificultad para dormir por las mañanas en casa, poca energía para las actividades recreativas o las tareas domésticas por la tarde y sentirse agotada a mitad del turno de noche. ¿Cuál es el diagnóstico más probable?

A. Variación normal del sueño con el trabajo por turnos.
B. Trastorno del ritmo circadiano de sueño-vigilia, tipo de turnos laborales.
C. Trastorno de insomnio.
D. Narcolepsia.

12.13 Una adolescente de 14 años se despierta por las mañanas con un recuerdo claro de sueños muy aterradores. Una vez despierta, está normalmente alerta y orientada, pero los sueños son una fuente persistente de angustia. Sus padres informan de murmullos o gemidos ocasionales, pero no de hablar o moverse durante el período antes de despertar. Otros aspectos pertinentes incluyen antecedentes de haber estado sin hogar en una serie de alojamientos temporales durante 1 año a lo largo de su infancia. ¿Cuál es el diagnóstico más probable?

A. Trastorno de terrores nocturnos.
B. Trastorno del comportamiento del sueño REM.
C. Trastorno de pesadillas.
D. Trastorno de estrés postraumático (TEPT).

12.14 ¿Cuál de las siguientes opciones es un tipo de trastorno del despertar del sueño de movimientos oculares rápidos (REM)?

A. Sonambulismo.
B. Terrores nocturnos.
C. Trastorno de pesadillas.
D. Despertares confusos.

12.15 ¿Cuál de las siguientes opciones es una subcategoría específica del trastorno del despertar del sueño no REM, tipo sonambulismo?

A. Terrores nocturnos.
B. Comportamiento sexual relacionado con el sueño (sexsomnia).
C. Síndrome con solapamiento de parasomnia.
D. Síndrome de ingesta nocturna.

12.16 ¿Cuál es la anomalía clave de la fisiología del sueño en el trastorno del comportamiento del sueño REM?

A. Actividad electromiográfica periódica infrecuente en las extremidades durante el sueño no REM (NREM).
B. Aumento uniforme de la actividad muscular en todos los grupos musculares.
C. Parálisis del sueño.
D. Sueño REM sin atonía.

12.17 ¿Cuál de las siguientes entidades se asocia comúnmente al trastorno del comportamiento del sueño REM?

A. Narcolepsia.
B. Sinucleinopatías.
C. Trastorno de convulsiones.
D. Trastornos disociativos.

12.18 ¿Cuál de las siguientes clases de medicamentos psicotrópicos puede provocar sueño REM sin atonía y trastorno del comportamiento del sueño REM?

A. Inhibidores selectivos de la recaptación de serotonina (ISRS).
B. Opioides.
C. Benzodiacepinas.
D. Estimulantes.

12.19 Un niño de 10 años es remitido para evaluar su dificultad de permanecer sentado en la escuela, lo que está interfiriendo en su rendimiento académico. Se queja de una sensación desagradable de "hormigueo" en las piernas durante los últimos 3 meses y de la necesidad de mover las piernas cuando está sentado quieto, todo lo cual se alivia con el movimiento. Este síntoma está presente la mayor parte del día, pero menos cuando hace deporte después de la escuela o está viendo la televisión por la noche, y generalmente no ocurre en la cama por la noche. ¿Qué aspecto de esta presentación clínica descarta un diagnóstico de síndrome de piernas inquietas (SPI)?

A. La necesidad de mover las piernas se alivia parcial o totalmente con el movimiento.
B. La necesidad de mover las piernas comienza o empeora durante los períodos de descanso o inactividad.
C. Los síntomas han persistido solo durante 3 meses.
D. La necesidad de mover las piernas es peor durante el día que por la noche.

12.20 Una paciente embarazada de 28 años refiere inquietud y dificultad para conciliar el sueño al inicio del período de sueño, así como fatiga diurna. No ha habido cambios en su horario de sueño-trabajo. ¿Qué trastorno del sueño sugiere el inicio de estos síntomas en el tercer trimestre del embarazo?

A. Calambres nocturnos en las piernas.
B. Narcolepsia.
C. Síndrome de piernas inquietas (SPI).
D. Apnea obstructiva del sueño.

12.21 ¿Cuál de los siguientes trastornos del sueño se relaciona con el consumo *crónico* de opioides?

A. Aumento de la somnolencia.
B. Insomnio.
C. Aumento del tiempo total de sueño.
D. Aumento del sueño REM y del sueño de ondas lentas.

12.22 ¿Cuál de las siguientes sustancias se asocia con las parasomnias?

A. Anfetaminas.
B. Zolpidem.
C. Cannabis.
D. Cafeína.

12.23 Una profesora universitaria de 56 años se queja de tener dificultad para dormir más de 5 horas por noche durante las últimas semanas, con somnolencia diurna asociada. El despertar ocurre 1 o 2 horas antes de su hora prevista de despertar por la mañana, con sueño inquieto y frecuentes despertares hasta que llega el momento de levantarse. No hay insomnio inicial ni estado de ánimo deprimido. Atribuye los problemas de sueño a pensamientos intrusivos que surgen, después de un despertar inicial momentáneo, sobre la necesidad de completar un proyecto académico atrasado. ¿Cuál es el diagnóstico más apropiado?

A. Trastorno de insomnio no especificado.
B. Otro trastorno de insomnio especificado (sueño restringido no reparador).
C. Trastorno de insomnio.
D. Otro trastorno de insomnio especificado (trastorno de insomnio a corto plazo).

CAPÍTULO 13

Disfunciones sexuales

13.1 ¿Cuál de las siguientes opciones es necesaria para el diagnóstico del trastorno del interés/excitación sexual femenino?

A. La alteración ha estado presente desde que la persona se volvió sexualmente activa.
B. Al menos tres manifestaciones de falta o reducción significativa del interés/excitación sexual.
C. Los síntomas no se limitan a ciertos tipos de estimulación, situación o pareja.
D. Los síntomas han persistido durante un mínimo de aproximadamente 6 semanas.

13.2 ¿Cuál de los siguientes es un subtipo de disfunción sexual en el DSM-5-TR?

A. De por vida.
B. Secundaria a una afección médica.
C. Debida a violencia de la pareja.
D. Debida a un trastorno de ansiedad.

13.3 Un hombre de 65 años presenta dificultad para lograr la erección debido a una diabetes y enfermedad vascular grave (previamente diagnosticada en el DSM-IV como disfunción sexual debida a... [indicar la afección médica general] [codificada como *607.84 Trastorno eréctil masculino debido a diabetes mellitus*]). ¿Cuál es el diagnóstico correcto del DSM-5-TR para esta presentación?

A. Disfunción sexual debida a una afección médica general.
B. Trastorno eréctil.
C. Disfunción eréctil.
D. Sin diagnóstico psiquiátrico.

13.4 Un hombre de 35 años con diabetes de aparición reciente presenta una historia de 6 meses de incapacidad de mantener una erección. La disfunción eréctil comenzó repentinamente 1 mes después de que lo despidieran de su trabajo. La glucosa sérica está bien controlada con medicación hipoglucemiante oral. ¿Cuál es el diagnóstico apropiado del DSM-5-TR?

A. Sin diagnóstico psiquiátrico.
B. Trastorno eréctil.

C. Disfunción sexual inducida por sustancias/medicamentos.

D. Trastorno de depresión mayor.

13.5 ¿Cuál de los siguientes factores debe tenerse en cuenta durante la evaluación y el diagnóstico de una disfunción sexual?

A. Solo los factores biológicos.

B. Factores relacionados solo con el paciente, y no con su pareja.

C. Factores culturales o religiosos.

D. El sexo específico asignado al individuo al nacer.

13.6 Una mujer de 30 años llega a la consulta y dice que solo ha ido porque su madre le rogó que fuera. Cuenta que, aunque tiene una buena red social con amigos de ambos sexos, nunca ha sentido excitación sexual ante hombres o mujeres, no tiene fantasías eróticas y tiene poco interés por la actividad sexual. Ha encontrado a otras personas con las mismas ideas, y ella y sus amigos se aceptan a sí mismos como asexuales. ¿Cuál es el diagnóstico apropiado, si lo hay?

A. Trastorno del interés/excitación sexual femenino.

B. Otra disfunción sexual especificada.

C. Sin diagnóstico porque no tiene el número mínimo de síntomas requeridos para el trastorno del interés/excitación sexual femenino.

D. Sin diagnóstico porque no presenta malestar o deterioro clínicamente significativos.

13.7 ¿Cuál de los siguientes síntomas o condiciones descartaría el diagnóstico de trastorno eréctil?

A. Presencia de diabetes mellitus.

B. Marcada disminución de la rigidez eréctil.

C. Presencia de trastorno por consumo de alcohol.

D. Presencia de síntomas durante menos de 3 meses.

13.8 ¿Cuál de las siguientes es una característica distintiva de la eyaculación prematura (precoz) frente a la eyaculación retardada?

A. Los síntomas han estado presentes durante al menos 6 meses.

B. Los síntomas deben experimentarse durante la actividad sexual en pareja.

C. Los síntomas causan malestar clínicamente significativo en el individuo.

D. La gravedad se basa en el nivel de angustia experimentado por el individuo.

13.9 ¿Cuál de los siguientes medicamentos es más probable que cause disfunción sexual?

A. Bupropión.

B. Lamotrigina.

C. Citalopram.

D. Nefazodona.

13.10 ¿Cuál de las siguientes afecciones se diagnosticaría correctamente como *otra disfunción sexual especificada*?

A. Disfunción sexual inducida por sustancias/medicamentos.

B. Aversión sexual.

C. Eyaculación retardada.

D. Trastorno del interés/excitación sexual femenino.

CAPÍTULO 14

Disforia de género

14.1 ¿Cuál de las siguientes opciones *debe* estar presente para que un niño cumpla los criterios diagnósticos de disforia de género?

A. Trastorno de desarrollo sexual concurrente.
B. Fuerte deseo de ser del otro género o insistencia en que uno *es* del otro género (o algún género alternativo diferente del género asignado).
C. Fuerte rechazo de la propia anatomía sexual.
D. Fuerte deseo de poseer las características sexuales primarias y/o secundarias propias del género experimentado.

14.2 ¿Cuál de las siguientes afirmaciones sobre el diagnóstico de disforia de género en adolescentes y adultos es *verdadera*?

A. El especificador *postransición* se utiliza para indicar que el individuo ha pasado (o se está preparando para pasar) por al menos un procedimiento médico o régimen de tratamiento de afirmación de género.
B. Para poder recibir el diagnóstico, el individuo debe estar buscando algún tipo de tratamiento de reasignación de sexo.
C. Para poder recibir el diagnóstico, el individuo debe tener un fuerte deseo de ser de un género diferente o debe insistir en que *es* de otro género.
D. Para poder recibir el diagnóstico, el individuo debe tener asociado un trastorno del desarrollo sexual.

14.3 Asocia cada uno de los siguientes términos (A-D) con su correcta definición (i-iv).

A. Transgénero.
B. Género.
C. Sexo.
D. Transexual.
  i. Los indicadores biológicos de masculino o femenino.
 ii. El rol vivido público, sociocultural (y usualmente legalmente reconocido) de una persona como niño o niña, hombre o mujer.
iii. Un individuo cuya identidad de género es diferente al género asignado al nacer.
 iv. Un término históricamente utilizado para denotar a un individuo que busca, o ha realizado, una transición social de hombre a mujer o de mujer a hombre.

14.4 ¿Cómo se determina el género de una persona?

A. Los factores biológicos contribuyen, en interacción con factores sociales y psicológicos, al desarrollo del género.

B. El género se determina al nacer.

C. El género se determina oficialmente (y a veces legalmente) cuando un individuo cambia de género.

D. El género se determina por procedimientos médicos que alinean las características físicas de un individuo con su género experimentado.

14.5 ¿Qué diagnóstico del DSM-5-TR ha reemplazado al anterior diagnóstico del DSM-IV de trastorno de identidad de género?

A. Género atípico.

B. Trastorno travestista.

C. Disforia de género.

D. No conformidad con los roles de género.

CAPÍTULO 15

Trastornos disruptivos, del control de los impulsos y de la conducta

15.1 Un niño de 7 años se ha mostrado extremadamente terco y desafiante durante el último año. Este comportamiento se ve principalmente en casa y normalmente no implica ninguna inestabilidad del estado de ánimo significativa ni ira, aunque ocasionalmente puede ser rencoroso y vengativo. Estos síntomas han afectado a la relación con sus hermanos de manera extremadamente negativa y, más recientemente, este comportamiento se ha visto con sus compañeros y ha comenzado a afectar a sus amistades. Sus padres tienen un estilo de crianza algo hostil. ¿Cuál de las siguientes afirmaciones sobre el diagnóstico del trastorno negativista desafiante (TND) es correcta para este paciente?

A. El niño no reúne los requisitos del diagnóstico de TND porque sus síntomas carecen de componente anímico significativo.

B. El niño puede reunir los requisitos del diagnóstico de TND, a pesar de carecer de un estado de ánimo negativo persistente, si cumple los otros criterios sintomáticos.

C. El niño no reúne los requisitos del diagnóstico de TND porque sus síntomas se limitan principalmente al entorno del hogar.

D. El niño no reúne los requisitos del diagnóstico de TND porque sus síntomas no han estado presentes durante un período de tiempo suficiente.

15.2 Un niño de 3 años ha tenido rabietas graves, aproximadamente semanales, durante un período de 6 meses. Las rabietas se caracterizan por ira y comportamiento desafiante, rebatiendo el niño las instrucciones de sus padres. Las rabietas suelen ir precedidas de algún cambio en la rutina, de fatiga o de hambre y rara vez incluyen agresión o destrucción de objetos. El niño se comporta generalmente bien en la guardería y durante los períodos entre rabietas. ¿Cuál de los siguientes es el diagnóstico más apropiado?

A. Trastorno negativista desafiante (TND).

B. Trastorno explosivo intermitente (TEI).

C. Trastorno de desregulación disruptiva del estado de ánimo (TDDEA).

D. Ninguna de las anteriores.

15.3 Los criterios diagnósticos del trastorno negativista desafiante (TND) incluyen especificadores para indicar la gravedad del trastorno, manifestada por la omnipresencia de los síntomas en diferentes entornos y relaciones. ¿Cuál de los siguientes especificadores sería apropiado para un niño de 11 años que cumple los síntomas del Criterio A en casa y en la escuela?

A. Leve.
B. Moderado.
C. Grave.
D. Información insuficiente.

15.4 Un adolescente de 13 años que anteriormente se comportaba bien comienza a mostrar un comportamiento extremadamente desafiante y oposicionista, con rencor, durante los últimos 8 meses. Está enojado, discute y se niega a aceptar la responsabilidad de su comportamiento, lo que está afectando significativamente a su vida en casa y en la escuela. ¿Qué aspecto de esta presentación se ajusta mal a un diagnóstico de trastorno negativista desafiante (TND)?

A. Falta de remordimiento.
B. Duración de los síntomas.
C. Edad de inicio.
D. Síntomas en múltiples entornos.

15.5 ¿Cuál es un factor de riesgo asociado con el trastorno negativista desafiante (TND)?

A. Mayor reactividad al cortisol.
B. Ser acosado.
C. Crianza permisiva.
D. Baja reactividad emocional.

15.6 Un chico de 16 años con una larga historia de comportamiento desafiante hacia las figuras de autoridad también tiene antecedentes de agresión a sus compañeros (se mete en peleas en la escuela), sus padres y objetos (golpea las paredes, rompe puertas). Miente con frecuencia. Recientemente ha comenzado a robar mercancías de las tiendas locales, y dinero y joyas de sus padres. No parece irritado o deprimido de manera generalizada, no tiene trastornos del sueño y niega haber tenido síntomas psicóticos. ¿Cuál es el diagnóstico más probable?

A. Trastorno negativista desafiante (TND).
B. Trastorno de la conducta.
C. Trastorno de déficit de atención/hiperactividad (TDAH).
D. Trastorno de desregulación disruptiva del estado de ánimo (TDDEA).

15.7 Un chico de 15 años tiene antecedentes de comportamiento violento episódico que es desproporcionado con respecto al hecho desencadenante. Durante un episodio típico, que se intensifica rápidamente, se enfada extremadamente, golpea las paredes o rompe los muebles en casa. No parece haber ningún propósito o beneficio específico asociado con los arrebatos y en el plazo de 30 minutos se tranquiliza y "vuelve a la normalidad", estado que no se asocia a ningún trastorno del estado de ánimo predominante. ¿Qué diagnóstico se ajusta mejor a este cuadro clínico?

A. Trastorno bipolar.
B. Trastorno de desregulación disruptiva del estado de ánimo (TDDEA).
C. Trastorno explosivo intermitente (TEI).
D. Trastorno de déficit de atención/hiperactividad (TDAH).

15.8 ¿Cuál de los siguientes *no* es un factor de riesgo del trastorno explosivo intermitente (TEI)?

A. Parientes de primer grado con TEI.
B. Separación de los miembros de la familia en poblaciones de refugiados.
C. Trastorno de la personalidad esquizotípica.
D. Trastorno de la personalidad límite.

15.9 ¿Cuál de los siguientes marcadores biológicos está asociado con el trastorno explosivo intermitente (TEI)?

A. Anormalidades serotoninérgicas en el sistema límbico y la corteza orbitofrontal.
B. Respuestas reducidas de la amígdala a los estímulos de ira durante la resonancia magnética funcional (fMRI).
C. Anormalidades de la función adrenal.
D. Aumento de las catecolaminas urinarias.

15.10 ¿Cuál de las siguientes afirmaciones sobre el diagnóstico diferencial del trastorno explosivo intermitente (TEI) es *falsa*?

A. En los niños, el diagnóstico de TEI se puede hacer en el contexto de un trastorno de adaptación.
B. A diferencia del TEI, el trastorno de desregulación disruptiva del estado de ánimo se caracteriza por un estado de ánimo negativo persistente (es decir, irritabilidad, ira) la mayor parte del día, casi todos los días, entre los arrebatos de agresión impulsiva.
C. El nivel de agresividad impulsiva en los individuos con trastorno de la personalidad antisocial o trastorno de la personalidad límite es menor que en los individuos con TEI.
D. La agresión en el trastorno negativista desafiante se caracteriza típicamente por berrinches y discusiones verbales con las figuras de autoridad, mientras que los arrebatos de agresión impulsiva del TEI responden a una gama más amplia de provocaciones e incluyen agresión física.

15.11 Un adolescente de 17 años con antecedentes de intimidación e iniciación de peleas con bates y cuchillos también ha robado, ha provocado incendios, ha destruido propiedades, ha irrumpido en casas y ha "engañado" a otros. ¿Qué categoría del Criterio A del trastorno de la conducta no se cumple en este caso?

A. Agresión a personas y animales.
B. Destrucción de la propiedad.

C. Engaño o robo.

D. Violaciones graves de las reglas.

15.12 Una adolescente de 15 años con historial de crueldad hacia los animales, robo, absentismo escolar y huida de casa no muestra remordimientos cuando la atrapan ni cuando se le hace saber cómo afectan estos comportamientos a su familia. Ignora los sentimientos de los demás y parece no importarle que su conducta esté comprometiendo su rendimiento escolar. El comportamiento ha estado presente durante más de 1 año y en múltiples relaciones y entornos. ¿Cuál de los siguientes componentes del especificador *con emociones prosociales limitadas* está ausente en este cuadro clínico?

A. Falta de remordimiento o culpa.

B. Insensible-falta de empatía.

C. Despreocupada por el rendimiento.

D. Afecto superficial o deficiente.

15.13 ¿Cuál de las siguientes opciones *no* se califica de comportamiento agresivo bajo las definiciones del Criterio A del diagnóstico del trastorno de la conducta?

A. Ciberacoso.

B. Forzar a alguien a realizar una actividad sexual.

C. Robar enfrentándose a la víctima.

D. Agresión en el contexto de un trastorno del estado de ánimo.

15.14 Una adolescente de 16 años que ha empezado a faltar a la escuela al menos tres veces a la semana este año se muestra discutidora con sus profesores y padres. Los padres recuerdan muchos berrinches debido a que no conseguía lo que quería cuando estaba en edad preescolar. Recientemente ha estado incumpliendo el horario de salidas y volviendo a casa intoxicada alrededor de las 02:00. Hubo un tiempo el año pasado en el que estuvo desaparecida durante 2 semanas. ¿Cuál de los síntomas de esta paciente es un síntoma del trastorno de conducta?

A. Absentismo escolar.

B. Berrinches durante la edad preescolar.

C. Fuga durante un período prolongado.

D. Incumplir el horario de salidas.

15.15 Comparados con los individuos con trastorno de la conducta de inicio en la infancia, ¿qué es más probable que tengan los pacientes con trastorno de la conducta de inicio en la adolescencia?

A. Trastorno negativista desafiante (TND).

B. Trastorno de déficit de atención/hiperactividad (TDAH).

C. Síntomas persistentes en la edad adulta.

D. Relaciones con pares normativas.

15.16 ¿Qué es más común en los individuos que cumplen los criterios del especificador *con emociones prosociales limitadas* del trastorno de la conducta?

A. Rasgos de personalidad como evitación de riesgos, temor y extrema sensibilidad al castigo.
B. Participar en una agresión impulsiva.
C. Un indicador de *gravedad leve*.
D. Subtipo de trastorno de la conducta de inicio en la infancia.

15.17 Al comparar poblaciones, ¿qué población se asocia a una mayor prevalencia del trastorno de la conducta?

A. Estados Unidos en comparación con otros países occidentales.
B. Adolescentes socialmente oprimidos en comparación con los adolescentes socialmente privilegiados.
C. Mujeres en comparación con hombres.
D. Niños en comparación con adolescentes.

15.18 ¿Cuál de las siguientes afirmaciones sobre el inicio y el curso evolutivo del trastorno de la conducta es *verdadera*?

A. El inicio puede ocurrir incluso en los años preescolares.
B. La edad de inicio no tiene ninguna relación con el curso evolutivo del trastorno.
C. El trastorno negativista desafiante generalmente no es un precursor del tipo de trastorno de la conducta de inicio en la infancia.
D. El inicio es común después de los 16 años.

15.19 ¿Cuál de los siguientes es un factor de riesgo para el desarrollo del trastorno de la conducta?

A. Coeficiente intelectual verbal superior al promedio.
B. Tamaño de la familia pequeño.
C. Estado de refugiado.
D. Historial parental de trastorno de déficit de atención/hiperactividad (TDAH).

15.20 ¿Qué *no* es un factor de riesgo o pronóstico asociado al trastorno de la conducta?

A. Hermano biológico con trastorno de la conducta.
B. Baja conductancia de la piel.
C. Padre adoptivo con trastorno de la conducta.
D. Aumento del condicionamiento autonómico del miedo.

15.21 ¿Cuál de las siguientes afirmaciones ayuda a distinguir el trastorno de la conducta del trastorno negativista desafiante (TND)?

A. El trastorno de la conducta es más probable que implique agresión hacia otras personas.
B. El TND es más probable que implique conflictos con los padres.
C. El trastorno de la conducta es más probable que implique un estado de ánimo enojado o irritable.
D. El diagnóstico de trastorno de la conducta reemplaza y excluye al diagnóstico de TND.

15.22 ¿Cuál de los siguientes trastornos comórbidos *no* se asocia a la piromanía?

A. Trastorno de la personalidad antisocial.
B. Trastornos por consumo de sustancias.
C. Trastorno obsesivo-compulsivo.
D. Trastorno de juego.

15.23 Un estudiante de 15 años de una escuela privada, sin historial psiquiátrico conocido, ha sido sorprendido robando los portátiles y teléfonos móviles de otros estudiantes a pesar de que proviene de una familia adinerada y sus padres continúan comprándole los últimos dispositivos electrónicos para tratar de disuadirlo de robar. ¿Cuál de las siguientes opciones aumentaría la sospecha clínica de que el paciente puede tener cleptomanía?

A. Es reiteradamente incapaz de resistir los impulsos de robar objetos que no son necesarios ni para su uso personal ni por su valor monetario.
B. Es reiteradamente incapaz de resistir los impulsos de robar objetos durante períodos de desconexión o aburrimiento.
C. Experimenta una tensión creciente antes de cometer el robo, pero no experimenta alivio, placer o gratificación mientras lo comete.
D. Tiene un amplio historial familiar de trastorno de la personalidad antisocial y trastorno de la conducta.

15.24 ¿Cuál de las siguientes afirmaciones sobre la cleptomanía es *falsa*?

A. La prevalencia de la cleptomanía en la población general es generalmente muy baja y el trastorno es más frecuente entre las mujeres.
B. Los familiares de primer grado de los individuos con cleptomanía pueden tener tasas más altas de trastorno obsesivo-compulsivo y/o trastornos por consumo de sustancias que la población general.
C. La cleptomanía puede ocurrir en un episodio maníaco como respuesta a un delirio o alucinación.
D. Los individuos con cleptomanía generalmente no planean previamente sus robos.

15.25 ¿Qué diagnóstico se asocia a un mayor riesgo de ideación y comportamiento suicida?

A. Trastorno explosivo intermitente (TEI).
B. Cleptomanía.
C. Trastorno negativista desafiante (TND).
D. Todos los anteriores.

15.26 Un niño de 12 años con antecedentes de discusiones verbales con sus padres y maestros fue cruel con la mascota de la familia, un hámster, hace 3 meses. El mes pasado robó la tarjeta de crédito de su madre para comprar videojuegos y ropa. Lo llevan a la sala de urgencias después de que la policía lo recogiera por haber iniciado un incendio en uno de los callejones cerca del edificio de apartamentos de sus padres. ¿Qué información indicaría que esto podría deberse a una piromanía, en lugar de a un trastorno de la conducta?

A. Quemó la ropa que había robado para evitar ser descubierto.
B. Está intoxicado y oye voces que le ordenaban iniciar el incendio.
C. Practicó iniciando fuegos más pequeños en la escuela y en casa, y guardó las cenizas.
D. Inició el incendio a propósito.

CAPÍTULO 16

Trastornos relacionados con sustancias y trastornos adictivos

16.1 Los criterios diagnósticos del abuso de sustancias, la dependencia de sustancias, la intoxicación con sustancias y la abstinencia de sustancias no eran igualmente aplicables a todas las sustancias en el DSM-IV y se cambiaron en el DSM-5. Esto continúa así en el DSM-5-TR, donde el *trastorno por consumo de sustancias* reemplaza los diagnósticos del DSM-IV de *abuso de sustancias* y *dependencia de sustancias*. ¿Con respecto a cuál de las siguientes clases de sustancias hay evidencia suficiente como para respaldar los criterios diagnósticos del DSM-5 en las tres categorías principales de *trastorno por consumo, intoxicación* y *abstinencia*?

A. Cafeína.
B. Cannabis.
C. Tabaco.
D. Alucinógeno.

16.2 ¿Cuál de los siguientes pares de drogas se clasifica en una sola clase en el DSM-5-TR?

A. Cocaína y fenciclidina (PCP).
B. Cocaína y metilfenidato.
C. 3,4-metilendioximetanfetamina (MDMA [éxtasis]) y metanfetamina.
D. Lorazepam y alcohol.

16.3 ¿Cuál de las siguientes afirmaciones sobre la tolerancia y la abstinencia es *verdadera* en el diagnóstico del trastorno por consumo de sustancias del DSM-5-TR?

A. La tolerancia y la abstinencia ya no se consideran síntomas diagnósticos válidos del trastorno por consumo de sustancias.
B. Las definiciones de tolerancia y abstinencia se han actualizado porque las definiciones anteriores tenían una fiabilidad interevaluador escasa.
C. La presencia de tolerancia o abstinencia ahora es necesaria para hacer un diagnóstico de trastorno por consumo de sustancias para algunas, pero no todas, clases de sustancias.
D. La tolerancia y la abstinencia aún se enumeran como criterios, pero si ocurren durante un tratamiento médico correctamente supervisado, no cuentan para el diagnóstico de trastorno por consumo de sustancias.

16.4 ¿Cuál de las siguientes opciones diferencia el trastorno por consumo de alcohol de los otros trastornos relacionados con el alcohol?

A. El trastorno por consumo de alcohol implica un deterioro del control sobre el consumo de alcohol.
B. El trastorno por consumo de alcohol requiere consumir una alta cantidad de alcohol.
C. El trastorno por consumo de alcohol es una entidad intratable.
D. La mayoría de las personas que consumen dosis altas de alcohol desarrollan el trastorno.

16.5 ¿Cuál de los siguientes *no* es un trastorno relacionado con el alcohol reconocido en el DSM-5-TR?

A. Dependencia del alcohol.
B. Trastorno por consumo de alcohol.
C. Intoxicación con alcohol.
D. Abstinencia de alcohol.

16.6 ¿Cuál de las siguientes afirmaciones es correcta sobre el diagnóstico de un trastorno relacionado con la cafeína?

A. El individuo debe ser consciente de consumir cafeína.
B. Para diagnosticar la intoxicación por cafeína, la cantidad consumida debe superar los 200 mg.
C. El diagnóstico de abstinencia de cafeína requiere el consumo previo de cafeína a diario.
D. La abstinencia de cafeína puede diagnosticarse incluso en ausencia de malestar clínicamente significativo o deterioro en las áreas sociales, ocupacionales u otras áreas importantes de funcionamiento.

16.7 ¿Cuál de los siguientes síntomas es más común en las mujeres que en los hombres como consecuencia de la interrupción abrupta del uso diario o casi diario de cannabis?

A. Síntomas de abstinencia menos graves.
B. Suicidio.
C. Hambre.
D. Irritabilidad.

16.8 ¿Cuál de los siguientes *no* es un síntoma reconocido asociado con el consumo de alucinógenos?

A. Abstinencia.
B. Tolerancia.
C. Deseo persistente o intentos infructuosos de reducir o controlar el consumo de la sustancia.
D. Consumo recurrente de la sustancia en situaciones en las que es físicamente peligroso.

16.9 Para poder cumplir los criterios propuestos para el *trastorno neurocomportamental asociado con la exposición prenatal al alcohol*, la exposición prenatal al alcohol del individuo debe haber sido "más que mínima". ¿Cómo se define la exposición "más que mínima" en términos de cantidad de alcohol consumido por la madre durante la gestación?

A. Cualquier exposición al alcohol durante el embarazo.
B. Menos de 10 bebidas al mes y no más de 1 bebida por ocasión de consumo.
C. Menos de 7 bebidas al mes y no más de 3 bebidas por ocasión de consumo.
D. Menos de 13 bebidas al mes y no más de 2 bebidas por ocasión de consumo.

16.10 ¿Cuál de los siguientes es el único trastorno no relacionado con sustancias que se incluye en el capítulo del DSM-5-TR "Trastornos relacionados con sustancias y trastornos adictivos"?

A. Trastorno de juego.
B. Trastorno de juego en Internet.
C. Trastorno de adicción a la comunicación electrónica.
D. Trastorno de uso compulsivo de la computadora.

16.11 En la mayoría de los trastornos mentales inducidos por sustancias/medicamentos (con la excepción del trastorno neurocognitivo mayor o leve inducido por sustancias/medicamentos y el trastorno de percepción persistente por alucinógenos), si la persona se abstiene de consumir sustancias, el trastorno finalmente desaparecerá o ya no será clínicamente relevante incluso sin tratamiento formal. ¿En qué plazo es probable que esto suceda?

A. 1 hora.
B. 1 mes.
C. 3 meses.
D. 1 año.

16.12 Dado que la abstinencia de opioides y la abstinencia de sedantes, hipnóticos o ansiolíticos pueden cursar con síntomas muy similares, distinguirlos puede ser difícil. ¿Cuál de los siguientes síntomas presentes ayudaría a diferenciar la abstinencia de opioides de la abstinencia de sedantes, hipnóticos o ansiolíticos?

A. Náuseas o vómitos.
B. Ansiedad.
C. Bostezo.
D. Inquietud o agitación.

16.13 En el DSM-5-TR, la clase de sedantes, hipnóticos o ansiolíticos contiene todos los medicamentos recetados para dormir y casi todos los medicamentos recetados para la ansiedad. ¿Cuál es la razón por la que los agentes antiansiedad no benzodiacepínicos (por ejemplo, buspirona, gepirona) *no* están incluidos en esta clase?

A. Generalmente no están disponibles en formulaciones no parenterales (intravenosas o intramusculares).

B. No parecen asociarse a un uso indebido significativo.
C. No están asociados con la fabricación ilícita o la desviación (por ejemplo, drogas de la Lista I-V en Estados Unidos, lista de sustancias psicotrópicas reconocidas por la Junta Internacional de Control de Narcóticos y las Naciones Unidas).
D. No son depresores respiratorios.

16.14 ¿Cuál de los siguientes criterios *no* fue uno de los criterios del abuso de sustancias o la dependencia de sustancias en el DSM-IV, pero se incluyó en el DSM-5 y continúa en el DSM-5-TR?

A. Se abandonan o se reducen las actividades sociales, laborales o recreativas importantes debido al consumo de sustancias.
B. La sustancia se toma a menudo en cantidades mayores o durante un período más largo de lo que se pretendía.
C. Hay anhelo, ansia o impulso de consumir la sustancia.
D. El consumo recurrente de sustancias lleva a no poder cumplir las obligaciones principales en el trabajo, la escuela o el hogar.

16.15 Una mujer de 27 años se presenta para una evaluación psiquiátrica después de casi atropellar a alguien con su coche mientras conducía bajo los efectos de la marihuana. Informa que su marido la instó a buscar tratamiento. Él le ha dicho que su consumo contino de marihuana supone una gran tensión en el matrimonio; sin embargo, ella continúa fumando dos porros al día y conduciendo bajo los efectos de la marihuana. ¿Cuál es el diagnóstico apropiado?

A. Abuso de cannabis.
B. Dependencia de cannabis.
C. Intoxicación por cannabis.
D. Trastorno por consumo de cannabis.

16.16 Un hombre de 35 años con una larga historia de consumo excesivo de alcohol es referido a una evaluación psiquiátrica después de su reciente ingreso en el hospital por hepatitis aguda. El paciente informa que bebía 2-3 copas diarias en la universidad. Durante los últimos 10 años ha aumentado gradualmente su ingesta nocturna de alcohol de un solo paquete de seis a dos paquetes de 12 cervezas. A menudo se queda dormido y no llega al trabajo. Ha intentado moderar su consumo de alcohol en numerosas ocasiones con poco éxito, especialmente después de desarrollar complicaciones asociadas a la cirrosis alcohólica. El paciente admite que se pone ansioso y le tiemblan las manos cuando no bebe. ¿De cuál de los siguientes diagnósticos cumple los criterios este paciente?

A. Abuso de alcohol.
B. Dependencia de alcohol.
C. Trastorno por consumo de alcohol, grave.
D. Trastorno por consumo de alcohol, moderado.

16.17 ¿Cuál de las siguientes es la afirmación más precisa sobre la predicción de la abstinencia del alcohol o sus consecuencias?

A. Menos del 10% de las personas que pasan por la abstinencia de alcohol experimentan síntomas dramáticos como hiperactividad autonómica grave, temblores o *delirium tremens*.
B. Todos los síntomas de la abstinencia de alcohol cesan después de 7 días.
C. La abstinencia de alcohol varía ampliamente entre los grupos etnorraciales de Estados Unidos.
D. Las convulsiones tónico-clónicas ocurren en aproximadamente el 25% de las personas que cumplen los criterios de la abstinencia de alcohol.

16.18 ¿Cuántos especificadores de remisión se incluyen en los criterios diagnósticos del DSM-5-TR para el trastorno por consumo de alcohol?

A. Uno.
B. Dos.
C. Tres.
D. Cuatro.

16.19 ¿En cuál de las siguientes situaciones se consideraría que el especificador para un paciente en remisión es "en un entorno controlado"?

A. Alistado en las fuerzas armadas de Estados Unidos.
B. Trabaja en un barco de carga en alta mar.
C. Recluído en una cárcel de la ciudad.
D. Paciente interno en una unidad hospitalaria cerrada.

16.20 ¿Cuál de las siguientes sustancias es más probable que se asocie con el uso de múltiples drogas?

A. Alcohol.
B. Tabaco.
C. 3,4-metilendioximetanfetamina (MDMA [éxtasis]).
D. Metanfetamina.

16.21 ¿Para cuál de las siguientes sustancias podría ser poco fiable la prueba de laboratorio?

A. Dietilamida del ácido lisérgico (LSD).
B. Cocaína.
C. Alcohol.
D. Opioides.

16.22 ¿Qué signo del Criterio C tienen en común la intoxicación con alcohol, la intoxicación con fenciclidina, la intoxicación con cannabis y la intoxicación con inhalantes?

A. Reflejos deprimidos.
B. Debilidad muscular generalizada.
C. Nistagmo.
D. Deterioro de la atención o la memoria.

16.23 Un estudiante de medicina de 25 años se presenta al servicio de salud del estudiante a las 07:00 quejándose de tener un "ataque de pánico" y de haber vomitado dos veces. Informa que se quedó despierto toda la noche estudiando para su examen final de anatomía descriptiva. El examen comienza en 1 hora, pero se siente demasiado ansioso para asistir. El paciente está inquieto y parece sonrojado, con contracciones musculares visibles. Está orinando excesivamente y tiene taquicardia, y su electrocardiograma muestra complejos ventriculares prematuros. Sus pensamientos y su discurso parecen ser divagantes. El análisis toxicológico de orina es negativo. ¿Cuál es el diagnóstico más probable?

A. Trastorno de pánico.
B. Intoxicación con anfetamina, sustancia anfetamínica.
C. Intoxicación por cafeína.
D. Intoxicación con cocaína.

16.24 ¿Cuál es la sustancia psicoactiva ilícita más prevalente en Estados Unidos?

A. 3,4-metilendioximetanfetamina (MDMA [éxtasis]).
B. Fenciclidina.
C. Cannabis.
D. Dietilamida del ácido lisérgico (LSD).

16.25 ¿Cuál de las siguientes pruebas de laboratorio se puede utilizar en combinación con la gamma-glutamiltransferasa (GGT) para monitorear la abstinencia de alcohol?

A. Alanina-aminotransferasa (ALT).
B. Fosfatasa alcalina.
C. Transferrina deficiente en carbohidratos (CDT).
D. Volumen corpuscular medio (MCV).

16.26 Un paciente acude a la clínica de salud estudiantil después de 1 semana bebiendo varias latas de cola ocho veces al día durante 1 semana para cumplir una apuesta que perdió. La última la consumió ayer. El paciente se queja de la aparición repentina de fatiga extrema. ¿Con cuál de los siguientes síntomas es más probable que se presente?

A. Vómitos.
B. Somnolencia.
C. Síntomas similares a los de la gripe.
D. Dolor de cabeza.

16.27 ¿Cuánto aumenta el trastorno por consumo de cannabis el riesgo de que un adulto tenga cualquier otro trastorno por sustancias?

A. Una vez.
B. Cinco veces.
C. Nueve veces.
D. Veinte veces.

16.28 Un paciente se presenta en el servicio de urgencias quejándose de vómitos que "vienen y van". ¿Qué droga es probable que esté tomando el paciente regularmente?

A. Tabaco.
B. Alcohol.
C. Cannabis.
D. Cocaína.

16.29 ¿Qué grupo etnorracial adulto tiene la mayor prevalencia del trastorno por consumo de cannabis?

A. Asiáticos e isleños del Pacífico.
B. Indios americanos/nativos de Alaska.
C. Afroamericanos.
D. Blancos.

16.30 ¿Cuál de las siguientes drogas que pueden tener efectos alucinógenos no se considera en las clases químicas de alucinógenos del DSM-5-TR?

A. Mescalina.
B. 3,4-metilendioximetanfetamina (MDMA [éxtasis]).
C. Cannabis.
D. Psilocibina.

16.31 ¿El uso de cuál de las siguientes drogas es más probable que provoque el desarrollo de un trastorno por consumo de alucinógenos?

A. Dietilamida del ácido lisérgico (LSD).
B. Psilocibina.
C. Dimetiltriptamina.
D. 3,4-metilendioximetanfetamina (MDMA [éxtasis]).

16.32 ¿Para cuál de los siguientes alucinógenos hay evidencia de un síndrome de abstinencia?

A. Dietilamida del ácido lisérgico (LSD).
B. 3,4-metilendioximetanfetamina (MDMA [éxtasis]).
C. Psilocibina.
D. Fenciclidina.

16.33 ¿Qué distingue los trastornos mentales inducidos por sustancias/medicamentos de los trastornos por consumo de sustancias?

A. Ocurren solo durante los períodos de intoxicación.
B. Los síntomas continúan a pesar del cese del consumo de la sustancia.
C. Los síntomas cognitivos y conductuales contribuyen al uso continuado.
D. Ocurren solo si el medicamento se toma a dosis más altas de las sugeridas.

16.34 ¿Qué dos grupos de agentes inhalantes *no* están entre las sustancias reconocidas para el diagnóstico de trastorno por consumo de inhalantes del DSM-5-TR?

A. Encendedores de butano y tolueno.
B. Xileno y butano.
C. Tricloroetano y hexano.
D. Óxido nitroso y gases de nitrito.

16.35 Un estudiante universitario de 22 años acude a su médico de atención primaria quejándose del empeoramiento progresivo de una sensación de adormecimiento, hormigueo y debilidad en ambas piernas que padece durante las últimas semanas. Su marcha es inestable y tiene dificultades para agarrar objetos con las manos. No había consumido ninguna sustancia el día de la presentación, pero admite que durante los últimos 3 meses ha estado tomando una determinada sustancia a diario. ¿Qué trastorno por consumo de sustancias es el más probable que explique los síntomas de este paciente?

A. Trastorno por consumo de otra sustancia (o sustancia desconocida).
B. Trastorno por consumo de otros alucinógenos.
C. Trastorno por consumo de inhalantes.
D. Trastorno por consumo de opioides.

16.36 ¿Qué sistema de órganos o función anatómica se ve más comúnmente afectado por el uso crónico de 3,4-metilendioximetanfetamina (MDMA [éxtasis])?

A. Neurológico.
B. Respiratorio.
C. Cardiopulmonar.
D. Cavidad oral.

16.37 ¿Qué porcentaje de los individuos que experimentan abstinencia de sedantes, hipnóticos o ansiolíticos sin tratamiento sufren una convulsión de gran mal?

A. 5-10%.
B. 10-20%.
C. 20-30%.
D. 30-40%.

16.38 ¿Cuál es la vía de administración de estimulantes más prevalente entre los individuos que están en tratamiento por trastorno por consumo de estimulantes?

A. Oral.
B. Intranasal.
C. Fumada.
D. Intravenosa.

16.39 ¿Cuál es el diagnóstico psiquiátrico coexistente más común entre los individuos con historial de exposición prenatal significativa al alcohol?

A. Trastorno de depresión mayor.
B. Trastorno de ansiedad generalizada.
C. Trastorno de déficit de atención/hiperactividad (TDAH).
D. Trastorno negativista desafiante.

16.40 ¿Qué adicción se ha incluido en el DSM-5-TR como posible diagnóstico?

A. Adicción al sexo.
B. Adicción al ejercicio.
C. Adicción a las compras.
D. Adicción a los videojuegos.

16.41 ¿Cuál de las siguientes es una de las consecuencias médicas más comunes del consumo de alcohol en las personas con trastorno por consumo de alcohol?

A. Cirrosis.
B. Cardiomiopatía.
C. Hipertensión.
D. Pancreatitis.

CAPÍTULO 17

Trastornos neurocognitivos

17.1 El rasgo esencial del diagnóstico de delirium en el DSM-5-TR es una alteración de la atención/conciencia y de la cognición que se desarrolla en un corto período de tiempo, representa un cambio respecto a la línea de base y tiende a fluctuar en cuanto a gravedad durante el transcurso de 1 día. ¿Cuál de las siguientes condiciones adicionales debe aplicarse?

A. Debe haber evidencia de laboratorio de una demencia en evolución.
B. La alteración debe estar asociada a una perturbación del ciclo sueño-vigilia.
C. La alteración no debe ocurrir en el contexto de un nivel de excitación seriamente reducido, como el coma.
D. La alteración no debe estar superpuesta a un trastorno neurocognitivo preexistente.

17.2 Tanto los trastornos neurocognitivos mayores como los leves pueden aumentar el riesgo de delirium y complicar su curso. El delirium se distingue de la demencia según las características clave de inicio agudo, deterioro de la atención y ¿cuál de las siguientes opciones?

A. Curso fluctuante.
B. Curso estable.
C. Presencia de depresión.
D. Movimientos de rueda dentada.

17.3 Una mujer de 79 años con antecedentes de depresión está siendo evaluada en un hogar de ancianos por sospecha de infección del tracto urinario. Se distrae fácilmente, persevera en las respuestas a las preguntas, hace la misma pregunta repetidamente, no puede concentrarse y no puede responder a las preguntas sobre la orientación. Los cambios del estado mental evolucionaron en un solo día. Su familia informa que pensaron que la paciente "no era ella misma" cuando la vieron la noche anterior, pero el informe de enfermería de esta mañana indica que la paciente se mostraba cordial y de forma apropiada. ¿Cuál es el diagnóstico más probable?

A. Trastorno de depresión mayor, episodio recurrente.
B. Trastorno depresivo debido a otra afección médica.
C. Delirium.
D. Trastorno de depresión mayor, con ansiedad.

17.4 Los criterios diagnósticos del trastorno neurocognitivo mayor o leve con cuerpos de Lewy (TNCCL) incluyen el cumplimiento de los criterios del trastorno neurocognitivo mayor o leve y la presencia de una combinación de características diagnósticas centrales y características diagnósticas sugeridas para el trastorno neurocognitivo probable o posible con cuerpos de Lewy. Otra característica necesaria para el diagnóstico es que la alteración no se explique mejor por patología cerebrovascular, otra enfermedad neurodegenerativa, los efectos de una sustancia u otro trastorno mental, neurológico o sistémico. ¿Cuál de las siguientes opciones completa la lista de características necesarias para el diagnóstico?

A. Un inicio agudo y una progresión rápida.
B. Un inicio insidioso y una progresión gradual.
C. Un inicio insidioso y una progresión rápida.
D. Una presentación en aumento y disminución.

17.5 ¿Cuál de los siguientes *no* es un criterio diagnóstico, característica o marcador del trastorno neurocognitivo mayor o leve con cuerpos de Lewy (TNCCL)?

A. Síntomas concurrentes de trastorno del comportamiento del sueño REM.
B. Alta captación del transportador de dopamina estriatal en los ganglios basales, demostrada por tomografía computarizada de emisión de fotón único (SPECT) o tomografía por emisión de positrones (PET).
C. Baja captación del transportador de dopamina estriatal en los ganglios basales, demostrada por SPECT o PET.
D. Sensibilidad neuroléptica grave.

17.6 Un hombre de 72 años sin antecedentes de trastornos por consumo de alcohol u otras sustancias y sin antecedentes psiquiátricos es llevado a la sala de urgencias debido a episodios transitorios de pérdida de conciencia inexplicados. Su esposa informa que ha experimentado caídas repetidas y síncopes durante el último año, así como alucinaciones auditivas y visuales. Un examen cardíaco exhaustivo no ha encontrado evidencia de enfermedad cardíaca estructural o arritmias. En la sala de urgencias se encuentra que tiene disfunción autonómica grave con hipotensión ortostática e incontinencia urinaria. ¿Cuál es el mejor diagnóstico provisional para este paciente?

A. Esquizofrenia de inicio reciente.
B. Posible trastorno neurocognitivo mayor o leve con cuerpos de Lewy (TNCCL).
C. Posible trastorno neurocognitivo mayor o leve debido a la enfermedad de Alzheimer.
D. Trastorno comicial de inicio reciente.

17.7 Los criterios diagnósticos del trastorno neurocognitivo (TNC) debido a la infección por VIH incluyen el cumplimiento de los criterios del TNC mayor o leve y la infección documentada por el VIH (confirmada por los métodos de laboratorio establecidos). ¿Cuál de las siguientes es una característica destacada del TNC debido a la infección por VIH?

A. Deterioro del funcionamiento ejecutivo.
B. Delirios y alucinaciones significativas al inicio del trastorno.

C. Dificultad marcada para recordar la información aprendida.

D. Progresión rápida hacia un deterioro neurocognitivo profundo.

17.8 Además de la infección documentada por el VIH y el cumplimiento de los criterios del trastorno neurocognitivo (TNC) mayor o leve, ¿qué otro requisito debe cumplirse para merecer un diagnóstico de TNC mayor o leve debido a la infección por VIH?

A. Presencia de VIH en el líquido cefalorraquídeo.

B. Un patrón de deterioro cognitivo caracterizado por predominio temprano de afasia y memoria deteriorada para la información previamente aprendida.

C. Incapacidad de atribuir el TNC a afecciones no relacionadas con el VIH (incluidas las enfermedades cerebrales secundarias), otra afección médica o un trastorno mental.

D. Presencia de anillos de Kayser-Fleischer.

17.9 ¿Cuál de las siguientes características caracteriza al trastorno neurocognitivo mayor o leve inducido por alcohol, tipo amnésico-confabulatorio?

A. Amnesia de nueva información y confabulación.

B. Convulsiones.

C. Amnesia de información previamente aprendida y parálisis de la mirada hacia abajo.

D. Anosognosia y apraxia.

17.10 ¿Cuál de las siguientes afirmaciones sobre el diagnóstico del trastorno neurocognitivo debido a la enfermedad de Huntington (TNCEH) es *verdadera*?

A. El TNCEH es un diagnóstico/trastorno basado en los estudios de laboratorio.

B. El TNCEH requiere neuroimágenes positivas para el diagnóstico.

C. El TNCEH es un diagnóstico clínico basado en hallazgos físicos anormales y antecedentes familiares/hallazgos genéticos.

D. El TNCEH es un diagnóstico que se define mejor como el de pacientes que tienen un temblor de "amasar píldoras".

17.11 La depresión, la irritabilidad, la ansiedad, los síntomas obsesivo-compulsivos y la apatía se asocian frecuentemente con la enfermedad de Huntington y a menudo preceden al inicio de los síntomas motores. La psicosis raramente precede al inicio de los síntomas motores. ¿Cuál de las siguientes es una característica central del trastorno neurocognitivo mayor o leve debido a la enfermedad de Huntington?

A. Deterioro cognitivo progresivo con cambios tempranos de la función ejecutiva.

B. Deterioro de la memoria temprano y prominente que afecta principalmente a la memoria a corto plazo.

C. Psicosis en las primeras etapas, con alucinaciones olfativas marcadas.

D. Movimientos bruscos voluntarios.

17.12 La prueba genética es la principal prueba de laboratorio para la determinación de la enfermedad de Huntington. ¿Cuál de las siguientes opciones caracteriza mejor la naturaleza genética de la enfermedad de Huntington?

A. Herencia recesiva ligada al cromosoma X con penetrancia incompleta.

B. Herencia autosómica recesiva con penetrancia completa.

C. Herencia autosómica dominante con penetrancia completa.

D. Herencia dominante ligada al cromosoma X.

17.13 El trastorno neurocognitivo (TNC) mayor o leve debido a enfermedad por priones comprende los TNC asociados con un grupo de encefalopatías espongiformes subagudas causadas por agentes transmisibles conocidos como *priones*. ¿Cuál es la enfermedad priónica más común?

A. Enfermedad de Creutzfeldt-Jakob.

B. Encefalopatía espongiforme bovina.

C. Enfermedad de Huntington.

D. Neurosífilis.

17.14 Se ha informado de que la enfermedad priónica ocurre en individuos de todas las edades, desde la adolescencia hasta la vejez. ¿Cuál de las siguientes opciones caracteriza mejor el marco de tiempo de la progresión de la enfermedad?

A. En unos pocos meses.

B. En varios días.

C. En varias semanas.

D. En 5 años.

17.15 Los trastornos neurocognitivos (TNC) mayores y leves existen a lo largo de un espectro de deterioro cognitivo y funcional. ¿Cuál de los siguientes constituye un umbral importante que diferencia los dos diagnósticos?

A. Si el individuo está preocupado por el declive de la función cognitiva.

B. Si hay deterioro del rendimiento cognitivo medido con pruebas estandarizadas o la evaluación clínica.

C. Si el deterioro cognitivo es suficiente como para interferir en la realización independiente de las actividades de la vida diaria.

D. Si los déficits cognitivos ocurren exclusivamente en el contexto de un delirium.

17.16 Expresado en percentiles, ¿cuál es el rendimiento típico en las pruebas neuropsicológicas de los individuos con trastorno neurocognitivo (TNC) mayor?

A. Percentil 60 o inferior.

B. Percentil 50 o inferior.

C. Percentil 16 o inferior.

D. Percentil 3 o inferior.

17.17 Un cardiólogo semirretirado de 68 años con responsabilidad en la interpretación de electrocardiogramas (ECG) en su hospital comunitario es referido por el Programa de Asistencia al Empleado del hospital a una evaluación clínica debido a las preocupaciones expresadas por otros médicos de que ha estado cometiendo muchos errores en sus interpretaciones de ECG durante los últimos meses. El paciente revela síntomas de tristeza persistente desde la muerte de su esposa 6 meses antes de la evaluación, con pensamientos frecuentes de muerte, problemas para dormir y un uso creciente de sedantes-hipnóticos y alcohol. Tiene algunos problemas para concentrarse, pero ha sido capaz de mantener su hogar, pagar sus facturas, hacer la compra y preparar las comidas por sí mismo sin dificultad. Obtiene 28/30 en el miniexamen del estado mental (MEEM). ¿Cuál de las siguientes sería la consideración principal en el diagnóstico diferencial?

A. Trastorno neurocognitivo (TNC) leve.
B. Trastorno de adaptación.
C. Trastorno de depresión mayor.
D. Sin diagnóstico.

17.18 Un radiólogo semirretirado de 69 años con responsabilidad en la interpretación de radiografías de tórax en su centro médico académico ha sido referido por el Programa de Asistencia al Empleado del hospital a una evaluación clínica debido a las preocupaciones expresadas por otros médicos de que ha estado cometiendo muchos errores en sus interpretaciones de radiografías durante los últimos meses. La evaluación revela una historia remota de dependencia del alcohol con sobriedad durante los últimos 20 años y un episodio depresivo tras la muerte de su esposa 9 años antes del problema actual, tratado con terapia cognitivo-conductual con resolución completa de los síntomas después de 6 meses y sin recurrencia. Reconoce tener algunos problemas para concentrarse, pero no otros síntomas, y minimiza los supuestos problemas de interpretación de radiografías. No puede indicar la fecha correcta ni el día de la semana, y no puede recordar los sucesos de las noticias del día anterior, pero puede describir en gran detalle los momentos destacados de su larga carrera médica. La historia colateral de sus hijos revela que, en varias ocasiones durante el último año, los vecinos de su edificio de apartamentos se habían quejado de que olvidó apagar los fogones mientras cocinaba, lo que llenó de humo el apartamento. Obtiene 21/30 en el miniexamen del estado mental. ¿Qué diagnóstico se ajusta mejor a este cuadro clínico?

A. Trastorno neurocognitivo (TNC) mayor.
B. TNC leve.
C. Trastorno depresivo mayor.
D. Sin diagnóstico.

17.19 En un paciente con trastorno neurocognitivo (TNC) leve, ¿cuál de las siguientes opciones distinguiría el Alzheimer *probable* del *posible*?

A. Evidencia de una mutación genética causante de la enfermedad de Alzheimer a través de pruebas genéticas o la historia familiar.
B. Evidencia clara de disminución de la memoria y el aprendizaje.
C. No hay evidencia de etiología mixta.
D. Inicio después de los 80 años.

17.20 En el trastorno neurocognitivo frontotemporal mayor o leve, ¿cuál de las siguientes es una característica diagnóstica de la variante de lenguaje?

A. Deterioro marcado de la memoria semántica.
B. Deficiencias graves de la función perceptivo-motora.
C. Dificultad con la gramática, la búsqueda de palabras o la generación de palabras.
D. Hiperoralidad.

17.21 ¿Cuál de los siguientes trastornos neurocognitivos (TNC) se caracteriza especialmente por déficits en dominios como la producción del habla, la búsqueda de palabras, la denominación de objetos o la comprensión de palabras, mientras que la memoria episódica, las habilidades perceptivo-motoras y la función ejecutiva están relativamente preservadas?

A. Trastorno neurocognitivo mayor o leve debido a la enfermedad de Alzheimer.
B. Trastorno neurocognitivo mayor o leve con cuerpos de Lewy.
C. Trastorno neurocognitivo frontotemporal mayor o leve, variante de comportamiento.
D. Trastorno neurocognitivo frontotemporal mayor o leve, variante de lenguaje.

17.22 ¿Cuál de las siguientes es una característica central del trastorno neurocognitivo mayor o leve con cuerpos de Lewy?

A. Fluctuación cognitiva con variaciones pronunciadas de la atención y la alerta.
B. Alucinaciones auditivas recurrentes.
C. Cumplimiento de los criterios del trastorno del comportamiento del sueño REM.
D. Evidencia de baja captación del transportador de dopamina en los ganglios basales, demostrada por tomografía computarizada de emisión de fotón único (SPECT) o tomografía por emisión de positrones (PET).

17.23 Un hombre de 67 años previamente sano es llevado a la sala de urgencias por su familia. Está experimentando un cambio agudo del estado mental. No hay signos en la historia inicial, el examen físico o los estudios de laboratorio que indiquen intoxicación o abstinencia de sustancias o que sugieran otro problema médico como la causa de su estado mental alterado. Durante el transcurso de 1 hora de observación, su nivel de alerta varía desde alerta pero distraído, con alucinaciones auditivas y visuales aparentes, hasta somnoliento; tiene dificultad para mantener la atención en el examinador y no puede realizar tareas simples como restar en serie o deletrear palabras al revés. ¿Cuál es el diagnóstico más apropiado?

A. Delirium.
B. Delirium debido a otra afección médica.
C. Delirium debido a una intoxicación con sustancias.
D. Delirium no especificado.

17.24 Un hombre de 35 años lleva a su padre de 60 años a una evaluación de deterioro cognitivo y funcional, afirmando que cree que su padre tiene demencia; el hijo también está preocupado por la posibilidad de una enfermedad hereditaria. La médica nota que el paciente tiene un deterioro cognitivo considerable y características sugestivas del diagnóstico de trastorno neurocognitivo mayor debido a la enfermedad de Huntington, pero no está segura de la causa del trastorno neurocognitivo. También nota que el hijo del paciente parece extremadamente ansioso. Tiene una agenda apretada y no puede programar una sesión de asesoramiento para el hijo del paciente hasta el día siguiente. ¿Cuál es el diagnóstico más apropiado a registrar en el formulario para el seguro que el hijo del paciente presentará en nombre de su padre?

A. Trastorno del sistema nervioso central (SNC) no especificado.
B. Trastorno neurocognitivo no especificado.
C. Trastorno neurocognitivo leve no especificado.
D. Enfermedad de Huntington.

CAPÍTULO 18

Trastornos de la personalidad

18.1 ¿Cuál de los siguientes diagnósticos de trastorno de la personalidad del DSM-IV ya no está presente en el DSM-5-TR?

A. Trastorno antisocial de la personalidad.
B. Trastorno de la personalidad por evitación.
C. Trastorno límite de la personalidad.
D. Trastorno de la personalidad no especificado (NOS).

18.2 Mientras colaboran en una presentación para sus clientes, los miembros de un equipo de ventas se frustran cada vez más con su líder de equipo, quien insiste en que los miembros del equipo sigan reglas estrictas para desarrollar el proyecto. Esto implica abordar la tarea de manera secuencial, de modo que no se puede comenzar una nueva tarea hasta que la anterior esté perfeccionada. Cuando otros miembros sugieren enfoques alternativos, el líder se enfada e insiste en que el equipo se apegue a su enfoque. Aunque los resultados son indiscutiblemente de alta calidad, el equipo está convencido de que no terminarán a tiempo para la presentación programada. ¿Cuál de los siguientes trastornos explicaría mejor el comportamiento de este líder de equipo?

A. Trastorno de la personalidad narcisista.
B. Trastorno obsesivo-compulsivo (TOC).
C. Trastorno de la personalidad esquizoide.
D. Trastorno de la personalidad obsesivo-compulsiva (TPOC).

18.3 ¿Por la necesidad de cuál de las siguientes opciones están motivadas principalmente las personas con trastorno de la personalidad obsesivo-compulsiva (TPOC)?

A. Eficiencia.
B. Admiración.
C. Control.
D. Intimidad.

18.4 ¿Cuál de los siguientes hallazgos descartaría el diagnóstico de trastorno de la personalidad obsesivo-compulsiva (TPOC)?

A. Un diagnóstico concurrente de trastorno obsesivo-compulsivo (TOC).
B. Un diagnóstico concurrente de trastorno de acumulación.

C. Un diagnóstico concurrente de trastorno de la personalidad narcisista.

D. Evidencia de que los patrones de comportamiento reflejan estilos interpersonales culturalmente sancionados.

18.5 A pesar de trabajar en una empresa durante muchos años, una empleada de 36 años no ha avanzado más allá de un puesto de nivel inicial. Recibe buenas críticas y trabaja muchas horas, pero no ha pedido un ascenso porque siente que no es tan buena como otros empleados y, por lo tanto, no merece ser promovida. Explica que trabaja muchas horas porque no es muy inteligente y necesita revisar todo su trabajo porque teme que la gente se burle de cualquier error. ¿Cuál de los siguientes trastornos de la personalidad explicaría mejor la falta de avance laboral de esta mujer?

A. Trastorno de la personalidad dependiente.

B. Trastorno de la personalidad evitativa.

C. Trastorno paranoide.

D. Trastorno de la personalidad esquizoide.

18.6 Una cardióloga solicita una consulta psiquiátrica para su paciente, un hombre de 46 años, debido a que "parece un loco". En la evaluación, el paciente evita el contacto visual, tiende a divagar y utiliza palabras inusuales. Va modestamente desaliñado y viste ropa de colores que no combinan. Expresa creencias extrañas en fenómenos sobrenaturales, pero estas creencias no parecen ser de intensidad delirante. La información de un hermano revela que el paciente "siempre ha sido así: raro, solitario y le gusta ser así". ¿Cuál de las siguientes afecciones explica mejor los comportamientos y creencias extrañas de este paciente?

A. Trastorno de la personalidad esquizoide.

B. Trastorno de la personalidad esquizotípica.

C. Trastorno delirante.

D. Esquizofrenia.

18.7 ¿Cuál de las siguientes afirmaciones describe más exactamente el desarrollo, el curso y el pronóstico del trastorno de la personalidad límite (TPL)?

A. Los intentos de suicidio aumentan con la edad.

B. Los antecedentes de negligencia en la infancia, en lugar de abusos, son inusuales.

C. Los estudios de seguimiento prospectivo han encontrado que las remisiones estables de hasta 8 años son muy comunes.

D. Los síntomas afectivos remiten más rápidamente que los síntomas impulsivos.

18.8 ¿Cuál de las siguientes es una característica del trastorno de la personalidad narcisista (TPN)?

A. Necesidad de mucha atención de cualquier tipo.

B. Agresividad impulsiva y engaño.

C. Inmersión en el perfeccionismo relacionado con el orden y la rigidez.

D. Un patrón generalizado de grandiosidad.

18.9 ¿Cuál de las siguientes alteraciones cognitivas o perceptivas es más característica del trastorno de la personalidad límite (TPL)?

A. Respuestas excesivamente concretas o excesivamente abstractas.

B. Ideas de referencia.

C. Superstición o preocupación por fenómenos paranormales.

D. Ideas paranoides transitorias durante períodos de estrés.

18.10 Un guardia de seguridad de almacén de 43 años acude a la consulta quejándose de vagos sentimientos de depresión durante los últimos meses, sin ninguna sensación especial de miedo o ansiedad. Siente poco deseo de relacionarse, pero nota que sus compañeros de trabajo parecen más felices y tienen muchas relaciones. Nunca se ha sentido cómodo con otras personas, ni siquiera con la familia. Ha vivido solo desde la juventud y es autosuficiente. Casi siempre trabaja en turnos nocturnos para evitar interacciones con otras personas. Intenta mantener un perfil bajo y pasar desapercibido para desalentar a los demás a iniciar conversaciones. El examen del estado mental es notable por un afecto significativamente constreñido y sin emociones. No se presentan alteraciones cognitivas o perceptivas. ¿Qué trastorno de la personalidad encajaría mejor con esta presentación?

A. Paranoide.

B. Esquizoide.

C. Esquizotípica.

D. Evitativa.

18.11 ¿Cuál de los siguientes comportamientos o estados sería menos probable que ocurriera en una persona con trastorno de la personalidad esquizoide?

A. Un estallido de ira hacia un colega que critica su trabajo.

B. Rechazar una invitación a una fiesta.

C. Falta de deseo de experiencias sexuales.

D. Ir a la deriva con respecto a las metas de la vida.

18.12 ¿Cuál es la relación entre un historial de trastorno de la conducta antes de los 15 años y el diagnóstico de personalidad antisocial después de los 18 años?

A. Un historial de algunos síntomas de trastorno de la conducta antes de los 15 años es uno de los criterios requeridos para el diagnóstico del trastorno de la personalidad antisocial en la adultez.

B. El inicio del trastorno de la conducta en la infancia no tiene relación con la probabilidad de desarrollar un trastorno de la personalidad antisocial en la vida adulta.

C. Tanto el trastorno de la personalidad antisocial como el trastorno de la conducta pueden diagnosticarse antes de los 18 años.

D. Tanto el trastorno de la personalidad antisocial como el trastorno de la conducta pueden diagnosticarse en individuos mayores de 18 años.

18.13 Un paciente de 25 años tiene una historia infantil de repetidos casos de tortura a animales, incendios provocados, robos, fugas de casa y absentismo escolar, comenzando a los 9 años. Como adulto, miente repetidamente a los demás; participa en pequeños robos, estafas y peleas frecuentes (incluyendo episodios en que usa los objetos que tiene a mano –llaves de tubo, sillas, cuchillos de carne– para herir a otros), y usa alias para evitar pagar la manutención de sus hijos. No hay antecedentes de síntomas maníacos, depresivos o psicóticos. El paciente viste ropa cara y muestra un reloj de pulsera caro por el que exige admiración. Expresa sentimientos de ser especial y de tener derechos especiales, y admite que cree merecer la exención de las reglas ordinarias, así como sentimientos de ira porque sus talentos especiales no han sido adecuadamente reconocidos por los demás. Infravalora, desprecia y carece de empatía hacia los demás y no siente remordimiento por sus comportamientos. No hay signos de psicosis. ¿Cuál es el diagnóstico apropiado según el DSM-5-TR?

A. Trastorno de la personalidad antisocial.
B. Trastorno de la personalidad narcisista.
C. Trastorno de la personalidad antisocial y trastorno de la personalidad narcisista.
D. Otro trastorno de la personalidad especificado (características de personalidad mixtas).

18.14 ¿Cuál de los siguientes es uno de los criterios generales del trastorno de la personalidad en el DSM-5-TR?

A. El patrón de experiencia interna se desvía notablemente de las expectativas de la cultura del individuo.
B. El patrón de experiencia interna es flexible y se limita a una única situación personal o social.
C. El patrón de experiencia interna es fluctuante y de corta duración.
D. El patrón de experiencia interna es egosintónico y no provoca malestar.

18.15 ¿Cuál de las siguientes presentaciones es característica del trastorno de la personalidad histriónica?

A. Una necesidad generalizada y excesiva de ser cuidado que conduce a un comportamiento sumiso y dependiente, y miedo a la separación.
B. Un patrón generalizado de inestabilidad en las relaciones interpersonales, la autoimagen y los afectos, e impulsividad marcada.
C. Un patrón generalizado de grandiosidad, necesidad de admiración y falta de empatía.
D. Un patrón generalizado de excesiva emotividad y búsqueda de atención.

18.16 ¿Cuál de las siguientes presentaciones es característica del trastorno de la personalidad límite?

A. Una necesidad generalizada y excesiva de ser cuidado que conduce a un comportamiento sumiso y dependiente, y miedo a la separación.
B. Un patrón generalizado de inestabilidad en las relaciones interpersonales, la autoimagen y los afectos, e impulsividad marcada.

C. Un patrón generalizado de grandiosidad, necesidad de admiración y falta de empatía.

D. Emotividad generalizada y excesiva, y búsqueda de atención.

18.17 ¿Cuál de las siguientes presentaciones es característica del trastorno de la personalidad dependiente?

A. Una necesidad generalizada y excesiva de ser cuidado que conduce a un comportamiento sumiso y dependiente, y miedo a la separación.

B. Un patrón generalizado de inestabilidad en las relaciones interpersonales, la autoimagen y los afectos, e impulsividad marcada.

C. Un patrón generalizado de grandiosidad, necesidad de admiración y falta de empatía.

D. Un patrón generalizado de inhibición social, sentimientos de insuficiencia e hipersensibilidad a la evaluación negativa.

18.18 ¿Cuál de las siguientes presentaciones es característica del trastorno de la personalidad evitativa?

A. Un patrón generalizado de inhibición social, sentimientos de insuficiencia e hipersensibilidad a la evaluación negativa.

B. Un patrón generalizado de déficits sociales e interpersonales marcados por malestar agudo y capacidad reducida para las relaciones cercanas, así como por distorsiones cognitivas o perceptivas y excentricidades en el comportamiento.

C. Una necesidad generalizada y excesiva de ser cuidado que conduce a un comportamiento sumiso y dependiente, y miedo a la separación.

D. Un patrón generalizado de inestabilidad en las relaciones interpersonales, la autoimagen y los afectos, e impulsividad marcada.

18.19 ¿Cuál de las siguientes presentaciones es característica del trastorno de la personalidad esquizotípica?

A. Un patrón generalizado de inhibición social, sentimientos de insuficiencia e hipersensibilidad a la evaluación negativa.

B. Un patrón generalizado de déficits sociales e interpersonales marcados por malestar agudo y capacidad reducida para las relaciones cercanas, así como por distorsiones cognitivas o perceptivas y excentricidades en el comportamiento.

C. Una necesidad generalizada y excesiva de ser cuidado que conduce a un comportamiento sumiso y dependiente, y miedo a la separación.

D. Un patrón generalizado de inestabilidad en las relaciones interpersonales, la autoimagen y los afectos, e impulsividad marcada.

18.20 ¿Cuál de las siguientes presentaciones es característica del trastorno de la personalidad paranoide?

A. Un patrón generalizado de inhibición social, sentimientos de insuficiencia e hipersensibilidad a la evaluación negativa.

B. Un patrón de desconfianza y sospecha generalizado hacia los demás de manera que sus motivos se interpretan como malintencionados.

C. Una necesidad generalizada y excesiva de ser cuidado que conduce a un comportamiento sumiso y dependiente, y miedo a la separación.
D. Un patrón generalizado de inestabilidad en las relaciones interpersonales, la autoimagen y los afectos, e impulsividad marcada.

18.21 ¿Cuál de las siguientes presentaciones es característica del trastorno de la personalidad narcisista?

A. Un patrón generalizado de inhibición social, sentimientos de insuficiencia e hipersensibilidad a la evaluación negativa.
B. Una necesidad generalizada y excesiva de ser cuidado que conduce a un comportamiento sumiso y dependiente, y miedo a la separación.
C. Un patrón generalizado de inestabilidad en las relaciones interpersonales, la autoimagen y los afectos, e impulsividad marcada.
D. Un patrón generalizado de grandiosidad, necesidad de admiración y falta de empatía.

18.22 ¿Cuál de las siguientes presentaciones es característica del trastorno de la personalidad esquizoide?

A. Un patrón generalizado de inhibición social, sentimientos de insuficiencia e hipersensibilidad a la evaluación negativa.
B. Un patrón generalizado de déficits sociales e interpersonales marcado por malestar agudo y capacidad reducida para las relaciones cercanas, así como por distorsiones cognitivas o perceptivas y excentricidades en el comportamiento.
C. Un patrón generalizado de distanciamiento de las relaciones sociales y una gama restringida de expresiones emocionales en los entornos interpersonales.
D. Un patrón generalizado de inestabilidad en las relaciones interpersonales, la autoimagen y los afectos, e impulsividad marcada.

18.23 ¿Cuál de las siguientes presentaciones es característica del trastorno de la personalidad antisocial?

A. Preocupación por el orden, el perfeccionismo y el control mental e interpersonal a expensas de la flexibilidad, la apertura y la eficiencia.
B. Un patrón generalizado de distanciamiento de las relaciones sociales y una gama restringida de expresiones emocionales en los entornos interpersonales.
C. Un patrón de desconfianza y sospecha generalizado hacia los demás de manera que sus motivos se interpretan como malintencionados.
D. Un patrón generalizado de desprecio y violación de los derechos de los demás.

18.24 ¿Cuál de las siguientes presentaciones es característica del trastorno de la personalidad obsesivo-compulsiva?

A. Un patrón generalizado de inhibición social, sentimientos de insuficiencia e hipersensibilidad a la evaluación negativa.

B. Un patrón generalizado de déficits sociales e interpersonales marcado por malestar agudo y capacidad reducida para las relaciones cercanas, así como por distorsiones cognitivas o perceptivas y excentricidades en el comportamiento.

C. Preocupación por el orden, el perfeccionismo y el control mental e interpersonal a expensas de la flexibilidad, la apertura y la eficiencia.

D. Un patrón generalizado de distanciamiento de las relaciones sociales y una gama restringida de expresiones emocionales en los entornos interpersonales.

Trastornos parafílicos

19.1 ¿Cuál de las siguientes *no* es una clasificación de los trastornos parafílicos en el DSM-5-TR?

A. Preferencias de actividad anómalas.
B. Trastornos del cortejo.
C. Trastornos algolágnicos.
D. Trastornos asincrónicos.

19.2 ¿Cuál de las siguientes afirmaciones *no* es cierta sobre las parafilias?

A. La presencia de una parafilia no siempre justifica la intervención clínica.
B. La mayoría de las parafilias se pueden dividir en aquellas que implican una actividad inusual y aquellas que implican un objetivo inusual.
C. Las parafilias pueden coexistir con intereses sexuales normofílicos.
D. Es raro que un individuo manifieste más de una parafilia.

19.3 ¿Cuál de los siguientes *no* es un trastorno parafílico?

A. Trastorno de masoquismo sexual.
B. Trastorno de travestismo.
C. Trastorno transexual.
D. Trastorno de voyeurismo.

19.4 ¿Cuál de las siguientes afirmaciones sobre una persona con trastorno de pedofilia es *verdadera*?

A. El trastorno de pedofilia se encuentra en el 10-12% de la población masculina.
B. No hay evidencia de que la perturbación del neurodesarrollo *in utero* incremente la probabilidad de que se desarrolle una orientación pedófila.
C. Los hombres adultos con pedofilia siempre refieren que abusaron de ellos cuando eran niños.
D. El individuo tiene al menos 16 años y es al menos 5 años mayor que el niño o los niños.

19.5 ¿Cuál de las siguientes afirmaciones sobre el trastorno de pedofilia es *verdadera*?

A. El uso extenso de pornografía que represente a niños prepúberes o pubescentes tempranos no es un indicador diagnóstico útil del trastorno de pedofilia.
B. El trastorno de pedofilia es estable a lo largo de la vida.
C. Existe una asociación entre el trastorno de pedofilia y el trastorno de la personalidad antisocial.
D. Aunque el interés sexual normofílico disminuye con la edad, el interés sexual pedófilo permanece constante.

19.6 Una mujer de 35 años le cuenta a su terapeuta que recientemente se ha sentido intensamente excitada al ver películas en las que se tortura a personas y que regularmente fantasea con torturar a personas mientras se masturba. No se siente angustiada por estos pensamientos y niega haber actuado nunca según estas nuevas fantasías; sin embargo, fantasea sobre estas actividades varias veces al día. ¿Cuál de las siguientes opciones resume mejor las implicaciones diagnósticas de la presentación de esta paciente?

A. Cumple con todos los criterios del trastorno de sadismo sexual.
B. No cumple los criterios del trastorno de sadismo sexual porque las fantasías no son de naturaleza sexual.
C. No cumple los criterios del trastorno de sadismo sexual porque nunca ha actuado según las fantasías.
D. No cumple los criterios del trastorno de sadismo sexual porque el interés y la excitación comenzaron después de los 35 años.

19.7 Durante una celebración de Mardi Gras (Martes de Carnaval), una mujer de 19 años se levanta la blusa y el sujetador mientras pasa una carroza para conseguir collares de cuentas. El evento aparece en un programa de noticias por cable visto por amigos de sus padres, quienes informan a sus padres. Estos insisten en que se haga una evaluación psiquiátrica 2 meses después de las vacaciones. La joven niega cualquier otro suceso similar en su vida, pero admite que la experiencia fue "algo sexi". Actualmente está extremadamente ansiosa y angustiada por la ira de sus padres hacia ella y su negativa a permitirle asistir a fiestas o irse de vacaciones hasta que se haga una evaluación. Informa que no puede asistir a clase ni concentrarse en su trabajo en la universidad. ¿Cuál es el diagnóstico más apropiado?

A. Trastorno de exhibicionismo.
B. Trastorno de frotteurismo.
C. Trastorno de voyeurismo.
D. Trastorno de adaptación.

19.8 Un chico de 16 años le cuenta a su terapeuta que puede ver el dormitorio de una mujer desde su edificio de apartamentos. Ha estado observándola desde que se mudó al apartamento hace 6 meses. Puede ver a la mujer vistiéndose y desvistiéndose, lo cual le resulta sexualmente excitante. Tiene fantasías sobre la mujer obligándolo a tener relaciones sexuales con ella. No siente culpa por esto porque la mujer no tiene cortina en la ventana. El terapeuta solicita una consulta psiquiátrica para evaluar si el paciente tiene una parafilia. ¿Cuál de los siguientes es el diagnóstico correcto?

A. Trastorno de voyeurismo.

B. Trastorno parafílico no especificado.

C. Otro trastorno parafílico especificado.

D. Comportamiento sexual adolescente normal.

19.9 Durante una visita a urgencias por asma, un hombre muestra signos de haber sido azotado. Cuando se le pregunta por las marcas, informa que se autoflageló durante una ceremonia religiosa. Se solicita una consulta psiquiátrica y el hombre admite que a menudo fantasea con ser golpeado y ve pornografía de personas siendo golpeadas, lo que le resulta sexualmente excitante. Pide a su pareja que le golpee y no puede conseguir una erección si no lo golpean o humillan. ¿Cuál de las siguientes opciones describe la situación con mayor precisión?

A. Trastorno de sadismo sexual.

B. Trastorno de masoquismo sexual.

C. Trastorno de voyeurismo.

D. Trastorno de la personalidad masoquista.

19.10 Después de un episodio de síncope, un hombre es examinado en el departamento de urgencias y se descubre que lleva ropa interior de mujer. No puede dar una explicación y se contacta con su esposa. Cuando se le pregunta sobre la ropa de su marido, ella informa que ha llevado ropa interior de mujer de manera intermitente durante años, lo cual le resulta angustioso. Señala que no pueden tener relaciones sexuales si él no se viste de mujer. Excepto por llevar la ropa ocasionalmente fuera de casa y antes del sexo, afirma que por lo demás es un "tipo normal". ¿Cuál de los siguientes diagnósticos sería el más apropiado?

A. Trastorno de fetichismo.

B. Disforia de género.

C. Travestismo.

D. Trastorno de travestismo.

CAPÍTULO 20

Trastornos motores inducidos por medicamentos y otros efectos adversos de los medicamentos

20.1 ¿Cuál de los siguientes *no* es un factor de riesgo constante en el desarrollo del parkinsonismo inducido por medicamentos (PIM)?

A. Sexo masculino.
B. Edad avanzada.
C. Enfermedad del VIH.
D. Historia familiar de la enfermedad de Parkinson.

20.2 El síndrome neuroléptico maligno es un síndrome potencialmente letal con una tasa de incidencia del 0,01-0,02 % entre los individuos tratados con neurolépticos. ¿Cuál de los siguientes *no* es un signo o síntoma del síndrome neuroléptico maligno?

A. Hipertermia.
B. Rigidez generalizada.
C. Creatina-cinasa elevada.
D. Estado mental inalterado.

20.3 Un paciente de 22 años con esquizofrenia y sin problemas médicos comórbidos es ingresado en una unidad de internación para tratar un primer episodio de psicosis. Se inicia risperidona 1 mg para la paranoia y las alucinaciones auditivas despectivas. Antes de 24 horas, el paciente comienza a experimentar una crisis oculógira. Las contracciones musculares se alivian con una inyección de difenhidramina 50 mg i.m. ¿Cuál de las siguientes opciones es la mejor explicación de lo que le ocurrió a este paciente?

A. Síndrome neuroléptico maligno.
B. Distonía aguda inducida por medicamentos.
C. Acatisia aguda inducida por medicamentos.
D. Distonía tardía.

20.4 Un paciente de 55 años con trastorno esquizoafectivo se presenta en la sala de urgencias con gran malestar. Como antecedentes, ha tenido ansiedad la última semana, siendo incapaz de relajarse al final del día. No puede quedarse quieto y ha desarrollado insomnio. Se observa que el paciente cambia de posición en la camilla de exploración y mueve ambas piernas durante la exploración. Su historial de medicación incluye risperidona 2 mg v.o. dos veces al día, dosis que se subió a partir de 2 mg diarios 1 semana antes. ¿Cuál de las siguientes opciones explica mejor lo que le ocurre al paciente?

A. Abstinencia de tabaco.
B. Trastorno de la personalidad histriónica.
C. Acatisia aguda inducida por medicamentos.
D. Síndrome de serotonina.

20.5 ¿Cuál de las siguientes afirmaciones es *verdadera* acerca de las discinesias tardías?

A. Las discinesias tardías no incluyen los movimientos que se desarrollan antes de 1 mes después de suspender un medicamento antipsicótico oral.
B. La prevalencia general de la discinesia tardía en individuos que han sido tratados con medicamentos antipsicóticos a largo plazo está entre el 10 y el 20%.
C. Los hombres tienen más probabilidades de desarrollar discinesia tardía que las mujeres.
D. La discinesia tardía incluye varios tipos diferentes de movimientos.

20.6 Una paciente de 41 años con depresión recurrente y ansiedad ha estado tomando medicación durante 1 año. Ha estado experimentando "descargas cerebrales", náuseas, dolores de cabeza terribles y ansiedad durante los últimos 3 días. El psiquiatra evalúa la presencia de otros síntomas y pregunta sobre la adherencia a la medicación, descubriendo que la paciente dejó de tomar su antidepresivo "de golpe" hace unos días. ¿Cuál de los siguientes medicamentos es probable que la paciente haya dejado de tomar?

A. Venlafaxina.
B. Fluoxetina.
C. Hormona tiroidea.
D. Litio.

20.7 ¿Cuál de los siguientes factores *no* aumenta el riesgo del temblor por litio?

A. Ansiedad.
B. Niveles altos de litio en suero.
C. Historial personal o familiar de temblor.
D. Edad joven.

20.8 ¿Cuál de las siguientes afirmaciones *no* es cierta acerca del temblor postural inducido por medicamentos?

A. La característica esencial es un temblor fino que ocurre durante los intentos de mantener una postura y aparece en relación con el uso de medicación.

B. El temblor es una oscilación regular y rítmica de las extremidades, la cabeza, la boca o la lengua con una frecuencia de entre 3 y 6 Hz.
C. No se diagnostica el temblor postural inducido por medicamentos si el temblor se explica mejor por un parkinsonismo inducido por medicación.
D. El temblor puede ser una característica temprana del síndrome de serotonina.

CAPÍTULO 21

Medidas de evaluación (Sección III del DSM-5-TR)

21.1 ¿Cuál de los siguientes factores sobre el diagnóstico categórico tradicional respalda la incorporación de los conceptos dimensionales?

A. Orientación específica para el tratamiento.
B. Diagnósticos estables y definitivos.
C. Bajas tasas de comorbilidad.
D. Uso frecuente de diagnósticos de *otro especificado* o *no especificado*.

21.2 ¿Cuál de las siguientes afirmaciones describe con precisión la Escala de evaluación de la discapacidad de la Organización Mundial de la Salud, versión 2.0 (WHODAS 2.0)?

A. Se centra solo en las discapacidades debidas a enfermedades psiquiátricas.
B. Evalúa la capacidad del paciente para realizar actividades en seis áreas funcionales.
C. No puede cumplimentarse en nombre de un paciente con capacidad deteriorada.
D. Mide principalmente la discapacidad física.

21.3 ¿Cuál es la función de la Medida de síntomas transversales de nivel 1 del DSM-5?

A. Evalúa la capacidad del paciente para realizar actividades en seis áreas de la vida diaria.
B. Evalúa la presencia y frecuencia de síntomas en 13 dominios psiquiátricos.
C. Solo clarifica los síntomas presentes *en el momento de la entrevista*.
D. Está destinada principalmente a ser una herramienta de investigación.

21.4 En la revisión clínica de las puntuaciones de los ítems de la Medida de síntomas transversales de nivel 1 del DSM-5 para un paciente adulto, ¿de cuál de los siguientes dominios una calificación de "leve" requeriría una investigación adicional si se encuentra en cualquier ítem?

A. Depresión.
B. Manía.
C. Ira.
D. Ideación suicida.

21.5 Si un padre responde "No sé" a la pregunta "En las últimas DOS (2) SEMANAS, ¿ha consumido su hijo alguna bebida alcohólica (cerveza, vino, licor, etc.)?" de la versión puntuada por los padres/tutores de la Medida de síntomas transversales de nivel 1 del DSM-5, ¿cuál es la respuesta apropiada del clínico?

    A. Hacerle al chico preguntas del dominio de consumo de sustancias de la Medida de síntomas transversales de nivel 2 autoevaluada por el interesado.
    B. Confiar en otras preguntas del dominio de consumo de sustancias y no incorporar esta respuesta a la puntuación final.
    C. Pedir al padre que pregunte al niño y programar una visita de seguimiento para administrar nuevamente el cuestionario.
    D. Considerar la posibilidad de denunciar al padre a los servicios de protección infantil.

21.6 ¿Cuál de las siguientes opciones *no* está evaluada por la medida de la Gravedad de los síntomas de las dimensiones de psicosis evaluada por el clínico?

    A. Función social.
    B. Función cognitiva.
    C. Depresión.
    D. Manía.

21.7 Al revisar las respuestas de un paciente a los ítems de la Escala de evaluación de la discapacidad de la Organización Mundial de la Salud 2.0 (WHODAS 2.0), el clínico nota que, en respuesta a la pregunta "¿Cuánto tiempo pasó en ese estado de salud o sus consecuencias?", el paciente respondió "Casi nada". El clínico, que lleva tratando al paciente varios años, se sorprende al ver esto porque está bastante seguro de que el paciente pasa la mayor parte del día lidiando con problemas de salud. ¿Cuál es la acción apropiada para este clínico?

    A. Dejar la respuesta del paciente tal como está y puntuar en consecuencia.
    B. Indicar en el formulario que el clínico está haciendo una corrección y revisar la puntuación.
    C. Intentar obtener información adicional de los miembros de la familia para aclarar la discrepancia.
    D. Tomar el promedio de las puntuaciones diferentes del paciente y del clínico y usarlo para la puntuación final.

21.8 ¿En cuál de las siguientes opciones se basan las medidas de síntomas transversales del DSM-5?

    A. La Clasificación Internacional del Funcionamiento, la Discapacidad y la Salud.
    B. La revisión por sistemas de la medicina general.
    C. La Escala breve de evaluación psiquiátrica.
    D. La Escala global de Impresión clínica.

21.9 ¿Cuál de los siguientes es un uso previsto de las medidas de gravedad en el DSM-5-TR?

A. Evaluar la gravedad de los síntomas transdiagnósticos.

B. Cuantificar los efectos secundarios asociados al tratamiento.

C. Establecer cualquier diagnóstico psiquiátrico.

D. Estimar la gravedad en los pacientes que no cumplen todos los criterios diagnósticos de ningún trastorno en particular.

CAPÍTULO 22

Cultura y diagnóstico psiquiátrico (Sección III del DSM-5-TR)

22.1 Actualizada en el DSM-5-TR, ¿cuál de los siguientes ítems evalúa la ampliada Guía de formulación cultural?

A. Preferencias culturales en las opciones de ocio y entretenimiento.
B. Factores de riesgo de determinados diagnósticos psiquiátricos.
C. Características culturales de vulnerabilidad y resiliencia.
D. Definiciones de grupos culturales y sus estructuras de creencias unificadas.

22.2 *La identidad cultural del individuo* es una de las categorías de la Guía de formulación cultural del DSM-5-TR. ¿Cuál de las siguientes es una característica de la identidad cultural del individuo?

A. Cómo influyen los constructos culturales en la experiencia de los síntomas o problemas psicológicos por parte del individuo.
B. Afiliación religiosa y espiritualidad.
C. Determinantes sociales de la salud mental.
D. Experiencias previas de racismo y discriminación en la atención de salud mental.

22.3 ¿En qué tipo de entorno clínico se supone que se debe usar la Entrevista de formulación cultural (EFC)?

A. Cualquier entorno.
B. Clínica ambulatoria.
C. Departamento de urgencias.
D. Hospitalización.

22.4 ¿En cuál de las siguientes situaciones clínicas se supone que la Entrevista de formulación cultural (EFC) debe ser útil?

A. El clínico y el paciente comparten un sistema de creencias sobre la naturaleza del problema y el enfoque terapéutico apropiado.

B. El paciente presenta un complejo de síntomas que es angustioso pero no se ajusta a ningún diagnóstico del DSM-5-TR.

C. El clínico y el paciente hablan diferentes idiomas.

D. Al clínico le resulta difícil identificar el código correcto del diagnóstico clínico principal del paciente.

22.5 ¿Cuál de las siguientes opciones distingue con precisión el concepto de raza del de etnia?

A. La raza se basa en atributos físicos superficiales, mientras que la etnia se basa en la identidad grupal culturalmente construida.

B. La raza es un constructo biológico, mientras que la etnia es un constructo social.

C. La raza generalmente es específica de una región, mientras que la etnia es un constructo generalmente llevado a través de las sociedades.

D. La raza tiende a ser autoasignada por el grupo identificado, mientras que la etnia es atribuida por los de fuera.

22.6 En el DSM-5-TR, ¿qué se incluye en los *conceptos culturales de malestar*?

A. Nombres alternativos culturalmente específicos para los trastornos psiquiátricos del DSM-5-TR.

B. Subtipos culturalmente específicos de trastornos psiquiátricos.

C. Explicaciones de los síntomas influenciadas culturalmente.

D. Una explicación unificadora de la expresión variable de los síntomas en los trastornos psiquiátricos.

22.7 ¿Cuál de las siguientes opciones define mejor las *expresiones culturales de malestar*?

A. Agrupaciones idiosincrásicas de síntomas restringidas a regiones geográficas específicas.

B. Formas colectivas y compartidas de experimentar y discutir las preocupaciones.

C. Causas percibidas o modelos explicativos con respecto al malestar.

D. Términos culturalmente específicos que corresponden a diagnósticos específicos del DSM-5-TR.

22.8 ¿Cuál de las siguientes opciones caracteriza con precisión el *ataque de nervios*?

A. Gran alteración emocional que cursa con ansiedad aguda, ira y dolor, y llanto o gritos y alaridos incontrolables.

B. Ansiedad intensa en y evitación de situaciones interpersonales por miedo a no dar la talla o a la ofensa.

C. Un suceso aterrador percibido como causante de que el alma abandone el cuerpo, resultando en enfermedad o tristeza.

D. Un estado general de vulnerabilidad a los sucesos estresantes de la vida.

22.9 ¿Cómo se denomina el concepto cultural de malestar, acuñado en el sur de Asia, que implica el miedo de un individuo a que diversos síntomas puedan ser atribuidos a la pérdida de semen?

A. *Kufungisisa.*
B. *Síndrome del dhat.*
C. *Maladi dyab.*
D. *Shenjing shuairuo.*

22.10 ¿Qué representa el término *kufungisisa*?

A. Expresión de malestar.
B. Explicación cultural.
C. Ambos.
D. Ninguno.

22.11 ¿Con qué trastorno psiquiátrico se asocia el *hikikomori*?

A. Trastorno obsesivo-compulsivo.
B. Trastorno por consumo de alcohol.
C. Esquizofrenia.
D. Trastorno de déficit de atención/hiperactividad.

22.12 ¿Cuál de las siguientes opciones describe con precisión el *khyâl cap*?

A. Retiro social que implica el cese completo de la interacción en persona con los demás.
B. Enfermedad física o mental, angustia o disfunción causada por la mala voluntad de otra persona hacia el que sufre.
C. Una vulnerabilidad general a los sucesos estresantes de la vida y las experiencias difíciles.
D. Un inicio repentino de mareos, palpitaciones, falta de aliento, ansiedad o excitación autonómica.

22.13 ¿Cómo se relacionan los diferentes conceptos culturales de malestar con la nosología del DSM-5-TR?

A. Correspondencia uno a uno.
B. Proporcionan criterios diagnósticos específicos.
C. Correspondencia estática a lo largo del tiempo y la geografía.
D. Pueden aplicarse a múltiples trastornos.

CAPÍTULO 23

Modelo alternativo del DSM-5 para los trastornos de la personalidad (Sección III del DSM-5-TR)

23.1 ¿Cuál de los siguientes términos describe mejor el enfoque diagnóstico propuesto en el modelo alternativo del DSM-5 para los trastornos de la personalidad?

A. Categórico.

B. Dimensional.

C. Híbrido.

D. Evolutivo.

23.2 En el modelo alternativo del DSM-5 para los trastornos de la personalidad, los trastornos de la personalidad se caracterizan por rasgos de personalidad patológicos y ¿cuál de los siguientes?

A. Deterioro del funcionamiento de la personalidad.

B. Deterioro de la identidad.

C. Deterioro de la autodirección.

D. Deterioro de la empatía.

23.3 ¿Cuál de los siguientes es un dominio del modelo alternativo del DSM-5 para los trastornos de la personalidad?

A. Labilidad emocional.

B. Evitación de la intimidad.

C. Desinhibición.

D. Desregulación cognitiva y perceptiva.

23.4 Además de la afectividad negativa, ¿cuál de los siguientes dominios de rasgos desadaptativos está más asociado con el trastorno de la personalidad evitativa?

A. Desapego.

B. Antagonismo.

C. Desinhibición.

D. Psicoticismo.

23.5 ¿Cuál de las siguientes opciones está incluida en el sistema de rasgos de personalidad de la Sección III?

A. Psicopatología de la personalidad 5 (PSY-5).

B. Escala de funcionamiento de la personalidad (LPFS).

C. Modelo de cinco factores de la personalidad (FFM).

D. Inventario de personalidad para el DSM-5 (PID-5).

23.6 Las perturbaciones del yo y del funcionamiento interpersonal constituyen el núcleo de la psicopatología de la personalidad, y en el modelo diagnóstico alternativo del DSM-5-TR para los trastornos de la personalidad se evalúan en un continuo. ¿Cuál de las siguientes es una característica del funcionamiento saludable del yo?

A. Comprensión y apreciación de las experiencias y motivaciones de los demás.

B. Variabilidad de la autoestima.

C. Fluctuación de los límites entre el yo y los demás.

D. Experiencia de uno mismo como único.

23.7 ¿Cuál de los siguientes es un criterio general del trastorno de la personalidad en el modelo alternativo del DSM-5-TR para los trastornos de la personalidad?

A. El individuo experimenta un deterioro leve en el funcionamiento de la personalidad (yo/interpersonal).

B. El individuo demuestra dos o más rasgos de personalidad patológicos.

C. Los deterioros del funcionamiento de la personalidad y la expresión de los rasgos de personalidad del individuo pueden fluctuar con el tiempo.

D. Los deterioros del funcionamiento de la personalidad y la expresión de los rasgos de personalidad del individuo no se explican mejor por otro trastorno mental.

23.8 Para cumplir los criterios diagnósticos propuestos para el trastorno de la personalidad antisocial en el modelo alternativo del DSM-5 para los trastornos de la personalidad, ¿en cuál de los siguientes dominios un individuo debe tener rasgos de personalidad desadaptativos?

A. Afectividad negativa.

B. Desapego.

C. Antagonismo.

D. Psicoticismo.

23.9 ¿Cuál de las siguientes afirmaciones caracteriza mejor la relación entre la gravedad de la disfunción de la personalidad, según se califica en la Escala del nivel de funcionamiento de la personalidad (LPFS), y la presencia de un trastorno de la personalidad?

A. Se requiere un nivel moderado de deterioro del funcionamiento de la personalidad para el diagnóstico de un trastorno de la personalidad.

B. El deterioro del funcionamiento de la personalidad no está relacionado con la presencia de un trastorno de la personalidad.

C. La gravedad del deterioro del funcionamiento de la personalidad no está relacionada con el número de trastornos de la personalidad.

D. La gravedad del deterioro del funcionamiento de la personalidad no está relacionada con la gravedad del trastorno de la personalidad.

23.10 ¿Cuál de las siguientes afirmaciones sobre la Escala del nivel de funcionamiento de la personalidad (LPFS) es más precisa?

A. Se necesita una calificación de deterioro moderado o mayor para el diagnóstico de un trastorno de la personalidad.

B. Se necesita una calificación de deterioro leve para el diagnóstico de un trastorno de la personalidad.

C. La LPFS solo puede utilizarse con la especificación de un diagnóstico de trastorno de la personalidad.

D. Para utilizar la LPFS, el clínico selecciona el nivel que capta el grado más bajo de deterioro en la vida de la persona.

PARTE II

Guía de respuestas

Introducción al DSM-5-TR

I.1 ¿Cuál de las siguientes opciones diferencia el proceso de revisión de los colaboradores del DSM-5 de las ediciones anteriores del DSM?

A. Solo hubo clínicos en el grupo de trabajo.
B. Solo hubo investigadores en el grupo de trabajo.
C. Se declararon todos los ingresos de los miembros del grupo de trabajo.
D. Solo hubo médicos en el grupo de trabajo.

Respuesta correcta: **C. Se declararon todos los ingresos de los miembros del grupo de trabajo.**

Explicación: En 2006, la Asociación Americana de Psiquiatría (APA) nombró a David J. Kupfer, M.D., como Presidente y a Darrel A. Regier, M.D., M.P.H., como Vicepresidente del Grupo de Trabajo del DSM-5. Se les encargó recomendar presidentes para los 13 grupos de trabajo diagnóstico y miembros adicionales del Grupo de Trabajo del DSM-5, con experiencia multidisciplinaria, para supervisar el desarrollo del DSM-5. El Consejo de Administración de la APA inició otro proceso de revisión para revelar las fuentes de ingresos y así evitar los conflictos de intereses de los miembros del Grupo de Trabajo del DSM-5 y los grupos de trabajo de cada sección. La divulgación completa de todos los ingresos y subvenciones para la investigación procedentes de fuentes comerciales, incluida la industria farmacéutica, en los últimos 3 años, la imposición de un límite de ingresos para todas las fuentes comerciales y la publicación de las declaraciones en un sitio web supuso un nuevo estándar en este ámbito.

[I.1] Introducción / Proceso de Revisión del DSM-5 (p. 6).

I.2 ¿Cuál de los siguientes no fue uno de los principios que guiaron el proceso de revisión del borrador del DSM-5??

A. El DSM-5 estaba destinado principalmente a ser un manual de uso clínico y las actualizaciones debían ser viables para la práctica clínica habitual.
B. Las recomendaciones de actualización debían basarse en la evidencia científica.
C. No se consideró mantener la continuidad con las ediciones anteriores del DSM.
D. No se debían imponer restricciones *a priori* sobre el nivel de cambio entre el DSM-IV y el DSM-5.

Respuesta correcta: **C. No se consideró mantener la continuidad con las ediciones anteriores del DSM.**

Explicación: Cuatro principios guiaron las revisiones del borrador: 1) El DSM-5 está principalmente destinado a ser un manual de uso clínico y las actualizaciones debían ser viables para la práctica clínica habitual; 2) las recomendaciones de actualización debían basarse en la evidencia científica; 3) siempre que fuera posible, se debía mantener la continuidad con las ediciones anteriores del DSM; y 4) no se debían imponer restricciones a priori sobre el nivel de cambio entre el DSM-IV y el DSM-5.

[I.2] Introducción / Propuestas para la Revisión (p. 7).

I.3 ¿Cuál de los siguientes describe mejor el uso del DSM-5-TR en los ámbitos forenses?

A. Cualquiera que se dedique a casos forenses puede usar el DSM-5-TR para llegar a un diagnóstico psiquiátrico.
B. Toda persona que cumpla los criterios de determinado diagnóstico también cumplirá los criterios de la enfermedad mental que define la ley.
C. Existe el riesgo de que los diagnósticos se utilicen o se entiendan erróneamente.
D. En todo diagnóstico queda implicada la etiología del trastorno mental de la persona.

Respuesta correcta: C. **Existe el riesgo de que los diagnósticos se utilicen o se entiendan erróneamente.**

Explicación: El uso del DSM-5-TR en ámbitos forenses debería estar informado por el conocimiento de los riesgos y limitaciones de su uso. Cuando las categorías, los criterios y las descripciones textuales del DSM-5-TR se emplean con fines forenses, existe el riesgo de que la información diagnóstica se utilice o se entienda erróneamente. Este peligro surge del ajuste imperfecto entre las cuestiones que interesan en última instancia a la ley y la información que contienen los diagnósticos clínicos. En la mayoría de las situaciones, el diagnóstico clínico de un trastorno mental del DSM-5-TR, como el trastorno del desarrollo intelectual (discapacidad intelectual), la esquizofrenia, el trastorno neurocognitivo mayor, el trastorno de juego o el trastorno de pedofilia, no implica que el individuo afectado cumpla los criterios legales que determinan la presencia de un trastorno mental o *enfermedad mental*, según se defina en la ley o en determinada normativa legal (p. ej., para establecer la competencia, la responsabilidad penal o la discapacidad). No se aconseja el uso del DSM-5-TR para evaluar la presencia de un trastorno mental por parte de individuos que no sean clínicos ni médicos, o que estén insuficientemente formados. También se debe advertir a quienes toman decisiones sin ser clínicos que en los diagnósticos no van necesariamente implicadas la etiología ni las causas del trastorno mental del individuo, ni el grado de control del individuo sobre los comportamientos que puedan ir asociados al trastorno.

[I.3] Declaración de precaución para el uso forense del DSM-5 (p. 29).

CAPÍTULO 1

Trastornos del neurodesarrollo

1.1 ¿Cuál de los siguientes puntos *no* es necesario para un diagnóstico de trastorno del desarrollo intelectual (discapacidad intelectual) según el DSM-5-TR?

A. CI total por debajo de 70.
B. Déficits en las funciones intelectuales, confirmados por una evaluación clínica y pruebas de inteligencia individualizadas y estandarizadas.
C. Déficits en el funcionamiento adaptativo que impiden alcanzar los estándares de desarrollo y socioculturales que posibilitan la independencia personal y la responsabilidad social.
D. Inicio de los síntomas durante el período de desarrollo.

Respuesta correcta: **A. Cociente intelectual total por debajo de 70.**

Explicación: Las características esenciales del trastorno del desarrollo intelectual (discapacidad intelectual) se relacionan tanto con el deterioro intelectual como con los déficits de la función adaptativa. A diferencia del DSM-IV, que especificaba la necesidad de "un CI de aproximadamente 70 o menos" para el antiguo diagnóstico de retraso mental, el DSM-5-TR no requiere ningún CI en concreto para el diagnóstico renombrado de discapacidad intelectual. El trastorno del desarrollo intelectual (discapacidad intelectual) es un trastorno de inicio en el período de desarrollo. El funcionamiento intelectual se mide típicamente con pruebas de inteligencia administradas individualmente, válidas psicométricamente, completas y culturalmente apropiadas. Se requiere formación y juicio clínico para interpretar los resultados de las pruebas y evaluar el rendimiento intelectual. Los déficits del funcionamiento adaptativo (Criterio B) se refieren a qué tan bien cumple la persona los estándares comunitarios de independencia personal y responsabilidad social en comparación con otros individuos de edad y antecedentes socioculturales similares.

[1.1] Trastorno del desarrollo intelectual (discapacidad intelectual) / Criterios diagnósticos (p. 37); Características diagnósticas (p. 38).

1.2 Un niño de 7 años en segundo grado muestra retrasos significativos en la capacidad de razonar, resolver problemas y aprender de las experiencias. Ha tardado en desarrollar las habilidades de lectura, escritura y matemáticas. En estas habilidades ha ido por detrás de sus compañeros a lo largo del desarrollo, aunque el niño está progresando lentamente. Los déficits afectan significativamente a su capacidad para jugar con otros niños de manera apropiada para su edad y comenzar a adquirir habilidades independientes en casa. Necesita ayuda continuamente para realizar las actividades básicas del día a día (vestirse, alimentarse, bañarse y hacer cualquier tipo de tarea escolar). ¿Cuál de los siguientes diagnósticos se ajusta mejor a esta presentación?

A. Trastorno neurocognitivo mayor de inicio en la infancia.
B. Trastorno del desarrollo intelectual (discapacidad intelectual).
C. Trastorno de la comunicación.
D. Trastorno del espectro autista.

Respuesta correcta: **B. Trastorno del desarrollo intelectual (discapacidad intelectual).**

Explicación: El trastorno del desarrollo intelectual se caracteriza por déficits de las capacidades mentales generales que ocasionan deterioros del funcionamiento intelectual y adaptativo. En los trastornos de la comunicación no hay ningún deterioro intelectual general. En el trastorno del espectro autista debe haber antecedentes que sugieran "déficits persistentes de la comunicación social y la interacción social en múltiples contextos" (Criterio A) o "patrones restrictivos y repetitivos de comportamiento, intereses o actividades" (Criterio B). El trastorno del desarrollo intelectual se categoriza como un trastorno del neurodesarrollo y es distinto de los trastornos neurocognitivos, que se caracterizan por una *pérdida* de función cognitiva. No hay indicios de trastorno neurocognitivo en este caso, aunque el trastorno neurocognitivo mayor puede coexistir con el trastorno del desarrollo intelectual (por ejemplo, una persona con síndrome de Down que desarrolla la enfermedad de Alzheimer o una persona con trastorno del desarrollo intelectual que pierde aún más capacidad cognitiva después de una lesión craneal). En tales casos se pueden dar ambos diagnósticos, el de trastorno del desarrollo intelectual y el de trastorno neurocognitivo.

[1.2] Trastorno del desarrollo intelectual (discapacidad intelectual): Desarrollo y curso (p. 43) y Diagnóstico diferencial (p. 45).

1.3 Un niño de 7 años en segundo grado muestra retrasos significativos en la capacidad de razonar, resolver problemas y aprender de las experiencias. Ha tardado en desarrollar las habilidades de lectura, escritura y matemáticas. En estas habilidades ha ido por detrás de sus compañeros a lo largo del desarrollo, aunque el niño está progresando lentamente. Los déficits afectan significativamente a su capacidad para jugar con otros niños de manera apropiada para su edad y comenzar a adquirir habilidades independientes en casa. Necesita ayuda continuamente para realizar las actividades básicas del día a día (vestirse, alimentarse, bañarse y hacer cualquier tipo de tarea escolar). ¿Cuál es la calificación de gravedad apropiada para la presentación actual de este paciente?

A. Leve.
B. Moderada.

C. Grave.
D. No se puede determinar sin una puntuación del CI.

Respuesta correcta: B. Moderada.

Explicación: Con respecto a la gravedad, el calificador *moderado* refleja las habilidades de este paciente (que han quedado crónicamente retrasadas con respecto a sus compañeros) y su necesidad de asistencia en la mayoría de las actividades de la vida diaria; sin embargo, también tiene en cuenta el hecho de que está desarrollando lentamente estas habilidades (que alcanzarían su punto máximo, aproximadamente, al nivel de la escuela primaria, según el DSM-5-TR).

Aunque la prueba del CI sería informativa para diagnosticar el trastorno del desarrollo intelectual (en las clasificaciones anteriores del DSM, los subtipos leve, moderado, grave y profundo eran categorías basadas en los puntajes del CI), el DSM-5-TR especifica que "los diversos niveles de gravedad se definen sobre la base del funcionamiento adaptativo, y no de los puntajes del CI, pues es el funcionamiento adaptativo lo que determina el nivel de ayuda requerido" (p. 388). Los déficits del funcionamiento adaptativo se refieren a lo bien que cumple la persona los estándares comunitarios de independencia personal y responsabilidad social en comparación con las demás personas de edad y antecedentes socioculturales similares. El funcionamiento adaptativo se evalúa utilizando tanto la evaluación clínica como medidas individualizadas, culturalmente apropiadas y psicométricamente sólidas.

El funcionamiento adaptativo implica un razonamiento adaptativo en tres dominios: conceptual, social y práctico. El *dominio conceptual (académico)* implica competencia en cuanto a memoria, lenguaje, lectura, escritura, razonamiento matemático, adquisición de conocimientos prácticos, resolución de problemas y juicio en situaciones novedosas, entre otros. El *dominio social* implica la conciencia de los pensamientos, sentimientos y experiencias de los demás; empatía; habilidades de comunicación interpersonal; habilidades de amistad, y juicio social, entre otros. El *dominio práctico* implica aprender y autogestionarse en diferentes entornos de la vida, incluyendo el cuidado personal, las responsabilidades laborales, el manejo del dinero, el ocio, la autogestión del comportamiento y la organización de las tareas escolares y laborales. La capacidad intelectual, la educación, la motivación, la socialización, las características de la personalidad, la oportunidad vocacional, la experiencia cultural y las afecciones médicas generales o los trastornos mentales coexistentes influyen en el funcionamiento adaptativo. Con gravedad leve, el individuo puede funcionar de manera apropiada para su edad en el cuidado personal. Con el nivel grave, el individuo generalmente tiene poco entendimiento del lenguaje escrito o de los conceptos que implican números, cantidades, tiempo y dinero.

[1.3] Trastorno del desarrollo intelectual (discapacidad intelectual) / Especificadores (p. 38) y Características diagnósticas (pp. 38-42).

1.4 ¿Qué puede llevar a una evaluación inválida de las habilidades mentales generales y el funcionamiento adaptativo en individuos con trastorno del desarrollo intelectual?

A. Comparar al individuo con otros de la misma edad y género, del mismo grupo lingüístico y sociocultural.

B. Una puntuación del CI total con subpuntuaciones muy discrepantes.
C. Uso de múltiples pruebas de CI u otras pruebas cognitivas para crear un perfil.
D. Tener en cuenta factores que puedan limitar el rendimiento, como el trasfondo sociocultural, el idioma nativo, el trastorno de comunicación/lenguaje asociado y la discapacidad motora o sensorial.

Respuesta correcta: B. **Un puntaje del CI total con subpuntuaciones muy discrepantes.**

Explicación: Los puntajes inválidos pueden deberse al uso de pruebas de inteligencia breves o grupales; las subpuntuaciones individuales muy discrepantes pueden invalidar el puntaje del CI general. Los instrumentos deben estar normalizados según el trasfondo sociocultural y el idioma nativo del individuo. Los trastornos concurrentes que afectan a la comunicación, el lenguaje y/o la función motora o sensorial pueden afectar a los puntajes de las pruebas. Los perfiles cognitivos individuales basados en pruebas neuropsicológicas, así como la evaluación intelectual de baterías cruzadas (usando múltiples pruebas de CI u otras pruebas cognitivas para crear un perfil) son más útiles que un solo puntaje del CI para entender las habilidades intelectuales.

[1.4] Trastorno del desarrollo intelectual (discapacidad intelectual) / Características diagnósticas (p. 38).

1.5 Una paciente de 15 años está matriculada en octavo grado en un entorno de educación especial. Tiene un CI de 70 y presenta problemas para llevar la cuenta del tiempo, aunque puede leer un reloj digital. A la familia le ha llevado bastante tiempo enseñarle cómo hacer tareas simples en la cocina y sigue necesitando supervisión con los fogones. Es capaz de socializar con otros compañeros de clase, pero ya no es amiga de los otros niños de su edad del vecindario. Asiste a un grupo de habilidades sociales, pero sus padres deben llevar la cuenta de las citas. ¿Cuál es el especificador de gravedad que actualmente merece su trastorno del desarrollo intelectual (discapacidad intelectual)?

A. Variación normal.
B. Leve.
C. Moderado.
D. Grave.

Respuesta correcta: C. **Moderado.**

Explicación: Los criterios diagnósticos del trastorno del desarrollo intelectual (discapacidad intelectual) contemplan especificadores de gravedad. Los diversos niveles de gravedad se definen según el funcionamiento adaptativo, no los puntajes del CI, pues es el funcionamiento adaptativo lo que determina el nivel de ayuda requerido. En la gravedad moderada, los progresos en lectura, escritura, matemáticas y conciencia del tiempo y el dinero se producen lentamente a lo largo de los años escolares y son notablemente limitados en comparación con los de los compañeros. Las amistades con compañeros de desarrollo típico a menudo se ven afectadas por limitaciones de la comunicación o sociales. Se necesita un apoyo significativo social y comunicativo en los entornos de trabajo para poder tener éxito. La participación en todas las tareas del hogar puede lograrse en la etapa adulta, aunque se necesita un período de enseñanza prolongado y generalmente se precisarán apoyos continuos para lograr un rendimiento de nivel adulto.

[1.5] Trastorno del desarrollo intelectual (discapacidad intelectual) / Tabla 1 [Niveles de gravedad en el trastorno del desarrollo intelectual (discapacidad intelectual)] (pp. 39-41).

1.6 ¿Cuál de las siguientes *no* es una característica diagnóstica del trastorno del desarrollo intelectual (discapacidad intelectual)?

A. Comportamiento motor repetitivo que parece obedecer a algo, sin propósito aparente (por ejemplo, agitar la mano, balancear el cuerpo).
B. Incapacidad de realizar tareas diarias complejas (por ejemplo, manejo del dinero, toma de decisiones médicas) sin ayuda.
C. Credulidad con ingenuidad en las situaciones sociales y tendencia a dejarse llevar fácilmente por los demás.
D. Falta de habilidades de comunicación apropiadas para la edad en el funcionamiento social e interpersonal.

Respuesta correcta: **A. Comportamiento motor repetitivo que parece obedecer a algo, sin propósito aparente (por ejemplo, agitar la mano, balancear el cuerpo).**

Explicación: En general, las personas con discapacidad intelectual pueden tener dificultades con el juicio social. La falta de habilidades de comunicación también puede predisponerlas a comportamientos disruptivos y agresivos. La comunicación, la conversación y el lenguaje son más concretos o inmaduros de lo que cabría esperar para la edad. Además, la ingenuidad es una característica importante del trastorno del desarrollo intelectual. Es especialmente importante en las situaciones forenses y puede afectar al juicio. El comportamiento motor repetitivo, en apariencia motivado por algo y sin propósito aparente, puede ser parte del trastorno del espectro autista, el trastorno de movimientos estereotipados o el trastorno obsesivo-compulsivo.

[1.6] Trastorno del desarrollo intelectual (discapacidad intelectual) / Características diagnósticas y asociadas (pp. 42-43).

1.7 ¿Cómo se relaciona el funcionamiento adaptativo con el diagnóstico de trastorno del desarrollo intelectual (discapacidad intelectual)?

A. El funcionamiento adaptativo se basa en la puntuación del CI del individuo.
B. Debe haber deterioro en al menos dos dominios del funcionamiento adaptativo para que se cumpla el Criterio B del diagnóstico de trastorno del desarrollo intelectual.
C. El funcionamiento adaptativo en el trastorno del desarrollo intelectual tiende a mejorar con el tiempo, aunque el umbral de las capacidades cognitivas y los trastornos del desarrollo asociados pueden limitarlo.

D. Los individuos diagnosticados de trastorno del desarrollo intelectual en la infancia seguirán generalmente cumpliendo los criterios en la edad adulta, incluso si el funcionamiento adaptativo mejora.

Respuesta correcta: C. **El funcionamiento adaptativo en el trastorno del desarrollo intelectual tiende a mejorar con el tiempo, aunque el umbral de las capacidades cognitivas y los trastornos del desarrollo asociados pueden limitarlo.**

Explicación: En el diagnóstico de trastorno del desarrollo intelectual (discapacidad intelectual) del DSM-5-TR, a diferencia del diagnóstico de retraso mental del DSM-IV, los diversos niveles de gravedad se definen según el funcionamiento adaptativo, en lugar de los puntajes del CI exclusivamente, pues es el funcionamiento adaptativo lo que determina el nivel de apoyo requerido. Además, las medidas del CI son menos válidas en el extremo inferior del rango. El Criterio B se cumple cuando al menos un dominio del funcionamiento adaptativo –conceptual, social o práctico– está lo suficientemente deteriorado como para que la persona necesite apoyo continuo para poder desempeñarse adecuadamente en los distintos entornos, como el hogar, la escuela, el trabajo y la comunidad. Los niveles de gravedad se refieren solo al funcionamiento en el momento de la evaluación y pueden cambiar con el tiempo en sentido positivo si el individuo recibe apoyo y puede desarrollar estrategias compensatorias. La mejora del funcionamiento adaptativo puede llegar al punto de que el individuo deje de cumplir los criterios del diagnóstico en la etapa adulta.

[1.7] Trastorno del desarrollo intelectual (discapacidad intelectual) / Especificadores (p. 38); Características diagnósticas (p. 42); Desarrollo y curso (pp. 43-44).

1.8 ¿En cuál de los siguientes escenarios clínicos podría observarse el trastorno del desarrollo intelectual (discapacidad intelectual) comórbido como un trastorno adquirido?

A. Síndrome de Lesch-Nyhan.
B. Síndrome de Prader-Willi.
C. Traumatismo craneoencefálico ocurrido durante el período de desarrollo.
D. Síndrome de Rett.

Respuesta correcta: C. **Traumatismo craneoencefálico ocurrido durante el período de desarrollo.**

Explicación: Cuando el trastorno del desarrollo intelectual va asociado a un síndrome genético, puede haber una apariencia física característica (p. ej., como en el síndrome de Down). Algunos síndromes tienen un fenotipo conductual, que se refiere a comportamientos específicos que son característicos de determinado trastorno genético (p. ej., el síndrome de Lesch-Nyhan). En las formas adquiridas, el inicio puede ser abrupto después de una enfermedad del tipo meningitis o encefalitis, o de un traumatismo craneoencefálico ocurrido durante el período de desarrollo. Cuando el trastorno del desarrollo intelectual cursa con pérdida de habilidades cognitivas previamente adquiridas, como en el caso de una lesión cerebral traumática grave, se pueden asignar los diagnósticos de trastorno del desarrollo intelectual y de trastorno neurocognitivo.

Aunque el trastorno del desarrollo intelectual generalmente no es progresivo, en ciertos trastornos genéticos (p. ej., el síndrome de Rett) hay períodos de empeoramiento seguidos de otros de estabilización, y en otros (p. ej., el síndrome de Sanfilippo, el síndrome de Down) hay un empeoramiento progresivo de la función intelectual en diversos grados.

[1.8] Trastorno del desarrollo intelectual (discapacidad intelectual) / Desarrollo y curso (p. 43).

1.9 ¿Cuál de las siguientes afirmaciones es *verdadera* sobre el curso del trastorno del desarrollo intelectual (discapacidad intelectual)?

A. Los hitos motores, del lenguaje y sociales retrasados no son identificables hasta después de los primeros 2 años de vida.
B. La discapacidad intelectual causada por una enfermedad (por ejemplo, una encefalitis) o por un traumatismo craneoencefálico ocurrido durante el período de desarrollo se diagnosticaría como un trastorno neurocognitivo, no como un trastorno del desarrollo intelectual (discapacidad intelectual).
C. El trastorno neurocognitivo mayor puede coexistir con el trastorno del desarrollo intelectual.
D. Incluso si las intervenciones tempranas y continuas a lo largo de la infancia y la edad adulta conducen a una mejora del funcionamiento adaptativo e intelectual, el diagnóstico de trastorno del desarrollo intelectual (discapacidad intelectual) seguiría aplicándose.

Respuesta correcta: **C. El trastorno neurocognitivo mayor puede coexistir con el trastorno del desarrollo intelectual.**

Explicación: El trastorno del desarrollo intelectual (discapacidad intelectual) se categoriza como un trastorno del neurodesarrollo y es distinto de los trastornos neurocognitivos, que se caracterizan por pérdidas de función cognitiva. El trastorno neurocognitivo mayor puede coexistir con el trastorno del desarrollo intelectual (p. ej., en un individuo con síndrome de Down que desarrolla la enfermedad de Alzheimer o un individuo con trastorno del desarrollo intelectual que pierde aún más capacidad cognitiva después de una lesión craneal). En tales casos se pueden asignar los diagnósticos de trastorno del desarrollo intelectual y trastorno neurocognitivo.

Los hitos retrasados del desarrollo motor, del lenguaje y de las habilidades sociales pueden ser identificables dentro de los primeros 2 años de vida en quienes tienen trastornos del desarrollo intelectual más graves. Un traumatismo craneoencefálico con déficits cognitivos subsiguientes representaría una forma adquirida de trastorno del desarrollo intelectual. Aunque el trastorno del desarrollo intelectual generalmente no es progresivo, en ciertos trastornos genéticos (p. ej., el síndrome de Rett) hay períodos de empeoramiento seguidos de otros de estabilización, y en otros (p. ej., el síndrome de Sanfilippo) hay un empeoramiento progresivo de la función intelectual. Después de la primera infancia, el trastorno generalmente es de por vida, aunque los niveles de gravedad pueden cambiar con el tiempo. Si las intervenciones tempranas y continuas mejoran el funcionamiento adaptativo y se produce una mejora significativa del funcionamiento intelectual, el diagnóstico de trastorno del desarrollo intelectual puede dejar de ser apropiado.

[1.9] Trastorno del desarrollo intelectual (discapacidad intelectual) / Desarrollo y curso (pp. 43-44); Diagnóstico diferencial (p. 45); Comorbilidad (p. 45).

1.10 El diagnóstico de trastorno del desarrollo intelectual (discapacidad intelectual) según el DSM-5-TR incluye los especificadores de gravedad leve, moderado, grave y profundo para indicar el nivel de ayuda requerido en los distintos dominios del funcionamiento adaptativo. ¿Cuál de las siguientes características sería típica de un individuo con un nivel de deterioro *leve*?

A. El individuo generalmente tiene poca comprensión del lenguaje escrito o de los conceptos que implican números, cantidades, tiempo y dinero.
B. El lenguaje hablado del individuo es bastante limitado en términos de vocabulario y gramática.
C. El individuo requiere ayuda en todas las actividades de la vida diaria, como comer, vestirse, bañarse y usar el baño.
D. En la edad adulta, el individuo puede ser capaz de mantener un empleo competitivo en un trabajo que no requiera grandes habilidades conceptuales.

Respuesta correcta: **D. En la edad adulta, el individuo puede ser capaz de mantener un empleo competitivo en un trabajo que no requiera grandes habilidades conceptuales.**

Explicación: El empleo competitivo puede ser alcanzable por los individuos con nivel de deterioro *leve*, pero no sería característico de aquellos con nivel de deterioro *grave*. El trastorno del desarrollo intelectual (discapacidad intelectual) es un trastorno que se inicia durante el período de desarrollo y que incluye déficits tanto intelectuales como adaptativos en los dominios conceptual, social y práctico (DSM-5-TR, Tabla 1, pp. 39-41). El *dominio conceptual (académico)* implica competencia en los ámbitos de memoria, lenguaje, lectura, escritura, razonamiento matemático, adquisición de conocimientos prácticos, resolución de problemas y juicio en situaciones nuevas, entre otros. El *dominio social* implica la conciencia de los pensamientos, sentimientos y experiencias de los demás, empatía, habilidades de comunicación interpersonal, habilidades de amistad y juicio social, entre otros. El *dominio práctico* implica el aprendizaje y el autocontrol en diferentes entornos de la vida, como el cuidado personal, las responsabilidades laborales, la gestión del dinero, el ocio, el autocontrol del comportamiento y la organización de las tareas escolares y laborales, entre otros. Los individuos con nivel de deterioro *grave* presentarían los déficits de los dominios conceptual, social y práctico que se mencionan en las opciones A-C.

[1.10] Trastorno del desarrollo intelectual (discapacidad intelectual) / Criterios diagnósticos (pp. 37-38) / Tabla 1 [Niveles de gravedad para el trastorno del desarrollo intelectual (discapacidad intelectual)] (pp. 39-41); Características diagnósticas (p. 42).

1.11 Un niño de 10 años con antecedentes de dislexia, que por lo demás es normal en su desarrollo, tiene un accidente de monopatín en el que sufre una lesión cerebral traumática grave. Esta produce un deterioro intelectual global significativo (con un déficit de lectura persistente que es más pronunciado que sus otros déficits recién adquiridos pero estables, junto con un CI total de 75). Hay un deterioro leve del funcionamiento adaptativo, de manera que requiere apoyo en algunas áreas. También está mostrando síntomas de ansiedad y depresión en respuesta al accidente y la hospitalización. ¿Cuál es el diagnóstico *menos probable*?

A. Trastorno del desarrollo intelectual (discapacidad intelectual).
B. Lesión cerebral traumática.
C. Trastorno neurocognitivo mayor debido a lesión cerebral traumática.
D. Trastorno de ajuste.

Respuesta correcta: **C. Trastorno neurocognitivo mayor debido a lesión cerebral traumática.**

Explicación: No hay criterios de exclusión para el diagnóstico de trastorno del desarrollo intelectual en el DSM-5-TR, que señala que tanto el trastorno específico de aprendizaje como los trastornos de la comunicación pueden coexistir si se cumplen los criterios. Aunque el CI total del paciente es 75, el modelo estadístico asociado a su intelecto permitiría que su CI real fuera de ± 5 puntos. Su funcionamiento adaptativo sería el factor clave para recibir el diagnóstico de trastorno del desarrollo intelectual, con un nivel de gravedad leve debido a la necesidad de recibir solo algún apoyo en la mayoría de las áreas de funcionamiento. Sus síntomas emocionales en respuesta al accidente darían lugar a un posible diagnóstico de trastorno de adaptación. Los déficits del niño no son lo suficientemente graves como para merecer el diagnóstico de trastorno neurocognitivo mayor. El Criterio A del trastorno neurocognitivo mayor es "evidencia de declive cognitivo significativo desde el nivel previo de rendimiento en uno o más dominios cognitivos (atención compleja, función ejecutiva, aprendizaje y memoria, lenguaje, perceptivo-motor o cognición social)".

[1.11] Trastorno del desarrollo intelectual (discapacidad intelectual) / Diagnóstico diferencial (p. 45).

1.12 ¿En cuál de las siguientes situaciones sería *inapropiado* un diagnóstico de retraso global del desarrollo?

A. El paciente es un niño demasiado pequeño para manifestar determinados síntomas de forma completa o para completar las evaluaciones requeridas.
B. El paciente, un niño de 7 años, tiene un CI total de 65 y un deterioro grave del funcionamiento adaptativo.
C. Las puntuaciones del paciente en las pruebas psicométricas sugieren un trastorno del desarrollo intelectual (discapacidad intelectual), pero la información es insuficiente sobre las habilidades funcionales adaptativas del paciente.
D. El deterioro del funcionamiento adaptativo del paciente sugiere un trastorno del desarrollo intelectual, pero la información es insuficiente sobre el nivel de deterioro cognitivo medido mediante instrumentos estandarizados.

Respuesta correcta: B. **El paciente, un niño de 7 años, tiene un CI total de 65 y un deterioro grave del funcionamiento adaptativo.**

Explicación: Hay suficiente información para diagnosticar un trastorno del desarrollo intelectual (discapacidad intelectual) en este niño. El diagnóstico de retraso global del desarrollo se utiliza cuando no hay suficiente información para hacer el diagnóstico de trastorno del desarrollo intelectual. El diagnóstico de retraso global del desarrollo se reserva para los niños menores de 5 años cuando el nivel de gravedad clínico no puede evaluarse de manera fiable durante la primera infancia. Los individuos no cumplen las expectativas de desarrollo en varias áreas del funcionamiento intelectual. Esta categoría se diagnostica cuando el individuo no cumple las expectativas de desarrollo en varias áreas del funcionamiento intelectual y se aplica a aquellos individuos que no pueden someterse a evaluaciones sistemáticas del funcionamiento intelectual, como los niños demasiado pequeños para poder realizar pruebas estandarizadas.

[1.12] Retraso global del desarrollo (p. 46).

1.13 ¿En quién debería considerar un clínico el diagnóstico de retraso global del desarrollo?

A. Niños menores de 5 años.
B. Niños que puedan someterse a evaluaciones sistemáticas.
C. Niños con un CI total < 65.
D. Niños con un diagnóstico de trastorno del desarrollo intelectual (discapacidad intelectual), grave.

Respuesta correcta: A. **Niños menores de 5 años.**

Explicación: El diagnóstico de retraso global del desarrollo se reserva para los niños menores de 5 años cuando el nivel de gravedad clínico no puede evaluarse de manera fiable durante la primera infancia. Los individuos no cumplen las expectativas de desarrollo en varias áreas del funcionamiento intelectual. El diagnóstico se utiliza en aquellos individuos que no pueden someterse a evaluaciones sistemáticas del funcionamiento intelectual, como los niños demasiado pequeños para poder realizar pruebas estandarizadas. El diagnóstico no requiere una etiología identificada, pero sí una reevaluación con el tiempo. El curso de la afección puede ser variable y resultar un precursor de trastornos del neurodesarrollo más específicos, que podrán diagnosticarse con pruebas sistemáticas cuando sean más mayores y puedan realizar dichas pruebas.

[1.13] Retraso global del desarrollo (p. 46).

1.14 Una niña de 3 años y medio con antecedentes de exposición al plomo y trastorno comicial muestra retrasos sustanciales en múltiples dominios del funcionamiento, como la comunicación, aprendizaje, atención y desarrollo motor, que limitan su capacidad para interactuar con sus compañeros de la misma edad y que requieren un apoyo considerable en todas las actividades de la vida diaria en casa. Desafortunadamente, sus padres son muy malos como fuentes de información y la niña no ha recibido ninguna evaluación psicológica o del aprendizaje formal hasta la fecha. Está a punto de ser evaluada para determinar si está lista para asistir al preescolar. ¿Cuál es el diagnóstico más apropiado?

A. Trastorno neurocognitivo mayor.
B. Trastorno del espectro autista.
C. Retraso global del desarrollo.
D. Trastorno específico del aprendizaje.

Respuesta correcta: C. **Retraso global del desarrollo.**

Explicación: Aunque los déficits de esta niña pueden sugerir un trastorno del desarrollo intelectual (discapacidad intelectual), ese diagnóstico no se puede hacer en este caso porque falta información (por ejemplo, sobre la edad de inicio de los síntomas) y la niña es demasiado joven para participar en pruebas estandarizadas. En este momento no hay información que sugiera que esta niña tiene demencia (no hay evidencia de trastorno neurocognitivo mayor), un trastorno del espectro autista (no hay evidencia de síntomas en las categorías centrales del trastorno del espectro autista) o un área específica de debilidad en el aprendizaje (que generalmente no se podría diagnosticar hasta la edad correspondiente a la escuela primaria).

[1.14] Retraso global del desarrollo (p. 46).

1.15 Un niño de 5 años presenta dificultades para hacer amigos y problemas para iniciar y mantener conversaciones recíprocas, leer señales sociales y compartir sus sentimientos con los demás. Mantiene un buen contacto ocular, tiene una entonación del habla normal, muestra gestos faciales y tiene un rango de afectos que generalmente parecen apropiados para la situación. Demuestra un interés por los trenes que parece anormal en intensidad y enfoque, y practica poco el juego imaginativo o simbólico. ¿Cuál de los siguientes requisitos diagnósticos para el trastorno del espectro autista *no* se cumple en este caso?

A. Déficits de la reciprocidad socioemocional.
B. Déficits en los comportamientos comunicativos no verbales utilizados en la interacción social.
C. Déficits para entablar y mantener relaciones.
D. Patrones restringidos y repetitivos de comportamiento, intereses o actividades, como se manifiesta por los síntomas en dos de las cuatro categorías especificadas.

Respuesta correcta: B. **Déficits en los comportamientos comunicativos no verbales utilizados en la interacción social.**

Explicación: El Criterio A del DSM-5-TR para el trastorno del espectro autista especifica que se deben cumplir los tres grupos de síntomas (resumidos en las opciones A, B y C anteriores). Se informa que la comunicación no verbal de este niño no está deteriorada (aunque esto debería confirmarse con un instrumento estándar como el *Autism*

Diagnostic Observation Schedule). Con base en la historia actual, no se le podría diagnosticar de trastorno del espectro autista conforme al DSM-5-TR. Para cumplir el Criterio B se deben presentar al menos dos grupos de síntomas. Aunque el niño tiene "intereses altamente restringidos y fijos que son anormales en intensidad y enfoque", necesitaría tener al menos otro síntoma de las categorías del Criterio B (que incluye movimientos, uso de objetos o habla estereotipados o repetitivos; insistencia en la igualdad, adherencia inflexible a las rutinas, o patrones de comportamiento verbal o no verbal ritualizados; o hiperreactividad o hiporreactividad a las aferencias sensoriales o interés inusual en los aspectos sensoriales del entorno).

[1.15] Trastorno del espectro autista / Criterios diagnósticos (pp. 56-57).

1.16 ¿Cuál de las siguientes afirmaciones sobre el desarrollo y el curso del trastorno del espectro autista es *falsa*?

A. Los síntomas del trastorno del espectro autista generalmente no son notables hasta los 5-6 años de edad o más tarde.
B. Los primeros síntomas suelen mostrar un retraso del desarrollo del lenguaje, a menudo acompañado de falta de interés social o interacciones sociales inusuales.
C. El trastorno del espectro autista no es un trastorno degenerativo, y es normal que el aprendizaje y la compensación continúen a lo largo de la vida.
D. Dado que muchos niños pequeños con desarrollo normal tienen fuertes preferencias y disfrutan de la repetición, puede ser difícil distinguir los comportamientos restringidos y repetitivos que son diagnósticos del trastorno del espectro autista en los niños de preescolar.

Respuesta correcta: **A. Los síntomas del trastorno del espectro autista generalmente no son notables hasta los 5-6 años de edad o más tarde.**

Explicación: Los detalles sobre la edad y el patrón de inicio son importantes y deben anotarse en la historia. Los síntomas del trastorno del espectro autista suelen reconocerse durante el segundo año de vida (12-24 meses), pero pueden verse antes de los 12 meses si los retrasos del desarrollo son graves o pueden notarse después de los 24 meses si los síntomas son más sutiles. La descripción del patrón de inicio podría incluir información sobre retrasos del desarrollo temprano o cualquier pérdida de habilidades sociales o del lenguaje. En los casos en que se han perdido habilidades, los padres o cuidadores pueden aportar una historia de deterioro gradual o relativamente rápido de los comportamientos sociales o las habilidades del lenguaje. Típicamente, esto ocurriría entre los 12 y 24 meses, y es diferente a los raros ejemplos de regresión del desarrollo que se producen después de al menos 2 años de desarrollo normal (anteriormente descrito como trastorno desintegrativo infantil).

El trastorno del espectro autista no es un trastorno degenerativo y es típico que el aprendizaje y la compensación continúen a lo largo de la vida. Los síntomas suelen ser más marcados en la primera infancia y los primeros años escolares, con ganancias típicas de desarrollo en la infancia posterior en al menos algunas áreas. Los primeros síntomas del trastorno del espectro autista suelen mostrar retraso del desarrollo del lenguaje, a menudo acompañado de falta de interés social o de interacciones sociales inusuales, patrones de juego extraños y patrones de comunicación poco habituales. Dado que muchos niños pequeños que se desarrollan normalmente tienen fuertes preferencias y disfrutan de la repetición, distinguir los comportamientos restringidos y repetitivos que son diagnósticos del trastorno del espectro autista puede ser difícil en los preescolares. La distinción clínica se basa en el tipo, la frecuencia y la intensidad del comportamiento.

[1.16] Trastorno del espectro autista / Desarrollo y curso (pp. 63-64).

1.17 ¿Cuál de los siguientes era uno de los criterios sintomáticos del trastorno autista en el DSM-IV y se eliminó de los criterios diagnósticos del trastorno del espectro autista en el DSM-5-TR?

A. Patrones de interés estereotipados o restringidos.
B. Manierismos motores estereotipados y repetitivos.
C. Adherencia inflexible a las rutinas.
D. Preocupación persistente por partes de objetos.

Respuesta correcta: **D. Preocupación persistente por partes de objetos.**

Explicación: En el DSM-5-TR, el antiguo requisito respecto a los objetos se reformuló de la siguiente manera: "Intereses altamente restringidos y fijos que son anormales en intensidad o enfoque (p. ej., fuerte apego o preocupación por objetos inusuales, intereses excesivamente circunscritos o perseverantes)" en el Criterio B3. En el Criterio B4, hiperreactividad o hiporreactividad a las aferencias sensoriales o interés inusual en los aspectos sensoriales del entorno, el DSM-5-TR menciona la "fascinación visual con luces o movimientos". En el DSM-5-TR no se menciona la preocupación por "partes de objetos" (Criterio A3d del trastorno autista del DSM-IV).

[1.17] Trastorno del espectro autista / Criterios diagnósticos (pp. 56-57).

1.18 Una niña de 7 años se presenta con una historia de habilidades lingüísticas normales (vocabulario y gramática intactos), pero es incapaz de usar el lenguaje de manera socialmente pragmática para compartir ideas y sentimientos. Nunca ha mantenido un buen contacto ocular y tiene dificultades para leer las señales sociales. En consecuencia, ha tenido dificultades para hacer amigos, lo cual se complica aún más por su obsesión por los personajes de dibujos animados, que recita de manera repetitiva. Tiende a oler excesivamente los objetos. Como insiste en llevar la misma camiseta y pantalones cortos todos los días, independientemente de la estación, vestirse es una actividad difícil. Estos síntomas datan de la primera infancia y causan un deterioro significativo en su funcionamiento. ¿Qué diagnóstico se ajusta mejor a la presentación de esta niña?

A. Trastorno de Asperger.
B. Trastorno del espectro autista.
C. Trastorno de la comunicación social (pragmático).
D. Síndrome de Rett.

Respuesta correcta: B. **Trastorno del espectro autista.**

Explicación: Esta niña podría haber cumplido los criterios del trastorno de Asperger o del trastorno generalizado del desarrollo no especificado (NOS) en el DSM-IV. El trastorno del espectro autista del DSM-5-TR incorporó el trastorno de Asperger y el trastorno generalizado del desarrollo NOS. Aunque la niña tiene habilidades lingüísticas formales intactas, es el uso del lenguaje para la comunicación social lo que está particularmente afectado en el trastorno del espectro autista. No se requiere un retraso específico del lenguaje. Cumple los tres componentes del Criterio A (déficits de la reciprocidad socioemocional, déficits de los comportamientos comunicativos no verbales utilizados en la interacción social y déficits en el desarrollo, mantenimiento y comprensión de las relaciones) y dos componentes del Criterio B (intereses altamente restringidos y fijos que son anormales en intensidad o enfoque, e hiperreactividad o hiporreactividad a las aferencias sensoriales o interés inusual en los aspectos sensoriales del entorno). La interrupción de la interacción social puede observarse durante la fase regresiva del síndrome de Rett (típicamente entre los 1 y 4 años) y, después de este período, la mayoría de las personas con síndrome de Rett mejoran sus habilidades de comunicación social, dejando de ser las características autistas una preocupación importante. El trastorno del espectro autista puede diferenciarse del trastorno de la comunicación social (pragmático) por la presencia en el primero de patrones de comportamiento, intereses o actividades restringidos/repetitivos, ausentes en el trastorno de la comunicación social (pragmático).

[1.18] Trastorno del espectro autista / Características diagnósticas (p. 60) y Diagnóstico diferencial (pp. 66-67).

1.19   Un adolescente de 15 años tiene una larga historia de déficits de la comunicación no verbal. Cuando era bebé, no podía desviar la mirada en la dirección que alguien señalaba. De niño no estaba interesado en los eventos sociales, en hablar de sentimientos, ni en jugar con otros, incluida su propia familia. Desde la edad escolar hasta la adolescencia, su habla era extraña en tonalidad y fraseo, y el lenguaje corporal era torpe. ¿Qué representan estos síntomas?

A. Rango restringido de intereses.
B. Regresión del desarrollo.
C. Síntomas esquizofreniformes prodrómicos.
D. Déficits de los comportamientos comunicativos no verbales.

Respuesta correcta: D. **Déficits de los comportamientos comunicativos no verbales.**

Explicación: Estos síntomas son ejemplos de déficits del comportamiento comunicativo no verbal, como se describe en el Criterio A2 del trastorno del espectro autista en el DSM-5-TR:

A. Déficits persistentes de la comunicación social y la interacción social en múltiples contextos, como se manifiesta por todos los siguientes, actualmente o por la historia (los ejemplos son ilustrativos, no exhaustivos; véase el texto):

1. Déficits de la reciprocidad socioemocional que varían, por ejemplo, desde un enfoque social anormal y falta de conversación normal de ida y vuelta hasta compartir intereses, emociones o afecto en menor grado, pasando por la falta de iniciación o de respuesta en las interacciones sociales.
2. Déficits de los comportamientos comunicativos no verbales utilizados en la interacción social, que varían, por ejemplo, desde una comunicación verbal y no verbal mal integrada hasta anomalías del contacto ocular y el lenguaje corporal, o déficits en la comprensión y el uso de gestos, pasando por una falta total de expresiones faciales y comunicación no verbal.
3. Déficits del desarrollo, mantenimiento y comprensión de las relaciones, que varían, por ejemplo, desde dificultades para ajustar el comportamiento a los diversos contextos sociales hasta dificultades para compartir el juego imaginativo o hacer amigos, pasando por la ausencia de interés en los compañeros.

[1.19] Trastorno del espectro autista / Criterios diagnósticos (p. 56) y Características diagnósticas (p. 60).

1.20   Un niño de 10 años presenta aleteo de manos y chasquidos de los dedos. Repetidamente lanza monedas y alinea sus camiones. Tiende a "hacer eco" de las últimas palabras de las preguntas que se le hacen antes de responder, confunde los pronombres (se refiere a sí mismo en segunda persona), tiende a repetir frases de manera perseverante y está bastante obsesionado con las rutinas relacionadas con el vestir, comer, viajar y jugar. Pasa horas en el garaje jugando con las herramientas de su padre. ¿Qué representan estos comportamientos?

A. Patrones restringidos y repetitivos de comportamientos, intereses o actividades característicos del trastorno del espectro autista.
B. Síntomas del trastorno obsesivo-compulsivo.
C. Manifestaciones prototípicas de la personalidad obsesivo-compulsiva.
D. Tics complejos.

Respuesta correcta: **A. Patrones restringidos y repetitivos de comportamientos, intereses o actividades característicos del trastorno del espectro autista.**

Explicación: En el DSM-5-TR, los síntomas de la categoría de "patrones restringidos y repetitivos de comportamiento, intereses o actividades" (Criterio B) del trastorno del espectro autista que presenta este paciente incluyen patrones de movimientos, uso de objetos o habla estereotipados o repetitivos, insistencia en la igualdad, adherencia inflexible a las rutinas o patrones de comportamiento verbal o no verbal ritualizados, e intereses altamente restringidos y fijos que son anormales en intensidad o enfoque. Solo dos de los cuatro síntomas de esta categoría (junto con el cumplimiento del Criterio A) son necesarios para merecer el diagnóstico de trastorno del espectro autista. El cuarto síntoma del Criterio B (que este paciente no muestra) es la hiperreactividad o hiporreactividad a las aferencias sensoriales o el interés inusual en los aspectos sensoriales del entorno. En el trastorno obsesivo-compulsivo, los pensamientos intrusivos suelen estar relacionados con la contaminación, la organización o los temas sexuales o religiosos. Las compulsiones se realizan en respuesta a estos pensamientos intrusivos para tratar de aliviar la ansiedad. Las estereotipias motoras están entre las características diagnósticas del trastorno del espectro autista y usualmente pueden diferenciarse de los tics por la edad de inicio más temprana de las primeras (a menudo menos de 3 años), la duración prolongada (de segundos a minutos), ser repetitivas y rítmicas en forma y ubicación, carecer de sensación o impulso premonitorio y cesar con la distracción.

[1.20] Trastorno del espectro autista / Características diagnósticas (p. 61) y Diagnóstico diferencial (p. 67).

1.21 Un hombre de 25 años presenta déficits de la comunicación no verbal de larga duración, incapacidad para tener una conversación recíproca o compartir intereses de manera apropiada, y falta total de interés por tener relaciones con los demás. Su discurso refleja una fraseología y entonación torpes y es de naturaleza mecánica. Tiene una historia de fijaciones y obsesiones secuenciales con varios juegos y objetos a lo largo de su infancia; sin embargo, actualmente esto no es un problema importante para él. Vive en una residencia asistencial y sigue la misma rutina diaria. Trabaja en la caja registradora de la tienda de la residencia porque disfruta con las matemáticas y su salario es administrado por un tutor. Cuando la tienda está cerrada por vacaciones, le cuesta mucho adaptarse al cambio. ¿Cuál es el diagnóstico apropiado?

A. Trastorno del desarrollo intelectual (discapacidad intelectual), moderado.
B. Trastorno del desarrollo intelectual (discapacidad intelectual), grave.
C. Trastorno del espectro autista, nivel 1 ("requiere apoyo").
D. Trastorno del espectro autista, nivel 2 ("requiere apoyo sustancial").

Respuesta correcta: D. Trastorno del espectro autista, nivel 2 ("requiere apoyo sustancial").

Explicación: Este paciente presenta todos los criterios del trastorno del espectro autista, con déficits de la comunicación social y la interacción social en múltiples contextos, así como patrones restringidos y repetitivos de comportamiento, intereses o actividades tanto en curso como en el pasado; además, los síntomas estaban presentes en el período de desarrollo temprano. Requiere un apoyo sustancial con su situación de vida y tener un tutor. Los déficits en la independencia y las relaciones sociales se deben a los déficits de la comunicación no verbal, la falta de interés y la necesidad de repetición. En el trastorno del desarrollo intelectual, independientemente de la gravedad, el deseo de conexión social y el uso del lenguaje para establecer relaciones es evidente; los individuos iniciarán y responderán a las interacciones sociales a través de señales gestuales y emocionales.

[1.21] Trastorno del espectro autista / Tabla 2 [Niveles de gravedad del trastorno del espectro autista (ejemplos de los niveles de necesidad de apoyo)] (p. 58).

1.22 Una niña de 9 años tiene antecedentes de discapacidad intelectual, un trastorno del lenguaje estructural, déficits de comunicación no verbal, desinterés por los compañeros e incapacidad de usar el lenguaje de manera social. Tiene sensibilidades extremas a la comida y al tacto. Está obsesionada con un juego de ordenador en particular, al que juega durante horas todos los días, escribiendo e imitando a los personajes. Es torpe, tiene una marcha extraña y camina de puntillas. En el último año desarrolló un trastorno comicial y comenzó a golpearse repetidamente las muñecas contra la pared, causándose moretones. Por otro lado, toca varios instrumentos musicales de manera extremadamente precoz. ¿Qué característica de la presentación clínica de esta niña cumple un criterio sintomático del trastorno del espectro autista del DSM-5-TR?

A. Anormalidades motoras.
B. Trastorno del lenguaje estructural.
C. Discapacidad intelectual.
D. Déficits de la comunicación no verbal.

Respuesta correcta: D. **Déficits de la comunicación no verbal.**

Explicación: El Criterio A2 del trastorno del espectro autista enumera los déficits de la comunicación no verbal como uno de los síntomas. El resto de las opciones representan características asociadas que apoyan el diagnóstico; según las notas del texto del DSM-5-TR, "la brecha entre las habilidades funcionales intelectuales y adaptativas es a menudo grande".

[1.22] Trastorno del espectro autista / Criterios diagnósticos (p. 56); Características asociadas (p. 62).

1.23 Una niña de 11 años con trastorno del espectro autista no muestra lenguaje hablado y responde mínimamente a las propuestas de los demás. Puede ser algo inflexible, lo que interfiere en su capacidad para viajar, hacer las tareas escolares y ser manejada en casa. Tiene dificultades para planificar, organizar y pasar de una actividad a otra. Estos problemas, en general, pueden solventarse con incentivos y refuerzos. ¿Qué niveles de gravedad deben especificarse en el diagnóstico del DSM-5-TR?

A. Nivel 3 (requiere apoyo muy sustancial) para la comunicación social y nivel 1 (requiere apoyo) para los comportamientos restringidos y repetitivos.
B. Nivel 1 (requiere apoyo) para la comunicación social y nivel 3 (requiere apoyo muy sustancial) para los comportamientos restringidos y repetitivos.
C. Nivel 1 (requiere apoyo) para la comunicación social y nivel 1 (requiere apoyo) para los comportamientos restringidos y repetitivos.
D. Nivel 2 (requiere apoyo sustancial) para la comunicación social y nivel 1 (requiere apoyo) para los comportamientos restringidos y repetitivos.

Respuesta correcta: A. **Nivel 3 (requiere apoyo muy sustancial) para la comunicación social y nivel 1 (requiere apoyo) para los comportamientos restringidos y repetitivos.**

Explicación: En el DSM-5-TR, la gravedad se anota por separado para las deficiencias de la comunicación social y para los patrones restringidos y repetitivos de comportamiento. En este caso, los déficits de comunicación social son bastante graves, lo que justifica una clasificación de nivel 3, pero los comportamientos restringidos y repetitivos son más leves, reflejando la clasificación más baja de nivel 1. El nivel 2 es una categoría intermedia que refleja la necesidad de "apoyo sustancial".

[1.23] Trastorno del espectro autista / Tabla 2 [Niveles de gravedad del trastorno del espectro autista (ejemplos de niveles de necesidad de apoyo)] (p. 58).

1.24 ¿Cuál de las siguientes *no* es una especificación incluida en los criterios diagnósticos del trastorno del espectro autista?

A. Con o sin discapacidad intelectual acompañante.
B. Con o sin demencia asociada.
C. Asociado a una afección médica o genética conocida o a un factor ambiental.
D. Asociado a otro trastorno del neurodesarrollo, mental o del comportamiento.

Respuesta correcta: B. **Con o sin demencia asociada.**

Explicación: La especificación *con o sin demencia asociada* no está incluida en los criterios diagnósticos del trastorno del espectro autista.

[1.24] Trastorno del espectro autista / Criterios diagnósticos (p. 57).

1.25 ¿Cuál de las siguientes opciones *no* es típica del curso del desarrollo de los niños diagnosticados de trastorno del espectro autista?

A. Ganancias de desarrollo en la infancia posterior.
B. Falta de interés en la interacción social, temprana y prominente.
C. Regresión en múltiples dominios después de los 2-3 años de edad.
D. Los primeros síntomas, que a menudo incluyen un retraso del desarrollo del lenguaje.

Respuesta correcta: C. **Regresión en múltiples dominios después de los 2-3 años de edad.**

Explicación: Aunque la regresión en múltiples dominios después de los 2-3 años de edad puede ocurrir, no es típica del curso del desarrollo del trastorno del espectro autista. Como se señala en el DSM-5-TR, algunos niños con trastorno del espectro autista experimentan estancamientos o regresiones durante el desarrollo, con un deterioro gradual o relativamente rápido de los comportamientos sociales o del uso del lenguaje, a menudo durante los primeros 2 años de vida. Tales pérdidas son raras en otros trastornos y pueden ser una "alerta" útil en el trastorno del espectro autista. Son mucho más inusuales y requieren una investigación médica más extensa las pérdidas de habilidades más allá de la comunicación social (por ejemplo, la pérdida del autocuidado, del uso del baño o de las habilidades motoras) o aquellas que ocurren después del segundo cumpleaños. Los primeros síntomas del trastorno del espectro autista frecuentemente implican un retraso del desarrollo del lenguaje que a menudo va acompañado de falta de interés social o de interacciones sociales inusuales (por ejemplo, tirar de las personas tomándolas de la mano sin ningún intento de mirarlas), patrones de juego extraños (por ejemplo, llevar juguetes pero nunca jugar con ellos) y patrones de comunicación inusuales (por ejemplo, conocer el alfabeto pero no responder al propio nombre).

[1.25] Trastorno del espectro autista / Desarrollo y curso (p. 63).

1.26 Una niña de 4 años tiene algunas aversiones a la comida. Le gusta que le lean el mismo libro cada noche, pero no se molesta en exceso si su madre le pide que elija un libro diferente. Da vueltas repetidamente cuando su programa favorito está en la televisión. Generalmente le gusta que sus juguetes estén ordenados en cajas y se queja cuando su hermana los deja en el suelo. ¿Con cuál de los siguientes diagnósticos son compatibles estos comportamientos?

A. Trastorno obsesivo-compulsivo.
B. Trastorno del espectro autista.
C. Trastorno de déficit de atención e hiperactividad.
D. Desarrollo típico.

Respuesta correcta: D. **Desarrollo típico.**

Explicación: La niña descrita en este caso no cumple ninguno de los criterios del trastorno del espectro autista. Dado que muchos niños pequeños con desarrollo típico tienen fuertes preferencias y disfrutan de la repetición (por ejemplo, comer los mismos alimentos, ver el mismo vídeo varias veces), puede ser difícil distinguir los comportamientos restringidos y repetitivos que son diagnósticos del trastorno del espectro autista en los preescolares. La distinción clínica se basa en el tipo, la frecuencia y la intensidad del comportamiento (por ejemplo, un niño que alinea objetos durante horas todos los días y se angustia mucho si se le mueve algún objeto). En el trastorno obsesivo-compulsivo, los pensamientos intrusivos a menudo están relacionados con la organización, y las compulsiones se realizan en respuesta a estos pensamientos intrusivos a fin de aliviar la ansiedad. En el trastorno de déficit de atención/hiperactividad, la *hiperactividad* se refiere a la actividad motora excesiva (como un niño que corre por todos lados) cuando no es apropiada, o a un exceso de inquietud, golpeteo o charlatanería.

[1.26] Trastorno del espectro autista / Desarrollo y curso (p. 63).

1.27 ¿Cuál de las siguientes opciones es típica del curso del desarrollo del trastorno del espectro autista?

A. Ausencia de curso degenerativo.
B. Deterioro del comportamiento durante la adolescencia.
C. Reducción del aprendizaje a lo largo de la vida.
D. Ausencia de síntomas en la primera infancia y los primeros años escolares, con pérdidas del desarrollo en la infancia posterior en áreas como la interacción social.

Respuesta correcta: A. **Ausencia de curso degenerativo.**

Explicación: La mayoría de los adolescentes con trastorno del espectro autista mejoran en cuanto a comportamiento; solo una minoría se deterioran aún más. El trastorno del espectro autista no es un trastorno degenerativo y es típico que el aprendizaje y la compensación continúen a lo largo de la vida. Los síntomas a menudo son más marcados en la primera infancia y los primeros años escolares, con ganancias del desarrollo típicas en la infancia posterior, al menos en algunas áreas. Estas personas consiguen empleo a medida que crece el número de individuos capaces de encontrar un puesto que se ajuste a sus intereses y habilidades especiales. El acceso a los servicios de rehabilitación vocacional mejora significativamente los resultados de empleo competitivo de los jóvenes con trastorno del espectro autista en edad de efectuar la transición. En general, las personas con niveles más bajos de discapacidad pueden llegar a ser capaces de funcionar de manera independiente.

[1.27] Trastorno del espectro autista / Desarrollo y curso (pp. 63-64).

1.28 Un paciente de 21 años, que no estaba previamente diagnosticado de trastorno del desarrollo, se presenta a una evaluación después de que la universidad le diera una baja por razones psicológicas. Hace poco contacto ocular, no parece captar las señales sociales, ha perdido el interés por los amigos, pasa horas navegando por Internet y jugando a juegos de ordenador todos los días, y se ha vuelto tan sensible a los olores que tiene varios ambientadores en todos los lugares de la casa. Informa que ha tenido amistades de larga duración desde la infancia y la escuela secundaria (corroborado por sus padres). Refiere también que hizo muchos amigos en su club social en la universidad. Sus padres informan de buenas habilidades sociales y de comunicación en la infancia, aunque era bastante tímido y algo inflexible y ritualista en casa. ¿Cuál es el diagnóstico *menos probable*?

A. Depresión.
B. Trastorno esquizofreniforme o esquizofrenia.
C. Trastorno del espectro autista.
D. Trastorno de ansiedad social (fobia social).

Respuesta correcta: C. **Trastorno del espectro autista.**

Explicación: Los antecedentes de buenas habilidades sociales y de comunicación en la infancia y de amistades de larga duración no son compatibles con el trastorno del espectro autista. En relación con la esquizofrenia, en concreto, el texto del DSM-5-TR señala que "la esquizofrenia de inicio en la infancia generalmente aparece después de un período de desarrollo normal o casi normal. Se ha descrito un estado prodrómico en el que aparecen deterioro social e intereses y creencias atípicos que podrían confundirse con los déficits sociales vistos en el trastorno del espectro autista. Las alucinaciones y los delirios, que son características definitorias de la esquizofrenia, no son características del trastorno del espectro autista".

[1.28] Trastorno del espectro autista / Diagnóstico diferencial (p. 67).

1.29 ¿Cuál de las siguientes características generalmente *no* se asocia al trastorno del espectro autista?

A. Ansiedad, depresión y aislamiento en la edad adulta.
B. Catatonía.
C. Insistencia en rutinas y aversión al cambio.
D. Adaptación buena a los entornos escolares normales.

Respuesta correcta: D. **Adaptación buena a los entornos escolares normales.**

Explicación: En los niños pequeños con trastorno del espectro autista, la falta de habilidades sociales y de comunicación puede dificultar el aprendizaje, especialmente el aprendizaje a través de la interacción social o en entornos con compañeros. En el hogar, la insistencia en las rutinas y la aversión al cambio, así como las sensibilidades sensoriales, pueden interferir en la alimentación y el sueño y hacer que los cuidados rutinarios (por ejemplo, cortes de pelo, trabajo dental) sean extremadamente difíciles. Las habilidades adaptativas suelen estar por debajo del CI medido. Las dificultades extremas en cuanto a planificación, organización y afrontamiento de cambios impactan negativamente en el rendimiento académico, incluso en los estudiantes con inteligencia superior a la media. Durante la edad adulta, estas personas pueden tener dificultades para alcanzar la independencia debido a la rigidez y los problemas con la novedad. En general, las personas con niveles más bajos de discapacidad pueden ser capaces de funcionar de manera independiente. Sin embargo, incluso estas personas pueden seguir siendo socialmente ingenuas y vulnerables, tener dificultades para organizar aspectos prácticos sin ayuda y ser propensas a la ansiedad y la depresión. Muchos adultos informan que utilizan estrategias de compensación y mecanismos de afrontamiento para ocultar sus dificultades en público, pero sufren por el estrés y el esfuerzo de mantener una fachada socialmente aceptable. Es posible que las personas con trastorno del espectro autista experimenten un deterioro marcado en los síntomas motores y que presenten un episodio catatónico completo con síntomas como mutismo, posturas, muecas y flexibilidad cérea. El período de riesgo de la catatonía comórbida parece ser mayor en los años de la adolescencia.

[1.29] Trastorno del espectro autista / Consecuencias funcionales del trastorno del espectro autista (pp. 65-66) y Comorbilidad (p. 68).

1.30 ¿Cuál de los siguientes trastornos generalmente *no* es comórbido con el trastorno del espectro autista?

A. Trastorno de déficit de atención e hiperactividad (TDAH).
B. Mutismo selectivo.
C. Trastorno del desarrollo intelectual (discapacidad intelectual).
D. Trastorno de movimientos estereotipados.

Respuesta correcta: B. **Mutismo selectivo.**

Explicación: Los niños con mutismo selectivo tienen habilidades de comunicación adecuadas en ciertos contextos y no muestran graves deterioros de la interacción social ni patrones de comportamiento restringidos; en el mutismo selectivo, normalmente no hay anomalías del desarrollo temprano ni comportamientos o intereses restringidos y repetitivos. El TDAH puede ser comórbido con el trastorno del espectro autista en el DSM-5-TR (a diferencia del DSM-IV); dicha comorbilidad se codificaría con el especificador *asociado a otro trastorno del neurodesarrollo, mental o del comportamiento*. El trastorno del espectro autista puede ser comórbido con el trastorno del desarrollo intelectual cuando se cumplen todos los criterios de ambos trastornos y "la comunicación e interacción social están significativamente deterioradas en relación con el nivel de desarrollo de las habilidades no verbales del individuo"; es decir, hay una discrepancia entre las habilidades sociocomunicativas y las habilidades no verbales. El trastorno del espectro autista puede ser comórbido con el trastorno de movimientos estereotipados si los movimientos repetitivos no pueden explicarse como parte del trastorno del espectro autista (por ejemplo, aleteo de manos). En general, cuando se cumplen los criterios de otro trastorno junto con los criterios del trastorno del espectro autista, se diagnostican ambos trastornos. La comorbilidad con diagnósticos adicionales es común en el trastorno del espectro autista (aproximadamente el 70% de las personas con trastorno del espectro autista tienen un trastorno mental comórbido y el 40% tienen dos o más trastornos mentales comórbidos).

[1.30] Trastorno del espectro autista / Diagnóstico diferencial (pp. 66-67) y Comorbilidad (pp. 67-68).

1.31 ¿Cuál de los siguientes *no* es un criterio diagnóstico del trastorno de déficit de atención e hiperactividad (TDAH) según el DSM-5-TR?

A. Aparición de varios síntomas de inatención o hiperactividad-impulsividad antes de los 12 años.
B. Manifestación de varios síntomas de inatención o hiperactividad-impulsividad en dos o más entornos (por ejemplo, en casa, en la escuela o en el trabajo; con amigos o familiares; en otras actividades).
C. Persistencia de los síntomas durante al menos 12 meses.
D. Incapacidad de explicar los síntomas como manifestación de otro trastorno mental (por ejemplo, trastorno del estado de ánimo, trastorno de ansiedad, trastorno disociativo, trastorno de la personalidad, intoxicación o abstinencia de sustancias).

Respuesta correcta: **C. Persistencia de los síntomas durante al menos 12 meses.**

Explicación: La característica esencial del TDAH es un patrón generalizado de *inatención* y/o *hiperactividad-impulsividad* que interfiere en el funcionamiento o el desarrollo, con persistencia de los síntomas durante al menos 6 meses hasta un grado incompatible con el nivel de desarrollo y que impacta negativamente en las actividades sociales y académicas/laborales directamente. El TDAH comienza en la infancia. El requisito de que varios síntomas estén presentes antes de los 12 años transmite la importancia de la presentación clínica sustancial durante la infancia. Las manifestaciones del trastorno deben estar presentes en más de un entorno (por ejemplo, hogar, escuela, trabajo). La confirmación de síntomas sustanciales en varios entornos normalmente no puede hacerse con precisión sin consultar a informantes que hayan visto al individuo en esos entornos.

[1.31] Trastorno de déficit de atención/hiperactividad / Criterios diagnósticos (pp. 68-69); Características diagnósticas (p. 70).

1.32 Los padres de una estudiante de décimo grado, de 15 años de edad, creen que debería estar logrando mejores resultados en el instituto dado lo brillante que parece ser y el hecho de que recibió principalmente sobresalientes hasta octavo grado. Sin embargo, a menudo entrega sus trabajos tarde y comete errores por descuido en los exámenes. En las pruebas formales, sus resultados en la Escala de inteligencia de Wechsler para adultos, 4ª edición (WAIS-IV) son los siguientes: CI verbal, 125; índice de razonamiento perceptual, 122; CI total, 123; índice de memoria de trabajo, percentil 55; índice de velocidad de procesamiento, percentil 50. Se observan debilidades en la función ejecutiva. Durante una evaluación psiquiátrica, la adolescente informa de una larga historia de falta de atención a los detalles, dificultad para mantener la atención en clase o al hacer los deberes, incapacidad de terminar las tareas y trabajos, y problemas significativos con la gestión del tiempo, la planificación y la organización. Es olvidadiza, a menudo pierde cosas y se distrae fácilmente. No tiene antecedentes de inquietud o impulsividad y es muy querida por sus compañeros. ¿Cuál es el diagnóstico más probable?

A. Trastorno de adaptación con ansiedad.
B. Trastorno específico del aprendizaje.
C. Trastorno de déficit de atención/hiperactividad, predominantemente inatento.
D. Trastorno depresivo mayor.

Respuesta correcta: C. Trastorno de déficit de atención/hiperactividad, predominantemente inatento.

Explicación: La paciente tiene seis síntomas del grupo de inatención del trastorno de déficit de atención/hiperactividad (TDAH) y cumple los criterios de este trastorno. Tiene características comúnmente asociadas al TDAH, como debilidad de la memoria de trabajo y la velocidad de procesamiento y problemas para entregar los trabajos (especialmente de escritura) a tiempo. No hay indicios ni en las pruebas ni en la historia de que su dificultad para escribir sea secundaria a un trastorno primario que afecte a la escritura o de que haya cualquier otro trastorno específico del aprendizaje. No tiene tristeza ni irritabilidad y/o anhedonia, que son necesarios para diagnosticar el trastorno depresivo mayor. La mala concentración de los trastornos del estado de ánimo se hace prominente solo durante el episodio depresivo. Además, no se menciona ningún suceso desencadenante que lleve al inicio de los problemas de concentración, lo que llevaría a considerar un trastorno de adaptación.

[1.32] Trastorno de déficit de atención/hiperactividad / Diagnóstico diferencial (pp. 73-74).

1.33 Un niño de 7 años tiene problemas de comportamiento y sociales en su clase de segundo grado. Aunque parece capaz de prestar atención y está obteniendo "buenos" resultados desde el punto de vista académico (si bien, aparentemente, no a la altura de sus presuntas capacidades), interrumpe, se mueve, habla en exceso y se levanta del asiento constantemente. Tiene amigos, pero a veces molesta a sus compañeros porque le cuesta trabajo compartir y respetar los turnos, y habla a menudo por encima de los demás. Aunque queda con otros niños para jugar, agota a sus amigos queriendo jugar a deportes sin parar. En casa apenas puede quedarse en su asiento durante una comida y es incapaz de jugar tranquilamente. Aunque muestra remordimiento cuando se le señalan las consecuencias de su comportamiento, puede reaccionar con enfado y es incapaz de inhibirse. ¿Cuál es el diagnóstico más probable?

A. Trastorno del espectro autista.
B. Trastorno de ansiedad generalizada.
C. Trastorno de déficit de atención/hiperactividad, predominantemente hiperactivo/impulsivo.
D. Trastorno específico del aprendizaje.

Respuesta correcta: C. **Trastorno de déficit de atención/hiperactividad, predominantemente hiperactivo/impulsivo.**

Explicación: Este niño presenta todas las características cardinales del grupo de la hiperactividad/impulsividad del trastorno de déficit de atención/hiperactividad (TDAH). Aunque actualmente no muestra falta de atención o deterioro del rendimiento académico, es bastante probable que esto se convierta en un problema importante a medida que el trabajo escolar se vaya volviendo más complejo y tedioso y las demandas académicas aumenten. Sus comportamientos son algo alienantes para sus compañeros, como es común en el TDAH. No hay evidencia de que tenga un trastorno del espectro autista comórbido, especialmente porque busca amistades. Cumple el Criterio C, en el que "varios síntomas de inatención o hiperactividad-impulsividad están presentes en dos o más contextos (por ejemplo, en casa, en la escuela o en el trabajo; con amigos o familiares; en otras actividades)", y el Criterio D, en el que "hay evidencia clara de que los síntomas interfieren en o reducen la calidad del funcionamiento social, académico o laboral". No presenta los signos de preocupación o rumiación que se observarían en el trastorno de ansiedad y que llevarían a una alteración de la atención. Los niños con trastorno específico del aprendizaje solo pueden parecer inatentos debido a la frustración, la falta de interés o la capacidad limitada en los procesos neurocognitivos, como la memoria de trabajo y la velocidad de procesamiento, mientras que la falta de atención se reduce mucho cuando ponen en práctica una habilidad que no requiere el proceso cognitivo alterado.

[1.33] **Trastorno de déficit de atención/hiperactividad / Diagnóstico diferencial (pp. 73-74).**

1.34 Un operador de bolsa de 37 años pide cita después de que a su hijo de 8 años le diagnostiquen que tiene trastorno de déficit de atención/hiperactividad (TDAH) de tipo combinado, inatento e hiperactivo. Aunque el paciente no nota actualmente una inquietud motora como la de su hijo, recuerda haber sido así de niño, además de bastante inatento e impulsivo, hablando en exceso, interrumpiendo y con dificultad para esperar su turno. No destacó en el instituto ni en la universidad, donde su trabajo era errático y tenía dificultades para seguir las normas. Sin embargo, nunca suspendió ninguna asignatura y nunca fue evaluado por un psicólogo o psiquiatra. Actualmente, trabaja entre 60 y 80 horas a la semana y a menudo no duerme lo suficiente. Tiende a tomar decisiones comerciales impulsivas, puede ser impaciente y tener mal genio, y nota que su mente tiende a divagar tanto en las interacciones uno a uno con sus asociados y su esposa como durante las reuniones de negocios, a las que a menudo llega tarde; es olvidadizo y desorganizado. En general tiende a rendir bastante bien y tiene bastante éxito, pero a menudo se siente abrumado y desmoralizado. ¿Cuál es el diagnóstico más probable?

A. Trastorno depresivo mayor.
B. Trastorno de ansiedad generalizada.
C. Trastorno específico del aprendizaje.
D. TDAH, en remisión parcial.

Respuesta correcta: D. **TDAH, en remisión parcial.**

Explicación: Esta es una historia no poco común de un progenitor que acude a tratamiento después de que a su hijo o hija se le diagnostique un TDAH y recuerde similitudes con su propia infancia. Este paciente presenta una posible historia de TDAH durante la infancia, junto con una posible *historia previa* de trastorno negativista desafiante. Actualmente no hay indicios de que tenga problemas con las normas, y el hecho de que ya no sea inquieto es común en el curso evolutivo del TDAH. Actualmente, sus síntomas de TDAH son tres síntomas del grupo de la inatención (dificultad para mantener la atención, dificultad para organizar tareas y actividades, olvidos) y solo un síntoma claro de impulsividad (impaciencia); debido a que solo ha retenido algunos de los síntomas, el diagnóstico de TDAH, *en remisión parcial*, es el apropiado conforme al DSM-5-TR. No está claro hasta qué punto su horario de trabajo y la falta de sueño puedan también estar contribuyendo a su angustia.

[1.34] Trastorno de déficit de atención/hiperactividad / Diagnóstico diferencial (pp. 73-74).

1.35 Un niño de 5 años hiperactivo, impulsivo e inatento presenta hipertelorismo, paladar muy arqueado y orejas bajas. Es descoordinado y torpe, no tiene sentido del tiempo y constantemente deja juguetes y ropa esparcidos por toda la casa. Recientemente ha desarrollado lo que parece ser un tic motor que implica parpadeo. Le gusta jugar con sus compañeros, que tienden a quererlo, aunque parece desafiar deliberadamente todas las peticiones de sus padres y profesores, lo que no parece deberse simplemente a una falta de atención. Lleva retraso en cuanto a aprender a leer. ¿Cuál es el diagnóstico *menos probable*?

A. Trastorno del espectro autista.
B. Trastorno del desarrollo de la coordinación.

C. Trastorno negativista desafiante (TND).

D. Trastorno de déficit de atención/hiperactividad (TDAH).

Respuesta correcta: **A. Trastorno del espectro autista.**

Explicación: No hay evidencia de que este niño tenga un trastorno de relación, especialmente porque disfruta jugando con sus compañeros, quienes lo quieren. Tiene signos y síntomas de TDAH, junto con algunos signos neurológicos leves y anomalías físicas menores que pueden asociarse al TDAH (aunque parecen justificadas las evaluaciones genéticas y neurológicas). Puede tener un diagnóstico comórbido de TND porque su comportamiento oposicionista no se debe simplemente a la falta de atención.

[1.35] Trastorno de déficit de atención/hiperactividad / Diagnóstico diferencial (pp. 73-74).

1.36 ¿Cuál es la prevalencia del trastorno de déficit de atención/hiperactividad (TDAH) en los niños?

A. 2%.

B. 7%.

C. 10%.

D. 12%.

Respuesta correcta: **B. 7%.**

Explicación: Las encuestas poblacionales sugieren que el TDAH se observa en todo el mundo en aproximadamente el 7,2% de los niños; sin embargo, la prevalencia varía ampliamente entre países, desde el 0,1 hasta el 10,2% de los niños y adolescentes. La prevalencia es mayor en las poblaciones especiales como los niños en acogida o en centros de corrección. Las diferencias de las tasas de prevalencia del TDAH entre regiones parecen ser atribuibles principalmente a diferentes prácticas diagnósticas y metodológicas; sin embargo, también puede haber variación cultural en las actitudes hacia o las interpretaciones de los comportamientos de los niños. Las tasas de detección clínica en Estados Unidos tienden a ser menores entre las poblaciones afroamericanas y latinas que entre las poblaciones blancas no latinas. Esta infradetección puede deberse al etiquetado erróneo de los síntomas del TDAH como oposicionistas o disruptivos en los grupos étnicos o racializados socialmente oprimidos debido al sesgo explícito o implícito del clínico, lo que llevaría a un sobrediagnóstico de los trastornos disruptivos. La mayor prevalencia entre la juventud blanca no latina también puede estar influenciada por una mayor demanda parental de diagnóstico ante los comportamientos considerados en relación con el TDAH.

[1.36] Trastorno de déficit de atención/hiperactividad / Prevalencia (p. 71); Aspectos diagnósticos relacionados con la cultura (p. 72).

1.37 ¿Cuál es la prevalencia del trastorno de déficit de atención/hiperactividad (TDAH) en los adultos?

A. 0,5%.
B. 2,5%.
C. 5%.
D. 8%.

Respuesta correcta: B. **2,5**%.

Explicación: Las encuestas poblacionales sugieren que el TDAH se presenta en la mayoría de las culturas en aproximadamente el 2,5% de los adultos y en alrededor del 7% de los niños.

[1.37] Trastorno de déficit de atención/hiperactividad / Prevalencia (p. 71).

1.38 ¿Cuál es el cociente de género del trastorno de déficit de atención/hiperactividad (TDAH) en los niños?

A. Proporción hombre:mujer de 2:1.
B. Proporción hombre:mujer de 3:2.
C. Proporción hombre:mujer de 5:1.
D. Proporción hombre:mujer de 1:2.

Respuesta correcta: A. **Proporción hombre:mujer de 2:1.**

Explicación: El TDAH es más prevalente en hombres que en mujeres entre la población general, con un cociente de género de aproximadamente 2:1 en los niños y 1,6:1 en los adultos. Las mujeres tienen más probabilidades que los hombres de presentar principalmente características de inatención.

[1.38] Trastorno de déficit de atención/hiperactividad / Aspectos diagnósticos relacionados con el sexo y el género (p. 72).

1.39 Un niño presenta un peso muy bajo al nacer y ha estado expuesto al tabaquismo durante el embarazo. Actualmente le están tratando una encefalitis. ¿Qué trastorno del neurodesarrollo deberían considerar los padres como posibilidad en su hijo?

A. Trastorno de déficit de atención/hiperactividad (TDAH).
B. Trastorno específico del aprendizaje.
C. Trastorno de movimientos estereotipados.
D. Trastorno de la fluidez de inicio en la infancia.

Respuesta correcta: A. **Trastorno de déficit de atención/hiperactividad (TDAH).**

Explicación: El peso muy bajo al nacer y el grado de prematuridad conllevan un mayor riesgo de TDAH; cuanto más extremo es el bajo peso, mayor es el riesgo. La exposición prenatal al tabaco se asocia con el TDAH incluso después de controlar la historia psiquiátrica de los padres y el estatus socioeconómico. La exposición a neurotoxinas (por ejemplo, plomo), infecciones (por ejemplo, encefalitis) y al alcohol *in* *utero* se han correlacionado con el TDAH posterior, pero no se sabe si estas asociaciones son causales.

[1.39] Trastorno de déficit de atención/hiperactividad / Factores de riesgo y pronóstico (p. 71).

1.40   ¿Cuál de las siguientes opciones *no* se asocia al trastorno de déficit de atención/hiperactividad (TDAH)?

A. Rendimiento escolar reducido.
B. Mayor probabilidad de desempleo.
C. Conflictos interpersonales elevados.
D. Riesgo reducido de trastornos por consumo de sustancias.

Respuesta correcta: D. **Riesgo reducido de trastornos por consumo de sustancias.**

Explicación: Los niños con TDAH tienen significativamente más probabilidades que sus homólogos sin TDAH de desarrollar el trastorno de la conducta en la adolescencia y el trastorno de la personalidad antisocial en la etapa adulta, lo que aumenta la probabilidad de los trastornos por consumo de sustancias y del encarcelamiento. El riesgo de tener trastornos por consumo de sustancias posteriores es elevado, especialmente cuando aparece el trastorno de la conducta o el trastorno de la personalidad antisocial. El TDAH se asocia a rendimiento escolar y logros académicos reducidos. Los adultos con TDAH tienen más probabilidades de estar desempleados y de tener mayor número de conflictos interpersonales. De media, las personas con TDAH adquieren menos formación, tienen peores logros vocacionales y presentan coeficientes intelectuales más bajos en comparación con sus compañeros, aunque hay una gran variabilidad.

[1.40] Trastorno de déficit de atención/hiperactividad / Consecuencias funcionales del trastorno de déficit de atención/hiperactividad (pp. 72-73).

1.41   ¿Cuál de las siguientes respuestas *no* se asocia al trastorno de déficit de atención/hiperactividad (TDAH)?

A. Rechazo social.
B. Mayor riesgo de desarrollar un trastorno de la conducta en la infancia y un trastorno de la personalidad antisocial en la etapa adulta.
C. Mayor riesgo de enfermedad de Alzheimer.
D. Mayor riesgo de lesiones accidentales.

Respuesta correcta: C. **Mayor riesgo de enfermedad de Alzheimer.**

Explicación: El riesgo de la enfermedad de Alzheimer no está elevado en los individuos con TDAH. Las relaciones de los individuos con TDAH con los demás a menudo se ven perturbadas por el rechazo, el abandono o las burlas. Los niños con TDAH tienen significativamente más probabilidades que sus compañeros sin TDAH de desarrollar el trastorno de la conducta en la adolescencia y el trastorno de la personalidad antisocial en la etapa adulta, lo que aumenta la probabilidad de los trastornos por consumo de sustancias y del encarcelamiento. Los individuos con TDAH tienen más probabilidades que sus compañeros de sufrir lesiones.

[1.41] Trastorno de déficit de atención/Hiperactividad / Consecuencias funcionales del trastorno de déficit de atención/hiperactividad (pp. 72-73).

1.42 Un joven de 15 años ha desarrollado problemas de concentración en la escuela que han dado lugar a un descenso significativo de las calificaciones. Cuando se le entrevista, explica que su mente está ocupada por la preocupación por su madre, que tiene una grave enfermedad autoinmune. A medida que sus calificaciones bajan, se siente cada vez más desmoralizado y triste, y nota que sus niveles de energía bajan, lo que compromete aún más su capacidad de prestar atención en la escuela. Al mismo tiempo se queja de sentirse inquieto y de no poder dormir. ¿Cuál es el diagnóstico más probable?

A. Trastorno específico del aprendizaje.
B. Trastorno de déficit de atención/hiperactividad (TDAH).
C. Trastorno de adaptación mixto, con ansiedad y estado de ánimo depresivo.
D. Trastorno de ansiedad por separación.

Respuesta correcta: C. **Trastorno de adaptación mixto, con ansiedad y estado de ánimo depresivo.**

Explicación: La falta de atención observada en este adolescente se relaciona con síntomas de ansiedad y depresión que son reacciones a la enfermedad de su madre y al descenso posterior de sus propias calificaciones. La falta de atención relacionada con el TDAH no se asocia a preocupación y rumiación, como sería el caso en los trastornos de ansiedad. Los niños con trastorno específico del aprendizaje por sí solos pueden parecer inatentos debido a la frustración, la falta de interés o la capacidad limitada de sus procesos neurocognitivos. Cuando se separan de las principales figuras de apego, los niños y adultos con trastorno de ansiedad por separación pueden mostrar retraimiento social, apatía, tristeza o dificultad para concentrarse en el trabajo o el juego. En este caso, el paciente no está expresando un miedo o ansiedad excesivos e inapropiados para su desarrollo con respecto a la separación de su madre.

[1.42] Trastorno de déficit de atención/hiperactividad / Diagnóstico diferencial (pp. 73-75).

1.43 Un niño de 5 años está siempre malhumorado e irritable y no tolera la frustración. Además, en todas partes se muestra crónicamente inquieto, impulsivo e inatento. ¿Cuál es el diagnóstico que mejor se ajusta al cuadro clínico?

A. Trastorno de déficit de atención/hiperactividad (TDAH).
B. TDAH y trastorno de desregulación disruptiva del estado de ánimo (DMDD).
C. Trastorno bipolar.
D. Trastorno negativista desafiante (TND).

Respuesta correcta: **B. TDAH y DMDD.**

Explicación: Los síntomas anímicos del niño no pueden explicarse solo por el TDAH y son característicos del DMDD; el TDAH no se asocia a este nivel de síntomas afectivos por sí solo. Las personas con trastorno bipolar pueden tener mayor actividad, mala concentración y más impulsividad, pero estas características son episódicas, a diferencia del TDAH, en el que los síntomas son persistentes. Además, en el trastorno bipolar, la mayor impulsividad o falta de atención se acompaña de estado de ánimo elevado, grandiosidad y otras características bipolares específicas. Los niños con TDAH pueden mostrar cambios significativos de estado de ánimo dentro del mismo día; tal labilidad contrasta con el episodio maníaco o hipomaníaco, que debe durar 4 días o más para ser un indicador clínico de trastorno bipolar incluso en los niños. Las personas con TND pueden resistirse a hacer las tareas o deberes escolares que requieren autoaplicación porque se resisten a conformarse a las demandas de los demás. Su comportamiento se caracteriza por la negatividad, la hostilidad y la desobediencia. Estos síntomas deben diferenciarse de la aversión a la escuela o a las tareas mentalmente exigentes por no poder mantener el esfuerzo mental, olvidar las instrucciones o tener impulsividad en las personas con TDAH.

[1.43] Trastorno de déficit de atención/hiperactividad / Diagnóstico diferencial (pp. 73-75).

1.44 ¿Qué comorbilidad se encuentra en una minoría de niños con trastorno de déficit de atención/hiperactividad (TDAH)?

A. Trastorno negativista desafiante (TND).
B. Trastorno de desregulación disruptiva del estado de ánimo (DMDD).
C. Trastorno explosivo intermitente.
D. Trastorno específico del aprendizaje.

Respuesta correcta: **C. Trastorno explosivo intermitente.**

Explicación: Aunque el TDAH es más común en los varones, las mujeres con TDAH tienen tasas más altas de una serie de trastornos comórbidos, particularmente de TND, trastorno del espectro autista y trastornos de la personalidad y por consumo de sustancias. El TND coexiste con el TDAH. La mayoría de los niños y adolescentes con DMDD tienen síntomas que también cumplen los criterios del TDAH; un porcentaje menor de niños con TDAH tienen síntomas que cumplen los criterios del DMDD. Los trastornos de ansiedad, el trastorno depresivo mayor, el trastorno obsesivo-compulsivo y el trastorno explosivo intermitente ocurren en una minoría de individuos con TDAH, aunque más a menudo que en la población general. El trastorno específico del aprendizaje comúnmente coexiste con el TDAH.

[1.44] Trastorno de déficit de atención/hiperactividad / Comorbilidad (p. 75).

1.45 ¿Cuáles son las características del trastorno específico del aprendizaje?

A. Es parte de una discapacidad de aprendizaje más general, como la que se manifiesta en el trastorno del desarrollo intelectual (discapacidad intelectual).
B. Generalmente se puede atribuir a un trastorno sensorial, físico o neurológico.
C. Cursa con déficits generalizados y de amplio alcance en múltiples dominios del procesamiento de la información.
D. Consiste en dificultades persistentes para aprender habilidades académicas fundamentales que se inician durante los años de escolarización formal.

Respuesta correcta: **D. Consiste en dificultades persistentes para aprender habilidades académicas fundamentales que se inician durante los años de escolarización formal.**

Explicación: El diagnóstico de trastorno específico del aprendizaje en el DSM-5-TR combina los diagnósticos del DSM-IV de trastorno de la lectura, trastorno de las matemáticas, trastorno de la expresión escrita y trastorno del aprendizaje no especificado. Las dificultades observadas en el trastorno específico del aprendizaje se consideran *específicas* por cuatro razones. Primero, no son atribuibles a discapacidades intelectuales (trastorno del desarrollo intelectual [discapacidad intelectual]), retraso global del desarrollo, trastornos de la audición o la visión, o trastornos neurológicos o motores (Criterio D). En segundo lugar, la dificultad de aprendizaje no puede atribuirse a factores externos más generales, como la desventaja económica o ambiental, el absentismo crónico o la falta de educación que se proporciona típicamente en el contexto comunitario del individuo. En tercer lugar, la dificultad de aprendizaje no puede atribuirse ni a un trastorno neurológico (por ejemplo, accidente cerebrovascular pediátrico) ni a un trastorno motor o a trastornos de la visión o la audición, que a menudo se asocian con problemas para aprender habilidades académicas pero son distinguibles por la presencia de signos neurológicos. Finalmente, la dificultad de aprendizaje puede limitarse a una habilidad o dominio académicos (por ejemplo, leer palabras individuales, localizar o calcular datos numéricos).

[1.45] Trastorno específico del aprendizaje / Criterios diagnósticos (pp. 76-78) y Características diagnósticas (pp. 78-80).

1.46 El DSM-5-TR clasifica todos los trastornos del aprendizaje bajo el diagnóstico de trastorno específico del aprendizaje, junto con el requisito de "especificar todos los dominios académicos y subhabilidades que están afectados" en el momento de la evaluación. ¿Qué *no* es característico del trastorno específico del aprendizaje?

A. Las dificultades persistentes de aprendizaje se manifiestan como un progreso limitado del aprendizaje durante al menos 6 meses a pesar de la provisión de ayuda extra en casa o en la escuela.
B. Las habilidades actuales en una o más de estas áreas académicas están muy por debajo del rango promedio para la edad, el género, el grupo cultural y el nivel de educación del individuo.
C. Generalmente hay una discrepancia de más de 3 desviaciones estándar (DE) entre el logro y el CI.
D. Las dificultades de aprendizaje interfieren significativamente en el rendimiento académico, el rendimiento ocupacional o las actividades de la vida diaria que requieren esas habilidades académicas.

Respuesta correcta: C. **Generalmente hay una discrepancia de más de 3 desviaciones estándar (DE) entre el logro y el CI.**

Explicación: Un indicador clínico robusto de las dificultades para aprender habilidades académicas es el bajo rendimiento académico para la edad del individuo o un rendimiento promedio que solo es sostenible con niveles extraordinariamente altos de esfuerzo o apoyo. Las dificultades de aprendizaje son persistentes, no transitorias. En niños y adolescentes, la persistencia se define como un progreso limitado del aprendizaje (es decir, no hay evidencia de que el individuo esté alcanzando a sus compañeros de clase) durante al menos 6 meses a pesar de la provisión de ayuda extra en casa o en la escuela. En los niños, las bajas habilidades académicas causan una interferencia significativa en el rendimiento escolar. Otro indicador clínico, particularmente en adultos, es la evitación de actividades que requieren habilidades académicas. También en la edad adulta, las bajas habilidades académicas interfieren en el rendimiento ocupacional o las actividades cotidianas que requieren esas habilidades. Las habilidades académicas se distribuyen a lo largo de un continuo, por lo que no hay un punto de corte natural que se pueda utilizar para diferenciar a las personas con y sin trastorno específico del aprendizaje. Por lo tanto, todo umbral utilizado para especificar lo que constituye un rendimiento académico significativamente bajo es en gran medida arbitrario. Se necesitan puntuaciones de bajo rendimiento en una o más pruebas o subpruebas estandarizadas dentro de determinado dominio académico (es decir, al menos 1,5 DE por debajo de la media de la población de la misma edad, lo que se traduce en una puntuación estándar de 78 o menos, que está por debajo del percentil 7) para mayor certeza diagnóstica. Sin embargo, las puntuaciones precisas variarán según las pruebas estandarizadas particulares que se utilicen. Sobre la base del juicio clínico se puede utilizar un umbral más indulgente (por ejemplo, 1,0 DE por debajo de la media de la población de la misma edad) cuando las dificultades de aprendizaje están respaldadas por datos convergentes procedentes de la evaluación clínica, la historia académica, los informes escolares o las puntuaciones de las pruebas. Además, debido a que las pruebas estandarizadas no están disponibles en todos los idiomas, el diagnóstico puede basarse, en parte, en el juicio clínico de las puntuaciones obtenidas en las medidas de los test disponibles.

[1.46] **Trastorno específico del aprendizaje / Características diagnósticas (pp. 78-80).**

1.47 ¿Qué se asocia al diagnóstico de trastorno específico del aprendizaje?

A. Un trastorno cognitivo neurodegenerativo.
B. Un perfil desigual de habilidades.
C. Falta de oportunidades educativas.
D. Hay cuatro subtipos formales de trastorno específico del aprendizaje.

Respuesta correcta: B. **Un perfil desigual de habilidades.**

Explicación: Es común un perfil desigual de habilidades, como una combinación de habilidades visoespaciales por encima del promedio, lectura lenta, esforzada e inexacta, y mala comprensión lectora y expresión escrita. El trastorno específico del aprendizaje se distingue de los problemas de aprendizaje asociados a los trastornos cognitivos neurodegenerativos. En el trastorno específico del aprendizaje, la expresión clínica de las dificultades específicas de aprendizaje ocurre durante el período de desarrollo, y las dificultades no se manifiestan como un marcado declive desde un estado anterior. El trastorno específico del aprendizaje se distingue de las variaciones normales del rendimiento académico atribuibles a factores externos (por ejemplo, falta de oportunidades educativas, formación reiteradamente mala, aprendizaje en un segundo idioma) porque las dificultades de aprendizaje persisten en presencia de las oportunidades educativas adecuadas, la exposición a la misma formación que el grupo de pares y la competencia en el idioma de la enseñanza, incluso cuando es diferente del principal idioma hablado del individuo. En el DSM-5-TR no hay subtipos formales del trastorno específico del aprendizaje. Los déficits de aprendizaje en las áreas de lectura, expresión escrita y matemáticas se codifican como especificadores separados.

[1.47] Trastorno específico del aprendizaje / Diagnóstico diferencial (pp. 84-85).

1.48 ¿Qué se asocia a las tasas de prevalencia del trastorno específico del aprendizaje?

A. Las tasas de prevalencia varían del 1 al 5% de los niños en edad escolar en los diferentes idiomas y culturas.
B. El trastorno específico del aprendizaje es igualmente común en hombres y mujeres.
C. Las tasas de prevalencia varían según el rango de edades de la muestra, los criterios de selección, la gravedad del trastorno específico del aprendizaje y los dominios académicos investigados.
D. Las proporciones de género pueden atribuirse a factores como el sesgo de detección, la variación de las definiciones o las mediciones, el idioma, la raza o el estado socioeconómico.

Respuesta correcta: **C. Las tasas de prevalencia varían según el rango de edades de la muestra, los criterios de selección, la gravedad del trastorno específico del aprendizaje y los dominios académicos investigados.**

Explicación: El trastorno específico del aprendizaje es más común en hombres que en mujeres (las proporciones varían de aproximadamente 2:1 a 3:1, y las proporciones de género no pueden atribuirse a factores como el sesgo de detección, la variación en las definiciones o las mediciones, el idioma, la raza o el estado socioeconómico). La prevalencia del trastorno específico del aprendizaje en los dominios académicos de lectura, escritura y matemáticas es aproximadamente del 5 al 15% entre los niños en edad escolar de diferentes idiomas y culturas.

[1.48] Trastorno específico del aprendizaje / Prevalencia (p. 81); Aspectos diagnósticos relacionados con el sexo y el género (p. 84).

1.49 ¿Qué trastornos son típicamente comórbidos con los trastornos específicos del aprendizaje?

A. Trastorno de déficit de atención/hiperactividad (TDAH).
B. Trastorno fonológico.
C. Trastorno del desarrollo de la coordinación.
D. Todos los anteriores.

Respuesta correcta: **D. Todos los anteriores.**

Explicación: El trastorno específico del aprendizaje coexiste comúnmente con trastornos del neurodesarrollo (por ejemplo, TDAH, trastornos de la comunicación, trastorno del desarrollo de la coordinación, trastorno del espectro autista) u otros trastornos mentales (por ejemplo, trastornos de ansiedad, trastornos depresivos y bipolares). Estas comorbilidades no excluyen necesariamente el diagnóstico de trastorno específico del aprendizaje, pero pueden dificultar las pruebas y el diagnóstico diferencial porque cada uno de los trastornos coexistentes interfiere de forma independiente en la ejecución de las actividades de la vida diaria, incluido el aprendizaje. Por lo tanto, se requiere juicio clínico para atribuir tal deterioro a las dificultades de aprendizaje.

[1.49] Trastorno específico del aprendizaje / Comorbilidad (p. 85).

1.50 ¿Cuál de las siguientes opciones *no* se asocia con el trastorno del desarrollo de la coordinación (TDC)?

A. Actividad motora adicional (generalmente suprimida), como movimientos coreiformes de extremidades no soportadas o movimientos en espejo.
B. Mejora del aprendizaje de las nuevas tareas que implican habilidades motoras complejas/automáticas, incluyendo la conducción y el uso de herramientas.
C. Exposición prenatal al alcohol.
D. Deterioro de los procesos subyacentes del neurodesarrollo que afectan a las habilidades visomotoras.

Respuesta correcta: **B. Mejora del aprendizaje de las nuevas tareas que implican habilidades motoras complejas/automáticas, incluyendo la conducción y el uso de herramientas.**

Explicación: Respecto a los movimientos coreiformes o en espejo observados en el TDC, el DSM-5-TR afirma que "estos movimientos de 'desbordamiento' se denominan *inmadureces del neurodesarrollo* o *signos neurológicos blandos,* en lugar de anomalías neurológicas. Tanto en la literatura médica actual como en la práctica clínica, su papel diagnóstico aún no está claro, requiriendo una evaluación adicional". En la edad adulta a menudo hay problemas continuos para aprender las nuevas tareas que implican habilidades motoras complejas/automáticas. El TDC es más común después de la exposición prenatal al alcohol y en los niños prematuros y de bajo peso al nacer. En el TDC se han identificado déficits tanto de la percepción visomotora como de la mentalización espacial; estos déficits afectan a la capacidad de hacer ajustes motores rápidos a medida que aumenta la complejidad de los movimientos requeridos.

[1.50] Trastorno del desarrollo de la coordinación / Características asociadas; Prevalencia; Factores de riesgo y pronóstico (p. 87).

1.51 ¿Cuál de las siguientes afirmaciones sobre el trastorno del desarrollo de la coordinación (TDC) es *verdadera*?

A. Los síntomas generalmente han mejorado significativamente en el seguimiento a 1 año.
B. En la mayoría de los casos, los síntomas ya no son evidentes en la adolescencia.
C. El TDC no tiene una relación clara con la exposición prenatal al alcohol, el nacimiento prematuro o el bajo peso al nacer.
D. Se supone que la disfunción cerebelosa juega un papel en el TDC.

Respuesta correcta: **D. Se supone que la disfunción cerebelosa juega un papel en el TDC.**

Explicación: El TDC generalmente no se diagnostica antes de los 5 años de edad, y se ha demostrado que el curso es estable hasta el seguimiento al cabo de 1 año. En aproximadamente el 50-70 % de los casos, los síntomas continúan en la adolescencia. La exposición prenatal al alcohol, la prematuridad y el bajo peso al nacer pueden ser factores de riesgo.

[1.51] Trastorno del desarrollo de la coordinación / Desarrollo y curso (p. 87).

1.52 ¿Cuál de los siguientes *no* es un criterio diagnóstico del trastorno de movimientos estereotipados en el DSM-5-TR?

A. Hay movimientos repetitivos, deliberados y sin propósito aparente.
B. El inicio ocurre durante el período de desarrollo temprano.
C. Los comportamientos dan lugar a lesiones autoinfligidas.
D. Los comportamientos no se atribuyen a los efectos de una sustancia o afección neurológica.

Respuesta correcta: **C. Los comportamientos dan lugar a lesiones autoinfligidas.**

Explicación: Aunque los comportamientos repetitivos *pueden* provocar autolesiones, este no es un criterio diagnóstico. Todas las otras opciones representan criterios diagnósticos del trastorno de movimientos estereotipados.

[1.52] Trastorno de movimientos estereotipados / Criterios diagnósticos (p. 89).

1.53 ¿Cuál de las siguientes opciones *no* concuerda con el trastorno de movimientos estereotipados?

A. La presencia de movimientos estereotipados puede indicar un problema del neurodesarrollo no detectado, especialmente en los niños de 1 a 3 años.
B. Entre los niños que se desarrollan típicamente, los movimientos repetitivos pueden detenerse cuando se les presta atención o cuando el niño se distrae.
C. En algunos niños, los movimientos estereotipados provocarían autolesiones si no se usaran medidas de protección.
D. Los movimientos estereotipados generalmente comienzan durante el primer año de vida.

Respuesta correcta: **D. Los movimientos estereotipados generalmente comienzan durante el primer año de vida.**

Explicación: Los movimientos generalmente comienzan dentro de los primeros 3 años de vida. Los movimientos estereotipados simples son comunes en la infancia y pueden estar involucrados en la adquisición del control motor. Entre los niños que desarrollan estereotipias motoras complejas, aproximadamente el 80 % muestran síntomas antes de los 24 meses, el 12 % entre los 24 y 35 meses, y el 8 % a los 36 meses o más.

[1.53] Trastorno de movimientos estereotipados / Desarrollo y curso (pp. 90-91).

1.54 ¿Cuál de los siguientes es un criterio diagnóstico del DSM-5-TR para el trastorno de Tourette?

A. Los tics ocurren a lo largo de un período de más de 1 año sin un período libre de tics de más de 3 meses consecutivos.
B. El inicio es antes de los 5 años.
C. Los tics pueden aumentar y disminuir en frecuencia, pero han persistido durante más de 1 año desde el inicio del primer tic.
D. Los tics motores deben preceder a los tics vocales.

Respuesta correcta: **C. Los tics pueden aumentar y disminuir en frecuencia, pero han persistido durante más de 1 año desde el inicio del primer tic.**

Explicación: Solo la opción C es un criterio diagnóstico del trastorno de Tourette en el DSM-5-TR. En el DSM-IV, el Criterio B especificaba que los tics debían haber estado presentes durante "un período de más de 1 año, y durante este período nunca hubo un período libre de tics de más de 3 meses consecutivos". En el DSM-5-TR, este criterio se simplificó en la exigencia de que los tics debían haber persistido durante más de 1 año desde el inicio del primer tic.

[1.54] Trastornos de tics / Criterios diagnósticos (p. 93).

1.55 En la tercera visita al consultorio de un niño de 8 años, su madre describe una historia de 6 meses de parpadeo excesivo y chirridos intermitentes, notando que estas características también se han acompañado de gruñidos desde el reciente inicio de un nuevo año escolar. ¿Cuál es el diagnóstico más probable?

A. Trastorno de Tourette.
B. Trastorno provisional de tics.
C. Trastorno de tics vocales persistente (crónico).
D. Trastorno de tics transitorios, recurrente.

Respuesta correcta: **B. Trastorno provisional de tics.**

Explicación: La presencia de uno o varios tics motores y/o vocales durante *menos* de 1 año cumple los Criterios A y B del trastorno provisional de tics. Esto contrasta con el trastorno de Tourette, en el que los tics deben estar presentes durante *más* de 1 año.

Por lo tanto, la opción A es incorrecta. El trastorno de tics vocales persistente (crónico) (opción C) es incorrecto porque, en este caso, el niño tiene *tanto* tics motores *como* vocales, y estos han estado presentes durante menos de 1 año. El trastorno de tics transitorios, recurrente (opción D), habría sido correcto si la pregunta estuviera pidiendo un diagnóstico del DSM-IV; sin embargo, el trastorno de tics transitorios fue revisado y renombrado como trastorno provisional de tics en el DSM-5.

[1.55] Trastornos de tics / Criterios diagnósticos (p. 93).

1.56 Derivan una niña de 5 años con diagnóstico del DSM-IV de trastorno de tics motores o vocales crónico. Ha tenido tics motores solamente desde hace 1 año y hubo 2 meses en los que no hubo tics. ¿Qué diagnóstico coincide con los criterios del DSM-5-TR?

A. Trastorno de Tourette.
B. Trastorno provisional de tics.
C. Trastorno de tics motores persistente (crónico).
D. Otro trastorno de tics especificado.

Respuesta correcta: C. **Trastorno de tics motores persistente (crónico).**

Explicación: Según los criterios del DSM-5-TR para el trastorno de tics motores o vocales persistente (crónico), los tics pueden aumentar y disminuir, pero deben estar presentes durante más de 1 año desde el inicio. No se requiere un período libre de tics. El trastorno de Tourette incorpora la presencia de tics motores y vocales. En el trastorno provisional de tics, los síntomas han estado presentes durante menos de 6 meses. La categoría de otro trastorno de tics especificado se aplica a aquellas presentaciones en que los síntomas característicos del trastorno de tics que causan malestar o deterioro clínicamente significativos en las áreas sociales, ocupacionales y demás áreas importantes del funcionamiento predominan pero no cumplen los criterios completos de un trastorno de tics ni de cualquiera de los trastornos de la clase diagnóstica de los trastornos del neurodesarrollo.

[1.56] Trastornos de tics / Criterios diagnósticos (pp. 93 y 98).

1.57 Una estudiante universitaria de 20 años muy funcional y con antecedentes de síntomas de ansiedad y trastorno de déficit de atención/hiperactividad, para el que le han recetado lisdexanfetamina (Vyvanse), le dice a su psiquiatra que ha estado investigando los efectos secundarios de su medicación para uno de sus proyectos de clase. Además dice que, durante la última semana, ha estado sintiéndose estresada por sus tareas escolares, y sus amigos le han estado preguntando por qué mueve la cabeza hacia arriba y hacia abajo de forma intermitente varias veces al día. ¿Cuál es el diagnóstico más probable?

A. Trastorno provisional de tics.
B. Trastorno de tics no especificado.
C. Trastorno por consumo de estimulantes no especificado.
D. Trastorno inducido por estimulantes no especificado.

Respuesta correcta: **B. Trastorno de tics no especificado.**

Explicación: Dados los datos proporcionados en este caso, el trastorno de tics no especificado (opción B) es la mejor respuesta. En esta categoría se incluyen presentaciones en las que hay incertidumbre sobre si el tic es primario o atribuible a la medicación. Por definición, el inicio debe ser antes de los 18 años para el trastorno de tics provisionales, el trastorno de tics motores y vocales persistente y el trastorno de Tourette. El inicio de los tics después de los 18 años se diagnosticaría como trastorno de tics no especificado. La opción C es incorrecta dado que la estudiante es altamente funcional, carece de deterioro funcional significativo (basado en los detalles limitados proporcionados en el caso) y toma lisdexanfetamina, que puede tener menos potencial de abuso, ya que es un profármaco.

[1.57] Trastornos de tics / Diagnóstico diferencial (p. 97).

1.58   ¿Cuál de los siguientes *no* es un criterio diagnóstico del DSM-5-TR para el trastorno del lenguaje?

A. Dificultades persistentes en la adquisición y uso del lenguaje en todas sus modalidades debido a déficits de comprensión o producción.
B. Habilidades lingüísticas que están sustancial y cuantificablemente por debajo de las esperadas para la edad.
C. Imposibilidad de atribuir el problema a la audición u otro impedimento sensorial, a una disfunción motora o a otra afección médica o neurológica.
D. No cumplir los criterios del trastorno del lenguaje mixto, receptivo-expresivo, o de un trastorno del desarrollo generalizado.

Respuesta correcta: **D. No cumplir los criterios del trastorno del lenguaje mixto, receptivo-expresivo mixto o de un trastorno del desarrollo generalizado.**

Explicación: Las opciones A, B y C constituyen los criterios diagnósticos del DSM-5-TR para el trastorno del lenguaje. Este diagnóstico reemplazó los diagnósticos del DSM-IV de trastorno del lenguaje expresivo y trastorno del lenguaje receptivo-expresivo mixto. A diferencia del DSM-IV, en el DSM-5-TR cumplir los criterios del trastorno del espectro autista no excluye el diagnóstico de trastorno del lenguaje. El trastorno del lenguaje puede estar asociado a otros trastornos del neurodesarrollo como el trastorno específico del aprendizaje (alfabetización y numeración), el trastorno del desarrollo intelectual, el trastorno de déficit de atención/hiperactividad, el trastorno del espectro autista y el trastorno del desarrollo de la coordinación.

[1.58] Trastorno del lenguaje / Criterios diagnósticos (p. 47).

1.59   ¿Cuál de las siguientes afirmaciones sobre el trastorno fonológico es *verdadera*?

A. La producción de sonidos del habla debe estar presente a los 2 años de edad.
B. "La falta de uso de los sonidos del habla esperados según el desarrollo" se evalúa comparando al niño con sus pares de la misma edad y dialecto.

C. Las dificultades en la producción de sonidos del habla no necesitan dar lugar a un deterioro funcional para cumplir los criterios diagnósticos.

D. El inicio de los síntomas se sitúa en el período de desarrollo temprano.

Respuesta correcta: **D. El inicio de los síntomas se sitúa en el período de desarrollo temprano.**

Explicación: El diagnóstico de trastorno fonológico del DSM-5-TR reemplaza el diagnóstico de trastorno fonológico del DSM-IV. Según el DSM-IV, el Criterio A de la clasificación del trastorno fonológico es la "falta de uso de los sonidos del habla esperados según el desarrollo que son apropiados para la edad y el dialecto". Esto se ha revisado en el DSM-5-TR, de manera que la presencia de "dificultad persistente con la producción de sonidos del habla que interfiere en la inteligibilidad del habla o impide la comunicación verbal" es suficiente para el Criterio A. Por lo tanto, la opción B es incorrecta. La opción C es una afirmación falsa porque el Criterio B del trastorno fonológico *sí* requiere que las dificultades de la producción de sonidos del habla interfieran en la función en el rendimiento social, académico y ocupacional. Tampoco hay una edad específica de inicio para los síntomas del trastorno fonológico, pero el Criterio D especifica que el inicio de los síntomas debe situarse en el período de desarrollo temprano. Por lo tanto, la opción A es incorrecta y la D es la respuesta correcta.

[1.59] Trastorno fonológico / Criterios diagnósticos (p. 50).

1.60　Un padre trae a su hijo de 4 años a una evaluación, preocupado porque ha tenido problemas con la articulación del habla desde el desarrollo temprano. No ha sufrido ninguna lesión en la cabeza, está sano por lo demás y tiene un CI normal. Su maestra de preescolar informa que es difícil entender lo que el niño dice y que otros niños se burlan de él llamándolo "bebé" debido a su dificultad para comunicarse. No tiene problemas para relacionarse con otras personas o entender las señales sociales no verbales. ¿Cuál es el diagnóstico más probable?

A. Mutismo selectivo.

B. Retraso global del desarrollo.

C. Trastorno fonológico.

D. Trastorno de ansiedad no especificado.

Respuesta correcta: **C. Trastorno fonológico.**

Explicación: En este caso, el niño presenta una "dificultad persistente con la producción de los sonidos del habla que interfiere en la inteligibilidad del habla", lo que conduce a limitaciones funcionales de la comunicación efectiva que interfieren en la participación social. Además, sus síntomas no son atribuibles a una afección médica congénita o adquirida, y el inicio de sus síntomas se sitúa en el período de desarrollo temprano. Estos son los criterios del trastorno fonológico. La dificultad del niño para comunicarse radica en la producción de los sonidos, en lugar de en la falta de comunicación en situaciones específicas que se ve en el mutismo selectivo. La opción B también es incorrecta porque, aparte de la dificultad con la producción de los sonidos, del habla, el niño se relaciona bien con las demás personas y comprende las señales no verbales. Finalmente, aunque el niño puede tener algunos síntomas de ansiedad por las burlas, esto es difícil de evaluar sin información adicional sobre sus preocupaciones, miedos o comportamientos evitativos, lo que hace que la opción D sea incorrecta.

[1.60] Trastorno fonológico / Criterios diagnósticos (p. 50).

1.61 Un niño de 6 años está fracasando en la escuela y le sigue costando mucho esfuerzo la gramática, la construcción de oraciones y el vocabulario. También intercala "y" entre todas las palabras cuando habla. Por lo general, es tranquilo y no causa otros problemas. Juega con sus compañeros y disfruta jugando al fútbol en el recreo. Cambia fácilmente entre la clase de música y el almuerzo. ¿Cuál de los siguientes diagnósticos estaría presente en el diferencial?

A. Trastorno del lenguaje.
B. Trastorno del lenguaje expresivo.
C. Trastorno de la fluidez de inicio en la infancia.
D. Trastorno del espectro autista.

Respuesta correcta: A. Trastorno del lenguaje.

Explicación: Esta pregunta se refiere a los *diagnósticos* del DSM-5-TR, por lo que la opción B es incorrecta ya que los trastornos del lenguaje expresivo y mixto, receptivo-expresivo, son del DSM-IV. Ahora están consolidados en el *trastorno del lenguaje* del DSM-5-TR. La opción A, trastorno del lenguaje, sería una consideración importante en el diagnóstico diferencial porque el niño tiene dificultades persistentes tanto en la producción como posiblemente en la comprensión del lenguaje. El niño puede necesitar repeticiones adicionales para entender las instrucciones y puede no interactuar con sus compañeros fácilmente debido a la dificultad de comunicación, por lo que parece tranquilo. La opción C es incorrecta porque las intercalaciones de palabras (por ejemplo, "y") ya no se consideran un tipo de alteración del habla en el DSM-5-TR. El trastorno del espectro autista cursa con retraso del desarrollo del lenguaje; sin embargo, el trastorno del espectro autista a menudo va acompañado de comportamientos que no están presentes en el trastorno del lenguaje, como la falta de interés social, los patrones de juego extraños y la adherencia rígida a rutinas y comportamientos repetitivos. No hay tales elementos presentes, lo que descarta la opción D.

[1.61] Trastorno del lenguaje / Comorbilidad (p. 49).

1.62 ¿Cuál de los siguientes tipos de alteración del habla *no* está incluido en los criterios del DSM-5-TR para el trastorno de la fluidez de inicio en la infancia (tartamudeo)?

A. Prolongación de los sonidos.
B. Vocabulario reducido.
C. Circunlocuciones.
D. Repeticiones de sonidos y sílabas.

Respuesta correcta: B. Vocabulario reducido.

Explicación: El Criterio A del trastorno de la fluidez de inicio en la infancia del DSM-5-TR requiere la presencia de uno o más de siete tipos de alteraciones, incluyendo la prolongación de sonidos, las circunlocuciones y las repeticiones de sonidos y sílabas. Las otras alteraciones del habla son palabras producidas con exceso de tensión física, palabras rotas, bloqueos audibles o silenciosos y repeticiones de palabras monosilábicas completas. El vocabulario reducido es un criterio del DSM-5-TR para el trastorno del lenguaje.

[1.62] Trastorno del lenguaje y Trastorno de la fluidez de inicio en la infancia (tartamudeo) / Criterios diagnósticos (pp. 47 y 51-52).

1.63 | Un adolescente de 14 años en educación normal te dice que cree que le gusta a un compañero de clase. Su madre se sorprende al escuchar esto porque, desde pequeño, a menudo ha tenido problemas para hacer inferencias o entender matices de lo que otras personas dicen. Su profesor también ha notado que a veces se pierde las señales no verbales. Tiende a llevarse mejor con los adultos, quizás porque no es tan probable que se sientan molestos ante un patrón de habla forzado. Cuando hace bromas, sus compañeros no siempre encuentran que su humor sea el más apropiado. Aunque disfruta pasando tiempo con su mejor amigo, participando en una amplia gama de actividades, puede ser demasiado hablador y le cuesta respetar los turnos en la conversación. ¿Cuál es el diagnóstico más probable?

A. Trastorno de la comunicación social (pragmático).
B. Trastorno del espectro autista.
C. Trastorno de ansiedad social.
D. Trastorno del lenguaje.

Respuesta correcta: **A. Trastorno de la comunicación social (pragmático).**

Explicación: El trastorno de la comunicación social (pragmático) es un nuevo diagnóstico del DSM-5-TR, introducido por primera vez en el DSM-5, caracterizado por "dificultades persistentes en el uso social de la comunicación verbal y no verbal manifestadas por todos los siguientes: 1) déficits en el uso de la comunicación para fines sociales... de manera que sea apropiada para el contexto social; 2) deterioro de la capacidad de cambiar la comunicación para adaptarse al contexto o las necesidades del oyente…; 3) dificultades para seguir las reglas de conversación y narración de historias…, y saber cómo usar las señales verbales y no verbales para regular la interacción, [y] 4) dificultades para entender lo que no se dice explícitamente". Estos déficits se manifiestan en el período de desarrollo temprano y producen limitaciones funcionales. El trastorno del espectro autista se puede diferenciar por la presencia de patrones restringidos/repetitivos de comportamiento, intereses o actividades, o de antecedentes de los mismos, y su ausencia en el trastorno de la comunicación social (pragmático). El trastorno de ansiedad social no afectaría a la capacidad de la persona de entender matices en la comunicación verbal y no verbal. El trastorno del lenguaje es incorrecto porque el chico no tiene dificultad con la producción o comprensión del lenguaje, sino que tiene dificultad con los matices y la adecuación social del contenido del lenguaje.

[1.63] Trastorno de la comunicación social (pragmático) / Diagnóstico diferencial (pp. 55-56).

1.64 Derivan a un adolescente de 15 años con diagnóstico previo de trastorno de Tourette. Su madre dice que, durante la secundaria, se burlaban de él por tener tics vocales y motores. Desde que comenzó el noveno grado, sus tics se han vuelto menos frecuentes. Actualmente solo quedan tics motores leves. ¿Cuál es el diagnóstico apropiado del DSM-5-TR?

A. Trastorno de Tourette.
B. Trastorno de tics motores persistente (crónico).
C. Trastorno de tics provisionales.
D. Trastorno de tics no especificado.

Respuesta correcta: A. Trastorno de Tourette.

Explicación: Hay cuatro categorías diagnósticas de trastornos de tics y siguen un orden jerárquico: 1) trastorno de Tourette, 2) trastorno de tics motores o vocales persistente (crónico), 3) trastorno de tics provisionales y 4) trastorno de tics no especificado. Según el Criterio E de los trastornos de tics del DSM-5-TR, una vez que a alguien se le diagnostica un trastorno de tics en determinado nivel de la jerarquía, ya no se puede hacer un diagnóstico que esté por debajo. En este caso, la opción A es la respuesta correcta porque el adolescente ya ha sido diagnosticado previamente de trastorno de Tourette, que está en la cima de la jerarquía de los trastornos de tics. Por lo tanto, en este punto ya no puede ser diagnosticado de trastorno de tics motores persistente (crónico) (opción B) y no cumple los criterios del trastorno de tics provisionales. La categoría de trastorno de tics no especificado se utiliza en aquellas situaciones en que el clínico elige *no* especificar la razón por la que no se cumplen los criterios de uno de los trastornos de tics.

[1.64] Trastornos de tics / Criterios diagnósticos (p. 93).

1.65 ¿Durante qué etapa del desarrollo suelen iniciarse los tics?

A. Prepubertad.
B. Latencia.
C. Adolescencia.
D. Adultez.

Respuesta correcta: A. Prepubertad.

Explicación: Aunque no es raro que adolescentes y adultos se presenten a una evaluación diagnóstica inicial de los tics, el inicio de los tics generalmente ocurre durante la etapa prepuberal (edad de 4 a 6 años). Los tics luego alcanzan su máxima intensidad alrededor de los 10-12 años, a lo que sigue un declive durante la adolescencia. La incidencia de nuevos trastornos de tics disminuye durante la adolescencia y aun más durante la etapa adulta. Los clínicos deben estar alerta a los movimientos anormales de nueva aparición que sugieran tics fuera del rango de edad habitual.

[1.65] Trastornos de tics / Desarrollo y curso (p. 95).

1.66 Un niño de 7 años con antecedentes de retraso del habla presenta movimientos repetitivos de larga duración consistentes en agitar la mano, aletear el brazo y mover los dedos. Su madre informa que estos síntomas aparecieron por primera vez cuando era un niño pequeño y se pregunta si podrían representar tics. Explica que tiende a aletear más cuando está absorto en actividades, como ver su programa de televisión favorito, aunque se detiene cuando lo llaman o lo distraen. Según el informe aportado por la madre, ¿cuál de las siguientes afecciones estaría en lo más alto de la lista de posibles diagnósticos?

A. Trastorno de tics motores o vocales persistentes (crónicos).
B. Corea.
C. Distonía.
D. Estereotipias motoras.

Respuesta correcta: D. Estereotipias motoras.

Explicación: Los movimientos del niño no son tics, sino estereotipias. Las *estereotipias motoras* se definen como movimientos rítmicos, repetitivos, predecibles e involuntarios que parecen tener un propósito pero que no sirven a ninguna función adaptativa obvia ni tienen ninguna finalidad y se detienen con la distracción. Las estereotipias motoras se pueden diferenciar de los tics por la edad de inicio más temprana de las primeras (menores de 3 años), la duración prolongada (de segundos a minutos), la forma y la localización siempre iguales, la exacerbación cuando el individuo está absorto en actividades, la falta de sensación premonitoria y el cese con la distracción (por ejemplo, al llamar al paciente por su nombre o al tocarlo). La historia clínica es crucial para diferenciarlos.

La *corea* representa acciones rápidas, aleatorias, continuas, abruptas, irregulares, impredecibles y no estereotipadas que suelen ser bilaterales y afectan a todas las partes del cuerpo (es decir, cara, tronco y extremidades). El tiempo, la dirección y la distribución de los movimientos varían de un momento a otro, y los movimientos generalmente empeoran al intentar una acción voluntaria. La *distonía* es la contracción sostenida simultánea de los músculos agonistas y antagonistas, lo que resulta en una postura o movimiento distorsionado de partes del cuerpo. Las posturas distónicas a menudo son desencadenadas por intentos de movimientos voluntarios y no se ven durante el sueño. Los movimientos del niño no encajan en estas categorías.

[1.66] Trastorno de movimientos estereotipados / Diagnóstico diferencial (pp. 91-92).

1.67 La evaluación de las afecciones coexistentes es importante para entender la consecuencia funcional general de los tics en un individuo. ¿Cuál de las siguientes afecciones se ha asociado con los trastornos de tics?

A. Trastorno de déficit de atención/hiperactividad (TDAH).
B. Trastorno obsesivo-compulsivo y trastornos relacionados.
C. Trastornos depresivos.
D. Todas las anteriores.

Respuesta correcta: D. Todas las anteriores.

Explicación: Se han descrito muchas afecciones médicas y psiquiátricas que coexisten con los trastornos de tics, siendo el TDAH y el trastorno obsesivo-compulsivo y trastornos relacionados particularmente comunes. Los niños con TDAH pueden presentar comportamiento disruptivo, inmadurez social y dificultades de aprendizaje que pueden interferir en el progreso académico y las relaciones interpersonales, además de llevar a un deterioro mayor que el causado por el trastorno de tics. Las personas con trastorno de tics también pueden tener otros trastornos del movimiento y otros trastornos mentales, como trastornos depresivos, bipolares o por consumo de sustancias.

[1.67] Trastornos de tics / Comorbilidad (pp. 97-98).

1.68 ¿A qué edad deberían haber adquirido ya la mayoría de los niños una capacidad de habla y de lenguaje adecuada para entender y seguir las reglas sociales de comunicación verbal y no verbal, seguir las reglas de la conversación y la narración de historias, y cambiar el lenguaje según las necesidades del oyente o la situación?

A. Edad de 3-4 años.
B. Edad de 4-5 años.
C. Edad de 5-6 años.
D. Edad de 6-7 años.

Respuesta correcta: B. **Edad de 4-5 años.**

Explicación: Debido a que la comunicación social (pragmática) depende del progreso adecuado del desarrollo del habla y el lenguaje, el diagnóstico del trastorno de la comunicación social (pragmático) es raro entre los niños menores de 4 años. A la edad de 4-5 años, la mayoría de los niños deberían poseer habilidades de habla y de lenguaje suficientes como para permitir la identificación de déficits específicos de la comunicación social. Las formas más leves del trastorno pueden no hacerse evidentes hasta la adolescencia temprana, cuando el lenguaje y las interacciones sociales se vuelven más complejos.

[1.68] Trastorno de la comunicación social (pragmático) / Desarrollo y curso (p. 55).

1.69 ¿Tener un historial familiar de cuál de los siguientes trastornos psiquiátricos aumenta el riesgo de que un individuo tenga un trastorno de la comunicación social (pragmático)?

A. Trastorno de ansiedad social (fobia social).
B. Trastorno del espectro autista.
C. Trastorno de déficit de atención/hiperactividad (TDAH).
D. Trastorno del desarrollo intelectual (discapacidad intelectual).

Respuesta correcta: B. **Trastorno del espectro autista.**

Explicación: Una historia familiar de trastorno del espectro autista, de trastornos de la comunicación o de trastorno específico del aprendizaje parece aumentar el riesgo del trastorno de la comunicación social (pragmático). Aunque los déficits derivados del TDAH, el trastorno del desarrollo intelectual y el trastorno de ansiedad social pueden superponerse a los síntomas del trastorno de la comunicación social y representar consideraciones importantes en el diagnóstico diferencial, su presencia en los antecedentes familiares de un individuo no se conoce actualmente que aumente el riesgo de que esa persona tenga un trastorno de la comunicación social (pragmático).

[1.69] Trastorno de la comunicación social (pragmático) / Desarrollo y curso (p. 55).

1.70 Un niño de 6 años con antecedentes de retraso leve del lenguaje acude con su madre a la consulta; a ella le preocupa que el niño sea objeto de burlas en la escuela porque malinterpreta las señales no verbales y habla con un lenguaje demasiado formal con sus compañeros. Ella dice que, aunque su hijo estuvo en un programa de intervención temprana, el lenguaje escrito y el hablado están ahora al nivel de su grado. El niño no tiene antecedentes de movimientos repetitivos, problemas sensoriales o comportamientos ritualizados. Aunque prefiere la constancia, se adapta bastante bien a las nuevas situaciones. Además, le interesan desde hace mucho los trenes y los coches, y es capaz de recitar todos los modelos de coches que memorizó de un libro sobre la historia del transporte. ¿Cuál de los siguientes trastornos se debería considerar principalmente en el diagnóstico diferencial?

A. Trastorno de la comunicación social (pragmático).
B. Trastorno del espectro autista.
C. Retraso global del desarrollo.
D. Trastorno del lenguaje.

Respuesta correcta: A. Trastorno de la comunicación social (pragmático).

Explicación: La presencia de intereses restringidos y de comportamientos, intereses y actividades repetitivos desde el inicio del desarrollo es la principal diferencia diagnóstica entre el trastorno del espectro autista y el trastorno de la comunicación social (pragmático). En este caso, el niño no cumple el Criterio B del trastorno del espectro autista, que requiere evidencia de al menos dos patrones restringidos y repetitivos de comportamientos, intereses o actividades. Además, aunque al niño le interesan los coches y los trenes, estos no son necesariamente intereses atípicos en los niños de su edad. Según el DSM-5-TR, un individuo que muestra deterioro de la comunicación social, y las interacciones sociales pero no muestra comportamientos o intereses restringidos y repetitivos puede cumplir los criterios del trastorno de la comunicación social en lugar de los del trastorno del espectro autista. "El diagnóstico de trastorno del espectro autista prevalece sobre el de trastorno de la comunicación social (pragmático) siempre que se cumplan los criterios del trastorno del espectro autista, y hay que procurar preguntar cuidadosamente sobre los comportamientos restringidos/repetitivos, pasados o actuales". La opción D es incorrecta porque, a partir de los datos limitados del caso, la madre sugiere que el lenguaje del niño ya no es un problema. Del mismo modo, aunque la opción C también se debería considerar en el diagnóstico diferencial, no constituye la mejor respuesta dada la información aportada.

[1.70] Trastorno de la comunicación social (pragmático) / Diagnóstico diferencial (pp. 55-56).

1.71 ¿Por debajo de qué edad es difícil distinguir un trastorno del lenguaje de las variaciones normales del desarrollo?

A. Menos de 3 años.
B. Menos de 4 años.
C. Menos de 5 años.
D. Menos de 6 años.

Respuesta correcta: B. **Menos de 4 años.**

Explicación: Durante el período de desarrollo temprano hay importantes variaciones en la adquisición temprana del lenguaje, pudiendo ser difícil distinguir las variaciones normales de las discapacidades. Cuando un niño tiene 4 años, la habilidad del lenguaje se vuelve más estable.

[1.71] Trastorno del lenguaje / Diagnóstico diferencial (p. 49).

1.72 ¿Cuál de los siguientes diagnósticos psiquiátricos está claramente asociado con el trastorno del lenguaje?

A. Trastorno de déficit de atención/hiperactividad (TDAH).
B. Enuresis diurna.
C. Trastorno de ansiedad generalizada.
D. Trastorno de desregulación disruptiva del estado de ánimo.

Respuesta correcta: A. **Trastorno de déficit de atención/hiperactividad (TDAH).**

Explicación: El trastorno del lenguaje está claramente asociado con otros trastornos del neurodesarrollo como el trastorno específico del aprendizaje (alfabetización y numeración), el TDAH, el trastorno del espectro autista y el trastorno del desarrollo de la coordinación. También se asocia al trastorno de la comunicación social (pragmático). A menudo existen antecedentes familiares de trastornos del habla o del lenguaje.

[1.72] Trastorno del lenguaje / Comorbilidad (p. 49).

1.73 ¿Cuál de las siguientes afirmaciones sobre el desarrollo del habla en relación con el trastorno fonológico es *falsa*?

A. La mayoría de los niños con trastorno fonológico responden bien al tratamiento.
B. La producción del sonido del habla debería ser en su mayoría inteligible a los 3 años.
C. La mayoría de los sonidos del habla deberían pronunciarse clara y correctamente según la edad y las normas de la comunidad antes de los 10 años.
D. Es anormal que los niños acorten las palabras cuando están aprendiendo a hablar.

Respuesta correcta: D. **Es anormal que los niños acorten las palabras cuando están aprendiendo a hablar.**

Explicación: La producción del sonido del habla requiere tanto conocimiento fonológico como la capacidad de coordinar los movimientos de la mandíbula, la lengua, los labios y la respiración. Se diagnostica el trastorno fonológico cuando la producción del sonido del habla no es la que se espera conforme a la edad y la etapa de desarrollo del niño. Desde el punto de vista del desarrollo, los niños a menudo acortan las palabras y las sílabas cuando están aprendiendo a hablar, pero a los 3-4 años la mayoría de la expresión hablada debería ser inteligible. A los 7 años, la mayoría de los sonidos del habla deberían articularse claramente según la edad y las normas de la comunidad. El ceceo es común en el trastorno fonológico y puede asociarse a un patrón anormal de deglución con empuje de la lengua.

[1.73] Trastorno fonológico / Desarrollo y curso (p. 50).

1.74 ¿Cuál de las siguientes afecciones probablemente *no* sería importante descartar en el diagnóstico diferencial del trastorno fonológico?

A. Variaciones normales del habla.
B. Deficiencia auditiva u otro trastorno sensorial.
C. Disartria.
D. Depresión.

Respuesta correcta: D. **Depresión.**

Explicación: Todas las opciones, excepto la D, son consideraciones importantes al hacer el diagnóstico de trastorno fonológico. Es importante considerar las variaciones regionales y culturales, así como las anomalías del habla debidas a deficiencias auditivas. La disartria consiste en alteraciones del habla debidas a un trastorno motor y también debe considerarse, especialmente porque puede ser difícil de diferenciar en los niños pequeños.

[1.74] Trastorno fonológico / Diagnóstico diferencial (p. 51).

1.75 ¿Cuál de las siguientes afirmaciones sobre el desarrollo del trastorno de fluidez de inicio en la infancia (tartamudez) es *verdadera*?

A. La tartamudez ocurre a los 6 años en el 80-90 % de los individuos afectados.
B. La tartamudez siempre comienza de manera abrupta y es observable por todos.
C. El estrés y la ansiedad no exacerban la disfluidez.
D. Los movimientos motores no se asocian a este trastorno.

Respuesta correcta: A. **La tartamudez ocurre a los 6 años en el 80-90 % de los individuos afectados.**

Explicación: La característica clave del trastorno de la fluidez de inicio en la infancia es una alteración de la fluidez normal y del patrón temporal del habla, que es inapropiada para la edad del individuo. La edad de inicio varía de los 2 a los 7 años y ocurre a los 6 años en el 80-90 % de los individuos afectados. La disfluidez puede ser gradual o repentina, e incluso sutil (por lo tanto, la opción B es incorrecta). El estrés emocional o la ansiedad pueden exacerbar la tartamudez, y hay movimientos motores que pueden acompañar a veces a este trastorno (por lo tanto, las opciones C y D son incorrectas).

[1.75] Trastorno de la fluidez de inicio en la infancia (tartamudez) / Desarrollo y curso (pp. 52-53).

1.76 Un joven de 18 años que se mudó de México a Estados Unidos cuando tenía 8 años está ahora ingresando en la universidad. Ha podido organizar la ayuda financiera y un horario de estudio y trabajo. Quiere apoyo académico en la universidad, y la Oficina de Apoyo Académico lo ha remitido a consulta. Durante el proceso de la evaluación, se contacta con los profesores de secundaria del estudiante, quienes dicen que este tuvo problemas con la escritura de ensayos en todas las clases de estudios sociales y de literatura. En sus últimos 6 meses de secundaria, utilizó el tiempo de estudio y las sesiones de tutoría para trabajar la gramática y la organización, y necesitó tiempo extra para completar las tareas escritas. Con estos apoyos pudo pasar estos cursos con un promedio del 75 %. ¿Cuál es el diagnóstico más probable?

A. Trastorno del lenguaje expresivo.
B. Trastorno específico del aprendizaje con deterioro de la expresión escrita.
C. Trastorno de la comunicación social (pragmático).
D. Trastorno del desarrollo intelectual (discapacidad intelectual), leve.

Respuesta correcta: B. **Trastorno específico del aprendizaje con deterioro de la expresión escrita.**

Explicación: En el trastorno específico del aprendizaje hay dificultad para aprender y utilizar habilidades académicas, indicada por la presencia de síntomas de al menos una de seis categorías y que han persistido durante al menos 6 meses a pesar de efectuar intervenciones dirigidas a subsanarlos: los informes de los profesores indican que el estudiante tiene problemas de expresión escrita (por ejemplo, múltiples errores gramaticales o de puntuación dentro de las oraciones; mala organización de los párrafos; expresión escrita de ideas que carece de claridad). El trastorno del lenguaje es incorrecto porque el estudiante no tiene dificultades con la producción o comprensión del lenguaje. El trastorno de la comunicación social afecta a los matices y a la idoneidad social del contenido del lenguaje, aspectos que en este caso no se describen. El trastorno del desarrollo intelectual (discapacidad intelectual) es un trastorno que cursa con déficits del funcionamiento intelectual y adaptativo en los dominios conceptual, social y práctico; este caso no describe déficits en el funcionamiento adaptativo.

[1.76] Trastorno específico del aprendizaje / Criterios diagnósticos (pp. 77-78).

CAPÍTULO 2

Espectro de la esquizofrenia y otros trastornos psicóticos

2.1 El Criterio A del trastorno esquizoafectivo requiere un período ininterrumpido de enfermedad en el que se cumpla el Criterio A de la esquizofrenia. ¿Cuál de los siguientes síntomas adicionales debe estar presente para cumplir los criterios diagnósticos del trastorno esquizoafectivo?

A. Un episodio de ansiedad, ya sea de pánico o ansiedad general.
B. Trastorno del comportamiento del sueño REM.
C. Un episodio depresivo mayor o maníaco.
D. Ciclotimia.

Respuesta correcta: **C. Un episodio depresivo mayor o maníaco.**

Explicación: El diagnóstico de trastorno esquizoafectivo se basa en la presencia de un período ininterrumpido de enfermedad durante el cual se cumple el Criterio A de la esquizofrenia. No es necesario cumplir el Criterio B (disfunción social) ni el Criterio F (exclusión del trastorno del espectro autista u otro trastorno de la comunicación de inicio en la infancia) de la esquizofrenia. Además de cumplir el Criterio A de la esquizofrenia, debe haber un episodio anímico mayor (depresivo mayor o maníaco) (Criterio A del trastorno esquizoafectivo). Debido a que la pérdida de interés o placer es común en la esquizofrenia, para cumplir el Criterio A del trastorno esquizoafectivo, el episodio depresivo mayor debe incluir un estado de ánimo deprimido generalizado (es decir, no basta con la presencia de una marcada disminución del interés o del placer). Los episodios de depresión o manía deben estar presentes la mayor parte del tiempo que dura en total la enfermedad (es decir, después de cumplirse el Criterio A) (Criterio C del trastorno esquizoafectivo).

[2.1] Trastorno esquizoafectivo / Características diagnósticas (pp. 122-123).

2.2 Para diferenciar el trastorno esquizoafectivo del trastorno depresivo o bipolar con características psicóticas, ¿cuál de los siguientes síntomas debe estar presente durante al menos 2 semanas en ausencia de un episodio anímico mayor en algún momento de la enfermedad?

A. Delirios o alucinaciones.
B. Delirios o paranoia.
C. Comportamiento regresivo.
D. Identificación proyectiva.

Respuesta correcta: A. Delirios o alucinaciones.

Explicación: Para distinguir el trastorno esquizoafectivo de un trastorno depresivo o bipolar con características psicóticas, el Criterio B del trastorno esquizoafectivo especifica que los delirios o alucinaciones deben estar presentes durante al menos 2 semanas en ausencia de un episodio anímico mayor (depresivo o maníaco) en algún momento de la enfermedad.

[2.2] Trastorno esquizoafectivo / Características diagnósticas (pp. 122-123).

2.3 Un camionero soltero de 27 años tiene una historia de 5 años de síntomas activos y residuales de esquizofrenia. Desarrolla síntomas de depresión, incluyendo estado de ánimo deprimido y anhedonia. Estos síntomas duran 4 meses y se resuelven con tratamiento, pero no cumplen los criterios de la depresión mayor. ¿Qué diagnóstico se ajusta mejor a esta presentación clínica?

A. Trastorno esquizoafectivo.
B. Trastorno del espectro de la esquizofrenia o psicótico de otro tipo no especificado.
C. Trastorno depresivo no especificado.
D. Esquizofrenia y trastorno depresivo no especificado.

Respuesta correcta: D. Esquizofrenia y trastorno depresivo no especificado.

Explicación: El episodio depresivo no ocupa más de 1 año durante la historia de 5 años. Por lo tanto, la presentación no cumple el Criterio C del trastorno esquizoafectivo y el diagnóstico sigue siendo de esquizofrenia. El diagnóstico adicional de trastorno depresivo no especificado puede agregarse para indicar el episodio depresivo superpuesto.

[2.3] Trastorno esquizoafectivo / Diagnóstico diferencial (p. 125).

2.4 ¿Qué tan común es el trastorno esquizoafectivo en relación con la esquizofrenia?

A. Dos veces más común.
B. Igual de común.
C. La mitad de común.
D. Un tercio más común.

Respuesta correcta: D. Un tercio más común.

Explicación: El trastorno esquizoafectivo parece ser aproximadamente un tercio más común en comparación con la esquizofrenia, con una prevalencia de por vida del 0,3 %.

[2.4] Trastorno esquizoafectivo / Prevalencia (p. 123).

2.5 Una mujer soltera de 30 años informa que ha tenido delirios auditivos y persecutorios durante 2 meses, seguidos de un episodio depresivo mayor completo con estado de ánimo triste, anhedonia e ideación suicida que dura ya 3 meses. Aunque el episodio depresivo se resuelve con farmacoterapia y psicoterapia, los síntomas psicóticos persisten durante otro mes antes de resolverse. ¿Qué diagnóstico se ajusta mejor a este cuadro clínico?

A. Trastorno psicótico breve.
B. Trastorno esquizoafectivo.
C. Trastorno depresivo mayor.
D. Trastorno depresivo mayor con características psicóticas.

Respuesta correcta: B. Trastorno esquizoafectivo.

Explicación: Durante ese período de enfermedad, los síntomas de la mujer cumplían simultáneamente los criterios de un episodio depresivo mayor y el Criterio A de la esquizofrenia. Las alucinaciones auditivas y los delirios estuvieron presentes tanto antes como después de la fase depresiva. El período total de enfermedad duró aproximadamente 6 meses, con síntomas psicóticos presentes en solitario durante los primeros 2 meses, tanto síntomas depresivos como psicóticos presentes durante los siguientes 3 meses, y síntomas psicóticos presentes en solitario durante el último mes. La duración del episodio depresivo no fue breve en relación con la duración total de la alteración psicótica (Criterio C del trastorno esquizoafectivo).

[2.5] Trastorno esquizoafectivo / Características diagnósticas (pp. 122-123); Diagnóstico diferencial (p. 125).

2.6 ¿Cuál de las siguientes afirmaciones sobre la incidencia del trastorno esquizoafectivo es *verdadera*?

A. La incidencia es igual en mujeres y hombres.
B. La incidencia es mayor en hombres.
C. La incidencia es mayor en mujeres.
D. Las tasas de incidencia varían según la estación de nacimiento.

Respuesta correcta: C. La incidencia es mayor en mujeres.

Explicación: Cuando se utilizan los criterios diagnósticos del DSM-IV, la incidencia del trastorno esquizoafectivo es mayor en mujeres que en hombres. Se espera que esta tasa sea menor con el DSM-5-TR debido al requisito más estricto del Criterio C, que especifica que un episodio de estado de ánimo mayor debe estar presente durante la mayoría de la duración total de la parte activa y residual de la enfermedad.

[2.6] Trastorno esquizoafectivo / Prevalencia (p. 123).

2.7 El trastorno psicótico inducido por sustancias/medicamentos no puede diagnosticarse si la alteración se explica mejor por un trastorno psicótico independiente que no está inducido por una sustancia o medicamento. ¿Cuál de las siguientes presentaciones de síntomas psicóticos *no* sería señal de un trastorno psicótico independiente?

A. Síntomas psicóticos que cumplen los criterios completos de un trastorno psicótico y que persisten durante un período sustancial después de cesar la intoxicación grave o la abstinencia aguda.

B. Síntomas psicóticos que sobrepasan sustancialmente lo que cabría esperar del tipo de sustancia utilizada, la cantidad consumida o la duración del consumo.

C. Síntomas psicóticos que ocurren durante un período sostenido de abstinencia de sustancias.

D. Síntomas psicóticos que ocurren durante un ingreso médico por abstinencia de sustancias.

Respuesta correcta: **D. Síntomas psicóticos que ocurren durante un ingreso médico por abstinencia de sustancias.**

Explicación: El trastorno psicótico inducido por sustancias/medicamentos se distingue del trastorno psicótico primario considerando el inicio, el curso y otros factores. Para las drogas de abuso, debe haber evidencia de consumo, intoxicación o abstinencia de sustancias en la historia, el examen físico o los análisis de laboratorio. Los trastornos psicóticos inducidos por sustancias/medicamentos surgen durante o poco después de la exposición a un medicamento o después de la intoxicación o la abstinencia de sustancias, pero pueden persistir durante semanas, mientras que los trastornos psicóticos primarios pueden preceder al inicio del consumo de sustancias/medicamentos o pueden ocurrir durante períodos de abstinencia sostenida. Una vez iniciados, los síntomas psicóticos pueden continuar mientras continúa el uso de la sustancia/medicamento. Otra consideración es la presencia de características que sean atípicas de un trastorno psicótico primario (por ejemplo, edad atípica de inicio o curso atípico). Por ejemplo, la aparición de delirios *de novo* en una persona mayor de 35 años sin historia conocida de un trastorno psicótico primario debería sugerir la posibilidad de un trastorno psicótico inducido por sustancias/medicamentos. Ni siquiera una historia previa de trastorno psicótico primario descarta la posibilidad de un trastorno psicótico inducido por sustancias/medicamentos. En cambio, los factores que sugieren que los síntomas psicóticos se explican mejor por un trastorno psicótico primario son los antecedentes de trastornos psicóticos primarios recurrentes o la persistencia de síntomas psicóticos durante un período de tiempo sustancial (es decir, 1 mes o más) después del final de la intoxicación por sustancias o la abstinencia aguda de sustancias, o después de cesar el uso de medicamentos. Se deben considerar otras causas de síntomas psicóticos incluso en un individuo con intoxicación o abstinencia de sustancias, ya que los problemas de consumo de sustancias no son infrecuentes entre los individuos con trastornos psicóticos no inducidos por sustancias/medicamentos.

[2.7] Trastorno psicótico inducido por sustancias/medicamentos / Características diagnósticas (p. 128).

2.8 Un hombre de 55 años con historia conocida de dependencia de alcohol y esquizofrenia es llevado a la sala de urgencias con delirios francos y alucinaciones visuales. ¿Cuál de las siguientes *no* sería una posibilidad diagnóstica a incluir en el diagnóstico diferencial?

A. Trastorno psicótico inducido por sustancias/medicamentos.
B. Dependencia de alcohol.
C. Trastorno psicótico debido a otra afección médica.
D. Trastorno de la personalidad límite con características psicóticas.

Respuesta correcta: D. **Trastorno de la personalidad límite con características psicóticas.**

Explicación: No se aportan datos que permitan el diagnóstico de un trastorno de la personalidad límite. Una historia previa de trastorno psicótico primario (esquizofrenia) no descarta la posibilidad de un trastorno psicótico inducido por sustancias/medicamentos. La aparición de delirios *de novo* en una persona mayor de 35 años sin historia conocida de trastorno psicótico primario debería sugerir la posibilidad de un trastorno psicótico inducido por sustancias/medicamentos.

[2.8] Trastorno psicótico inducido por sustancias/medicamentos / Diagnóstico diferencial (pp. 130-131).

2.9 ¿Cuál de los siguientes conjuntos de especificadores se incluye en los criterios diagnósticos del DSM-5-TR para el trastorno psicótico inducido por sustancias/medicamentos?

A. *Con inicio antes de la intoxicación* y *con inicio antes de la abstinencia.*
B. *Con inicio durante la intoxicación* y *con inicio durante la abstinencia.*
C. *Con buenos rasgos pronósticos* y *sin buenos rasgos pronósticos.*
D. *Con catatonía* y *sin catatonía.*

Respuesta correcta: B. *Con inicio durante la intoxicación y con inicio durante la abstinencia.*

Explicación: El especificador *con inicio durante la intoxicación* debe usarse si se cumplen los criterios de la intoxicación con la sustancia y los síntomas se desarrollan durante la intoxicación. El especificador *con inicio durante la abstinencia* debe usarse si se cumplen los criterios de la abstinencia de la sustancia y los síntomas se desarrollan durante o poco después de la abstinencia.

[2.9] Trastorno psicótico inducido por sustancias/medicamentos / Criterios diagnósticos (pp. 126-127).

2.10 Un hombre de 65 años con lupus eritematoso sistémico en tratamiento con corticosteroides presencia un grave accidente de tráfico. Comienza a presentar un discurso desorganizado que dura varios días antes de resolverse. ¿Qué diagnóstico se ajusta mejor a este cuadro clínico?

A. Trastorno psicótico asociado al lupus eritematoso sistémico.
B. Psicosis inducida por esteroides.
C. Trastorno psicótico breve, con factor de estrés notable.
D. Trastorno esquizoafectivo.

Respuesta correcta: C. **Trastorno psicótico breve, con factor de estrés notable.**

Explicación: Las características esenciales del trastorno psicótico debido a otra afección médica son delirios o alucinaciones prominentes que se consideran atribuibles a los efectos fisiológicos de otra afección médica y no se explican mejor por otro trastorno mental (por ejemplo, los síntomas no son una reacción psicológica a una afección médica grave). En este caso, los síntomas se entienden mejor como una respuesta psicológica al trauma de presenciar el accidente.

[2.10] Trastorno psicótico debido a otra afección médica / Características diagnósticas (pp. 131-132).

2.11 ¿Cuál de las siguientes presentaciones de síntomas psicóticos *no* se diagnosticaría correctamente como *otro trastorno del espectro de la esquizofrenia o psicótico de otro tipo especificado*?

A. Síntomas psicóticos que han durado menos de 1 mes pero que aún no han remitido, por lo que no se cumplen los criterios del trastorno psicótico breve.
B. Alucinaciones auditivas persistentes que ocurren en ausencia de cualquier otra característica.
C. Psicosis posparto que no cumple los criterios de un trastorno depresivo o bipolar con características psicóticas, un trastorno psicótico breve, un trastorno psicótico debido a otra afección médica o un trastorno psicótico inducido por sustancias/medicamentos.
D. Síntomas psicóticos que están temporalmente relacionados con el consumo de una sustancia.

Respuesta correcta: D. **Síntomas psicóticos que están temporalmente relacionados con el consumo de una sustancia.**

Explicación: Los síntomas psicóticos temporalmente relacionados con el consumo de una sustancia probablemente cumplirían los criterios de un trastorno psicótico inducido por sustancias/medicamentos del DSM-5-TR. La categoría *otro trastorno del espectro de la esquizofrenia o psicótico de otro tipo especificado* se aplica a las presentaciones en que predominan los síntomas característicos del trastorno del espectro de la esquizofrenia y otros trastornos psicóticos que causan malestar o deterioro clínicamente significativos en lo social, ocupacional u otras áreas importantes del funcionamiento, pero que no cumplen los criterios completos de ninguno de los trastornos de la clase diagnóstica del espectro de la esquizofrenia y otros trastornos psicóticos.

El otro trastorno del espectro de la esquizofrenia o psicótico de otro tipo especificado se utiliza en aquellas situaciones en que el clínico elige comunicar la razón específica por la que la presentación no cumple los criterios de ningún trastorno específico del espectro de la esquizofrenia y otros trastornos psicóticos. Esto se lleva a cabo registrando "otro trastorno del espectro de la esquizofrenia o psicótico de otro tipo especificado", seguido de la razón específica (por ejemplo, "alucinaciones auditivas persistentes").

[2.11] Otro trastorno del espectro de la esquizofrenia o psicótico de otro tipo especificado (p. 138).

2.12 ¿Cuál de las siguientes presentaciones de pacientes *no* se clasificaría como psicótica con el fin de diagnosticar una esquizofrenia?

A. El paciente escucha una voz que le dice que es una persona especial.
B. El paciente cree que está siendo seguido por una organización policial secreta que se centra exclusivamente en él.
C. El paciente tiene un *flashback* de una experiencia de guerra que siente como si estuviera sucediendo de nuevo.
D. El paciente no puede organizar sus pensamientos y deja de responder en medio de una entrevista.

Respuesta correcta: **C. El paciente tiene un *flashback* de una experiencia de guerra que siente como si estuviera sucediendo de nuevo.**

Explicación: Los trastornos del espectro de la esquizofrenia y otros trastornos psicóticos se definen por anormalidades en uno o más de los siguientes cinco dominios, de los que los primeros cuatro se consideran síntomas psicóticos: delirios, alucinaciones, pensamiento (habla) desorganizado, comportamiento motor gravemente desorganizado o anormal (incluida la catatonía) y síntomas negativos. Un *flashback* de una experiencia traumática es un recuerdo intenso y cargado de emoción, pero no alcanza el nivel de un síntoma psicótico.

[2.12] Introducción al capítulo / Características clave que definen los trastornos psicóticos (pp. 101-103).

2.13 ¿Cuál de las siguientes situaciones descartaría un diagnóstico de trastorno psicótico breve?

A. Continuación de los síntomas durante 6 semanas, seguida de una resolución completa.
B. Visiones de una figura religiosa que tienen varias personas durante una ceremonia religiosa.
C. Deterioro grave debido a los síntomas que requiere apoyo nutricional.
D. Un intento de suicidio.

Respuesta correcta: **A. Continuación de los síntomas durante 6 semanas, seguida de una resolución completa.**

Explicación: La característica esencial del trastorno psicótico breve es una perturbación que cursa al menos con uno de los siguientes síntomas psicóticos positivos: delirios, alucinaciones, habla desorganizada (por ejemplo, descarrilamiento frecuente o incoherencia) y comportamiento psicomotor anormalmente grave, incluida la catatonía (Criterio A). Un episodio de esta perturbación dura al menos 1 día pero menos de 1 mes y la persona finalmente retorna completamente al nivel de funcionamiento premórbido (Criterio B).

Las personas con trastorno psicótico breve suelen experimentar una gran agitación emocional o una confusión abrumadora. Pueden tener cambios rápidos de un afecto intenso a otro. Aunque la perturbación es breve, el nivel de deterioro puede ser grave, pudiendo ser necesario supervisar al paciente para garantizar que se satisfagan las necesidades nutricionales e higiénicas y que la persona esté protegida de las consecuencias de su juicio pobre, del deterioro cognitivo o de la actuación conforme a los delirios. Parece haber un riesgo aumentado de comportamiento suicida, particularmente durante el episodio agudo.

[2.13] Trastorno psicótico breve; Esquizofrenia / Diagnóstico diferencial; Características asociadas; Aspectos diagnósticos relacionados con la cultura (pp. 109-111).

2.14 Un hombre de 32 años se presenta en el servicio de urgencias angustiado y agitado. Informa que su hermana ha muerto en un accidente de coche durante un viaje a Sudamérica. Cuando se le pregunta cómo se ha enterado, dice que él y su hermana estaban muy unidos y que él "simplemente lo sabe". Después de hablar por teléfono con su hermana, que estaba de viaje, cómodamente alojada con amigos, el hombre expresó alivio de que estuviera viva. ¿Cuál de las siguientes descripciones se ajusta mejor a esta presentación?

A. No tenía una creencia delirante porque cambió a la luz de los nuevos datos.
B. Presentaba un delirio de grandeza porque creía que podía saber cosas que suceden lejos.
C. Experimentaba un delirio nihilista porque se refería a una catástrofe imaginada e inverosímil.
D. No tenía ningún delirio porque, en algunas culturas, la gente cree que puede saber cosas de los miembros de su familia aparte de las comunicaciones ordinarias.

Respuesta correcta: **A. No tenía una creencia delirante porque cambió a la luz de los nuevos datos.**

Explicación: Para ser un delirio, una creencia debe ser claramente falsa y fija, es decir, no susceptible de cambio a la luz de información adicional. La creencia de este hombre era falsa pero se mantenía flexible y estaba condicionada a la evidencia, como el hecho de hablar con su hermana viva. Por lo tanto, no es un delirio. Aunque los factores culturales deben tomarse en cuenta para determinar si una creencia es delirante, esa consideración no es relevante aquí porque la creencia no es delirante, independientemente del contexto cultural.

[2.14] Características clave que definen los trastornos psicóticos / Delirios (pp. 101-102).

2.15 ¿Cuál de los siguientes *no* es un tipo de delirio comúnmente reconocido?

A. Persecutorio.
B. Abducción alienígena.
C. Somático.
D. Grandioso.

Respuesta correcta: B. Abducción alienígena.

Explicación: Los tipos de delirio comúnmente reconocidos son el persecutorio, el referencial, el somático, el nihilista, el grandioso o de grandeza y el erotomaníaco, así como combinaciones de estos tipos. Una creencia delirante en la abducción alienígena puede ser grandiosa e involucrar aspectos somáticos y/o erotomaníacos, pero no es en sí misma una categoría principal de pensamiento delirante.

[2.15] Características clave que definen los trastornos psicóticos / Delirios (pp. 101-102).

2.16 Un hombre de 64 años que lleva 3 meses viudo acude al servicio de urgencias por consejo de su médico de atención primaria después de informarle de que escucha la voz de su difunta esposa llamándolo por su nombre cuando mira fotos antiguas y, a veces, cuando intenta quedarse dormido. Su médico de atención primaria le dice que está sufriendo un episodio psicótico y que necesita una evaluación psiquiátrica. ¿Cuál de las siguientes afirmaciones explica correctamente por qué estas experiencias no deberían considerarse psicóticas?

A. La experiencia ocurre mientras se está quedando dormido.
B. Puede invocar la voz con ciertas actividades.
C. La voz lo llama por su nombre.
D. Tanto A como B.

Respuesta correcta: D. Tanto A como B.

Explicación: Si una experiencia auditiva ocurre solo secundariamente a una acción controlable (como mirar fotos cargadas de afecto) o en un estado sensorial alterado, como justo antes de quedarse dormido (*hipnagógico*) o justo al despertar (*hipnopómpico*), no se clasifica como alucinación. Las alucinaciones auditivas francas pueden implicar la voz de alguien conocido por el paciente y en ellas, a menudo, se escucha que a uno lo llaman por su nombre.

[2.16] Características clave que definen los trastornos psicóticos / Alucinaciones (p. 102).

2.17 ¿Cuál de las siguientes opciones expuestas *no* representa un síntoma negativo de la esquizofrenia?

A. Aplanamiento afectivo.

B. Disminución de la motivación.
C. Procesos de pensamiento empobrecidos.
D. Tristeza por la pérdida de funcionalidad.

Respuesta correcta: D. **Tristeza por la pérdida de funcionalidad.**

Explicación: Los pacientes con esquizofrenia pueden ser conscientes de sus pérdidas funcionales y pueden sentir tristeza por ello. Esa respuesta emocional sería lo opuesto a los síntomas negativos, porque implicaría una respuesta emocional activa y expresiva. Los otros síntomas mencionados –aplanamiento afectivo, disminución de la motivación y procesos de pensamiento empobrecidos– son todos parte de los síntomas negativos o de déficit de la esquizofrenia. Por lo tanto, es importante distinguir los usos de la palabra *negativo*.

En referencia a las emociones tristes, tiene un significado, pero los síntomas negativos de la esquizofrenia significan déficits de la función psicológica normal, incluida la ausencia de sentimientos tristes.

[2.17] Características clave que definen los trastornos psicóticos / Síntomas negativos (pp. 102-103).

2.18 Los trastornos del espectro de la esquizofrenia y otros trastornos psicóticos se definen por anormalidades en uno o más de cinco dominios, cuatro de los cuales también se consideran síntomas psicóticos. ¿Cuál de los siguientes *no* se considera un síntoma psicótico?

A. Delirios.
B. Alucinaciones.
C. Pensamiento desorganizado.
D. Avolición.

Respuesta correcta: D. **Avolición.**

Explicación: La avolición es un síntoma negativo de la esquizofrenia, no un síntoma positivo (psicótico). La avolición es la ausencia de motivación para realizar acciones que tengan alguna finalidad. El término *positivo* no se refiere a una valoración positiva, sino más bien a algo que está presente y se contrapone a los síntomas de déficit como los síntomas negativos de la esquizofrenia. Los otros tipos de síntomas enumerados se consideran psicóticos.

[2.18] Características clave que definen los trastornos psicóticos / Síntomas negativos (pp. 102-103).

2.19 ¿Cuál es el tipo de delirio más común?

A. Delirio somático de apariencia corporal distorsionada.
B. Delirio grandioso.
C. Inserción de pensamientos.
D. Delirio persecutorio.

Respuesta correcta: D. **Delirio persecutorio.**

Explicación: Los delirios persecutorios son la forma más común. Esto puede deberse a que tales delirios se asocian a una desregulación de las funciones de autoprotección y/o sociopsicológicas existentes, pero la razón por la que estos son el delirio más comúnmente encontrado aún no se conoce bien.

[2.19] Características clave que definen los trastornos psicóticos / Delirios (pp. 101-102).

2.20 ¿Cuál de las siguientes presentaciones *no* se clasificaría como comportamiento desorganizado con el fin de diagnosticar los trastornos del espectro de la esquizofrenia y otros trastornos psicóticos?

A. Masturbarse en público.
B. Llevar pantalones en la cabeza.
C. Hablar en lenguas durante un retiro religioso.
D. Girar 180 grados para dar la espalda al entrevistador al responder preguntas.

Respuesta correcta: C. Hablar en lenguas durante un retiro religioso.

Explicación: El pensamiento desorganizado (trastorno del pensamiento formal) se infiere típicamente del habla del individuo. El individuo puede cambiar de un tema a otro (descarrilamiento o asociaciones sueltas). Las respuestas a las preguntas pueden estar oblicuamente relacionadas o completamente no relacionadas (tangencialidad) con ellas. Raramente, el habla puede estar tan gravemente desorganizada que es casi incomprensible y se asemeja a la afasia receptiva en su desorganización lingüística (incoherencia o *ensalada de palabras*). Como el habla levemente desorganizada es común y no específica, el síntoma debe ser lo suficientemente marcado como para perjudicar sustancialmente la comunicación efectiva. La gravedad del deterioro puede ser difícil de evaluar si la persona que hace el diagnóstico proviene de un entorno lingüístico diferente al de la persona que está siendo examinada. Por ejemplo, algunos grupos religiosos experimentan la glosolalia (hablar en lenguas); otros describen experiencias de trance de posesión (estados de trance en los que la identidad personal es reemplazada por una identidad posesiva externa). Estos fenómenos se caracterizan por el habla desorganizada. Estos casos no representan signos de psicosis a menos que estén acompañados de otros síntomas claramente psicóticos. Un pensamiento o habla menos desorganizada puede ocurrir durante los períodos prodrómicos y residuales de la esquizofrenia.

[2.20] Características clave que definen los trastornos psicóticos / Comportamiento motor extremadamente desorganizado o anormal (incluida la catatonía) (p. 102).

2.21 ¿Cuál de las siguientes afirmaciones sobre los comportamientos motores catatónicos es *falsa*?

A. El comportamiento motor catatónico es un tipo de comportamiento gravemente desorganizado que históricamente se ha asociado con los trastornos del espectro de la esquizofrenia y otros trastornos psicóticos.
B. Los comportamientos motores catatónicos pueden ocurrir en muchos trastornos mentales (como los trastornos del estado de ánimo) y en otras afecciones médicas.

C. Un comportamiento se considera catatónico solo si implica ralentización motora o rigidez, como el mutismo, la postura o la flexibilidad cérea.

D. La catatonía puede diagnosticarse independientemente de cualquier otro trastorno psiquiátrico.

Respuesta correcta: **C. Un comportamiento se considera catatónico solo si implica ralentización motora o rigidez, como el mutismo, la postura o la flexibilidad cérea.**

Explicación: El *comportamiento catatónico* es una disminución marcada de la reactividad al entorno. Esto varía desde la resistencia a las instrucciones (negativismo), pasando por mantener una postura rígida, inapropiada o extraña, hasta la falta completa de respuestas verbales y motoras (mutismo y estupor). También puede incluir actividad motora sin propósito y excesiva sin causa obvia (excitación catatónica). Otras características son los movimientos estereotipados repetidos, la mirada fija, el gesto, el mutismo y el eco del habla. Aunque la catatonía se ha asociado históricamente a la esquizofrenia, los síntomas catatónicos son inespecíficos y pueden ocurrir en otros trastornos mentales (por ejemplo, trastornos bipolares o depresivos con catatonía) y afecciones médicas (trastorno catatónico debido a otra afección médica).

[2.21] Características clave que definen los trastornos psicóticos / Comportamiento motor extremadamente desorganizado o anormal (incluida la catatonía) (p. 102); Catatonía (pp. 134-137).

2.22 ¿Cuál de las siguientes afirmaciones sobre los síntomas negativos de la esquizofrenia es *falsa*?

A. Los síntomas negativos se distinguen fácilmente de los efectos secundarios de la medicación, como la sedación.

B. Los síntomas negativos incluyen una disminución de la expresión emocional.

C. Los síntomas negativos pueden ser difíciles de distinguir de los efectos secundarios de la medicación, como la sedación.

D. Los síntomas negativos incluyen una disminución de la interacción social o con los pares.

Respuesta correcta: **A. Los síntomas negativos se distinguen fácilmente de los efectos secundarios de la medicación, como la sedación.**

Explicación: Los síntomas negativos de la esquizofrenia se refieren a los aspectos deficitarios de la enfermedad, en contraste con los síntomas "positivos" (en el sentido de ser notables por su presencia, no en el sentido de ser deseables). Los síntomas positivos incluyen alucinaciones, delirios, comportamientos desorganizados y pensamiento desorganizado. Los efectos secundarios de la medicación, como la sedación y la bradicinesia, pueden imitar los síntomas negativos y ser evaluados erróneamente como sintomatología negativa primaria. Los síntomas negativos primarios incluyen una disminución de la expresión emocional, una reducción de la interacción con los demás, y una disminución de la motivación para las actividades dirigidas a un objetivo.

[2.22] Características clave que definen los trastornos psicóticos / Síntomas negativos (pp. 102-103).

2.23   ¿Cuál de las siguientes afirmaciones describe correctamente una forma en que el trastorno esquizoafectivo puede diferenciarse del trastorno bipolar?

A. En el trastorno bipolar, los síntomas psicóticos no duran más de 1 mes.
B. En el trastorno bipolar, los síntomas psicóticos siempre coexisten con los síntomas del estado de ánimo.
C. El trastorno esquizoafectivo nunca incluye episodios completos de depresión mayor.
D. En el trastorno bipolar, los síntomas psicóticos siempre son congruentes con el estado de ánimo.

Respuesta correcta: B. En el trastorno bipolar, los síntomas psicóticos siempre coexisten con los síntomas del estado de ánimo.

Explicación: Distinguir el trastorno esquizoafectivo de los trastornos depresivos y bipolares con características psicóticas es a menudo difícil. El trastorno esquizoafectivo puede distinguirse de un trastorno depresivo o bipolar con características psicóticas por la presencia de delirios y/o alucinaciones prominentes durante al menos 2 semanas en ausencia de episodio anímico mayor. Por el contrario, en los trastornos depresivos o bipolares con características psicóticas, las características psicóticas aparecen principalmente durante los episodios de estado de ánimo.

[2.23] Trastorno esquizoafectivo / Diagnóstico diferencial (p. 125).

2.24   ¿Cuál de las siguientes combinaciones de síntomas, si está presente durante 1 mes, cumpliría el Criterio A de la esquizofrenia?

A. Alucinaciones auditivas y visuales prominentes.
B. Comportamiento gravemente desorganizado y avolición.
C. Habla desorganizada y disminución de la expresión emocional.
D. Delirios paranoicos y de grandeza.

Respuesta correcta: C. Habla desorganizada y disminución de la expresión emocional.

Explicación: Para cumplir el Criterio A del DSM-5-TR, dos (o más) de los siguientes síntomas deben estar presentes durante una porción significativa de tiempo en un período de 1 mes (o menos, si se trata con éxito): 1) delirios, 2) alucinaciones, 3) habla desorganizada (por ejemplo, descarrilamiento frecuente o incoherencia), 4) comportamiento gravemente desorganizado o catatónico, y 5) síntomas negativos (es decir, disminución de la expresión emocional o avolición). Al menos uno de los dos síntomas debe ser la presencia clara de delirios (A1), alucinaciones (A2) o habla desorganizada (A3). Por lo tanto, dos formas de alucinaciones o dos tipos de delirios solos, en ausencia de otros síntomas, serían insuficientes para cumplir el Criterio A. La combinación de comportamiento gravemente desorganizado (aunque se considera un síntoma psicótico) con síntomas negativos también es insuficiente para cumplir con el Criterio A.

[2.24] Esquizofrenia / Criterios diagnósticos (pp. 113-114).

2.25 ¿Cuál de las siguientes afirmaciones sobre el comportamiento violento o suicida en la esquizofrenia es *falsa*?

A. Alrededor del 5-6% de las personas con esquizofrenia mueren por suicidio.
B. Las personas con esquizofrenia agreden frecuentemente a extraños de manera aleatoria.
C. En comparación con la población general, las personas con esquizofrenia son más frecuentemente víctimas de violencia.
D. La juventud, el sexo masculino y el abuso de sustancias son factores que aumentan el riesgo de suicidio entre las personas con esquizofrenia.

Respuesta correcta: **B. Las personas con esquizofrenia agreden frecuentemente a extraños de manera aleatoria.**

Explicación: Si bien la hostilidad y la agresión pueden asociarse a la esquizofrenia, la agresión espontánea o aleatoria es poco común. La agresión es más frecuente en los hombres jóvenes y en los individuos con antecedentes de violencia, falta de adherencia al tratamiento, abuso de sustancias e impulsividad. Cabe destacar que la gran mayoría de las personas con esquizofrenia no son agresivas y son víctimas con más frecuencia que los individuos de la población general.

Aproximadamente, el 5-6% de las personas con esquizofrenia mueren por suicidio, alrededor del 20% intentan suicidarse en una o más ocasiones, y muchas más tienen ideación suicida significativa. El comportamiento suicida surge a veces en respuesta a alucinaciones de recibir órdenes de dañarse a uno mismo o a otras personas. El riesgo de suicidio permanece alto durante toda la vida entre los hombres y las mujeres, aunque puede ser especialmente alto en los hombres jóvenes con consumo comórbido de sustancias. Otros factores de riesgo son tener síntomas depresivos o sentimientos de desesperanza y estar desempleado, y el riesgo también es mayor en el período posterior a un episodio psicótico o al alta hospitalaria.

[2.25] Esquizofrenia / Características asociadas (p. 116); Asociación con pensamientos o comportamientos suicidas (p. 119).

2.26 ¿Cuál de las siguientes afirmaciones sobre la esquizofrenia de inicio en la infancia es *verdadera*?

A. La esquizofrenia de inicio en la infancia tiende a parecerse a la esquizofrenia del adulto con mal pronóstico, de inicio gradual y con síntomas negativos prominentes.
B. Los patrones del habla desorganizados en la infancia suelen indicar esquizofrenia.
C. Debido a la capacidad de imaginación de la infancia, las alucinaciones y delirios de la esquizofrenia de inicio en la infancia son más elaborados que en la esquizofrenia de inicio en la edad adulta.

D. En un niño que presenta comportamiento desorganizado se debe descartar la esquizofrenia antes de considerar otros diagnósticos de la infancia.

Respuesta correcta: **A. La esquizofrenia de inicio en la infancia tiende a parecerse a la esquizofrenia del adulto con mal pronóstico, de inicio gradual y con síntomas negativos prominentes.**

Explicación: Las características esenciales de la esquizofrenia son las mismas en la infancia, pero es más difícil hacer el diagnóstico. Las alucinaciones y los delirios pueden ser menos elaborados en los niños que en los adultos; las alucinaciones visuales son más comunes y deben distinguirse del juego de fantasía normal. El habla desorganizada ocurre en muchos trastornos de inicio en la infancia (por ejemplo, el trastorno del espectro autista), al igual que el comportamiento desorganizado (por ejemplo, el trastorno de déficit de atención/hiperactividad). Estos síntomas no deben atribuirse a la esquizofrenia sin la debida consideración de los trastornos más comunes de la infancia. Los casos de inicio en la infancia tienden a parecerse a los casos adultos con mal pronóstico, de inicio gradual y con síntomas negativos prominentes. Los niños que posteriormente reciben el diagnóstico de esquizofrenia tienen más probabilidades de haber experimentado alteraciones emocionales-comportamentales y psicopatológicas, alteraciones intelectuales y del lenguaje, y retrasos motores sutiles.

[2.26] Esquizofrenia / Desarrollo y curso (pp. 117-118).

2.27 ¿Cuál de las siguientes afirmaciones sobre las diferencias de sexo en la esquizofrenia es *verdadera*?

A. Las mujeres con esquizofrenia tienden a tener menos síntomas psicóticos que los hombres durante el curso de la enfermedad.
B. El primer inicio de esquizofrenia después de los 40 años es más probable en las mujeres que en los hombres.
C. Los síntomas psicóticos en las mujeres tienden a desaparecer con la edad en mayor medida que en los hombres.
D. Los síntomas negativos y el aplanamiento afectivo se observan con más frecuencia en las mujeres con esquizofrenia que en los hombres con este trastorno.

Respuesta correcta: **B. El primer inicio de esquizofrenia después de los 40 años es más probable en las mujeres que en los hombres.**

Explicación: La prevalencia de la esquizofrenia a lo largo de la vida parece ser aproximadamente del 0,3-0,7 %, aunque se describen variaciones según la raza/etnia, entre países y dependiendo del origen geográfico en el caso de los inmigrantes e hijos de inmigrantes. La proporción de sexos difiere entre las distintas muestras y poblaciones; por ejemplo, la prominencia de los síntomas negativos y la mayor duración del trastorno (asociada a peor pronóstico) muestran tasas de incidencia más altas en los hombres, mientras que las definiciones que permiten la inclusión de más síntomas anímicos y las presentaciones breves (asociadas a mejor pronóstico) muestran riesgos equivalentes en ambos sexos.

Varias características distinguen la expresión clínica de la esquizofrenia en mujeres y hombres. La incidencia general de la esquizofrenia tiende a ser ligeramente menor en las mujeres, especialmente entre los casos tratados. La edad de inicio es más tardía en las mujeres, con un segundo pico en la mediana edad. Los síntomas tienden a estar más cargados de afectividad en las mujeres y hay más síntomas psicóticos, así como mayor propensión a que los síntomas psicóticos empeoren durante la vejez. Otras diferencias sintomáticas son el menor número de síntomas negativos y la menor desorganización. Finalmente, el funcionamiento social tiende a mantenerse mejor preservado en las mujeres. A pesar de todo, hay frecuentes excepciones a estas advertencias generales.

[2.27] Esquizofrenia / Prevalencia (pp. 116-117); Cuestiones de diagnóstico relacionadas con el sexo y el género (p. 119).

2.28 Una estudiante universitaria de 19 años es llevada a la sala de urgencias por su familia en contra de su voluntad. Hace 3 meses, de repente empezó a sentirse "extraña" y volvió a casa desde la universidad porque no podía concentrarse. Unas 2 semanas después de volver a casa empezó a oír voces que le decían que era "una pecadora" y que debía arrepentirse. Aunque nunca fue una persona religiosa, ahora cree que debe arrepentirse, pero no sabe cómo y se siente confundida. Gestiona sus actividades de la vida diaria a pesar de las alucinaciones auditivas y los delirios en curso, y se muestra afectivamente reactiva durante el examen. ¿Qué diagnóstico se ajusta mejor a esta presentación?

A. Trastorno esquizofreniforme, con buenas características pronósticas, provisional.
B. Trastorno esquizofreniforme, sin buenas características pronósticas, provisional.
C. Trastorno esquizofreniforme, con buenas características pronósticas.
D. Trastorno esquizofreniforme, sin buenas características pronósticas.

Respuesta correcta: A. **Trastorno esquizofreniforme, con buenas características pronósticas, provisional.**

Explicación: El trastorno esquizofreniforme se diagnostica bajo dos condiciones: 1) cuando un episodio de enfermedad dura entre 1 y 6 meses y la persona ya se ha recuperado, y 2) cuando una persona presenta síntomas durante menos de los 6 meses requeridos para el diagnóstico de esquizofrenia pero aún no se ha recuperado (como en este caso). Entonces se añade el calificador *provisional* porque no se sabe si la persona se recuperará del trastorno dentro del período de 6 meses. Si el trastorno persiste más allá de los 6 meses, el diagnóstico debe cambiarse al de esquizofrenia. En cualquier caso, el trastorno esquizofreniforme toma el especificador *con buenas características pronósticas* si están presentes al menos dos de las siguientes características: 1) inicio de síntomas psicóticos prominentes dentro de las 4 semanas del primer cambio notable en el comportamiento o funcionamiento habitual; 2) confusión o perplejidad; 3) buen funcionamiento social y ocupacional previo a la enfermedad, y 4) ausencia de afecto embotado o plano. Este caso muestra las cuatro características. Como tenemos suficiente información para hacer el diagnóstico de trastorno esquizofreniforme, sería incorrecto aplicar el de trastorno del espectro de la esquizofrenia o psicótico de otro tipo no especificado.

[2.28] Trastorno esquizofreniforme / Criterios diagnósticos (pp. 111-112); Características diagnósticas (p. 112).

2.29 Un estudiante universitario de 24 años es llevado a la sala de urgencias por el equipo de salud de la universidad. Hace unas semanas se vio involucrado en un accidente de coche en el que uno de sus amigos resultó gravemente herido y murió en sus brazos. El joven no ha salido de su habitación ni se ha duchado en las últimas 2 semanas. Ha comido solo mínimamente, ha afirmado que los extraterrestres le han seleccionado para una abducción y ha asegurado que podía escuchar sus transmisiones de radio. Nada parece convencerle de que esta abducción no va a suceder o de que las transmisiones no son reales. ¿Cuál de los siguientes diagnósticos (y justificaciones) es el más apropiado?

A. Trastorno psicótico breve con marcado factor de estrés, porque los síntomas comenzaron después del trágico accidente de coche.
B. Trastorno psicótico breve sin marcado factor de estrés, porque el contenido de la psicosis no está relacionado con el accidente.
C. Trastorno del espectro de la esquizofrenia o psicótico de otro tipo no especificado, porque se necesita más información.
D. Trastorno esquizofreniforme, porque hay síntomas psicóticos pero aún no presenta un cuadro completo de esquizofrenia.

Respuesta correcta: C. Trastorno del espectro de la esquizofrenia o psicótico de otro tipo no especificado porque se necesita más información.

Explicación: El diagnóstico de *trastorno psicótico breve* requiere que haya síntomas psicóticos que duren más de 1 día pero menos de 1 mes y que el paciente haya mostrado una recuperación completa. En este caso no se sabe cuánto tiempo durarán los síntomas ni si el paciente se recuperará completamente. Si los síntomas remiten en menos de 1 mes y se ve una recuperación completa, se podría diagnosticar el *trastorno psicótico breve con factor de estrés notable*. No se requiere que el contenido de los síntomas psicóticos coincida con los sucesos que constituyen el factor estresante, siempre que se mantenga la secuencia temporal. El diagnóstico de *trastorno delirante* requiere 1 mes de síntomas y no suele implicar delirios extraños ni los déficits funcionales que se ven aquí. El *trastorno esquizofreniforme* requiere 1 mes de síntomas. Si estos continúan durante 1 mes y persisten los déficits funcionales, el diagnóstico podría ser el de trastorno esquizofreniforme y el trastorno podría progresar a la esquizofrenia después de 6 meses. Aún no se sabe la trayectoria futura de estos síntomas psicóticos, por lo que solo se puede justificar el diagnóstico de trastorno del espectro de la esquizofrenia u otro trastorno psicótico no especificado. La categoría de *trastorno del espectro de la esquizofrenia o psicótico de otro tipo no especificado* se usa en las situaciones en que el clínico elige no especificar la razón por la que no se cumplen los criterios de un trastorno específico del espectro de la esquizofrenia y otros trastornos psicóticos, e incluye presentaciones en las que hay información insuficiente para hacer un diagnóstico más específico (p. ej., en los servicios de urgencias).

[2.29] Trastorno del espectro de la esquizofrenia o psicótico de otro tipo no especificado (p. 138).

CAPÍTULO 3

Trastorno bipolar y trastornos relacionados

3.1 Un paciente de 32 años informa que lleva sintiéndose inusualmente irritable durante 1 semana. Durante este tiempo tiene más energía y actividad, duerme menos y le resulta difícil estarse quieto. También habla más de lo habitual y se distrae fácilmente, hasta el punto de que le resulta difícil completar sus tareas de trabajo. Ni el examen físico ni los análisis de laboratorio encuentran causas médicas de sus síntomas y el paciente no toma medicamentos. ¿Qué diagnóstico se ajusta mejor a este cuadro clínico?

A. Episodio maníaco.
B. Episodio hipomaníaco.
C. Trastorno bipolar I, con características mixtas.
D. Trastorno ciclotímico.

Respuesta correcta: A. **Episodio maníaco.**

Explicación: En el DSM-5-TR, la definición del episodio maníaco requiere un estado de ánimo distinto y anormal que puede ser persistentemente elevado, expansivo o irritable, junto con un aumento de la actividad durante al menos 1 semana. La persona también debe experimentar al menos tres (cuatro, si el estado de ánimo solo es irritable) de los siguientes síntomas: 1) autoestima inflada o grandiosidad, 2) disminución de la necesidad de sueño, 3) más hablador de lo habitual o presión para seguir hablando, 4) fuga de ideas o experiencia subjetiva de que los pensamientos están acelerados, 5) distracción, 6) aumento de la actividad con fines concretos o agitación psicomotora, y 7) participación excesiva en actividades con alto potencial de consecuencias dolorosas.

[3.1] Trastorno bipolar I / Criterios diagnósticos (pp. 139-140).

3.2 Una paciente de 28 años refiere 1 semana de actividad aumentada asociada a un estado de ánimo elevado, necesidad disminuida de sueño y autoestima inflada. No se opone a su estado actual ("¡Estoy haciendo más trabajo que nunca!"). El examen físico y los análisis de laboratorio no revelan ninguna causa médica de sus síntomas. Había tomado fluoxetina para un episodio depresivo mayor, pero la dejó por su cuenta hace 2 meses porque sentía que su estado de ánimo era estable. ¿Qué diagnóstico se ajusta mejor a este cuadro clínico?

A. Trastorno bipolar I.
B. Trastorno bipolar II.
C. Trastorno ciclotímico.
D. Trastorno bipolar inducido por sustancias/medicación.

Respuesta correcta: B. **Trastorno bipolar II.**

Explicación: Es muy probable que esta paciente cumpla los criterios del trastorno bipolar II, episodio actual hipomaníaco, que se define como un episodio hipomaníaco actual o pasado en una persona con antecedentes previos de al menos un episodio depresivo mayor. La falta de un episodio maníaco actual o pasado descarta el trastorno bipolar I, y el curso temporal y la ausencia de numerosos episodios de hipomanía descartan el trastorno ciclotímico. Aunque los antidepresivos pueden precipitar episodios maníacos, el largo período desde la interrupción de la medicación (más de 5 semividas) hace que sea poco probable que este episodio esté inducido por la medicación.

[3.2] Trastorno bipolar II / Diagnóstico diferencial (pp. 157-158).

3.3 ¿Qué porcentaje aproximado de las personas que experimentan un solo episodio maníaco continuarán teniendo episodios de ánimo recurrentes?

A. 90 %.
B. 50 %.
C. 25 %.
D. 10 %.

Respuesta correcta: A. **90 %.**

Explicación: Los trastornos bipolares son altamente recurrentes y más del 90 % de las personas que tienen un solo episodio maníaco continuarán teniendo episodios de ánimo recurrentes.

[3.3] Trastorno bipolar I / Desarrollo y curso (p. 146).

3.4 ¿Cuál de los siguientes factores está más asociado con la recaída maníaca en el trastorno bipolar I?

A. Adversidad en la infancia.
B. Estrés reciente en la vida.
C. Primer episodio de polaridad maníaca.
D. Intento de suicidio.

Respuesta correcta: C. **Primer episodio de polaridad maníaca.**

Explicación: La polaridad del primer episodio tiende a estar asociada con la polaridad predominante de los episodios futuros y sus características clínicas (por ejemplo, el inicio depresivo se asocia con una mayor densidad de episodios depresivos y de comportamiento suicida). La adversidad en la infancia se asocia a un peor pronóstico y a un cuadro clínico más grave que puede incluir comorbilidad médica o psiquiátrica, suicidio y características psicóticas asociadas. Más próximo, el estrés reciente en la vida y otros sucesos biográficos negativos aumentan el riesgo de recaída depresiva en las personas diagnosticadas con trastorno bipolar, mientras que la recaída maníaca parece estar específicamente vinculada a sucesos biográficos relacionados con el cumplimiento de etapas (por ejemplo, casarse, acabar los estudios).

[3.4] Trastorno bipolar I / Desarrollo y curso; Factores de riesgo y pronóstico (pp. 146-147).

3.5 ¿Cuál de las siguientes opciones es más común en hombres que en mujeres con trastorno bipolar I?

A. Ciclado rápido.
B. Suicidio consumado.
C. Comienzo más temprano.
D. Síntomas mixtos.

Respuesta correcta: B. Suicidio consumado.

Explicación: Aunque los intentos de suicidio son más frecuentes en las mujeres, el suicidio consumado es más común en los hombres con trastorno bipolar. Aunque el trastorno bipolar I afecta por igual a hombres y mujeres, los síntomas mixtos y de ciclado rápido son más comunes en las mujeres. Las mujeres con trastorno bipolar I tienen una edad promedio de inicio más temprana. En comparación con los hombres, las mujeres con trastorno bipolar tienen más probabilidades de experimentar trastornos alimentarios comórbidos. En Estados Unidos, la edad media de inicio del trastorno bipolar I del DSM-5-TR es de 22 años, ligeramente más joven para las mujeres (21,5 años) que para los hombres (23,0 años).

[3.5] Trastorno bipolar I / Desarrollo y curso; Asociación a pensamientos o conductas suicidas; Aspectos diagnósticos relacionados con el sexo y el género (pp. 146-148).

3.6 Un paciente con antecedentes de trastorno bipolar I presenta un nuevo episodio maníaco, que se trata con éxito ajustando la medicación. Nota síntomas depresivos crónicos que, en retrospectiva, precedieron por mucho a los episodios maníacos. Describe estos síntomas como "sentirse decaído", tener menos energía y, más veces que no, carecer de motivación. No reconoce otros síntomas depresivos; sin embargo, los síntomas actuales han sido suficientes como para afectar negativamente a su matrimonio. ¿Qué diagnóstico se ajusta mejor a esta presentación?

A. Otro trastorno bipolar o relacionado especificado.
B. Trastorno bipolar I, episodio actual o más reciente deprimido.
C. Trastorno ciclotímico.
D. Trastorno bipolar I y trastorno depresivo persistente (distimia).

Respuesta correcta: D. Trastorno bipolar I y trastorno depresivo persistente (distimia).

Explicación: La presentación de este paciente no cumple los criterios completos de un episodio depresivo mayor y, por lo tanto, no cumple los requisitos del diagnóstico de trastorno bipolar I, episodio actual o más reciente deprimido. Si el paciente cumple los criterios del trastorno depresivo persistente (distimia) y del trastorno bipolar I, ambos deben diagnosticarse. La presencia de un episodio maníaco hace que el trastorno bipolar II, el trastorno ciclotímico y el otro trastorno bipolar o relacionado especificado sean inapropiados.

[3.6] Trastorno bipolar I / Diagnóstico diferencial (pp. 148-149).

3.7   ¿En qué se diferencian los episodios maníacos del trastorno de déficit de atención/hiperactividad (TDAH)?

A. Los episodios maníacos están más fuertemente asociados a la impulsividad.
B. Los episodios maníacos tienen inicios y finales sintomáticos más claros.
C. Los episodios maníacos tienen más probabilidades de mostrar un curso crónico.
D. Los episodios maníacos aparecen por primera vez a una edad más temprana.

Respuesta correcta: B. **Los episodios maníacos tienen inicios y finales sintomáticos más claros.**

Explicación: El TDAH se caracteriza por síntomas persistentes de inatención, hiperactividad e impulsividad que pueden parecerse a los síntomas de un episodio maníaco (por ejemplo, distracción, aumento de la actividad, comportamiento impulsivo) y se inician antes de los 12 años. En cambio, los síntomas de la manía del trastorno bipolar I ocurren en episodios distintos y comienzan normalmente en la adolescencia tardía o la juventud adulta.

[3.7] Trastorno bipolar I / Diagnóstico diferencial (p. 149).

3.8   Un paciente con antecedentes de trastorno bipolar informa que ha experimentado 1 semana de ánimo elevado y expansivo. ¿Qué evidencia de las siguientes sugeriría que el paciente está experimentando un episodio hipomaníaco en lugar de uno maníaco?

A. Irritabilidad prominente.
B. Mayor productividad en el trabajo.
C. Síntomas psicóticos.
D. Buena conciencia de la enfermedad.

Respuesta correcta: B. **Mayor productividad en el trabajo.**

Explicación: El factor principal que diferencia los episodios maníacos de los hipomaníacos es que los episodios maníacos causan un deterioro significativo del funcionamiento social o laboral, o requieren hospitalización para prevenir daños a uno mismo o a otros, o tienen características psicóticas (Criterio C del trastorno bipolar I). En la hipomanía, "el episodio no es lo suficientemente grave como para causar un deterioro significativo del funcionamiento social o laboral o para requerir hospitalización" (Criterio E del trastorno bipolar II). Ambos tipos de episodios pueden causar irritabilidad o disminución de la necesidad de dormir. La pérdida de introspección puede llevar a consecuencias significativas durante un episodio maníaco, pero no se incluye en los criterios del diagnóstico.

[3.8] Trastorno bipolar I / Criterios diagnósticos (pp. 139-141).

3.9 Una estudiante de posgrado de 25 años acude a un psiquiatra quejándose de sentirse decaída y de "no disfrutar de nada". Sus síntomas comenzaron hace aproximadamente 1 mes, junto con insomnio y escaso apetito. Tiene poco interés en las actividades y presenta dificultades para hacer su trabajo escolar. Recuerda un episodio similar hace 1 año, que duró aproximadamente 2 meses antes de mejorar sin tratamiento. También refiere varios episodios de energía aumentada durante los últimos 2 años. Los episodios suelen durar de 1 a 2 semanas, durante las cuales es muy productiva, se siente más social y extrovertida, tiende a dormir menos y sigue notándose llena de energía durante el día. Sus amigos le dicen que habla más rápido durante estos episodios, pero no lo ven como algo desagradable. Le dicen que parece más extrovertida e ingeniosa. No tiene problemas médicos, no toma ninguna medicación y niega consumir drogas o alcohol. ¿Cuál es el diagnóstico más probable?

A. Trastorno bipolar I, episodio actual deprimido.
B. Trastorno ciclotímico.
C. Trastorno bipolar II, episodio actual deprimido.
D. Trastorno depresivo mayor.

Respuesta correcta: **C. Trastorno bipolar II, episodio actual deprimido.**

Explicación: Dado su actual episodio depresivo mayor, combinado con un historial de ánimo y actividad elevados, es probable que esta paciente tenga un trastorno bipolar. Como sus períodos de elevación del estado de ánimo no causan malestar ni deterioro, probablemente se trate de episodios hipomaníacos, de ahí el diagnóstico de trastorno bipolar II. La falta de cualquier síntoma hipomaníaco actual excluye el episodio mixto de la enfermedad. La presencia de episodios depresivos mayores excluye el trastorno ciclotímico, y sus episodios hipomaníacos excluyen el trastorno depresivo mayor. Este caso ilustra la observación clínica de que los pacientes con trastorno bipolar II generalmente buscan tratamiento solo cuando experimentan síntomas depresivos.

[3.9] Trastorno bipolar II / Características diagnósticas (pp. 153-155).

3.10 ¿Cómo difieren los episodios depresivos asociados al trastorno bipolar II de los asociados al trastorno bipolar I?

A. Son más largos que los asociados al trastorno bipolar I.
B. Son menos incapacitantes que los asociados al trastorno bipolar I.
C. Son menos graves que los asociados al trastorno bipolar I.
D. Rara vez son el motivo de que el paciente busque tratamiento.

Respuesta correcta: **A. Son más largos que los asociados al trastorno bipolar I.**

Explicación: Los episodios depresivos mayores recurrentes asociados al trastorno bipolar II suelen ser más frecuentes y prolongados que los asociados al trastorno bipolar I. Los episodios depresivos pueden ser muy graves e incapacitantes; por esta razón, el DSM-5-TR resalta que el trastorno bipolar II no debe considerarse una forma "más leve" del trastorno bipolar I. Los pacientes con trastorno bipolar II tienen más probabilidades de buscar tratamiento cuando están deprimidos que durante los episodios hipomaníacos.

[3.10] Trastorno bipolar II / Características diagnósticas (pp. 153-155).

3.11 ¿Cómo difiere el curso del trastorno bipolar II del curso del trastorno bipolar I?

A. Es menos episódico que el curso del trastorno bipolar I.
B. Es más crónico que el curso del trastorno bipolar I.
C. Cursa con períodos asintomáticos más largos que el curso del trastorno bipolar I.
D. Cursa con un número mucho menor de episodios anímicos en la vida que el curso del trastorno bipolar I.

Respuesta correcta: B. **Es más crónico que el curso del trastorno bipolar I.**

Explicación: A pesar de las diferencias sustanciales en cuanto a duración y gravedad entre los episodios maníacos e hipomaníacos, el trastorno bipolar II no es una forma "más leve" del trastorno bipolar I. En comparación con las personas con trastorno bipolar I, las personas con trastorno bipolar II tienen una mayor cronicidad de la enfermedad y pasan, de media, más tiempo en la fase depresiva de la enfermedad, que puede ser grave y/o incapacitante.

El número de episodios durante la vida (tanto episodios hipomaníacos como episodios depresivos mayores) tiende a ser mayor en el trastorno bipolar II que en el trastorno depresivo mayor o el trastorno bipolar I. El intervalo entre episodios anímicos en el curso del trastorno bipolar II tiende a disminuir a medida que la persona envejece. Aunque el episodio hipomaníaco es la característica que define al trastorno bipolar II, los episodios depresivos son más duraderos y discapacitantes a lo largo del tiempo.

[3.11] Trastorno bipolar II / Características diagnósticas (p. 154); Desarrollo y curso (p. 155).

3.12 ¿Cuál de las siguientes características confiere un peor pronóstico a un paciente con trastorno bipolar II?

A. Edad más joven.
B. Mayor nivel educativo.
C. Patrón de ciclado rápido.
D. Estado civil casado.

Respuesta correcta: C. **Patrón de ciclado rápido.**

Explicación: El patrón de ciclado rápido se asocia a un peor pronóstico. La recuperación del nivel funcional social previo en las personas con trastorno bipolar II es más probable en aquellas de menor edad y con depresión menos grave, lo que sugiere la presencia de efectos adversos de la enfermedad prolongada sobre la recuperación. Más educación, menos años de enfermedad y estar casado se asocian independientemente a la recuperación funcional de las personas con trastorno bipolar, incluso después de tener en cuenta el tipo de diagnóstico (I o II), los síntomas depresivos actuales y la presencia de comorbilidad psiquiátrica.

[3.12] Trastorno bipolar II / Factores de riesgo y pronóstico (p. 156).

3.13 ¿Cuál de las siguientes opciones tienen más probabilidades de experimentar las mujeres que los hombres con trastorno bipolar II?

A. Curso de la enfermedad más grave.
B. Hipomanía con características depresivas mixtas.
C. Más episodios maníacos.
D. Comienzo con síntomas depresivos.

Respuesta correcta: B. **Hipomanía con características depresivas mixtas.**

Explicación: Los patrones de enfermedad y comorbilidad parecen diferir según el sexo, siendo las mujeres más propensas que los hombres a presentar hipomanía con características depresivas mixtas y un curso de ciclado rápido. No se han encontrado diferencias de sexo importantes en varias variables clínicas, como las tasas de episodios depresivos, la edad y la polaridad de inicio, los síntomas y la gravedad de la enfermedad.

[3.13] Trastorno bipolar II / Aspectos diagnósticos relacionados con el sexo y el género (pp. 156-157).

3.14 ¿Cuál de las siguientes opciones se asocia a la hipomanía posparto?

A. Período posparto tardío.
B. Sueño preservado.
C. Depresión posparto.
D. Infanticidio.

Respuesta correcta: C. **Depresión posparto.**

Explicación: El parto puede ser un desencadenante específico del episodio hipomaníaco, lo que puede ocurrir en el 10-20 % de las mujeres en las poblaciones no clínicas y, más típicamente, en el período posparto temprano. Distinguir la hipomanía del estado de ánimo elevado y la reducción del sueño que normalmente acompañan al nacimiento de un hijo puede ser un desafío. La hipomanía posparto puede presagiar el inicio de una depresión, que ocurre en aproximadamente la mitad de las mujeres que experimentan "subidas" posparto.

[3.14] Trastorno bipolar II / Aspectos diagnósticos relacionados con el sexo y el género (pp. 156-157).

3.15 Una mujer de 42 años con antecedentes de trastorno de pánico se presenta en el servicio de urgencias, llevada por su familia, después de 2 días de comportamiento anormal. Informan que no ha dormido durante los últimos 2 días, habla de manera inusualmente rápida y se muestra irritable. La paciente dice sentirse "increíble" a pesar de haberse quedado sin su receta de benzodiacepinas a largo plazo hace 3 días. En el examen, camina de un lado a otro repetidamente mientras exige el alta inmediata del servicio de urgencias. ¿Cuál es el diagnóstico más probable?

A. Trastorno de pánico.
B. Trastorno bipolar II.
C. Intoxicación por benzodiacepinas.
D. Trastorno bipolar o relacionado inducido por sustancias/medicamentos.

Respuesta correcta: D. Trastorno bipolar o relacionado inducido por sustancias/medicamentos.

Explicación: El diagnóstico de trastorno bipolar o relacionado inducido por sustancias/medicamentos se basa en una alteración del estado de ánimo prominente y persistente que predomina en el cuadro clínico y se caracteriza por un estado de ánimo anormalmente elevado, expansivo o irritable y un aumento de la energía (Criterio A). Debe haber evidencia en la historia, el examen físico o los análisis de laboratorio de que estos síntomas se desarrollaron después de la exposición o la retirada de una sustancia o medicamento capaz de producirlos (Criterio B). La alteración no debe explicarse mejor por un trastorno bipolar o relacionado que no esté inducido por sustancias/medicamentos (Criterio C).

[3.15] Trastorno bipolar o trastorno relacionado inducido por sustancias/medicamentos / Criterios diagnósticos (p. 162).

3.16 Un hombre de 36 años acude a una clínica de psiquiatría para su admisión. Describe una historia de diversos períodos de varios meses a lo largo de la vida con estado de ánimo bajo sostenido, aumento del sueño, disminución del apetito, poca energía y empeoramiento de la capacidad de concentrarse en el trabajo. También señala que ha tenido muchos períodos de estados de ánimo inusualmente felices con excelente energía a pesar de dormir solo 2-4 horas. Estos períodos nunca han durado más de 3 días y típicamente duran solo 1-2 días antes de que el estado de ánimo vuelva a la normalidad. ¿Cuál es el diagnóstico apropiado para este paciente?

A. Trastorno bipolar I.
B. Otro trastorno bipolar o relacionado especificado.
C. Ciclotimia.
D. Trastorno bipolar II.

Respuesta correcta: B. Otro trastorno bipolar o relacionado especificado.

Explicación: Se diagnostica otro trastorno bipolar o relacionado especificado cuando el paciente experimenta síntomas característicos de un trastorno bipolar o relacionado y presenta malestar o deterioro relacionados, pero no cumple los criterios completos de ninguno de los trastornos de la clase diagnóstica del trastorno bipolar y trastornos relacionados. Este diagnóstico se hace cuando el clínico elige comunicar la razón específica por la que la presentación no cumple los criterios (por ejemplo, "episodios hipomaníacos de corta duración y episodios depresivos mayores").

[3.16] Otro trastorno bipolar o relacionado especificado (pp. 168-169).

3.17 ¿En cuál de los siguientes aspectos difiere el trastorno ciclotímico del trastorno bipolar I?

A. Duración.
B. Gravedad.
C. Edad de inicio.
D. Generalización.

Respuesta correcta: B. Gravedad.

Explicación: La característica esencial del trastorno ciclotímico es una alteración crónica del estado de ánimo que fluctúa y cursa con numerosos períodos de síntomas hipomaníacos y períodos de síntomas depresivos que son distintos entre sí. Los síntomas hipomaníacos son insuficientes en número, gravedad, generalización o duración como para cumplir los criterios completos de un episodio hipomaníaco, y los síntomas depresivos son insuficientes en número, gravedad, generalización o duración como para cumplir los criterios completos de un episodio depresivo mayor (Criterio A). Durante los primeros 2 años (1 año para los niños o adolescentes), los síntomas deben ser persistentes (más días presentes que ausentes) y todo intervalo sin síntomas debe durar no más de 2 meses (Criterio B). El diagnóstico de trastorno ciclotímico se realiza tan solo si nunca se han cumplido los criterios de un episodio depresivo mayor, maníaco o hipomaníaco (Criterio C).

[3.17] Trastorno ciclotímico / Características diagnósticas (p. 160).

CAPÍTULO 4

Trastornos depresivos

4.1 Una paciente de 41 años sin antecedentes de trastornos del estado de ánimo refiere dos períodos recientes de tristeza sostenida, falta de interés en sus *hobbies*, peor concentración, más fatiga y disminución de la productividad en el trabajo. Ha notado que cada uno de estos períodos comenzó después de un atracón de cocaína. Los episodios anímicos persistían casi 2 semanas después de haber dejado de consumir cocaína. Después de cada período, la paciente volvió a su estado eutímico típico sin tratamiento. ¿Cuál es el diagnóstico más apropiado?

A. Trastorno depresivo inducido por sustancias/medicamentos.
B. Trastorno disfórico premenstrual.
C. Trastorno depresivo mayor.
D. Trastorno bipolar no especificado.

Respuesta correcta: A. **Trastorno depresivo inducido por sustancias/medicamentos.**

Explicación: El trastorno depresivo inducido por sustancias/medicamentos se define por una alteración del estado de ánimo prominente y persistente con evidencia procedente de la historia, el examen físico o los análisis de laboratorio de que los síntomas anímicos aparecieron poco después de la intoxicación o la abstinencia de una sustancia, siendo capaz la sustancia o medicación implicada de producir estos síntomas. Los cambios neuroquímicos asociados a los estados de intoxicación y abstinencia de algunas sustancias pueden ser relativamente prolongados; por lo tanto, los síntomas depresivos intensos pueden durar más tiempo después de dejar la sustancia y aun así ser compatibles con un diagnóstico de trastorno depresivo inducido por sustancias/medicamentos.

[4.1] Trastorno depresivo inducido por sustancias/medicamentos / Criterios diagnósticos (p. 201); Características diagnósticas (pp. 203-204).

4.2 Una mujer de 47 años con diagnóstico de trastorno depresivo mayor (TDM) acude a la consulta con nuevos síntomas psiquiátricos. ¿Cuál de los siguientes trastornos comórbidos tienen más probabilidades de experimentar las mujeres?

A. Trastorno depresivo inducido por sustancias/medicamentos.
B. Trastorno de ansiedad generalizada.

C. Trastorno por consumo de alcohol.

D. Trastorno por consumo de cocaína.

Respuesta correcta: **B. Trastorno de ansiedad generalizada.**

Explicación: Otros trastornos que frecuentemente acompañan al trastorno depresivo mayor son los trastornos relacionados con sustancias, el trastorno de pánico, el trastorno de ansiedad generalizada, el trastorno de estrés postraumático, el trastorno obsesivo-compulsivo, la anorexia nerviosa, la bulimia nerviosa y el trastorno de la personalidad límite. Mientras que las mujeres tienen más probabilidades que los hombres de referir de manera concurrente trastornos de ansiedad, bulimia nerviosa y trastorno somatoforme (trastorno de síntomas somáticos y trastornos relacionados), los hombres tienen más probabilidades de presentar abuso de alcohol y sustancias.

[4.2] Trastorno de depresión mayor / Comorbilidad (p. 192).

4.3 ¿Qué diagnóstico se aplicaría a los síntomas depresivos después de la muerte de un ser querido?

A. Los síntomas depresivos que duran menos de 2 meses después de la pérdida de un ser querido quedan excluidos de recibir un diagnóstico de episodio depresivo mayor (EDM).

B. Para merecer un diagnóstico de EDM, la depresión debe comenzar no menos de 12 semanas después de la pérdida.

C. Para merecer un diagnóstico de EDM, los síntomas depresivos de estos individuos deben incluir la ideación suicida.

D. Los síntomas depresivos después de la pérdida de un ser querido no quedan excluidos de recibir un diagnóstico de EDM si, por lo demás, cumplen los criterios diagnósticos.

Respuesta correcta: **D. Los síntomas depresivos después de la pérdida de un ser querido no quedan excluidos de recibir un diagnóstico de EDM si, por lo demás, cumplen los criterios diagnósticos.**

Explicación: En el DSM-5-TR no hay un criterio de exclusión del EDM durante los primeros 2 meses después de la muerte de un ser querido. El duelo es la experiencia de perder a un ser querido por la muerte. Generalmente desencadena una respuesta de duelo que puede ser intensa y conllevar muchas características que se superponen a los síntomas típicos del EDM, como tristeza, dificultad para dormir y mala concentración. Las características que ayudan a diferenciar una reacción de duelo de un EDM son las siguientes: los afectos predominantes en el duelo son los sentimientos de vacío y pérdida, mientras que en el EDM son el estado de ánimo deprimido persistente y la menor capacidad de experimentar placer. Además, es probable que el estado de ánimo disfórico del duelo disminuya en intensidad en el plazo de días a semanas y que ocurra en oleadas, que tienden a asociarse a pensamientos o recordatorios relacionados con el fallecido, mientras que el estado de ánimo deprimido de un EDM es más persistente y no está ligado a pensamientos o inquietudes específicos. Es importante destacar que en un individuo vulnerable (por ejemplo, alguien con antecedentes de trastorno depresivo mayor), la pérdida puede desencadenar no solo una respuesta de duelo, sino también la aparición de un episodio de depresión o el empeoramiento de un episodio existente.

El duelo puede provocar mucho sufrimiento, pero no suele inducir episodios de trastorno depresivo mayor. Cuando el duelo y el EDM son concurrentes, los síntomas depresivos y el deterioro funcional tienden a ser más graves y el pronóstico es peor, en comparación con el duelo no acompañado de trastorno de depresión mayor.

[4.3] Trastornos depresivos / Introducción al capítulo (p. 177); Trastorno de depresión mayor / Diagnóstico diferencial (p. 192).

4.4 ¿Cómo se diferencia el duelo de un episodio depresivo mayor (EDM)?

A. El duelo a menudo se caracteriza por la incapacidad de experimentar felicidad o placer.
B. En el duelo, la disforia es típicamente constante, mientras que en el EDM la tristeza suele experimentarse como "punzadas" que se producen en oleadas a lo largo de días o semanas.
C. El contenido del pensamiento asociado al duelo es generalmente autocrítico o consiste en rumiaciones pesimistas.
D. En el duelo, cuando el individuo que lo sufre piensa en la muerte y en morir, los pensamientos se centran normalmente en el fallecido y, posiblemente, en "unirse" al fallecido, mientras que en el EDM tales pensamientos se centran en terminar la propia vida por sentirse indigno, no merecedor de la vida o incapaz de soportar el dolor de la depresión.

Respuesta correcta: **D. En el duelo, cuando el individuo que lo sufre piensa en la muerte y en morir, los pensamientos se centran normalmente en el fallecido y, posiblemente, en "unirse" al fallecido, mientras que en el EDM tales pensamientos se centran en terminar la propia vida por sentirse indigno, no merecedor de la vida o incapaz de soportar el dolor de la depresión.**

Explicación: Al distinguir el duelo de un EDM es útil considerar que, en el duelo, el afecto predominante son los sentimientos de vacío y pérdida, mientras que en un EDM es el estado de ánimo deprimido persistente y la incapacidad de sentir felicidad o placer. La disforia del duelo probablemente disminuya en intensidad en el plazo de días a semanas y que ocurra en oleadas, los llamados golpes de duelo. Estas oleadas tienden a asociarse a pensamientos o recordatorios relacionados con el fallecido. El estado de ánimo deprimido del EDM es más persistente y no está ligado a pensamientos o inquietudes concretas. El dolor del duelo puede ir acompañado de emociones positivas y de humor, que son atípicos de la infelicidad y la pena generalizadas que caracterizan al EDM. El contenido del pensamiento asociado al duelo refleja generalmente inquietud por los pensamientos y recuerdos del fallecido, en lugar de las rumiaciones autocríticas o pesimistas que se ven en el EDM. En el duelo, la autoestima en general se conserva, mientras que en el EDM son comunes los sentimientos de inutilidad y autodesprecio. Si la ideación autodenigratoria está presente en el duelo, generalmente hace referencia a fallos percibidos en relación con el fallecido (por ejemplo, no haberlo visitado con suficiente frecuencia, no haberle dicho cuánto se le amaba). Si una persona en duelo piensa en la muerte y en morir, esos pensamientos generalmente se centran en el fallecido y posiblemente en "unirse" al fallecido, mientras que en el EDM esos pensamientos se centran en terminar la propia vida por sentirse inútil, indigno de la vida o incapaz de soportar el dolor de la depresión.

[4.4] Trastorno de depresión mayor / Criterios diagnósticos (pp. 183-184).

4.5 ¿Cuál de los siguientes es un factor de riesgo del trastorno depresivo inducido por sustancias/medicamentos?

A. Sexo femenino.
B. Alto nivel socioeconómico.
C. Estresores vitales recientes.
D. Remisión del abuso de sustancias.

Respuesta correcta: C. **Estresores vitales recientes.**

Explicación: Los factores de riesgo del trastorno depresivo inducido por sustancias son los antecedentes de trastorno de la personalidad antisocial, esquizofrenia y trastorno bipolar; los antecedentes de sucesos biográficos estresantes en los últimos 12 meses; un historial de depresiones inducidas por drogas, y una historia familiar de trastornos por consumo de sustancias. Además, los cambios neuroquímicos asociados con el alcohol y otras drogas de abuso a menudo contribuyen a que haya síntomas depresivos y de ansiedad durante la abstinencia, que posteriormente influyen en el consumo continuado de sustancias y reducen la probabilidad de remisión de los trastornos por consumo de sustancias. El curso del trastorno depresivo inducido por sustancias puede empeorar por la adversidad socioestructural asociada a la pobreza, el racismo y la marginación. Entre las personas con trastorno por consumo de sustancias, el riesgo de desarrollar un trastorno depresivo inducido por sustancias parece ser similar en los hombres y las mujeres.

[4.5] Trastorno depresivo inducido por sustancias/medicamentos / Factores de riesgo y pronóstico (p. 204) / Aspectos diagnósticos relacionados con el sexo y el género (p. 205).

4.6 Un hombre de 50 años presenta un estado de ánimo deprimido persistente que dura varias semanas y que interfiere en su capacidad de trabajar. Tiene insomnio y fatiga, se siente culpable, tiene pensamientos de que estaría mejor muerto y ha comenzado a investigar formas de morir sin que nadie pueda saber que fue un suicidio. Su esposa informa que, durante la mayor parte de este período, también ha mostrado comportamientos extraños, como hablar rápidamente, solicitar sexo varias veces al día y escribir extensamente sobre ideas para un "Internet mejor". Estos comportamientos son cambios marcados de su comportamiento típico. ¿Qué diagnóstico se ajusta mejor a este paciente?

A. Episodio maníaco, con características mixtas.
B. Episodio depresivo mayor.

C. Episodio depresivo mayor, con características mixtas.
D. Episodio depresivo mayor, con características atípicas.

Respuesta correcta: C. **Episodio depresivo mayor, con características mixtas.**

Explicación: El especificador *con características mixtas* se define por la presencia de al menos tres síntomas maníacos/hipomaníacos durante la mayoría de los días del episodio depresivo mayor (EDM) actual o más reciente. Estos síntomas deben ser observables por los demás y representar un cambio en el comportamiento habitual de la persona. Por definición, estos síntomas deben ser insuficientes para satisfacer los criterios de un episodio maníaco; de lo contrario, el diagnóstico debería ser de trastorno bipolar I o bipolar II. Los síntomas deben estar presentes durante la mayoría de los días durante el EDM. Se ha encontrado que las características mixtas asociadas a un EDM son un factor de riesgo significativo para el desarrollo del trastorno bipolar I o bipolar II. Como resultado, señalar la presencia de este especificador es clínicamente útil para planificar el tratamiento y el seguimiento de la respuesta a este.

[4.6] Especificadores de los trastornos depresivos / Con características mixtas (p. 211).

4.7 Una mujer de 45 años con características clásicas de esquizofrenia ha experimentado síntomas crónicos y coexistentes de sentirse "decaída", tener poco apetito y experimentar desesperanza durante sus episodios de psicosis activa. Estos síntomas depresivos ocurrieron solo durante los episodios psicóticos y solo durante el período de 4 años en que tenía síntomas activos de esquizofrenia. Una vez que sus episodios psicóticos se controlaron eficazmente con medicación, no se presentaron más síntomas de depresión. En ningún momento la paciente ha cumplido los criterios completos de un episodio depresivo mayor. ¿Cuál es el diagnóstico apropiado según el DSM-5-TR?

A. Esquizofrenia.
B. Trastorno esquizoafectivo.
C. Trastorno depresivo persistente (distimia).
D. Esquizofrenia y trastorno depresivo persistente (distimia).

Respuesta correcta: A. **Esquizofrenia.**

Explicación: Los síntomas depresivos son una característica a menudo asociada a los trastornos psicóticos crónicos (por ejemplo, trastorno esquizoafectivo, esquizofrenia, trastorno delirante). No se hace el diagnóstico aparte de trastorno depresivo persistente si los síntomas ocurren solamente durante el curso del trastorno psicótico (incluidas las fases residuales).

[4.7] Trastorno depresivo persistente / Diagnóstico diferencial (p. 196).

4.8 ¿Qué diagnósticos de trastorno depresivo eran nuevos en el DSM-5 y han continuado en el DSM-5-TR?

A. Trastorno depresivo subsindrómico, trastorno disfórico premenstrual y trastorno mixto de ansiedad y depresión.
B. Trastorno de desregulación disruptiva del estado de ánimo, trastorno disfórico premenstrual y trastorno depresivo persistente.
C. Trastorno de desregulación disruptiva del estado de ánimo, trastorno disfórico premenstrual y trastorno depresivo subsindrómico.
D. Trastorno de desregulación disruptiva del estado de ánimo, trastorno disfórico posmenopáusico y trastorno depresivo persistente.

Respuesta correcta: **B. Trastorno de desregulación disruptiva del estado de ánimo, trastorno disfórico premenstrual y trastorno depresivo persistente.**

Explicación: Varios diagnósticos nuevos aparecieron por primera vez en el capítulo "Trastornos depresivos" del DSM-5. Después de una cuidadosa revisión científica de la evidencia, el trastorno disfórico premenstrual (TDPM) fue movido del Apéndice B ("Conjuntos de criterios y ejes propuestos para estudios posteriores") del DSM-IV a la Sección II del DSM-5. Casi 20 años de investigación adicional sobre esta afección han confirmado una forma específica –y que responde al tratamiento– del trastorno depresivo que comienza algún tiempo después de la ovulación, remite dentro de unos pocos días de la menstruación y tiene un impacto marcado en el funcionamiento.

Para abordar la preocupación por el posible sobrediagnóstico y tratamiento del trastorno bipolar en niños, se añadió un nuevo diagnóstico a los trastornos depresivos de la infancia hasta los 12 años: el trastorno de desregulación disruptiva del estado de ánimo (TDDEA), que se refiere a un cuadro infantil con irritabilidad persistente y episodios frecuentes de descontrol conductual extremo. Su ubicación en este capítulo refleja el hallazgo de que los niños con este patrón de síntomas suelen desarrollar trastornos depresivos unipolares o trastornos de ansiedad, en lugar de trastornos bipolares, a medida que maduran hacia la adolescencia y la etapa adulta.

Una forma más crónica de depresión, el trastorno depresivo persistente, puede diagnosticarse cuando la alteración del estado de ánimo continúa durante al menos 2 años en los adultos o 1 año en los niños. Este diagnóstico, nuevo en el DSM-5, incluye las categorías diagnósticas de depresión mayor crónica y distimia del DSM-IV.

[4.8] Trastornos depresivos / Introducción al capítulo (p. 177).

4.9 Un paciente que sufre un episodio depresivo mayor actual informa que no disfruta de las experiencias cotidianas positivas que normalmente son agradables. También menciona que se despierta temprano en la mañana con insomnio terminal, que se siente peor por la mañana que en otros momentos del día y que experimenta una culpa excesiva por pequeños errores. ¿Cuáles de los siguientes son el diagnóstico y el especificador apropiados para este paciente?

A. Trastorno depresivo mayor, con angustia ansiosa.
B. Trastorno depresivo mayor, con características atípicas.
C. Trastorno depresivo mayor, con características melancólicas.
D. Trastorno depresivo mayor, con características mixtas.

Respuesta correcta: **C. Trastorno depresivo mayor, con características melancólicas.**

Explicación: El especificador *con características melancólicas* se aplica si, durante el episodio depresivo mayor actual o más reciente, el paciente cumple con los siguientes criterios: el Criterio A especifica que uno de los siguientes debe estar presente durante el período más grave del episodio actual: 1) pérdida del placer en todas, o casi todas, las actividades o 2) falta de reactividad a estímulos normalmente placenteros (no se siente mucho mejor, incluso temporalmente, cuando algo bueno sucede). El Criterio B especifica que deben estar presentes tres (o más) de los siguientes: 1) una calidad distinta de estado de ánimo deprimido, caracterizado por desaliento profundo, desesperación y/o mal humor, o por lo que se llama estado de ánimo vacío; 2) depresión que es normalmente peor por la mañana; 3) despertar temprano por la mañana (es decir, al menos 2 horas antes del despertar habitual); 4) agitación o retardo psicomotor marcado; 5) anorexia significativa o pérdida de peso; 6) culpa excesiva o inapropiada.

[4.9] Trastornos depresivos / Especificadores de los trastornos depresivos (pp. 211-212).

4.10 Una mujer de 39 años describe que se deprimió mucho en el invierno del año pasado cuando su empresa cerró por la temporada y que luego experimentó una remisión espontánea sin tratamiento en la primavera siguiente. Recuerda haber experimentado otros múltiples episodios depresivos mayores (EDM) durante la última década en los meses de primavera y verano, aunque ninguno relacionado con su ocupación. ¿Sería elegible esta paciente para un diagnóstico de trastorno depresivo mayor, *con patrón estacional*?

A. La paciente *no* cumple los requisitos de este diagnóstico porque este especificador requiere que el episodio depresivo con características estacionales comience en otoño.
B. La paciente *no* cumple los requisitos de este diagnóstico porque este especificador requiere un inicio y remisión durante al menos un período de 2 años sin ningún episodio no estacional durante este período.
C. La paciente *sí* cumple los requisitos de este diagnóstico porque experimentó la remisión espontánea de un episodio depresivo en relación con la estación.
D. La paciente *sí* cumple los requisitos de este diagnóstico porque sus síntomas están relacionados con un estresor psicosocial específico.

Respuesta correcta: **B. La paciente no cumple los requisitos de este diagnóstico porque este especificador requiere un inicio y remisión durante al menos un período de 2 años sin ningún episodio no estacional durante este período.**

Explicación: El especificador *con patrón estacional* requiere A) una relación temporal regular entre el inicio de los EDM y una época particular del año (por ejemplo, otoño o invierno). El diagnóstico excluye los casos en los que hay un efecto obvio de los estresores psicosociales relacionados con la estacionalidad (por ejemplo, estar desempleado normalmente cada invierno). B) Las remisiones completas también ocurren en una época característica del año (por ejemplo, la depresión desaparece en primavera). C) En los últimos 2 años deben haber ocurrido dos EDM que demuestren las relaciones temporales estacionales, sin que ocurrieran EDM no estacionales durante ese mismo período. D) Los EDM estacionales deben superar sustancialmente a los EDM no estacionales que puedan haber ocurrido a lo largo de la vida del individuo. El especificador *con patrón estacional* se puede aplicar al patrón de EDM en el trastorno bipolar I, el trastorno bipolar II o el trastorno depresivo mayor, recurrente.

[4.10] Trastornos depresivos / Especificadores de los trastornos depresivos (p. 214).

4.11 ¿Cuál de los siguientes grupos demográficos tiene la mayor prevalencia de depresión?

A. Mujeres en edad reproductiva.
B. Hombres en edad reproductiva.
C. Hombres mayores.
D. Niñas.

Respuesta correcta: A. **Mujeres en edad reproductiva.**

Explicación: La prevalencia de 12 meses del trastorno depresivo mayor en Estados Unidos es aproximadamente del 7%, con marcadas diferencias por grupos de edad, de manera que la prevalencia en individuos de 18 a 29 años es tres veces mayor que la prevalencia en individuos de 60 años o más. El hallazgo más reproducible en la epidemiología del trastorno depresivo mayor ha sido una mayor prevalencia en las mujeres, efecto que alcanza su punto máximo en la adolescencia y luego se estabiliza. Las mujeres experimentan tasas aproximadamente dos veces más altas que los hombres, especialmente entre la menarquia y la menopausia. Las mujeres refieren más síntomas atípicos de depresión, caracterizados por hipersomnia, aumento del apetito y parálisis plúmbea, en comparación con los hombres.

[4.11] Trastorno depresivo mayor / Prevalencia (pp. 187-188).

4.12 ¿Cuál de las siguientes afirmaciones se asocia con un mayor riesgo de recurrencia en el trastorno depresivo mayor?

A. Edad avanzada.
B. Síntomas graves.
C. Primer episodio reciente.
D. Duración más larga de la remisión.

Respuesta correcta: B. **Síntomas graves.**

Explicación: La recuperación de un episodio depresivo mayor comienza dentro de los 3 meses del inicio en el 40% de las personas con depresión mayor y en el plazo de 1 año en el 80% de las personas. La reciente aparición es un fuerte determinante de la probabilidad de recuperación a corto plazo, y cabe esperar que muchas personas que han estado deprimidas durante solo varios meses se recuperen espontáneamente. Las características asociadas con tasas de recuperación más bajas, aparte de la duración del episodio actual, son las características psicóticas, la ansiedad prominente, los trastornos de la personalidad y la gravedad de los síntomas.

El riesgo de recurrencia se vuelve progresivamente menor con el tiempo a medida que aumenta la duración de la remisión. El riesgo es mayor en los individuos cuyo episodio anterior fue grave, en los individuos más jóvenes y en los individuos que ya han experimentado múltiples episodios. La persistencia de síntomas depresivos incluso leves durante la remisión es un potente predictor de la recurrencia.

[4.12] Trastorno depresivo mayor / Desarrollo y curso (p. 188).

4.13 ¿Cuál de los siguientes es un marcador diagnóstico preciso del trastorno depresivo mayor (TDM)?

A. Niveles de citocinas proinflamatorias.
B. Variantes genéticas del factor neurotrófico.
C. Hiperactividad hipotalámica-hipofisaria-gonadal.
D. Ninguno de los anteriores.

Respuesta correcta: D. **Ninguno de los anteriores.**

Explicación: Aunque existe una extensa bibliografía que describe correlaciones neuroanatómicas, neuroendocrinológicas y neurofisiológicas del TDM, ninguna prueba de laboratorio ha dado resultados con suficiente sensibilidad y especificidad como para ser utilizada como herramienta de diagnóstico de este trastorno. Hasta hace poco, la hiperactividad del eje hipotálamo-hipófiso-adrenal había sido la anomalía más investigada asociada a los episodios depresivos mayores, y parece relacionarse con la melancolía, las características psicóticas y los riesgos de suicidio. Los estudios moleculares también han implicado factores periféricos, incluyendo variantes genéticas de factores neurotróficos y citocinas proinflamatorias. Además, los estudios de resonancia magnética funcional proporcionan evidencia de anomalías funcionales en los sistemas neuronales específicos que soportan el procesamiento de las emociones, la búsqueda de recompensas y la regulación de las emociones en los adultos con depresión mayor.

[4.13] Trastorno depresivo mayor / Características asociadas (p. 187).

4.14 ¿En el trastorno depresivo mayor, ¿cuál de las siguientes opciones es más común en los hombres que en las mujeres?

A. Consumar el suicidio.
B. Síntomas gastrointestinales asociados.
C. Hipersomnia.
D. Respuesta al tratamiento.

Respuesta correcta: A. **Consumar el suicidio.**

Explicación: No hay diferencias claras entre hombres y mujeres en cuanto a la respuesta al tratamiento o las consecuencias funcionales. Hay alguna evidencia de diferencias de sexo y género en la fenomenología y el curso de la enfermedad. Las mujeres tienden a experimentar más alteraciones del apetito y el sueño, incluyendo características atípicas como hiperfagia e hipersomnia, y son más propensas a experimentar sensibilidad interpersonal y síntomas gastrointestinales. Sin embargo, los hombres con depresión pueden ser más propensos que las mujeres deprimidas a referir mayores frecuencias e intensidades de las estrategias desadaptativas de afrontamiento y resolución de problemas, como el abuso de alcohol u otras drogas, la asunción de riesgos y el mal control de los impulsos. Las mujeres intentan suicidarse con una tasa más alta que los hombres, mientras que los hombres tienen más probabilidades de consumar el suicidio. Sin embargo, la diferencia en la tasa de suicidios entre hombres y mujeres con trastornos depresivos es menor que entre la población general.

[4.14] Trastorno depresivo mayor / Aspectos diagnósticos relacionados con el sexo y el género; Asociación a pensamientos o conductas suicidas (p. 190).

4.15 Una joven de 12 años ha estado teniendo episodios de arranques de ira desproporcionados a la situación varias veces por semana durante el último año. Frecuentemente grita a cualquiera que tenga cerca y ocasionalmente rompe objetos cercanos durante estos episodios. ¿Cuál de los siguientes aspectos de la presentación de esta paciente excluye el diagnóstico de trastorno de desregulación disruptiva del estado de ánimo (TDDEA)?

A. Frecuencia de los arranques.
B. Agresión a otros.
C. Edad de inicio de los síntomas.
D. Edad al diagnóstico.

Respuesta correcta: C. **Edad de inicio de los síntomas.**

Explicación: El Criterio A del TDDEA describe arranques de ira graves y recurrentes, manifestados de forma verbal (por ejemplo, rabietas verbales) y/o conductual (por ejemplo, agresión física a personas o pertenencias), que son totalmente desproporcionados en intensidad o duración a la situación o provocación. El Criterio B especifica que los arranques de ira deben ser incompatibles con el nivel de desarrollo, y el Criterio C establece que los arranques de ira ocurren, de media, tres o más veces por semana. Según el Criterio G, el diagnóstico se puede hacer entre los 6 y los 18 años, y según el Criterio H, los síntomas deben comenzar antes de que el paciente tenga 10 años.

[4.15] Trastorno de desregulación disruptiva del estado de ánimo / Criterios diagnósticos (p. 178).

4.16 ¿Cuál de las siguientes características distingue el trastorno de desregulación disruptiva del estado de ánimo (TDDEA) del trastorno bipolar en los niños?

A. Edad de inicio.
B. Cronicidad.
C. Irritabilidad.
D. Gravedad.

Respuesta correcta: B. **Cronicidad.**

Explicación: La característica principal del TDDEA es la irritabilidad crónica, grave y persistente. Esta irritabilidad marcada tiene dos manifestaciones clínicas prominentes, la primera de las cuales son los frecuentes ataques de ira. Estos arrebatos normalmente ocurren en respuesta a la frustración y pueden ser verbales o conductuales (estos últimos en forma de agresión a objetos o personas, incluida la auto-agresión).

La presentación clínica del TDDEA debe distinguirse cuidadosamente de las presentaciones de otras entidades relacionadas, particularmente del trastorno bipolar pediátrico. Se añadió el TDDEA al DSM-5 para abordar la considerable preocupación que suscitaban la clasificación y el tratamiento adecuados de los niños con irritabilidad crónica y persistente en comparación con los niños con trastorno bipolar clásico (es decir, episódico).

En el DSM-5-TR, el término *trastorno bipolar* se reserva explícitamente para las presentaciones episódicas de síntomas bipolares. El DSM-IV no incluía un diagnóstico diseñado para captar los casos de jóvenes con síntomas distintivos que consistieran en irritabilidad muy grave pero no episódica; el DSM-5-TR, en cambio, con la inclusión del TDDEA proporciona una categoría distinta para tales presentaciones.

[4.16] Trastorno de desregulación disruptiva del estado de ánimo / Características diagnósticas (pp. 178-179).

4.17 ¿Cuál de los siguientes trastornos tienen más probabilidades de desarrollar los niños con trastorno de desregulación disruptiva del estado de ánimo en la edad adulta?

A. Trastorno bipolar I.
B. Trastornos depresivos unipolares.
C. Trastorno de la personalidad antisocial.
D. Trastorno de la personalidad límite.

Respuesta correcta: B. **Trastornos depresivos unipolares.**

Explicación: Aproximadamente la mitad de los niños con irritabilidad grave y crónica tendrán un cuadro que seguirá cumpliendo los criterios diagnósticos 1 año después, aunque los niños con síntomas que dejen de traspasar el umbral diagnóstico tendrán a menudo irritabilidad persistente y clínicamente perjudicial. Las tasas de conversión de la irritabilidad grave y no episódica al trastorno bipolar son muy bajas. En cambio, los niños con irritabilidad crónica corren el riesgo de desarrollar trastornos depresivos unipolares y/o trastornos de ansiedad en la etapa adulta.

[4.17] Trastorno de desregulación disruptiva del estado de ánimo / Desarrollo y curso (p. 179).

4.18 Un niño irritable de 8 años tiene un historial de arranques de ira casi diarios tanto en casa como en la escuela durante los últimos 2 años. Estos arranques son inapropiados para su edad y graves. Entre los arrebatos, ¿qué estado de ánimo característico se requiere para calificar a este niño con un diagnóstico de trastorno de desregulación disruptiva del estado de ánimo?

A. Irritabilidad.
B. Depresión.
C. Eutimia.
D. Labilidad.

Respuesta correcta: A. Irritabilidad.

Explicación: El Criterio D del trastorno de desregulación disruptiva del estado de ánimo requiere que el estado de ánimo entre los arrebatos de ira sea persistentemente irritable o irascible la mayor parte del día, casi todos los días, y observable por los demás (por ejemplo, padres, profesores, compañeros).

[4.18] Trastorno de desregulación disruptiva del estado de ánimo / Criterios diagnósticos (p. 178).

4.19   Según los criterios diagnósticos del DSM-5-TR, ¿junto con cuál de los siguientes diagnósticos se puede diagnosticar el trastorno de desregulación disruptiva del estado de ánimo (TDDEA)?

A. Trastorno negativista desafiante (TND).
B. Trastorno bipolar II.
C. Trastorno explosivo intermitente (TEI).
D. Trastorno de déficit de atención/hiperactividad (TDAH).

Respuesta correcta: D. Trastorno de déficit de atención/hiperactividad (TDAH).

Explicación: Por norma, el diagnóstico de TDDEA no puede coexistir con el de TND, TEI o trastorno bipolar, aunque sí puede coexistir con otros como el trastorno depresivo mayor, el TDAH, el trastorno de la conducta y los trastornos por consumo de sustancias. A las personas cuyos síntomas cumplen los criterios tanto del TDDEA como del TND se les debe diagnosticar solo el TDDEA. Si una persona ha experimentado alguna vez un episodio maníaco o hipomaníaco, no se debe asignar el diagnóstico de TDDEA. Dado que los niños y adolescentes crónicamente irritables suelen presentar historias complejas, el diagnóstico de TDDEA debe hacerse considerando la presencia o ausencia de otras múltiples afecciones. El diagnóstico diferencial entre el TDDEA y tanto el trastorno bipolar como el TND requiere una cuidadosa consideración. El TDDEA difiere del trastorno bipolar en que el primero es crónico, mientras que el segundo es episódico. El TDDEA difiere del TND en que se requiere una irritabilidad muy grave en el primero, pero no en el segundo. El TDDEA se caracteriza por la presencia de irritabilidad crónica entre los arranques de ira, mientras que el TEI se caracteriza por la relativa ausencia de alteraciones del estado de ánimo entre dichos arranques.

[4.19] Trastorno de desregulación disruptiva del estado de ánimo / Criterios diagnósticos (p. 178); Diagnóstico diferencial (pp. 181-182).

4.20 ¿Cuál de los siguientes factores se asocia a un menor riesgo de muerte por suicidio?

A. Matrimonio.
B. Posesión de armas de fuego.
C. Cognición deteriorada.
D. Anhedonia.

Respuesta correcta: A. Matrimonio.

Explicación: La posibilidad de una conducta suicida existe en todo momento durante los episodios depresivos mayores. El factor de riesgo descrito más a menudo son los antecedentes de intentos o amenazas de suicidio, pero se debe recordar que la mayoría de las muertes por suicidio no van precedidas de intentos fallidos. La anhedonia tiene una asociación particularmente fuerte con la ideación suicida. Otras características asociadas al mayor riesgo de muerte por suicidio son estar soltero, vivir solo, la desconexión social, la adversidad temprana en la vida, la disponibilidad de métodos letales como un arma de fuego, las alteraciones del sueño, los déficits cognitivos y de toma de decisiones, y tener sentimientos prominentes de desesperanza. Las mujeres intentan suicidarse más que los hombres, pero los hombres tienen más probabilidades de consumar el suicidio.

[4.20] Trastorno depresivo mayor / Asociación a pensamientos o conductas suicidas (p. 190).

4.21 Llevan a un niño de 9 años a una evaluación por presentar arrebatos explosivos cuando se frustra con el trabajo escolar. Los padres informan que su hijo se comporta bien y es agradable en otros momentos. ¿Qué diagnóstico se ajusta mejor a este cuadro clínico?

A. Trastorno de desregulación disruptiva del estado de ánimo (TDDEA).
B. Trastorno bipolar.
C. Trastorno explosivo intermitente (TEI).
D. Trastorno depresivo mayor.

Respuesta correcta: C. Trastorno explosivo intermitente (TEI).

Explicación: Los niños con TEI presentan episodios coléricos graves muy similares a los de los niños con TDDEA; sin embargo, a diferencia de los niños con TDDEA, los niños con TEI no exhiben una alteración persistente del estado de ánimo entre los arrebatos. Por lo tanto, los dos diagnósticos son mutuamente excluyentes y no se pueden hacer en un mismo niño. En el caso de los niños con arranques e irritabilidad intercurrente persistente se debe hacer el diagnóstico de TDDEA. En el de los niños con accesos de ira sin irritabilidad se debe hacer el diagnóstico de TEI.

[4.21] Trastorno de desregulación disruptiva del estado de ánimo / Diagnóstico diferencial (p. 182).

4.22 Un niño de 14 años se describe a sí mismo como irritable la mayor parte del tiempo durante el último año. Recuerda haberse sentido mejor mientras estuvo en un campamento 4 semanas durante el verano; sin embargo, sus síntomas anímicos volvieron cuando regresó a casa y han continuado desde entonces. Presenta mala concentración y sentimientos de desesperanza, pero niega la ideación suicida y tener alteraciones del apetito o el sueño. ¿Cuál es el diagnóstico más apropiado?

A. Trastorno depresivo mayor.
B. Trastorno de desregulación disruptiva del estado de ánimo.
C. Episodios depresivos con hipomanía de corta duración.
D. Trastorno depresivo persistente, de inicio temprano.

Respuesta correcta: **D. Trastorno depresivo persistente (distimia), de inicio temprano.**

Explicación: La característica esencial del trastorno depresivo persistente es un estado de ánimo deprimido que ocurre durante la mayor parte del día, durante la mayoría de los días y durante al menos 2 años, o al menos 1 año en los niños y adolescentes (Criterio A). Este trastorno constituye la consolidación del trastorno depresivo mayor crónico con el trastorno distímico, definidos en el DSM-IV. En niños y adolescentes, el estado de ánimo puede ser irritable en lugar de deprimido. Además del Criterio A, deben estar presentes al menos dos de los seis síntomas del Criterio B (alteración del apetito, alteración del sueño, baja energía, baja autoestima, mala concentración, desesperanza). Como estos síntomas se han convertido en parte de la experiencia diaria del individuo, particularmente en el caso de inicio temprano (por ejemplo, "siempre he sido así"), puede que no se describan a menos que se pregunte directamente al individuo. Durante el período de 2 años (1 año en niños o adolescentes), los intervalos sin síntomas no duran nunca más de 2 meses (Criterio C).

[4.22] Trastorno depresivo persistente / Características diagnósticas (p. 194).

4.23 Una mujer de 30 años refiere que lleva 3 años con estado de ánimo deprimido continuamente, acompañado de pérdida del placer en todas las actividades, de rumiaciones de que estaría mejor muerta, de sentimientos de culpa por las "cosas malas" que ha hecho y de pensamientos de abandonar el trabajo debido a su incapacidad para concentrarse. Aunque nunca la han tratado de depresión, a veces se siente tan angustiada que se pregunta si no debería estar ingresada. Niega consumir drogas o alcohol y la evaluación médica es completamente normal, incluidos los análisis de laboratorio para medir las vitaminas. La consulta estuvo motivada por un empeoramiento adicional de su estado de ánimo en las últimas semanas. ¿Cuál es el diagnóstico más apropiado?

A. Trastorno depresivo mayor (TDM).
B. Trastorno depresivo persistente, con episodio depresivo mayor persistente.
C. Ciclotimia.
D. TDM, con características melancólicas.

Respuesta correcta: **B. Trastorno depresivo persistente, con episodio depresivo mayor persistente.**

Explicación: La característica esencial del trastorno depresivo persistente es un estado de ánimo deprimido que ocurre durante la mayor parte del día, durante la mayoría de los días y durante al menos 2 años (Criterio A). Este trastorno constituye la consolidación del trastorno depresivo mayor crónico con el trastorno distímico, definidos en el DSM-IV. La depresión mayor puede preceder al trastorno depresivo persistente y los episodios depresivos mayores pueden ocurrir durante el trastorno depresivo persistente. A las personas cuyos síntomas cumplen los criterios del TDM durante 2 años se les debe dar un diagnóstico de trastorno depresivo persistente, así como de TDM.

Si existe un estado de ánimo deprimido más dos o más síntomas que cumplen los criterios del episodio depresivo persistente durante 2 años o más, entonces se hace el diagnóstico de trastorno depresivo persistente. El diagnóstico depende de la duración de 2 años, que distingue al trastorno de los episodios de depresión que no duran 2 años. Si los criterios sintomáticos son suficientes para un diagnóstico de episodio depresivo mayor en cualquier momento de este período, entonces se debe anotar el diagnóstico de depresión mayor, pero no se codifica como un diagnóstico separado sino como un especificador del diagnóstico de trastorno depresivo persistente. Si los síntomas del individuo cumplen actualmente los criterios completos del episodio depresivo mayor, entonces se aplica el especificador *con episodios depresivos mayores intermitentes, con episodio actual.* Si, como en el paciente descrito en este caso, el episodio depresivo mayor ha persistido durante al menos 2 años y sigue presente, entonces se utiliza el especificador *con episodio depresivo mayor persistente.* Cuando no se cumplen actualmente los criterios completos del episodio depresivo mayor pero ha habido al menos un episodio previo de depresión mayor en el contexto de al menos 2 años de síntomas depresivos persistentes, entonces se utiliza el especificador *con episodios depresivos mayores intermitentes, sin episodio actual.* Si el individuo no ha experimentado ningún episodio de depresión mayor en los últimos 2 años, entonces se emplea el especificador *con síndrome distímico puro.*

[4.23] Trastorno depresivo persistente / Características diagnósticas (p. 194); Diagnóstico diferencial (pp. 195-196).

4.24 Una mujer de 67 años presenta nuevos síntomas depresivos que comenzaron aproximadamente 3 semanas después de sufrir un accidente cerebrovascular (ACV). Los síntomas han continuado durante 2 meses. Junto a su estado de ánimo deprimido diario, refiere insomnio medio, poco apetito, dificultad para concentrarse y falta de interés en el sexo. Según su neurólogo, tiene síntomas residuales muy limitados de su ACV. A pesar de la falta de déficits residuales, describe frecuentes ausencias y mal rendimiento en el trabajo. Niega cualquier plan activo para intentar suicidarse, pero admite que "desea la muerte", ya que su estado de ánimo ha empeorado. La paciente y su marido niegan que haya tenido algún antecedente, ni siquiera de episodio depresivo leve. ¿Cuál es el diagnóstico más probable?

A. Trastorno depresivo mayor.
B. Trastorno depresivo persistente.
C. Trastorno depresivo debido a otra afección médica.
D. Trastorno depresivo inducido por sustancias/medicamentos.

Respuesta correcta: C. **Trastorno depresivo debido a otra afección médica.**

Explicación: La característica esencial del trastorno depresivo debido a otra afección médica es un período prominente y persistente de estado de ánimo deprimido o de marcada reducción del interés o el placer en todas, o casi todas, las actividades que predomina en el cuadro clínico (Criterio A) y que se cree que está relacionado con los efectos fisiológicos directos de otra afección médica (Criterio B). Para determinar si el trastorno del estado de ánimo se debe a otra afección médica, el clínico debe establecer primero la presencia de dicha afección. Además, el clínico debe establecer que el trastorno del estado de ánimo está etiológicamente relacionado con la otra afección médica a través de un mecanismo fisiológico. Es necesario realizar una evaluación cuidadosa y completa de múltiples factores para emitir este juicio. Aunque no existen pautas infalibles para determinar si la relación entre el trastorno del estado de ánimo y la otra afección médica es etiológica, varias consideraciones proporcionan cierta orientación a este respecto. Una consideración es la presencia de una asociación temporal entre el inicio, la exacerbación o la remisión de la otra afección médica y del trastorno del estado de ánimo. Una segunda consideración es la presencia de características que son atípicas de los trastornos depresivos independientes (por ejemplo, edad de inicio o curso atípicos, o ausencia de antecedentes familiares).

[4.24] Trastorno depresivo debido a otra afección médica / Características diagnósticas (pp. 206-207).

4.25 Una estudiante de último año de secundaria, de 17 años, se queja a su ginecóloga de que tiene períodos de irritabilidad pronunciada, tristeza, conflictos con sus compañeros de clase, aumento del apetito, disminución de la energía, sensación de hinchazón y disminución de la concentración. Siente que estos síntomas generalmente comienzan alrededor de 3-4 días antes del inicio de la menstruación y desaparecen en el plazo de 1 semana. No puede recordar muchos ciclos menstruales sin estos síntomas desde la menarquia, a los 12 años, pero nunca ha llevado ninguna nota o registro de los mismos. La ginecóloga solicita la evaluación del caso. ¿Cuál es el diagnóstico más adecuado para esta paciente basado en sus síntomas?

A. Síndrome premenstrual.
B. Trastorno depresivo mayor.
C. Trastorno disfórico premenstrual, provisional.
D. La paciente no tiene ningún diagnóstico del DSM-5.

Respuesta correcta: C. **Trastorno disfórico premenstrual, provisional.**

Explicación: Las características esenciales del trastorno disfórico premenstrual son la expresión de labilidad del estado de ánimo, irritabilidad, disforia y síntomas de ansiedad que ocurren repetidamente durante la fase premenstrual del ciclo y remiten alrededor del inicio de la menstruación o poco después. Estos síntomas pueden ir acompañados de síntomas comportamentales y físicos. El síndrome premenstrual difiere del trastorno disfórico premenstrual en que el síndrome premenstrual no requiere un mínimo de cinco síntomas ni sintomatología relacionada con el estado de ánimo, y generalmente se considera menos grave que el trastorno disfórico premenstrual.

Si los síntomas del trastorno disfórico premenstrual no han sido confirmados por valoraciones diarias prospectivas de al menos dos ciclos sintomáticos, se debe anotar el término *provisional* después del nombre del diagnóstico (es decir, trastorno disfórico premenstrual, provisional).

[4.25] Trastorno disfórico premenstrual / Procedimientos de registro; Características diagnósticas (p. 198).

4.26 ¿La presencia de cuál de los siguientes síntomas excluye el diagnóstico de trastorno disfórico premenstrual?

A. Afecto lábil.
B. Síntomas continuos.
C. Dolor físico.
D. Delirios.

Respuesta correcta: B. **Síntomas continuos.**

Explicación: Las características esenciales del trastorno disfórico premenstrual son la expresión de labilidad del estado de ánimo, irritabilidad, disforia y síntomas de ansiedad que ocurren repetidamente durante la fase premenstrual del ciclo y remiten alrededor del inicio de la menstruación o poco después. Estos síntomas pueden ir acompañados de síntomas comportamentales y físicos. Normalmente, los síntomas alcanzan su punto máximo alrededor del inicio de la menstruación. Aunque no es raro que los síntomas persistan en los primeros días de la menstruación, la persona debe tener un período sin síntomas en la fase folicular después de que comience el período menstrual. Se han descrito delirios y alucinaciones en la fase lútea tardía del ciclo menstrual, pero son raros.

[4.26] Trastorno disfórico premenstrual / Características asociadas (p. 198); Marcadores diagnósticos (p. 199).

4.27 Una mujer de 29 años se queja de estado de ánimo triste todos los meses ante la expectativa de su menstruación, muy dolorosa. El dolor comienza con el inicio del flujo y continúa durante varios días. No experimenta dolor en otros momentos del mes. Ha probado distintos tratamientos, ninguno de los cuales le ha dado alivio. ¿Cuál es el diagnóstico apropiado?

A. Trastorno disfórico premenstrual.
B. Síndrome premenstrual.
C. Dismenorrea.
D. Trastorno depresivo persistente.

Respuesta correcta: C. **Dismenorrea.**

Explicación: La dismenorrea es un síndrome de menstruaciones dolorosas, pero esto es distinto de un síndrome caracterizado por cambios afectivos. Los síntomas de la dismenorrea comienzan con el inicio de la menstruación, mientras que los síntomas del trastorno disfórico premenstrual, por definición, empiezan antes del inicio de la menstruación, incluso si persisten durante los primeros días de la misma.

[4.27] Trastorno disfórico premenstrual / Diagnóstico diferencial (pp. 199-200).

4.28 Una mujer de 23 años refiere que durante cada ciclo menstrual presenta tumefacción de los senos, sensación de hinchazón, hipersomnia, mayor deseo de dulces, poca concentración y sensación de que no puede manejar sus responsabilidades normales. Nota que también se siente emocionalmente más sensible y puede ponerse llorosa al escuchar una historia triste. No toma medicación oral, pero usa un parche de drospirenona/etinilestradiol. ¿Qué diagnóstico se ajusta mejor a este cuadro clínico?

A. Trastorno disfórico premenstrual (TDPM).
B. Distimia.
C. Síndrome premenstrual.
D. Trastorno depresivo inducido por sustancias/medicamentos.

Respuesta correcta: C. **Síndrome premenstrual.**

Explicación: El síndrome premenstrual se diferencia del TDPM en que no se requiere un mínimo de cinco síntomas y no hay estipulación de síntomas afectivos para las personas con síndrome premenstrual. Esta afección puede ser más común que el TDPM, aunque la prevalencia estimada del síndrome premenstrual varía. El síndrome premenstrual comparte con el TDPM la característica de la expresión de los síntomas durante la fase premenstrual del ciclo menstrual, pero generalmente se considera menos grave que el TDPM. Las personas que experimentan síntomas físicos o comportamentales en el premenstruo, sin los síntomas afectivos requeridos, probablemente cumplan los criterios del síndrome premenstrual, y no los del TDPM.

[4.28] Trastorno disfórico premenstrual / Diagnóstico diferencial (pp. 199-200).

4.29 ¿Cuál de los siguientes es un factor de riesgo conocido del trastorno depresivo persistente?

A. Edad avanzada.
B. Trastorno de la personalidad límite.
C. Esquizofrenia.
D. Título universitario.

Respuesta correcta: B. **Trastorno de la personalidad límite.**

Explicación: El trastorno depresivo persistente a menudo tiene un inicio temprano e insidioso (es decir, en la infancia o adolescencia o al principio de la vida adulta) y, por definición, un curso crónico. El trastorno de la personalidad límite es un factor de riesgo particularmente robusto para el trastorno depresivo persistente. Cuando coexisten el trastorno depresivo persistente y el trastorno de la personalidad límite, la covarianza de las características correspondientes a lo largo del tiempo sugiere la intervención de un mecanismo común. El inicio temprano (es decir, antes de los 21 años) se asocia con una mayor probabilidad de padecer trastornos de la personalidad y trastornos por consumo de sustancias comórbidos.

[4.29] Trastorno depresivo persistente / Desarrollo y curso (p. 194).

4.30 Una mujer de 31 años sin antecedentes de síntomas anímicos refiere que experimenta labilidad del estado de ánimo e irritabilidad causantes de malestar que comienzan alrededor de 4 días antes del inicio de la menstruación. Se siente "al límite", no puede concentrarse, disfruta poco de cualquiera de sus actividades y presenta hinchazón y tumefacción mamaria. La paciente dice que estos síntomas comenzaron 6 meses atrás, cuando empezó a tomar anticonceptivos orales por primera vez. Si deja de tomar los anticonceptivos orales y sus síntomas remiten, ¿cuál sería el diagnóstico?

A. Trastorno disfórico premenstrual.
B. Síndrome premenstrual.
C. Episodio depresivo mayor.
D. Trastorno depresivo inducido por sustancias/medicamentos.

Respuesta correcta: **D. Trastorno depresivo inducido por sustancias/medicamentos.**

Explicación: Algunas mujeres que presentan síntomas premenstruales de moderados a graves podrían estar usando tratamientos hormonales, incluidos los anticonceptivos hormonales. Si tales síntomas ocurren después del inicio del uso de hormonas exógenas, los síntomas pueden ser atribuibles al uso de las hormonas, en lugar de a la afección subyacente del trastorno disfórico premenstrual. Si la mujer deja de tomar hormonas y los síntomas desaparecen, entonces el cuadro sería compatible con el trastorno depresivo inducido por sustancias/medicamentos.

[4.30] Trastorno disfórico premenstrual / Diagnóstico diferencial (pp. 199-200).

4.31 Una mujer de 37 años describe una historia de varios años de tristeza episódica. Cada período individual no dura más de 10 días y va acompañado de anhedonia pronunciada, insomnio, pérdida del apetito y profunda desesperanza. Niega cualquier otro síntoma psiquiátrico. No puede identificar ningún suceso de vida o factor estresante relacionado. La evaluación de laboratorio exhaustiva es normal. ¿Cuál de los siguientes sería el diagnóstico más apropiado?

A. Ciclotimia.
B. Trastorno depresivo mayor.

C. Otro trastorno depresivo especificado, depresión breve recurrente.
D. Trastorno disfórico premenstrual.

Respuesta correcta: C. **Otro trastorno depresivo especificado, depresión breve recurrente.**

Explicación: El diagnóstico de otro trastorno depresivo especificado se aplica a las presentaciones en que predominan los síntomas característicos de un trastorno depresivo, que causan malestar clínicamente significativo o deterioro en el ámbito social, ocupacional u otras áreas importantes del funcionamiento, pero sin cumplir los criterios completos de ninguno de los trastornos de la clase diagnóstica de los trastornos depresivos, ni los criterios del trastorno adaptativo con estado de ánimo deprimido o el trastorno adaptativo con ansiedad y estado de ánimo deprimido mixto. La categoría de *otro trastorno depresivo especificado* se utiliza en las situaciones en que el clínico elige comunicar la razón específica por la que la presentación no cumple los criterios de ningún trastorno depresivo específico. Ejemplo de este trastorno es la depresión breve recurrente: presencia concurrente de estado de ánimo deprimido y al menos otros cuatro síntomas de depresión durante 2-13 días al menos una vez al mes (no asociado con el ciclo menstrual) durante al menos 12 meses consecutivos en un individuo cuya presentación nunca ha cumplido los criterios de ningún otro trastorno depresivo o bipolar y actualmente no cumple los criterios activos o residuales de ningún trastorno psicótico.

[4.31] Otro trastorno depresivo especificado (pp. 209-210).

CAPÍTULO 5

Trastornos de ansiedad

5.1 ¿Cuál de los siguientes trastornos está incluido en el capítulo "Trastornos de ansiedad" del DSM-5-TR?

A. Trastorno obsesivo-compulsivo.
B. Trastorno de estrés postraumático.
C. Trastorno de estrés agudo.
D. Trastorno de ansiedad por separación.

Respuesta correcta: D. **Trastorno de ansiedad por separación.**

Explicación: En el capítulo "Trastornos de ansiedad" del DSM-5-TR se realizaron una serie de adiciones y eliminaciones que aparecieron por primera vez en los cambios del DSM-IV al DSM-5. Varios trastornos de ansiedad clasificados en el DSM-IV como trastornos generalmente diagnosticados por primera vez en la infancia, la niñez o la adolescencia, como el trastorno de ansiedad por separación y el mutismo selectivo, se incluyeron entre los trastornos de ansiedad del DSM-5. Varios trastornos del DSM-IV del capítulo "Trastornos de ansiedad", como el trastorno obsesivo-compulsivo, el trastorno de estrés postraumático y el trastorno de estrés agudo, se eliminaron de esa sección en el DSM-5 y así continúan en el DSM-5-TR. Esta reorganización fue el resultado de una revisión científica que concluyó que estos eran trastornos distintos que no estaban suficientemente descritos por la presencia de síntomas de ansiedad.

[5.1] Introducción del capítulo (pp. 215-216).

5.2 Un niño de 9 años no puede dormir sin tener a uno de sus padres en su habitación. Mientras se duerme, se despierta con frecuencia para comprobar que el padre sigue allí. Uno de los padres suele quedarse hasta que el niño se duerme. Si se despierta solo durante la noche, entra en pánico y se levanta para buscar a sus padres. También informa de pesadillas frecuentes en las que él o sus padres resultan heridos. En ocasiones dice que ve una figura extraña asomándose a su habitación oscura. Cuando los padres se despiertan por la mañana, normalmente encuentran al niño durmiendo en el suelo de su habitación. Una vez intentaron dejarlo con un pariente para poder irse de vacaciones; sin embargo, él se puso tan angustiado ante esta perspectiva que cancelaron sus planes. ¿Cuál es el diagnóstico más probable?

A. Fobia específica.
B. Trastorno de pesadillas.
C. Trastorno delirante.
D. Trastorno de ansiedad por separación.

Respuesta correcta: **D. Trastorno de ansiedad por separación.**

Explicación: La característica esencial del trastorno de ansiedad por separación es el miedo o la ansiedad excesiva con respecto a la separación del hogar o las figuras de apego. La ansiedad excede lo que se podría esperar dado el nivel de desarrollo del individuo (Criterio A). Las personas con trastorno de ansiedad por separación tienen síntomas que cumplen al menos tres de los siguientes criterios: experimentan angustia recurrente excesiva cuando se prevé o se produce la separación del hogar o las principales figuras de apego (Criterio A1). Se preocupan por el bienestar o la muerte de las figuras de apego (Criterio A2), especialmente cuando están separadas de ellas, y necesitan saber dónde están sus figuras de apego y quieren mantenerse en contacto con ellas. También se preocupan por los eventos adversos que les pueden pasar a ellos mismos, como perderse, ser secuestrados o tener un accidente, que les impedirían volver a reunirse con su principal figura de apego (Criterio A3). Las personas con trastorno de ansiedad por separación son reacias o se niegan a salir solas por miedo a la separación (Criterio A4). Tienen un miedo persistente y excesivo o se resisten a estar solas o sin las principales figuras de apego en casa o en otros lugares. Los niños con trastorno de ansiedad por separación pueden ser incapaces de permanecer o entrar en una habitación por sí mismos y pueden mostrar comportamiento de "apego", permaneciendo cerca o "siguiendo" al padre por la casa o requiriendo que alguien esté con ellos al ir a otra habitación (Criterio A5). Se resisten o se niegan persistentemente a irse a dormir sin estar cerca de una figura de apego importante o a dormir fuera de casa (Criterio A6).

Los niños con este trastorno a menudo tienen dificultades a la hora de acostarse y pueden insistir en que alguien se quede con ellos hasta que se duerman. Durante la noche pueden ir hasta la cama de los padres (o de otra persona importante, como un hermano). Estos niños pueden ser reacios o negarse a asistir a campamentos, a dormir en la casa de amigos o a hacer recados.

[5.2] Trastorno de ansiedad por separación / Características diagnósticas (pp. 217-218).

5.3 ¿Cuál de los siguientes se considera un síntoma específico de la cultura en los ataques de pánico?

A. Despersonalización.
B. Dolores de cabeza.
C. Miedo a volverse loco.
D. Falta de aliento.

Respuesta correcta: **B. Dolores de cabeza.**

Explicación: Todos los síntomas enumerados pueden ocurrir como parte de un ataque de pánico. Las interpretaciones culturales pueden influir en la determinación de los ataques de pánico como esperados o inesperados. Pueden verse síntomas específicos de la cultura (por ejemplo, *tinnitus*, dolor de cuello, dolor de cabeza, gritos o llanto incontrolables); sin embargo, estos síntomas no deben contarse como uno de los cuatro síntomas requeridos.

La frecuencia del miedo a los síntomas mentales y somáticos de la ansiedad parece variar en los diferentes contextos culturales y puede influir en la tasa de ataques de pánico y del trastorno de pánico. Además, las expectativas culturales pueden influir en la clasificación de los ataques de pánico como esperados o inesperados. Por ejemplo, un individuo vietnamita que tiene un ataque de pánico después de salir a un ambiente ventoso (*trúng gió*; "golpeado por el viento") puede atribuir el ataque de pánico a la exposición al viento como resultado del síndrome cultural que vincula estas dos experiencias, resultando en la clasificación del ataque de pánico como esperado. Otros conceptos culturales de malestar también están asociados con el trastorno de pánico, incluidos el *ataque de nervios* entre los latinoamericanos y los ataques de *khyâl* (viento) y "pérdida del alma" entre los camboyanos. El *ataque de nervios* puede involucrar temblores, gritos o llanto incontrolables, comportamiento agresivo o suicida, y despersonalización o desrealización, que pueden experimentarse durante más tiempo que los pocos minutos típicos de los ataques de pánico.

Algunas presentaciones clínicas del *ataque de nervios* cumplen los criterios de entidades distintas del ataque de pánico (p. ej., trastorno de síntomas neurológicos funcionales). Estos conceptos de malestar afectan a los síntomas y la frecuencia del trastorno de pánico, incluida la atribución de inesperado por parte del individuo, ya que los conceptos culturales de malestar pueden crear miedo a ciertas situaciones que van desde las discusiones interpersonales (asociadas con el *ataque de nervios*) hasta ciertos tipos de esfuerzo (asociados con los ataques de *khyâl*) y el viento atmosférico (asociado con los ataques de *trúng gió*). La aclaración de los detalles de las atribuciones culturales puede ayudar a distinguir entre los ataques de pánico esperados e inesperados.

[5.3] Trastorno de pánico / Criterios diagnósticos (pp. 235-236) y Aspectos diagnósticos relacionados con la cultura (p. 239).

5.4 ¿Cuál de las siguientes afirmaciones describe mejor cómo se diferencian los ataques de pánico del trastorno de pánico?

A. Los ataques de pánico requieren menos síntomas para un diagnóstico definitivo.
B. Los ataques de pánico son discretos, ocurren repentinamente y suelen ser menos graves.
C. Los ataques de pánico son invariablemente inesperados.
D. Los ataques de pánico representan síntomas que pueden ocurrir en muchos otros trastornos.

Respuesta correcta: **D. Los ataques de pánico representan síntomas que pueden ocurrir en muchos otros trastornos.**

Explicación: Los *ataques de pánico* se destacan dentro de los trastornos de ansiedad como un tipo particular de respuesta al miedo. Los ataques de pánico no están limitados a los trastornos de ansiedad, sino que también pueden verse en otros trastornos mentales. En el trastorno de pánico, el individuo experimenta ataques de pánico recurrentes e inesperados y está persistentemente preocupado o temeroso de tener más ataques de pánico, o bien cambia su comportamiento de manera desadaptativa debido a los ataques de pánico (por ejemplo, evitación del ejercicio o de los lugares desconocidos). Los ataques de pánico son oleadas abruptas de miedo intenso o incomodidad intensa que alcanzan su punto máximo en minutos, acompañadas de síntomas físicos y/o cognitivos. Los ataques de pánico con síntomas limitados incluyen menos de cuatro síntomas. Los ataques de pánico pueden ser esperados, como en respuesta a un objeto o situación típicamente temidos, o inesperados, lo que significa que el ataque de pánico ocurre sin ninguna razón aparente. Los ataques de pánico funcionan como un marcador y un factor pronóstico de la gravedad del diagnóstico, el curso y la comorbilidad de una serie de trastornos, incluyendo, entre otros, los trastornos de ansiedad, los trastornos por consumo de sustancias, los trastornos depresivos y los trastornos psicóticos. Por lo tanto, el especificador *con ataques de pánico* puede utilizarse para los ataques de pánico que ocurren en el contexto de cualquier trastorno de ansiedad, así como en el de otros trastornos mentales (por ejemplo, trastornos depresivos, trastorno de estrés postraumático).

[5.4] Introducción al capítulo (pp. 215-216).

5.5   ¿Qué es finalmente lo mejor para determinar si un ataque de pánico es esperado o inesperado?

A. Un juicio clínico cuidadoso.
B. Si el paciente lo asocia a un estrés externo.
C. La presencia o ausencia de ataques de pánico nocturnos.
D. Descartar posibles síndromes específicos de la cultura.

Respuesta correcta: A. **Un juicio clínico cuidadoso.**

Explicación: El término *inesperado* se refiere al ataque de pánico para el cual no hay una señal o desencadenante obvios en el momento de su aparición; es decir, el ataque parece surgir de la nada, como cuando el individuo está relajándose o despertándose del sueño (ataque de pánico nocturno). En cambio, los ataques de pánico *esperados* son aquellos para los cuales hay una señal o desencadenante obvios, como una situación en la que típicamente han ocurrido ataques de pánico. La determinación de si los ataques de pánico son esperados o inesperados la hace el clínico, que emite este juicio partiendo de la combinación de un cuidadoso interrogatorio sobre la secuencia de hechos que preceden o conducen al ataque y el propio juicio del individuo sobre si el ataque pareció ocurrir sin ninguna razón aparente. Las interpretaciones culturales pueden influir en el etiquetado de los ataques de pánico como esperados o inesperados (véase el apartado "Aspectos diagnósticos relacionados con la cultura" de este trastorno). En Estados Unidos y Europa, aproximadamente la mitad de las personas con trastorno de pánico tienen ataques de pánico esperados e inesperados.

[5.5] Trastorno de pánico / Características diagnósticas (p. 236).

5.6   ¿Cuál de las siguientes formas de trastorno de pánico puede ser desencadenada por discusiones interpersonales?

A. Ataques de *khyâl.*
B. Ataques de *trúng gió.*

C. *Ataque de nervios.*
D. Pérdida del alma.

Respuesta correcta: C. *Ataque de nervios.*

Explicación: La frecuencia del miedo a los síntomas mentales y somáticos de la ansiedad parece variar en los diferentes contextos culturales y puede influir en la tasa de los ataques de pánico y del trastorno de pánico. Además, las expectativas culturales pueden influir en la clasificación de los ataques de pánico como esperados o inesperados. Por ejemplo, un individuo vietnamita que tiene un ataque de pánico después de salir a un ambiente ventoso (*trúng gió*; "golpeado por el viento") puede atribuir el ataque de pánico a la exposición al viento como resultado del síndrome cultural que vincula estas dos experiencias, resultando en la clasificación del ataque de pánico como esperado. Otros conceptos culturales de malestar también están asociados con el trastorno de pánico, como el *ataque de nervios* entre los latinoamericanos y los ataques de *khyâl* y la "pérdida del alma" entre los camboyanos. El *ataque de nervios* puede implicar temblor, gritos o llanto incontrolables, comportamiento agresivo o suicida y despersonalización o desrealización, que pueden experimentarse durante más tiempo que los pocos minutos típicos de los ataques de pánico. Algunas presentaciones clínicas del *ataque de nervios* cumplen los criterios de entidades distintas del ataque de pánico (por ejemplo, trastorno de síntomas neurológicos funcionales). Estos conceptos de malestar afectan a los síntomas y la frecuencia del trastorno de pánico, incluida la atribución de inesperado por parte del individuo, ya que los conceptos culturales de malestar pueden crear miedo a ciertas situaciones que van desde las discusiones interpersonales (asociadas con el *ataque de nervios*) hasta ciertos tipos de esfuerzo (asociados con los ataques de *khyâl*) y el viento atmosférico (asociado con los ataques de *trúng gió*). La aclaración de los detalles de las atribuciones culturales puede ayudar a distinguir entre los ataques de pánico esperados e inesperados.

El trastorno de pánico no se diagnostica si se considera que los ataques de pánico son una consecuencia fisiológica directa de una sustancia. La intoxicación con estimulantes del sistema nervioso central (por ejemplo, cocaína, sustancias de tipo anfetamínico, cafeína) o el cannabis, y la abstinencia de depresores del sistema nervioso central (por ejemplo, alcohol, barbitúricos) pueden precipitar un ataque de pánico.

[5.6] Trastorno de pánico / Aspectos diagnósticos relacionados con la cultura (p. 239).

5.7 | Un hombre de 50 años refiere episodios ocasionales en los que, de repente y de manera inesperada, se despierta con un miedo intenso que alcanza su punto máximo en minutos. Nota falta de aire y tiene palpitaciones y sudoración. Su historial médico es significativo solo por hipertensión, que está bien controlada con hidroclorotiazida. Como resultado de estos síntomas, ha comenzado a tener ansiedad anticipatoria asociada al hecho de dormir. ¿Cuál es la explicación más probable de sus síntomas?

A. Trastorno de ansiedad debido a otra afección médica (hipertensión).
B. Trastorno de ansiedad inducido por sustancias/medicamentos.
C. Ataques de pánico nocturnos.
D. Terrores nocturnos.

Respuesta correcta: C. **Ataques de pánico nocturnos.**

Explicación: El trastorno de pánico se caracteriza por ataques de pánico inesperados recurrentes (Criterio A). Un *ataque de pánico* es una oleada abrupta de miedo o malestar intensos que alcanza su punto máximo en minutos y durante el cual ocurren cuatro o más de una lista de 13 síntomas físicos y cognitivos. El término *recurrente* significa más de un ataque de pánico inesperado. El ataque de pánico *nocturno* (es decir, despertar del sueño en un estado de pánico) difiere del pánico después de despertar completamente del sueño. En Estados Unidos, se estima que el ataque de pánico nocturno ocurre al menos una vez en aproximadamente de un cuarto a un tercio de las personas con trastorno de pánico, de las que la mayoría también tienen ataques de pánico diurnos. Las personas con ataques de pánico diurnos y nocturnos tienden a tener un trastorno de pánico más grave en general.

[5.7] Trastorno de pánico / Criterios diagnósticos; Características diagnósticas (pp. 236-237).

5.8 ¿Cuál de las siguientes opciones predice el comportamiento suicida en los pacientes con trastorno de pánico?

A. Desrealización.
B. Náuseas.
C. Ansiedad debido a otra afección médica.
D. Trastorno de ansiedad por enfermedad.

Respuesta correcta: B. **Náuseas.**

Explicación: Los ataques de pánico y un diagnóstico de trastorno de pánico en los últimos 12 meses se asocian a tasas más altas de conductas y pensamientos suicidas en los últimos 12 meses, incluso cuando se toman en cuenta la comorbilidad y los antecedentes de abuso infantil y otros factores de riesgo de suicidio. Aproximadamente, el 25 % de los pacientes de atención primaria con trastorno de pánico refieren pensamientos suicidas. El trastorno de pánico puede aumentar el riesgo de futuras conductas suicidas, pero no el de muerte.

Los datos de la encuesta epidemiológica de los síntomas del ataque de pánico muestran que los síntomas cognitivos del pánico (por ejemplo, la desrealización) pueden asociarse a pensamientos suicidas, mientras que los síntomas físicos (por ejemplo, mareos, náuseas) pueden asociarse a conductas suicidas.

[5.8] Trastorno de pánico / Asociación a pensamientos o conductas suicidas (p. 240).

5.9 Una mujer de 65 años explica que vive confinada en su casa a pesar de estar en buen estado de salud física. Hace varios años se cayó mientras hacía la compra, pero no resultó herida. El examen físico no revela problemas de movilidad ni de equilibrio. Experimenta pánico cada vez que sale de su casa sin compañía. No tiene malestar cuando está en casa; sin embargo, evita tomar el autobús para ir a comprar sin un acompañante. ¿Cuál es el diagnóstico más probable?

A. Fobia específica, tipo situacional.
B. Trastorno de ansiedad social (fobia social).
C. Trastorno de estrés postraumático.
D. Agorafobia.

Respuesta correcta: D. **Agorafobia.**

Explicación: La característica esencial de la agorafobia es el miedo o la ansiedad marcados, desencadenados por la exposición real o prevista a una amplia gama de situaciones (Criterio A). El diagnóstico requiere la confirmación de síntomas que ocurren en al menos dos de las siguientes cinco situaciones: 1) usar transporte público, como automóviles, autobuses, trenes, barcos o aviones; 2) estar en espacios abiertos, como estacionamientos, mercados o puentes; 3) estar en espacios cerrados, como tiendas, teatros o cines; 4) hacer cola o estar en una multitud, o 5) estar fuera de casa solo.

[5.9] Agorafobia / Criterios diagnósticos; Características diagnósticas (pp. 246-247).

5.10 Un hombre de 32 años ha tenido periódicamente ataques de pánico con palpitaciones, náuseas, dolores de cabeza, falta de aire, mareos, desrealización y miedo a morir cuando está solo fuera de su casa. Estos episodios ocurren cuando hace cola para tomar el autobús y mientras está en el autobús. Ahora solo trabaja desde casa por miedo a experimentar estos ataques, a pesar de la pérdida de ingresos debido al trabajo remoto. ¿Cuál es el diagnóstico más apropiado?

A. Trastorno de pánico con agorafobia.
B. Agorafobia con ataques de pánico.
C. Fobia específica, tipo situacional.
D. Dos trastornos separados: trastorno de pánico y agorafobia.

Respuesta correcta: D. **Dos trastornos separados: trastorno de pánico y agorafobia.**

Explicación: Este hombre tiene trastorno de pánico y agorafobia. La agorafobia se diagnostica independientemente de la presencia del trastorno de pánico. Si la presentación de un individuo cumple los criterios del trastorno de pánico y de la agorafobia, se deben asignar ambos diagnósticos.

[5.10] Agorafobia / Criterios diagnósticos / Características diagnósticas (pp. 241-247).

5.11 Un hombre de 35 años perdió un trabajo bien remunerado porque requería viajes frecuentes a larga distancia. Dos años antes había estado en un vuelo particularmente turbulento. Estaba convencido de que el piloto minimizó el riesgo y de que el avión casi se estrelló. Su compañera de trabajo le dijo repetidamente que, para ella, el vuelo solo había sido ligeramente incómodo. Voló de nuevo 1 mes después y, a pesar de tener un vuelo suave, la expectativa de posibles turbulencias fue tan angustiante que notó una ansiedad abrumadora durante el vuelo. No ha volado desde entonces y se pone extremadamente ansioso cuando se plantea la posibilidad de volar. ¿Cuál es el diagnóstico más apropiado?

A. Agorafobia.
B. Trastorno de estrés postraumático (TEPT).
C. Fobia específica, tipo situacional.
D. Trastorno de ansiedad social (fobia social).

Respuesta correcta: C. **Fobia específica, tipo situacional.**

Explicación: Una característica clave de la fobia específica es que el miedo o la ansiedad se circunscriben a la presencia de una situación u objeto particular (Criterio A), que puede denominarse *estímulo fóbico*. Las categorías de situaciones u objetos temidos se proporcionan como especificadores. Muchas personas temen objetos o situaciones –estímulos fóbicos– de más de una categoría. Para el diagnóstico de fobia específica, la respuesta debe diferir de los miedos normales y transitorios que ocurren comúnmente en la población. Para cumplir los criterios diagnósticos, el miedo o la ansiedad deben ser intensos o graves (es decir, "marcados") (Criterio A). La cantidad de miedo experimentado puede variar con la proximidad al objeto o la situación temidos y puede ocurrir ante la expectativa o la presencia real del objeto o situación. Además, el miedo o la ansiedad pueden tomar la forma de un ataque de pánico completo o limitado en síntomas (es decir, ataque de pánico esperado). Otra característica de las fobias específicas es que el miedo o la ansiedad se evocan casi cada vez que el individuo entra en contacto con el estímulo fóbico (Criterio B). Por lo tanto, un individuo que solo se pone ansioso ocasionalmente cuando se enfrenta a la situación u objeto (por ejemplo, se pone ansioso cuando vuela solo en uno de cada cinco vuelos en avión) no sería diagnosticado de fobia específica. Sin embargo, el grado de miedo o ansiedad expresado puede variar (desde ansiedad anticipatoria hasta un ataque de pánico completo) en las diferentes ocasiones de encuentro con el objeto o la situación fóbicos debido a varios factores contextuales, como la presencia de otros, la duración de la exposición y otros elementos amenazantes (por ejemplo, turbulencias en un vuelo).

La fobia específica situacional puede parecerse a la agorafobia en su presentación clínica, dada su superposición en las situaciones temidas (por ejemplo, volar, lugares cerrados, ascensores). Si un individuo teme solo una de las situaciones agorafóbicas, entonces se puede diagnosticar una fobia específica, situacional.

Si las situaciones se temen debido a una evaluación negativa, se debería diagnosticar el trastorno de ansiedad social, en lugar de una fobia específica. Las personas con fobia específica pueden experimentar ataques de pánico cuando se enfrentan a su situación u objeto temido. Se daría un diagnóstico de fobia específica si los ataques de pánico ocurren solo en respuesta al objeto o la situación específicos, mientras que se daría un diagnóstico de trastorno de pánico si el individuo también experimenta ataques de pánico que son inesperados (es decir, no en respuesta al objeto o situación de la fobia específica). Si la fobia se desarrolla después de un suceso traumático, se debería considerar el TEPT como diagnóstico. Sin embargo, los sucesos traumáticos pueden preceder al inicio del TEPT y la fobia específica. En este caso, se asignaría un diagnóstico de fobia específica solo si no se cumplen todos los criterios del TEPT.

[5.11] Fobia específica / Criterios diagnósticos; Características diagnósticas (pp. 224-226) y Diagnóstico diferencial (pp. 228-229).

5.12 ¿Cuál de los siguientes tipos de fobia específica es más probable que se asocie con desmayos vasovagales?

A. Tipo animal.
B. Tipo al entorno natural.
C. Tipo a la sangre-inyección-lesión.
D. Tipo situacional.

Respuesta correcta: C. **Tipo a la sangre-inyección-lesión.**

Explicación: Las personas con fobia específica suelen experimentar un aumento de la excitación fisiológica en anticipación o durante la exposición a un objeto o situación fóbica; sin embargo, la respuesta fisiológica a la situación u objeto temido varía. Mientras que las personas con fobias específicas situacionales, al entorno natural y a los animales probablemente mostrarán excitación del sistema nervioso simpático, las personas con fobia específica a la sangre-inyección-lesión a menudo muestran respuestas de desmayo o cuasidesmayo vasovagal, que se caracteriza por una breve aceleración inicial del ritmo cardíaco con elevación de la presión arterial, seguida de una desaceleración del ritmo cardíaco y una caída de la presión arterial.

[5.12] Fobia específica / Características asociadas (p. 226).

5.13 Aunque el inicio de una fobia específica puede ocurrir a cualquier edad, ¿durante qué período de edad suelen desarrollarse las fobias específicas?

A. Infancia.
B. Adolescencia tardía a primera juventud.
C. Edad media.
D. Vejez.

Respuesta correcta: A. **Infancia.**

Explicación: La fobia específica generalmente se desarrolla en la primera infancia; la mayoría de los casos antes de los 10 años. La edad media de inicio está entre los 7 y 11 años, situándose en alrededor de los 10 años. Las fobias específicas situacionales tienden a tener una edad de inicio más tardía que las fobias específicas al entorno natural, los animales o la sangre-inyección-lesión. Las fobias específicas que se desarrollan en la infancia y adolescencia probablemente fluctuarán durante ese período; sin embargo, las fobias que persisten en la etapa adulta es poco probable que remitan.

[5.13] Fobia específica / Desarrollo y curso (pp. 226-227).

5.14 En el trastorno de ansiedad social, ¿cuál de las siguientes posibilidades es el objeto del miedo de la persona?

A. Deterioro social o laboral.
B. Daño a uno mismo o a otros.
C. Escrutinio por parte de otros.
D. Separación de los objetos de apego.

Respuesta correcta: C. **Escrutinio por parte de otros.**

Explicación: La característica esencial del trastorno de ansiedad social es un miedo o ansiedad marcado o intenso ante las situaciones sociales en que el individuo puede ser escrutado por otros. En los niños, el miedo o la ansiedad deben ocurrir en sus entornos de pares, y no solo durante las interacciones con los adultos (Criterio A). Cuando se expone a dichas situaciones sociales, el individuo teme que será evaluado negativamente. Al individuo le preocupa que lo juzguen como ansioso, débil, loco, estúpido, aburrido, intimidante, sucio o antipático. El individuo teme que actuará o parecerá de cierta manera o que mostrará síntomas de ansiedad, como sonrojarse, temblar, sudar, tartamudear o mirar fijamente, que serán evaluados negativamente por los demás.

[5.14] Trastorno de ansiedad social / Características diagnósticas (pp. 230-231).

5.15 Cuando le preguntan en la escuela, un niño de 7 años solo asiente o responde por escrito. La familia del niño se sorprende al escuchar esto de la maestra porque el niño habla normalmente cuando está en casa con sus padres. El niño ha alcanzado los hitos del desarrollo apropiados y una evaluación médica indica que está sano. El niño no puede dar ninguna explicación de su comportamiento, pero a los padres les preocupa que afecte a su rendimiento escolar. ¿Qué diagnóstico se ajusta mejor a los síntomas de este niño?

A. Trastorno de ansiedad por separación.
B. Trastorno del espectro autista.
C. Agorafobia.
D. Mutismo selectivo.

Respuesta correcta: D. **Mutismo selectivo.**

Explicación: Cuando se encuentran con otras personas en interacciones sociales, los niños con mutismo selectivo no inician la conversación ni responden recíprocamente cuando otros les hablan. La falta de habla ocurre en las interacciones sociales con niños o adultos. Los niños con mutismo selectivo hablarán en su hogar en presencia de los miembros de la familia inmediata, pero a menudo ni siquiera frente a los amigos cercanos o los parientes de segundo grado, como abuelos o primos. La alteración suele estar marcada por una alta ansiedad social.

Los niños con mutismo selectivo a menudo se niegan a hablar en la escuela, lo que lleva al deterioro académico o educativo porque a los maestros a menudo les resulta difícil evaluar habilidades como la lectura. La falta de habla puede interferir en la comunicación social, aunque los niños con este trastorno a veces utilizan medios no hablados o no verbales (por ejemplo, gruñidos, señalamientos, escritura) para comunicarse y pueden mostrarse dispuestos a actuar o participar en los encuentros sociales cuando no se requiere el habla (por ejemplo, las partes no verbales en las obras de teatro escolares).

[5.15] Mutismo selectivo / Características diagnósticas (p. 222).

5.16 El trastorno de ansiedad social difiere de la timidez normativa en que el trastorno conduce a...

A. Disfunción social o laboral.
B. Mayor probabilidad de relaciones a largo plazo.
C. Mayor probabilidad de llevar asociado el estatus de inmigrante.
D. Ansiedad en casa, pero no en la escuela, en el caso de los niños.

Respuesta correcta: A. Disfunción social o laboral.

Explicación: La timidez (es decir, la reticencia social) es un rasgo de la personalidad común y no es en sí misma patológica. En algunas sociedades, la timidez incluso se evalúa positivamente. Sin embargo, cuando hay un impacto adverso significativo en las áreas sociales, laborales y otras áreas importantes de funcionamiento, se debe considerar el diagnóstico de trastorno de ansiedad social y, si se cumplen los criterios diagnósticos completos del trastorno de ansiedad social, se debe diagnosticar el trastorno. Solo una minoría (12%) de individuos tímidos autoidentificados en Estados Unidos tienen síntomas que cumplen los criterios diagnósticos del trastorno de ansiedad social. El estatus de inmigrante se asocia a tasas más bajas de trastorno de ansiedad social tanto en los grupos latinos como en los blancos no latinos. La edad de inicio del trastorno de ansiedad social no difiere por género. Las mujeres con trastorno de ansiedad social refieren un mayor número de miedos sociales y de trastornos depresivos mayores y otros trastornos de ansiedad comórbidos, mientras que los hombres tienen más probabilidades de temer las citas, de tener trastorno negativista desafiante, trastorno de la conducta o trastorno de la personalidad antisocial, y de consumir alcohol y drogas ilícitas para aliviar los síntomas del trastorno.

[5.16] Trastorno de ansiedad social / Criterios diagnósticos / Diagnóstico diferencial / Aspectos diagnósticos relacionados con la cultura / Aspectos relacionados con el sexo y el género (pp. 229-233).

5.17 Además de ansiedad y preocupación, ¿cuál de los siguientes síntomas tienen más probabilidades de experimentar las personas con trastorno de ansiedad generalizada?

A. Mareos.
B. Taquicardia.
C. Tensión muscular.
D. Falta de aliento.

Respuesta correcta: C. Tensión muscular.

Explicación: La ansiedad y la preocupación del trastorno de ansiedad generalizada van acompañadas de al menos tres de los siguientes síntomas adicionales: inquietud o sensación de estar nervioso o al límite, fatiga fácil, dificultad para concentrarse o mente en blanco, irritabilidad, tensión muscular y sueño alterado, aunque solo se requiere un síntoma adicional en los niños. El temblor, los tics, la sensación de inestabilidad y los dolores musculares o la sensibilidad pueden asociarse a la tensión muscular. Muchas personas con trastorno de ansiedad generalizada también experimentan síntomas somáticos (por ejemplo, sudoración, náuseas, diarrea) y presentan una respuesta exagerada de sobresalto. Los síntomas de hiperactivación autonómica (por ejemplo, aceleración del ritmo cardíaco, falta de aliento, mareos) son menos prominentes en el trastorno de ansiedad generalizada que en otros trastornos de ansiedad, como el trastorno de pánico. Otras dolencias que pueden asociarse al estrés (por ejemplo, síndrome del intestino irritable, dolores de cabeza) frecuentemente acompañan al trastorno de ansiedad generalizada.

[5.17] Trastorno de ansiedad generalizada / Características diagnósticas / Características asociadas (p. 251).

5.18 ¿Cuál de las siguientes características sugiere el trastorno de ansiedad generalizada en los niños que tienen este trastorno?

A. Quejarse de sentirse inquieto.
B. Ser laxo con el trabajo escolar.
C. A menudo llegar tarde a las citas.
D. Buscar frecuentemente que otros los tranquilicen.

Respuesta correcta: D. **Buscar frecuentemente que otros los tranquilicen.**

Explicación: En los niños y adolescentes con trastorno de ansiedad generalizada, las ansiedades y preocupaciones a menudo se refieren a la calidad del rendimiento o la competencia en la escuela o en eventos deportivos, incluso si el rendimiento no está siendo evaluado por otros. Pueden tener preocupaciones excesivas sobre la puntualidad. También pueden preocuparse por eventos catastróficos, como terremotos o la guerra nuclear. Los niños con el trastorno pueden ser demasiado conformistas, perfeccionistas e inseguros de sí mismos, y pueden tender a rehacer tareas debido a una insatisfacción excesiva con un rendimiento menos que perfecto. Pueden buscar excesivamente que los tranquilicen y aprueben, y requerir que los consuelen excesivamente en relación con su rendimiento y demás cosas que les preocupen.

Las preocupaciones cotidianas son mucho menos propensas a ir acompañadas de síntomas físicos (por ejemplo, inquietud, sensación de estar nervioso o al límite). Las personas con trastorno de ansiedad generalizada refieren angustia subjetiva como resultado de la preocupación constante y del consiguiente deterioro en las áreas sociales, laborales u otras importantes del funcionamiento.

[5.18] Trastorno de ansiedad generalizada / Características diagnósticas / Desarrollo y curso (pp. 251-252).

5.19 ¿Cuál es la principal diferencia en la expresión clínica del trastorno de ansiedad generalizada a lo largo de los grupos de edad?

A. Contenido de la preocupación.
B. Grado de preocupación.
C. Patrones de comorbilidad.
D. Predominancia de síntomas cognitivos en lugar de somáticos.

Respuesta correcta: A. Contenido de la preocupación.

Explicación: La expresión clínica del trastorno de ansiedad generalizada es relativamente constante a lo largo de la vida. La principal diferencia entre los grupos de edad está en el contenido de la preocupación del individuo. El contenido de la preocupación de la persona tiende a ser el apropiado para su edad.

[5.19] Trastorno de ansiedad generalizada / Desarrollo y curso (p. 252).

5.20 ¿En qué aspecto del trastorno de ansiedad generalizada difieren más comúnmente los hombres y las mujeres?

A. Curso.
B. Perfil de síntomas.
C. Grado de deterioro.
D. Patrones de comorbilidad.

Respuesta correcta: D. Patrones de comorbilidad.

Explicación: En los entornos clínicos, el trastorno de ansiedad generalizada se diagnostica algo más frecuentemente en las mujeres que en los hombres (aproximadamente, el 55-60% de quienes presentan el trastorno son mujeres). En los estudios epidemiológicos, aproximadamente dos tercios son mujeres. Las mujeres y los hombres que experimentan trastorno de ansiedad generalizada parecen tener síntomas similares, pero muestran diferentes patrones de comorbilidad, consistentes con las diferencias de género en cuanto a la prevalencia de los distintos trastornos. En las mujeres, la comorbilidad se limita en gran medida a los trastornos de ansiedad y la depresión unipolar, mientras que en los hombres es más probable que la comorbilidad se extienda a los trastornos por consumo de sustancias.

[5.20] Trastorno de ansiedad generalizada / Aspectos diagnósticos relacionados con el sexo y el género (p. 253).

5.21 ¿Cuál de los siguientes síntomas es más sugerente de ansiedad no patológica en lugar de ansiedad merecedora de un diagnóstico de trastorno de ansiedad generalizada?

A. Ansiedad y preocupación que interfieren significativamente en el funcionamiento.
B. Ansiedad y preocupación que duran de meses a años.
C. Ansiedad y preocupación en respuesta a un precipitante claro.
D. Ansiedad y preocupación centradas en una amplia gama de circunstancias de la vida.

Respuesta correcta: C. Ansiedad y preocupación en respuesta a un precipitante claro.

Explicación: Varias características distinguen el trastorno de ansiedad generalizada de la ansiedad no patológica. En primer lugar, las preocupaciones asociadas con el trastorno de ansiedad generalizada son excesivas y generalmente interfieren significativamente en el funcionamiento psicosocial, mientras que las preocupaciones de la vida cotidiana no son excesivas, se perciben como más manejables y pueden posponerse cuando surgen asuntos más urgentes. En segundo lugar, las preocupaciones asociadas con el trastorno de ansiedad generalizada son más generalizadas, pronunciadas y angustiosas, tienen una duración más larga y frecuentemente ocurren sin precipitantes. Cuanto mayor es el rango de circunstancias de la vida por el que la persona se preocupa (por ejemplo, finanzas, seguridad de los hijos, rendimiento laboral), más probable es que sus síntomas cumplan los criterios del trastorno de ansiedad generalizada. En tercer lugar, las preocupaciones cotidianas son mucho menos propensas a ir acompañadas de síntomas físicos (por ejemplo, inquietud, sensación de estar nervioso o al límite). Las personas con trastorno de ansiedad generalizada refieren angustia subjetiva como resultado de la preocupación constante y del consiguiente deterioro en las áreas sociales, laborales u otras importantes del funcionamiento.

[5.21] Trastorno de ansiedad generalizada / Características diagnósticas (p. 251).

5.22 Un hombre de 26 años es llevado a la sala de urgencias por una oleada de pánico repentina y marcada. No tiene antecedentes de trastorno de pánico, pero refiere que ese mismo día había tomado varias dosis de un medicamento para el resfriado de venta libre. ¿Cuál de las siguientes características clínicas, si está presente en este caso, ayudaría a confirmar un diagnóstico de trastorno de ansiedad inducido por sustancias/medicamentos?

A. Síntomas que son leves y no deterioran el funcionamiento.
B. Síntomas que no se desarrollan durante mucho tiempo después del consumo de la sustancia o medicamento.
C. Síntomas que exceden lo que cabría esperar de la sustancia o medicamento.
D. Falta de cualquier historial previo de trastorno de ansiedad o síntomas de pánico.

Respuesta correcta: D. **Falta de cualquier historial previo de trastorno de ansiedad o síntomas de pánico.**

Explicación: Las características esenciales del trastorno de ansiedad inducido por sustancias/medicamentos son síntomas prominentes de pánico o ansiedad (Criterio A) que se consideran debidos a los efectos de una sustancia (por ejemplo, una droga de abuso, un medicamento, una exposición a toxinas). Los síntomas de pánico o ansiedad deben haberse desarrollado durante o poco después de la intoxicación por sustancias o la abstinencia, o después de la exposición o abstinencia de un medicamento, y las sustancias o medicamentos deben ser capaces de producir los síntomas (Criterio B2). El trastorno de ansiedad inducido por sustancias/medicamentos debido a un tratamiento prescrito para un trastorno mental u otra afección médica debe tener su inicio mientras el individuo está recibiendo el medicamento (o durante la abstinencia, si el medicamento produce abstinencia). Una vez que se retire el tratamiento, los síntomas de pánico o ansiedad generalmente mejorarán o remitirán en cuestión de días, varias semanas o 1 mes (dependiendo de la semivida de la sustancia o medicamento y la presencia de abstinencia). No se debe dar el diagnóstico de trastorno de ansiedad inducido por sustancias/medicamentos si el inicio de los síntomas de pánico o ansiedad precede a la intoxicación o abstinencia de la sustancia/medicamento, o si los síntomas persisten durante un período de tiempo sustancial (es decir, generalmente más de 1 mes) desde el momento de la intoxicación o la abstinencia grave. Si los síntomas de pánico o ansiedad persisten durante períodos de tiempo sustanciales, se deben considerar otras posibles causas.

El diagnóstico de trastorno de ansiedad inducido por sustancias/medicamentos debe hacerse en lugar del diagnóstico de intoxicación por sustancias o abstinencia de sustancias solo cuando los síntomas del Criterio A son predominantes en el cuadro clínico y lo suficientemente graves como para justificar la atención clínica independiente.

[5.22] Trastorno de ansiedad inducido por sustancias/medicamentos / Criterios diagnósticos, Características diagnósticas y Diagnóstico diferencial (pp. 255-258).

5.23 ¿En cuál de las siguientes circunstancias sería apropiado un diagnóstico de trastorno de ansiedad inducido por sustancias/medicamentos en lugar de un diagnóstico de abstinencia de sustancias?

A. Están presentes síntomas significativos de ansiedad.
B. La ansiedad no estaba presente antes de dejar el medicamento.
C. Está presente una ansiedad que es lo suficientemente grave como para justificar la atención clínica independiente.
D. La ansiedad está presente solo durante los episodios de delirium.

Respuesta correcta: C. **Está presente una ansiedad que es lo suficientemente grave como para justificar la atención clínica independiente.**

Explicación: Los síntomas de ansiedad son comunes en la intoxicación por sustancias y en la abstinencia de sustancias. El diagnóstico de intoxicación con una sustancia específica o de abstinencia de una sustancia específica será generalmente suficiente para categorizar la presentación de los síntomas. Los síntomas de pánico o ansiedad son característicos de la abstinencia de alcohol, pero se debe hacer un diagnóstico de trastorno de ansiedad inducido por sustancias/medicamentos, ya sea con inicio durante la intoxicación o con inicio durante la abstinencia, en lugar de un diagnóstico de intoxicación por sustancias o abstinencia de sustancias cuando los síntomas de pánico o ansiedad son predominantes en el cuadro clínico y lo suficientemente graves como para justificar la atención clínica.

El diagnóstico de trastorno de ansiedad inducido por sustancias/medicamentos debe hacerse en lugar del diagnóstico de intoxicación por sustancias o abstinencia de sustancias solo cuando los síntomas del Criterio A son predominantes en el cuadro clínico y lo suficientemente graves como para justificar la atención clínica independiente.

[5.23] Trastorno de ansiedad inducido por sustancias/medicamentos / Diagnóstico diferencial (p. 258).

5.24 Un hombre de 60 años acaba de ser diagnosticado de insuficiencia cardíaca congestiva y edema pulmonar. Se describe a sí mismo como intensamente ansioso y dice que siente como si no pudiera respirar, lo que describe como "un ataque de pánico". ¿Cuál de las siguientes características apoyaría un diagnóstico de trastorno de ansiedad debido a otra afección médica en lugar de uno de trastorno adaptativo con ansiedad?

A. El paciente dice que no sabe por qué está ansioso, pues conocer su diagnóstico no le preocupa.
B. El paciente no tiene síntomas físicos asociados a la ansiedad.
C. El paciente está centrado en lo que significa tener un trastorno cardíaco.
D. El paciente está delirando.

Respuesta correcta: A. **El paciente dice que no sabe por qué está ansioso, pues conocer su diagnóstico no le preocupa.**

Explicación: La característica esencial del trastorno de ansiedad debido a otra afección médica es la ansiedad clínicamente significativa que se considera mejor explicada como un efecto fisiológico de otra afección médica. La clínica puede incluir síntomas prominentes de ansiedad o ataques de pánico (Criterio A). El juicio de que los síntomas se explican mejor por la dolencia física asociada debe basarse en datos objetivos de la historia clínica, el examen físico o los hallazgos de laboratorio (Criterio B). Además, debe juzgarse que los síntomas no se explican mejor por otro trastorno mental (Criterio C), en particular por el trastorno adaptativo con ansiedad, en el que el factor estresante es la afección médica. En este caso, un individuo con trastorno adaptativo está especialmente angustiado por el significado o las consecuencias de la dolencia médica asociada. En contraste, a menudo hay un componente físico prominente en la ansiedad (por ejemplo, falta de aire) cuando esta se debe a otra afección. El diagnóstico no se hace si los síntomas de ansiedad ocurren solo durante el curso de un delirium (Criterio D). Los síntomas de ansiedad deben causar malestar o deterioro clínicamente significativos en lo social, lo ocupacional u otras áreas importantes del funcionamiento (Criterio E).

Para determinar si los síntomas de ansiedad son atribuibles a otra afección médica, el clínico debe primero establecer la presencia de dicha afección médica. Además, debe establecerse que los síntomas de ansiedad pueden estar etiológicamente relacionados con la afección médica a través de un mecanismo fisiológico antes de juzgar que esta es la mejor explicación para los síntomas de determinado individuo. Para hacer este juicio es necesario una evaluación cuidadosa y completa de múltiples factores. Se deben considerar varios aspectos de la presentación clínica: 1) la presencia de una clara asociación temporal entre el inicio, la exacerbación o la remisión de la afección médica y los síntomas de ansiedad; 2) la presencia de características que sean atípicas de un trastorno de ansiedad independiente (por ejemplo, edad atípica de inicio o curso atípico), y 3) evidencia en la literatura médica de que existe un mecanismo fisiológico conocido (por ejemplo, hipertiroidismo) causante de ansiedad. Además, la alteración no debe explicarse mejor por un trastorno de ansiedad independiente, un trastorno de ansiedad inducido por sustancias/medicamentos u otro trastorno mental (por ejemplo, trastorno adaptativo).

Se sabe que varias afecciones médicas incluyen la ansiedad como manifestación sintomática. Son ejemplos las enfermedades endocrinas (por ejemplo, hipertiroidismo, feocromocitoma, hipoglucemia, hiperadrenocorticismo), los trastornos cardiovasculares (por ejemplo, insuficiencia cardíaca congestiva, embolia pulmonar, arritmias como la fibrilación auricular), las enfermedades respiratorias (por ejemplo, enfermedad pulmonar obstructiva crónica, asma, neumonía), los trastornos metabólicos (por ejemplo, deficiencia de vitamina B_{12}, porfiria) y las enfermedades neurológicas (por ejemplo, neoplasias, disfunción vestibular, encefalitis, trastornos comiciales).

[5.24] Trastorno de ansiedad debido a otra afección médica / Características diagnósticas (p. 259); Diagnóstico diferencial (pp. 260-261).

5.25 ¿Cuál de los siguientes trastornos de ansiedad se asocia más a la transición de los pensamientos suicidas a los intentos de suicidio?

A. Trastorno de ansiedad por separación.
B. Agorafobia.
C. Mutismo selectivo.
D. Trastorno de ansiedad generalizada.

Respuesta correcta: D. Trastorno de ansiedad generalizada.

Explicación: Las personas con ansiedad pueden tener más probabilidades de tener pensamientos suicidas, de intentar suicidarse y de morir por suicidio que aquellas sin ansiedad. Se ha identificado que el trastorno de pánico, el trastorno de ansiedad generalizada y la fobia específica son los trastornos de ansiedad más fuertemente asociados a la transición de los pensamientos suicidas al intento de suicidio.

[5.25] Trastornos de ansiedad / Introducción al capítulo (pp. 215-216).

Trastornos obsesivo-compulsivos y relacionados

6.1 ¿Cómo se definen las compulsiones en el trastorno obsesivo-compulsivo (TOC)?

A. Las compulsiones en el TOC suelen ir dirigidas a un objetivo, cumpliendo un propósito realista.
B. Las compulsiones incluyen parafilias (compulsiones sexuales) y comportamientos adictivos como el juego o el consumo de sustancias.
C. Las compulsiones implican pensamientos, imágenes o impulsos repetitivos y persistentes.
D. Las compulsiones en el TOC están destinadas a reducir la angustia desencadenada por las obsesiones.

Respuesta correcta: **D. Las compulsiones en el TOC están destinadas a reducir la angustia desencadenada por las obsesiones.**

Explicación: Las *obsesiones* son pensamientos (por ejemplo, de contaminación), imágenes (por ejemplo, de escenas violentas u horribles) o impulsos (por ejemplo, de apuñalar a alguien) repetitivos y persistentes. Las *compulsiones* (o rituales) son comportamientos repetitivos (por ejemplo, lavado, comprobación) o actos mentales (por ejemplo, contar, repetir palabras en silencio) que la persona se siente impulsada a realizar en respuesta a una obsesión o según reglas que deben aplicarse de manera rígida. La mayoría de las personas con TOC tienen tanto obsesiones como compulsiones. Las compulsiones se realizan típicamente en respuesta a una obsesión (por ejemplo, pensamientos de contaminación que llevan a rituales de lavado o de que algo está incorrecto que conducen a rituales de repetición hasta sentir que que se sienta "ya vale"). El objetivo es reducir la angustia desencadenada por las obsesiones o prevenir un evento temido (por ejemplo, enfermar). Sin embargo, estas compulsiones bien no están conectadas de manera realista con el suceso temido (por ejemplo, ordenar objetos simétricamente para prevenir el daño a un ser querido) o bien son excesivas (por ejemplo, ducharse durante horas cada día). Las compulsiones no se realizan por placer, aunque algunas personas experimentan alivio de la ansiedad o la angustia.

Ciertos comportamientos a veces se describen como "compulsivos", incluyendo el comportamiento sexual (en el caso de las parafilias), el juego (es decir, en el trastorno del juego) y el consumo de sustancias (por ejemplo, en el trastorno por consumo de alcohol). Sin embargo, estos comportamientos difieren de las compulsiones del TOC en que la persona generalmente obtiene placer de la actividad y puede desear resistirse a ella solo por sus consecuencias perjudiciales.

[6.1] Trastorno obsesivo-compulsivo / Criterios diagnósticos (p. 265); Características diagnósticas (pp. 266-267); Diagnóstico diferencial (pp. 270-271).

6.2 Un hombre de 52 años con las manos en carne viva y agrietadas es derivado a un psiquiatra por su médico de atención primaria. El hombre explica que se lava las manos repetidamente, dedicando hasta 4 horas al día a la labor y utilizando limpiadores abrasivos y agua hirviendo. Aunque admite que sus manos están mal, está completamente convencido de que si no se lava de esta manera se pondrá gravemente enfermo. Un chequeo médico no revela nada y el hombre no toma ningún medicamento. ¿Cuál es el diagnóstico más apropiado?

A. Trastorno delirante, tipo somático.
B. Trastorno de ansiedad por enfermedad.
C. Trastorno obsesivo-compulsivo (TOC), con ausencia de introspección.
D. Trastorno facticio.

Respuesta correcta: C. **Trastorno obsesivo-compulsivo (TOC), con ausencia de introspección.**

Explicación: El trastorno obsesivo-compulsivo y trastornos relacionados que tienen un componente cognitivo (es decir, TOC, trastorno dismórfico corporal y trastorno de acumulación) incluyen un especificador para indicar el grado de introspección del individuo con respecto a las creencias relacionadas con el trastorno. Las personas con TOC varían en cuanto al grado de certeza que tienen sobre la precisión de las creencias que subyacen en sus síntomas obsesivo-compulsivos. Muchas personas tienen una introspección buena o suficiente (por ejemplo, la persona cree que la casa definitivamente no, probablemente no, o quizá no va a quemarse si no comprueba el horno como mínimo 30 veces). Algunos tienen una introspección escasa (por ejemplo, la persona cree que la casa probablemente se quemará si no comprueba el horno 30 veces) y unos pocos (4% o menos) carecen de introspección o poseen creencias delirantes (por ejemplo, la persona está convencida de que la casa se quemará si no comprueba el horno 30 veces).

Algunas personas con TOC tienen una introspección escasa o incluso creencias delirantes; sin embargo, tienen obsesiones y compulsiones (lo que distingue su afección del trastorno delirante) y no tienen otras características de la esquizofrenia o el trastorno esquizoafectivo (por ejemplo, alucinaciones o habla desorganizada). En las personas con síntomas de TOC que justifican el especificador *con ausencia de introspección /creencias delirantes*, estos síntomas no deben diagnosticarse como un trastorno psicótico.

En el DSM-5-TR, si la creencia delirante se limita a las obsesiones y compulsiones, no se requiere un diagnóstico de trastorno psicótico separado. Las personas con trastorno de ansiedad por enfermedad se preocupan por tener una enfermedad; sin embargo, no tienen las obsesiones y compulsiones clásicas que se encuentran en el TOC.

La dermatitis artefacta (también conocida como dermatitis facticia) es un término utilizado en dermatología para referirse a lesiones cutáneas médicamente inexplicables, presumiblemente autoinducidas, que la persona niega haberse producido. Los casos en que hay evidencia de engaño por parte de la persona con respecto a las lesiones cutáneas pueden diagnosticarse de simulación (si el picoteo de la piel está motivado por incentivos externos) o de trastorno facticio (si el picoteo de la piel ocurre en ausencia de recompensas externas obvias). En ausencia de engaño, se puede diagnosticar el trastorno de excoriación si hay intentos repetidos de disminuir o detener el picoteo o rascado de la piel.

[6.2] Trastorno obsesivo-compulsivo / Especificadores (p. 266) y Diagnóstico diferencial (pp. 270-271); Trastorno de excoriación (rascarse la piel) / Diagnóstico diferencial (p. 287).

6.3 En el trastorno obsesivo-compulsivo (TOC), ¿cuál de las siguientes opciones es más probable que se vea en los hombres que en las mujeres?

A. Tics comórbidos.
B. Edad de inicio más tardía.
C. Obsesión con la limpieza.
D. Asociaciones de síntomas hormonales.

Respuesta correcta: A. Tics comórbidos.

Explicación: Los hombres tienen una edad de inicio del TOC más temprana que las mujeres, a menudo en la infancia, y es más probable que tengan trastornos de tics comórbidos. El inicio en las niñas es más típico en la adolescencia; entre los adultos, el TOC es ligeramente más común en las mujeres que en los hombres. Se han encontrado diferencias de género en el patrón relativo a las dimensiones de síntomas, siendo, por ejemplo, las mujeres más propensas a tener síntomas de la dimensión de limpieza y los hombres más propensos a tener síntomas de las dimensiones de pensamientos prohibidos y simetría.

Se ha observado también la aparición o exacerbación del TOC, así como de síntomas capaces de interferir en la relación madre-lactante (por ejemplo, obsesiones agresivas como pensamientos violentos intrusivos de dañar al bebé, lo que lleva a evitarlo), en el período periparto. Algunas mujeres también refieren la exacerbación de los síntomas del TOC premenstrualmente.

[6.3] Trastorno obsesivo-compulsivo / Aspectos diagnósticos relacionados con el sexo y el género (pp. 268-269).

6.4 Una mujer de 63 años ha estado guardando documentos y registros financieros durante décadas, colocando papeles en pilas por todo su apartamento hasta el punto de que este se ha vuelto inseguro. Reconoce que las pilas son una preocupación; sin embargo, dice que los papeles incluyen documentos importantes y tiene miedo de tirarlos. Recuerda una ocasión en la que auditaron sus impuestos y necesitó ciertos documentos para evitar la multa. Describe que se preocupa repetidamente por si llega una nueva auditoría, siendo incapaz de ignorar estas preocupaciones. Se siente algo aliviada por su creciente pila de papeleo legal, pero está preocupada porque su casero la amenaza con desalojarla a menos que retire las pilas de papeles. ¿Cuál es el diagnóstico más probable?

A. Comportamiento de recolección no patológico.
B. Trastorno de acumulación.
C. Trastorno obsesivo-compulsivo (TOC).
D. Demencia (trastorno neurocognitivo mayor).

Respuesta correcta: **C. Trastorno obsesivo-compulsivo (TOC).**

Explicación: Los síntomas del trastorno de acumulación se centran exclusivamente en la dificultad persistente de desechar o separarse de pertenencias, el malestar marcado que acompaña al hecho de desechar objetos y la acumulación excesiva de objetos. Sin embargo, si una persona tiene obsesiones que son típicas del TOC (por ejemplo, preocupaciones por lo incompleto o por el daño) y estas obsesiones conducen a una acumulación compulsiva (por ejemplo, adquirir todos los objetos de un conjunto para lograr que esté completo o no desechar los periódicos viejos porque pueden contener información que podría prevenir daños), se debe dar un diagnóstico de TOC en su lugar.

El trastorno de acumulación no se diagnostica si los síntomas se juzgan como una consecuencia directa de obsesiones o compulsiones típicas, como temores de contaminación o daño, o como sentimientos de que algo está incompleto en el TOC. Los sentimientos de que algo está incompleto (por ejemplo, perder la identidad, tener que documentar y preservar todas las experiencias de vida) son los síntomas más frecuentes del TOC que se asocian a esta forma de acumulación.

[6.4] Trastorno obsesivo-compulsivo / Diagnóstico diferencial (pp. 270-271); Trastorno de acumulación / Diagnóstico diferencial (pp. 280-281).

6.5 ¿Cuál de los siguientes es un factor protector frente al riesgo de suicidio que acompaña al trastorno obsesivo-compulsivo (TOC)?

A. Género masculino.
B. Obsesiones religiosas.
C. Abuso de sustancias.
D. Trastorno de ansiedad comórbido.

Respuesta correcta: **D. Trastorno de ansiedad comórbido.**

Explicación: Una revisión sistemática de la bibliografía sobre ideación suicida e intentos de suicidio en muestras clínicas de personas con TOC de varios países encontró una tasa promedio de intentos de suicidio durante la vida del 14,2 %, una tasa promedio de ideación suicida en la vida del 44,1 % y una tasa promedio de ideación suicida actual del 25,9 %. Los predictores de mayor riesgo de suicidio fueron la gravedad del TOC, la dimensión de síntomas de pensamientos inaceptables, la gravedad de los síntomas depresivos y de ansiedad comórbidos, y la historia pasada de suicidio. Otra revisión sistemática internacional de 48 estudios encontró una asociación significativa, de moderada a alta, entre la ideación suicida o los intentos de suicidio y el TOC.

Un estudio transversal de 582 pacientes ambulatorios con TOC en Brasil encontró que el 36 % referían haber tenido pensamientos suicidas durante la vida, el 20 % habían hecho planes de suicidio, el 11 % ya habían intentado suicidarse y el 10 % presentaban pensamientos de suicidio actuales. La dimensión sexual/religiosa del TOC y los trastornos por consumo de sustancias comórbidos se asociaron a pensamientos suicidas y planes de suicidio, los trastornos del control de los impulsos se asociaron a pensamientos suicidas actuales y a planes e intentos de suicidio, y el trastorno depresivo mayor comórbido y el trastorno de estrés postraumático durante la vida se asociaron a todos los aspectos de los comportamientos suicidas.

En un estudio que utilizó datos del registro nacional sueco sobre 36.788 individuos con TOC y sujetos de control de la población general emparejados, los individuos con TOC tenían un mayor riesgo de muerte por suicidio (OR = 9,8) y de intentos de suicidio (OR = 5,5), y el aumento del riesgo de ambos resultados se mantuvo sustancial incluso después de ajustar las comorbilidades psiquiátricas. El trastorno de la personalidad comórbido o el trastorno por consumo de sustancias aumentaban el riesgo de suicidio, mientras que el género femenino, la mayor educación de los padres y el trastorno de ansiedad comórbido eran factores protectores.

[6.5] Trastorno obsesivo-compulsivo / Asociación a pensamientos o conductas suicidas (p. 269).

6.6 ¿Cuál de las siguientes opciones es necesaria para el diagnóstico de trastorno dismórfico corporal (TDC)?

A. Un defecto físico aparente observable por un médico.
B. Comportamientos o pensamientos repetitivos relacionados con la preocupación por la apariencia de uno.
C. Pérdida de peso insalubre con el objetivo de mejorar la apariencia personal.
D. Preservación de la función social, ocupacional y general de base.

Respuesta correcta: **B. Comportamientos o pensamientos repetitivos relacionados con la preocupación por la apariencia de uno.**

Explicación: Las personas con TDC (anteriormente conocido como dismorfofobia) están preocupadas por uno o más defectos o imperfecciones que perciben en su apariencia física (Criterio A), que creen que es fea, poco atractiva, anormal o deforme. Los defectos percibidos no son observables o parecen solo leves a otras personas. Las preocupaciones son intrusivas, no deseadas, consumen tiempo (ocurren, de media, de 3 a 8 horas por día) y generalmente son difíciles de resistir o controlar. Se realizan comportamientos o actos mentales repetitivos excesivos (por ejemplo, comparar) en respuesta a la preocupación (Criterio B). La persona se siente impulsada a realizar estos comportamientos, que no son placenteros y pueden aumentar la ansiedad y la disforia. La preocupación debe causar malestar o deterioro clínicamente significativos en el ámbito social, ocupacional o en otras áreas importantes del funcionamiento (Criterio C); generalmente están presentes tanto el malestar como el deterioro. El TDC debe diferenciarse de los trastornos alimentarios. En el TDC, la introspección puede ser buena, mala o incluso ausente/delirante.

[6.6] Trastorno dismórfico corporal / Criterios diagnósticos (pp. 271-272); Características diagnósticas (pp. 272-273).

6.7 Un hombre de 25 años está preocupado porque se ve "débil" y "enclenque" a pesar de que para los observadores neutrales parece muy musculoso. Cuando se le cuestiona su creencia, piensa que se le está tomando el pelo y que la gente se burla a sus espaldas de su apariencia. Ha probado varias estrategias para aumentar la masa muscular, como hacer ejercicio en exceso y usar esteroides anabólicos; sin embargo, sigue insatisfecho con su apariencia. ¿Cuál es el diagnóstico más probable?

A. Trastorno delirante, tipo somático.
B. Trastorno dismórfico corporal (TDC), con dismorfia muscular.
C. Trastorno de la integridad de la identidad corporal.
D. *Koro.*

Respuesta correcta: **B. Trastorno dismórfico corporal (TDC), con dismorfia muscular.**

Explicación: La dismorfia muscular, una forma de TDC que ocurre casi exclusivamente en hombres y adolescentes, consiste en la preocupación por la idea de que el cuerpo de uno es demasiado pequeño o insuficientemente delgado o musculoso. Las personas con esta forma del trastorno en realidad tienen un cuerpo de aspecto normal o incluso muy musculoso. También pueden estar preocupadas por otras áreas del cuerpo, como la piel o el cabello. La mayoría (pero no todos) hacen dieta, practican ejercicio y/o levantan pesas en exceso, a veces causando daño corporal. Algunos usan esteroides androgénicos anabolizantes potencialmente peligrosos y otras sustancias para intentar hacer su cuerpo más grande y musculoso.

Las ideas o delirios de referencia relacionados con la apariencia (es decir, pensar que otras personas le prestan a uno una atención especial de connotación negativa debido a la apariencia) son comunes en el TDC. Sin embargo, a diferencia de la esquizofrenia o el trastorno esquizoafectivo, el TDC implica preocupaciones destacadas por la apariencia y comportamientos repetitivos relacionados; el comportamiento desorganizado y otros síntomas psicóticos están ausentes (excepto por las creencias acerca de la apariencia, que pueden ser delirantes).

La disforia de integridad corporal (que aparece en la CIE-11 pero no en el DSM-5) implica un deseo persistente de convertirse en amputado para corregir una discrepancia entre la manera en que la persona cree que debería estar configurado el cuerpo y su configuración anatómica real. A diferencia del TDC, la persona no siente que la extremidad a ser amputada sea fea o defectuosa de ninguna manera, sino solo que no debería estar allí. El *koro*, un trastorno relacionado con la cultura que suele ocurrir en epidemias en el sudeste asiático, consiste en miedo a que el pene (labios, pezones o senos en las mujeres) se esté encogiendo o retrayendo y vaya a desaparecer en el abdomen, a menudo acompañado de la creencia de que esto llevará a la muerte. El *koro* difiere del trastorno dismórfico corporal en varios aspectos, incluido el enfoque en la muerte, en lugar de la preocupación por la fealdad percibida.

[6.7] **Trastorno dismórfico corporal / Especificadores (p. 272); Diagnóstico diferencial (pp. 275-277).**

6.8 Una mujer de 19 años es remitida a un psiquiatra por su internista después de referir que se arranca el pelo de las cejas repetidamente hasta el punto de tener cicatrices y de quedarle poco o nada de pelo en las cejas. Dice que sus cejas naturales son "espesas" y "repulsivas" y que "parece una cavernícola". Una fotografía de antes de que comenzara a arrancarse el pelo de las cejas muestra que era una adolescente de aspecto normal. ¿Cuál es el diagnóstico más apropiado?

A. Tricotilomanía (trastorno de arrancarse el pelo).
B. Trastorno delirante, tipo somático.
C. Trastorno dismórfico corporal (TDC).
D. Trastorno obsesivo-compulsivo (TOC).

Respuesta correcta: C. **Trastorno dismórfico corporal (TDC).**

Explicación: Las preocupaciones y comportamientos repetitivos del TDC difieren de las obsesiones y compulsiones del TOC en que los primeros se centran solo en la apariencia física. Otras diferencias son menor introspección, depresiones más frecuentes y tasas más altas de ideación suicida en el TDC. Cuando la eliminación del pelo (arrancarlo, tirar de él u otros tipos de eliminación) tiene la intención de mejorar defectos percibidos en la apariencia del pelo facial, de la cabeza o del cuerpo, se diagnostica un TDC en lugar de una tricotilomanía. Las ideas o delirios de referencia relacionados con la apariencia (es decir, pensar que otras personas le prestan a uno una atención especial de connotación negativa debido a la apariencia) son comunes en el TDC. Sin embargo, a diferencia de la esquizofrenia o el trastorno esquizoafectivo, el TDC implica preocupaciones destacadas por la apariencia y comportamientos repetitivos relacionados; el comportamiento desorganizado y otros síntomas psicóticos están ausentes (excepto por las creencias respecto a la apariencia, que pueden ser delirantes). El TDC difiere de las preocupaciones normales por la apariencia en que se caracteriza por preocupaciones excesivas relacionadas con el aspecto físico y comportamientos repetitivos que consumen tiempo, generalmente son difíciles de resistir o controlar y causan malestar o deterioro clínicamente significativos en el funcionamiento.

[6.8] Trastorno dismórfico corporal / Diagnóstico diferencial (pp. 275-277).

6.9 Un hombre de 48 años acude a un psiquiatra con su esposo afirmando que este le ha presionado para que busque ayuda. Explica que le gusta coleccionar vinos y no ve que ello conlleve ningún problema; afirma que muchos de los vinos son bastante valiosos y una posible inversión. Al interrogarle más a fondo, admite que rara vez bebe los vinos porque "nunca parece ser el momento adecuado". Nunca ha vendido ni regalado ningún vino porque le resulta difícil desprenderse de las botellas. Ha llenado varias habitaciones de la casa almacenando vino, lo que, además de los problemas económicos, es lo que más preocupa al esposo. Este señala que, cuando intenta vender o deshacerse de alguno de los vinos, el paciente se echa a llorar. El paciente admite que muchas de las botellas de vino probablemente se han estropeado porque no puede permitirse almacenar el vino correctamente y las botellas llevan años en estanterías. ¿Cuál es el diagnóstico más apropiado?

A. Trastorno de la personalidad narcisista.
B. Trastorno obsesivo-compulsivo (TOC).

C. Trastorno delirante.

D. Trastorno de acumulación, tipo de adquisición excesiva.

Respuesta correcta: D. **Trastorno de acumulación, tipo de adquisición excesiva.**

Explicación: La característica esencial del trastorno de acumulación es la dificultad persistente para deshacerse o desprenderse de posesiones, independientemente de su valor real (Criterio A). El término *persistente* indica que se trata de una dificultad de larga duración, en lugar de circunstancias de vida más transitorias que pudieran llevar a cierto desorden excesivo, como heredar una propiedad. La dificultad para deshacerse de pertenencias que menciona el Criterio A se refiere a cualquier forma de descarte, como tirar, vender, regalar o reciclar. Las personas con trastorno de acumulación guardan intencionadamente objetos y experimentan malestar (por ejemplo, ansiedad, frustración, arrepentimiento, tristeza, culpa) cuando se enfrentan a la perspectiva de desecharlos. Estas personas acumulan un gran número de cosas que llenan y desordenan las áreas de vida activas hasta el punto de impedir su uso previsto (Criterio C). El Criterio C enfatiza las áreas de "vida activa" de la casa en lugar de otras áreas más periféricas, como garajes, áticos o sótanos, que a veces están desordenados en las casas de personas sin trastorno de acumulación. Los síntomas (es decir, la dificultad de descartar y/o el desorden) deben causar malestar o deterioro clínicamente significativos en las áreas social, laboral u otras importantes del funcionamiento, incluido el mantenimiento de un entorno seguro para uno mismo y para las demás personas (Criterio D).

Aproximadamente el 80-90% de las personas con trastorno de acumulación también muestran una adquisición excesiva en la que coleccionan, compran o roban objetos que no son necesarios y para los que no hay espacio. En estos casos, esto se indica con un especificador. Aunque las personas con TOC pueden acumular objetos, normalmente experimentan malestar ante su incapacidad de desprenderse de ellos, o el almacenamiento de pertenencias sirve para algún otro propósito relacionado con sus obsesiones (por ejemplo, preocuparse de que van a tirar algo importante).

[6.9] Trastorno de acumulación / Especificadores; Características diagnósticas (p. 278).

6.10 El diagnóstico de trastorno de acumulación puede darse aunque se sospeche que una de las siguientes opciones contribuye a su presentación. ¿Cuál?

A. Síndrome de Prader-Willi.

B. Daño cerebral focal.

C. Disfunción neurocognitiva.

D. Historia familiar.

Respuesta correcta: D. **Historia familiar.**

Explicación: El comportamiento de acumulación es familiar, refiriendo alrededor del 50% de las personas que acumulan que tienen un familiar que también acumula. Los estudios de gemelos indican que aproximadamente el 50% de la variabilidad en el comportamiento de acumulación es atribuible a factores genéticos aditivos.

El trastorno de acumulación no se diagnostica si los síntomas se consideran consecuencia directa de otra afección médica (Criterio E), como una lesión cerebral traumática, una resección quirúrgica para tratar un tumor o controlar crisis comiciales, una enfermedad cerebrovascular, infecciones del SNC (por ejemplo, encefalitis por herpes simple) o afecciones neurogenéticas como el síndrome de Prader-Willi. El daño de las cortezas prefrontal ventromedial anterior y cingulada se ha asociado particularmente a la acumulación excesiva de objetos. El trastorno de acumulación no se diagnostica si la acumulación de objetos se considera consecuencia directa de un trastorno degenerativo, como el trastorno neurocognitivo asociado a la degeneración frontotemporal o la enfermedad de Alzheimer. En tales casos, el inicio del comportamiento de acumulación es típicamente gradual y sigue al inicio del trastorno neurocognitivo. El comportamiento de acumulación puede ir acompañado de dejadez personal y suciedad doméstica marcada, junto con otros síntomas neuropsiquiátricos.

[6.10] Trastorno de acumulación / Factores de riesgo y pronóstico (p. 279); Diagnóstico diferencial (pp. 280-281).

6.11 ¿En qué población tiene mayor prevalencia el trastorno de acumulación?

A. Hombres.
B. Adolescentes.
C. Adultos mayores.
D. Mujeres en edad reproductiva.

Respuesta correcta: C. **Adultos mayores.**

Explicación: No existen estudios de prevalencia representativos a nivel nacional para el trastorno de acumulación. Las encuestas comunitarias estiman que la prevalencia puntual de la acumulación clínicamente significativa en Estados Unidos y Europa oscila entre el 1,5 y el 6 %. En un metaanálisis de 12 estudios en países de ingresos altos se encontró una prevalencia del 2,5 %, sin diferencias identificadas por género. Esto contrasta con las muestras clínicas, que consisten predominantemente en mujeres. En un estudio basado en la población de los Países Bajos, los síntomas de acumulación parecían ser casi tres veces más prevalentes en los adultos mayores (mayores de 65 años) que en los adultos más jóvenes (entre 30 y 40 años).

[6.11] Trastorno de acumulación / Prevalencia (p. 279).

6.12 ¿Cuál de las siguientes opciones sería incompatible con un diagnóstico de tricotilomanía (trastorno de arrancarse el pelo)?

A. Aceptación del comportamiento de arrancarse el pelo como normativo.
B. Arrancarse el pelo de forma episódica.
C. Intentos fallidos de reducir el arrancarse el pelo.
D. Arrancarse el pelo en áreas cubiertas por la ropa.

Respuesta correcta: A. **Aceptación del comportamiento de arrancarse el pelo como normativo.**

Explicación: La característica esencial de la tricotilomanía (trastorno de arrancarse el pelo) es arrancarse el propio pelo de forma recurrente (Criterio A). El arrancamiento del pelo puede afectar a cualquier región del cuerpo donde crezca pelo; los lugares más comunes son el cuero cabelludo, las cejas y las pestañas, y los lugares menos comunes son las regiones axilares, faciales, púbicas y perirrectales. Las áreas de donde se arranca el pelo pueden variar con el tiempo. El arrancamiento del pelo puede ocurrir en episodios breves repartidos a lo largo del día o durante períodos menos frecuentes, pero más sostenidos, que pueden durar horas, y tal comportamiento puede persistir durante meses o años. El Criterio A requiere que arrancarse el pelo conduzca a la pérdida de este, aunque las personas con este trastorno pueden arrancarse el pelo de manera ampliamente distribuida (es decir, arrancándose pelos individuales de toda una zona), de manera que la pérdida de pelo podría no ser claramente visible. Además, estas personas pueden intentar ocultar o camuflar la pérdida de pelo (por ejemplo, usando maquillaje, bufandas o pelucas). Las personas con tricotilomanía han hecho repetidos intentos de disminuir o detener el arrancamiento capilar (Criterio B). El Criterio C indica que esta conducta causa malestar o deterioro clínicamente significativos en las áreas social, laboral u otras importantes de funcionamiento. El término *malestar* incluye los afectos negativos que pueden experimentar las personas con tricotilomanía, como sentir pérdida de control, vergüenza y culpa. El deterioro significativo puede ocurrir en varias áreas diferentes del funcionamiento (por ejemplo, social, laboral, académica y de ocio), en parte debido a la evitación del trabajo, la escuela u otras situaciones públicas.

[6.12] Tricotilomanía (trastorno de arrancarse el pelo) / Características diagnósticas (pp. 281-282).

6.13 ¿Cuál de las siguientes opciones *no* se asocia con la tricotilomanía (trastorno de arrancarse el pelo)?

A. Folículos pilosos rotos.
B. Alopecia.
C. Daño dental.
D. Bezoar.

Respuesta correcta: B. Alopecia.

Explicación: La mayoría de las personas con tricotilomanía admiten que se arrancan el pelo; por lo tanto, rara vez se requiere un diagnóstico dermatopatológico. La biopsia de piel y la dermoscopia (o tricoscopia) de la tricotilomanía son capaces de diferenciar el trastorno de otras causas de alopecia. En la tricotilomanía, la dermoscopia muestra una serie de características típicas, como disminución de la densidad del pelo, pelo velloso corto y pelos rotos con tallos de diferentes longitudes.

La tricotilomanía se asocia a malestar, así como a deterioro social y ocupacional. Puede haber daño irreversible en el crecimiento y la calidad del pelo. Las consecuencias médicas infrecuentes de la tricotilomanía son la púrpura digital, las lesiones musculoesqueléticas (por ejemplo, síndrome del túnel carpiano; dolor de espalda, hombro y cuello), la blefaritis y el daño dental (por ejemplo, dientes desgastados o rotos como resultado de morder el pelo). La ingestión de pelo (tricofagia) puede llevar a tricobezoares, con posterior anemia, dolor abdominal, hematemesis, náuseas y vómitos, obstrucción intestinal e incluso perforación intestinal.

[6.13] Tricotilomanía (trastorno de arrancarse el pelo) / Marcadores diagnósticos; Consecuencias funcionales de la tricotilomanía (trastorno de arrancarse el pelo) (p. 283).

6.14 Un hombre de 25 años es referido a un psiquiatra por su médico de atención primaria después de mencionarle que habitualmente pasa mucho tiempo arrancándose el vello facial con pinzas, incluso después de afeitarse cuidadosamente. En la evaluación, admite que se arranca frecuentemente el vello facial, consumiendo una cantidad significativa de tiempo; explica que se pone ansioso cuando se mira porque el bigote, la línea del cabello y las patillas son asimétricos. Se arranca los pelos para tratar de que el vello facial sea más simétrico, pero rara vez está satisfecho con los resultados. Esto le resulta muy molesto, pero no puede resistir el impulso de intentar "arreglarse" el vello facial. ¿Cuál es el diagnóstico más apropiado?

A. Tricotilomanía (trastorno de arrancarse el pelo).
B. Trastorno dismórfico corporal (TDC).
C. Trastorno delirante, tipo somático.
D. Trastorno obsesivo-compulsivo (TOC).

Respuesta correcta: **D. Trastorno obsesivo-compulsivo (TOC).**

Explicación: Las personas con TOC y preocupación por la simetría pueden arrancarse los pelos como parte de sus rituales de simetría, y las personas con TDC pueden eliminar el vello corporal que perciben como feo, asimétrico o anormal; en tales casos, no se lleva a cabo un diagnóstico de tricotilomanía. La tricotilomanía tampoco debe diagnosticarse cuando la eliminación del pelo se realiza únicamente por razones cosméticas (es decir, para mejorar la apariencia física). Muchas personas se retuercen el cabello o juegan con él, pero este comportamiento no suele calificar para el diagnóstico de tricotilomanía. Algunas personas pueden morder el pelo, en lugar de arrancárselo; de nuevo, esto no cumple los requisitos diagnósticos de la tricotilomanía. Finalmente, las personas con trastorno psicótico pueden eliminar el pelo en respuesta a un delirio o alucinación.

[6.14] Tricotilomanía (trastorno de arrancarse el pelo) / Diagnóstico diferencial (pp. 283-284).

6.15 Una chica de 17 años es llevada a una clínica de psiquiatría infantil y adolescente para una evaluación. Sus padres informan que durante los últimos 3 años ha desarrollado un hábito cada vez peor de rascarse los antebrazos y las espinillas con las uñas. La paciente describe una sensación molesta, casi como una picazón, que se alivia al rascarse. Lo encuentra profundamente aliviante en el momento, pero se siente avergonzada por las cicatrices residuales, viste mangas largas en verano y se queda más a menudo en casa para evitar que otros vean sus lesiones. A pesar del apoyo de los padres, un consejero escolar y los amigos, el hábito ha empeorado en el último año.

Las pruebas de laboratorio están todas dentro de los límites normales. ¿Cuál es el diagnóstico apropiado para esta paciente?

A. Parasitosis delirante.
B. Dermatitis artefacta.
C. Trastorno obsesivo-compulsivo (TOC).
D. Trastorno de excoriación (rascarse la piel).

Respuesta correcta: **D. Trastorno de excoriación (rascarse la piel).**

Explicación: La característica esencial del trastorno de excoriación (rascarse la piel) es el rascado recurrente de la propia piel (Criterio A). Las personas con trastorno de excoriación han hecho repetidos intentos de disminuir o detener el rascado de la piel (Criterio B). El Criterio C indica que el rascado de la piel causa malestar o deterioro clínicamente significativos en las áreas social, laboral u otras importantes de funcionamiento. El término *malestar* abarca los afectos negativos que pueden experimentar las personas con rascado de la piel, como sentir pérdida de control, vergüenza y culpa. El deterioro significativo puede ocurrir en varias áreas diferentes de funcionamiento (por ejemplo, social, laboral, académica y de ocio), en parte debido a la evitación de las situaciones sociales.

El rascado de la piel puede ocurrir en respuesta a un delirio (es decir, parasitosis) o a una alucinación táctil (es decir, formicación) en el seno de un trastorno psicótico. Las compulsiones de lavado excesivo en respuesta a obsesiones de contaminación de las personas con TOC pueden llevar a lesiones en la piel, y el rascado de la piel puede ocurrir en personas con trastorno dismórfico corporal, que se rascan la piel debido a preocupaciones por su apariencia; en tales casos, no se debe diagnosticar el trastorno de excoriación. La dermatitis artefacta (también conocida como dermatitis facticia) es un término utilizado en dermatología para referirse a lesiones cutáneas médicamente inexplicadas, presumiblemente autoinducidas, que el individuo niega haber creado. Los casos en los que hay evidencia de engaño por parte del individuo en cuanto a las lesiones cutáneas pueden diagnosticarse de simulación (si el rascado de la piel está motivado por incentivos externos) o de trastorno facticio (si el rascado de la piel ocurre en ausencia de recompensas externas obvias). En ausencia de engaño se puede diagnosticar el trastorno de excoriación si hay intentos repetidos de disminuir o detener el rascado de la piel.

[6.15] Trastorno de excoriación (rascarse la piel) / Características diagnósticas (p. 285); Diagnóstico diferencial (pp. 286-287).

6.16 ¿Cuál de las siguientes es una afección que acompaña con frecuencia al trastorno de tricotilomanía (arrancarse el pelo)?

A. Trastorno de la personalidad límite.
B. Trastorno bipolar.
C. Trastorno de excoriación (rascarse la piel).
D. Trastorno de ansiedad generalizada.

Respuesta correcta: C. **Trastorno de excoriación (rascarse la piel).**

Explicación: La tricotilomanía a menudo va acompañada de otros trastornos mentales, más comúnmente el trastorno depresivo mayor y el trastorno de excoriación (rascado de la piel). Hay síntomas repetitivos centrados en el cuerpo, además de arrancarse el pelo o rascarse la piel (por ejemplo, morderse las uñas), que ocurren en la mayoría de las personas con tricotilomanía y pueden merecer un diagnóstico adicional de otro trastorno obsesivo-compulsivo o relacionado especificado (es decir, otro trastorno de comportamiento repetitivo centrado en el cuerpo).

[6.16] Tricotilomanía (trastorno de arrancarse el pelo) / Comorbilidad (p. 284).

6.17 En el trastorno de excoriación (rascado de la piel), ¿cuál de las siguientes es la motivación más típica del comportamiento de rascarse la piel?

A. Inducir dolor.
B. Preocupación por la simetría.
C. Aburrimiento.
D. Miedo a la infección.

Respuesta correcta: C. **Aburrimiento.**

Explicación: El rascado de la piel puede ser desencadenado por sentimientos de ansiedad o aburrimiento; puede ir precedido de una creciente sensación de tensión (ya sea justo antes de rascarse la piel o cuando se intenta resistir el impulso de rascarse) y puede producir una sensación gratificante, de placer o de alivio a continuación. Algunas personas refieren que se rascan a causa de alguna irregularidad menor de la piel o para aliviar cierta sensación corporal incómoda. Los pacientes no siempre dicen que el rascado conlleve dolor. Algunas personas se rascan la piel de manera más consciente (es decir, notando la tensión previa y el alivio posterior), mientras que otras lo hacen de forma más automática (es decir, sin notar la tensión previa y sin plena conciencia). Otras muchas tienen una mezcla de ambos estilos de comportamiento. El rascado de la piel no suele ocurrir en presencia de otras personas, excepto los miembros de la familia inmediata.

[6.17] Trastorno de excoriación (rascado de la piel) / Características asociadas (p. 285).

6.18 Un trabajador de una tienda, de 55 años de edad, cree que tiene "halitosis crónica" y teme que su mal aliento esté "espantando a los clientes". Está en peligro de perder su trabajo porque se ausenta con frecuencia del área de ventas para cepillarse los dientes y usar enjuague bucal. Constantemente mastica chicle de menta, aunque su jefe le ha pedido que no lo haga. Sus compañeros de trabajo siempre le aseguran que su aliento está bien, pero él está convencido de que lo dicen por cortesía. Aunque la posibilidad de perder el trabajo le preocupa, la preocupación por su aliento le resulta intolerable. Ha visto a su médico y a su dentista, ambos le dicen que está sano y no tiene mal aliento. ¿Cuál es el diagnóstico más apropiado?

A. Trastorno de ansiedad social (fobia social).
B. Otro trastorno obsesivo-compulsivo o trastorno relacionado especificado.

C. Trastorno dismórfico corporal.

D. Trastorno de ansiedad por enfermedad.

Respuesta correcta: **B. Otro trastorno obsesivo-compulsivo o trastorno relacionado especificado.**

Explicación: El síndrome de referencia olfativa se caracteriza por la preocupación persistente del individuo al creer que emite un olor corporal fétido o desagradable que es imperceptible o solo ligeramente perceptible por los demás; en respuesta a esta preocupación, estas personas a menudo participan en comportamientos repetitivos y excesivos como comprobar repetidamente si tienen mal olor, ducharse en exceso o buscar que los consuelen, así como intentos excesivos de camuflar el olor percibido. Estos síntomas causan malestar o deterioro clínicamente significativos en el ámbito social, laboral o en otras áreas importantes del funcionamiento. En la psiquiatría japonesa tradicional, este trastorno se conoce como *jikoshu-kyofu*, una variante del *taijin kyofusho*.

[6.18] Otro trastorno obsesivo-compulsivo o trastorno relacionado especificado (pp. 293-294).

6.19 Una mujer de 44 años acude a urgencias con excoriaciones en ambos antebrazos. Dice que le abruma la preocupación de tener una infección de la piel, basándose en sensaciones de "picor" en los brazos, y afirma que encuentra cierto alivio en el rascado repetitivo. Está convencida de que el rascado y las excoriaciones resultantes le están ayudando a prevenir la propagación de la infección por todo el cuerpo. No quiere atención médica, pero un acompañante preocupado la llevó a urgencias al considerar que lo que pensaba era atípico y preocupante. Las pruebas de laboratorio son positivas para anfetaminas y la paciente dice que la última vez que las tomó fue aproximadamente 4 horas antes. ¿Cuál es el diagnóstico más apropiado para esta paciente?

A. Trastorno obsesivo-compulsivo o trastorno relacionado inducido por sustancias/medicamentos.

B. Abstinencia de anfetaminas.

C. Trastorno obsesivo-compulsivo.

D. Trastorno delirante.

Respuesta correcta: **A. Trastorno obsesivo-compulsivo o trastorno relacionado inducido por sustancias/medicamentos.**

Explicación: Las características esenciales del trastorno obsesivo-compulsivo y trastornos relacionados inducidos por sustancias/medicamentos son los síntomas prominentes de estos trastornos (Criterio A) que se consideran atribuibles a los efectos de una sustancia (por ejemplo, una droga de abuso, un medicamento). Los síntomas del trastorno obsesivo-compulsivo y trastornos relacionados deben haberse desarrollado durante o poco después de la intoxicación o la abstinencia de la sustancia, o después de la exposición a o la abstinencia de una medicación o una toxina, y la sustancia o medicamento debe ser capaz de producir los síntomas (Criterio B). El diagnóstico de trastorno obsesivo-compulsivo o trastorno relacionado inducido por sustancias/medicamentos solo debe hacerse en lugar del diagnóstico de intoxicación con sustancias o abstinencia de sustancias cuando los síntomas del Criterio A predominan en el cuadro clínico y son lo suficientemente graves como para requerir atención clínica independiente.

[6.19] Trastorno obsesivo-compulsivo y trastornos relacionados inducidos por sustancias/medicamentos / Características diagnósticas (p. 289).

CAPÍTULO 7

Trastornos relacionados con traumas y factores de estrés

7.1 ¿Cómo difiere el DSM-5-TR del DSM-5 en los diagnósticos incluidos en la categoría de trastornos relacionados con traumas y factores de estrés?

A. En el DSM-5-TR, el trastorno de duelo prolongado se incluye como un diagnóstico dentro de los trastornos relacionados con traumas y factores de estrés.
B. En el DSM-5-TR, el trastorno de estrés postraumático (TEPT) se ha colocado con los trastornos depresivos.
C. En el DSM-5-TR, el TEPT se ha colocado en un capítulo recién creado.
D. En el DSM-5-TR, el trastorno de duelo prolongado se ha colocado en "Otras afecciones que pueden ser objeto de atención clínica".

Respuesta correcta: C. **En el DSM-5-TR, el TEPT se ha colocado en un capítulo recién creado.**

Explicación: Los trastornos relacionados con traumas y factores de estrés incluyen trastornos en los que la exposición a un evento traumático o estresante se enumera explícitamente como criterio diagnóstico. Estos incluyen el trastorno de apego reactivo, el trastorno de desinhibición social, el TEPT, el trastorno de estrés agudo, los trastornos de ajuste y el trastorno de duelo prolongado. La ubicación de este capítulo refleja la estrecha relación entre estos diagnósticos y trastornos en los capítulos circundantes sobre trastornos de ansiedad, trastornos obsesivo-compulsivos y relacionados, y trastornos disociativos. La angustia psicológica después de la exposición a un evento traumático o estresante es bastante variable. En algunos casos, los síntomas pueden entenderse bien dentro de un contexto basado en la ansiedad o el miedo. Sin embargo, está claro que muchas personas que han estado expuestas a un evento traumático o estresante exhiben un fenotipo en el que, en lugar de síntomas basados en la ansiedad o el miedo, las características clínicas más prominentes son síntomas anhedónicos y disfóricos, síntomas externos de ira y agresión, o síntomas disociativos. Debido a estas expresiones variables de angustia clínica después de la exposición a eventos catastróficos o aversivos, los trastornos mencionados se agrupan bajo una categoría separada: trastornos relacionados con traumas y factores de estrés.

[7.1] **Introducción del capítulo (p. 295); Trastorno de duelo prolongado (pp. 322-327).**

7.2 ¿Qué dos trastornos relacionados con traumas y factores de estrés requieren el abandono social como criterio?

A. Trastorno de estrés postraumático y trastorno de pánico.
B. Trastorno de estrés agudo y trastorno de estrés postraumático.
C. Trastorno de apego reactivo y trastorno de desinhibición social.
D. Trastorno de duelo prolongado y trastorno de apego reactivo.

Respuesta correcta: C. **Trastorno de apego reactivo y trastorno de desinhibición social.**

Explicación: El abandono social, es decir, la ausencia de cuidados adecuados durante la infancia, es un requisito diagnóstico tanto del trastorno de apego reactivo como del trastorno de desinhibición social. Aunque los dos trastornos comparten una etiología común, el primero se expresa como un trastorno de internalización con síntomas depresivos y comportamiento retraído, mientras que el segundo se caracteriza por la desinhibición y el comportamiento de externalización.

[7.2] Introducción del capítulo (p. 295).

7.3 ¿Cuál de las siguientes afirmaciones sobre el trastorno de apego reactivo es *verdadera?*

A. Solo ocurre en niños que carecen de apegos saludables.
B. Solo ocurre en niños que tienen apegos seguros.
C. Solo ocurre en niños que tienen comunicación deteriorada.
D. Ocurre en niños sin antecedentes de abandono social grave.

Respuesta correcta: A. **Solo ocurre en niños que carecen de apegos saludables.**

Explicación: El trastorno de apego reactivo se caracteriza por un patrón de comportamientos de apego notablemente perturbados y no apropiados para el desarrollo, en el que el niño rara vez o mínimamente se vuelve preferentemente hacia una figura de apego para obtener consuelo, apoyo, protección y cuidado. La característica esencial es la ausencia o el subdesarrollo grave del apego entre el niño y los adultos supuestamente cuidadores. Se cree que los niños con trastorno de apego reactivo tienen la capacidad de formar apegos selectivos; sin embargo, debido a las oportunidades limitadas durante el desarrollo temprano, no muestran las manifestaciones conductuales de estos apegos selectivos.

[7.3] Trastorno de apego reactivo / Características diagnósticas (p. 296).

7.4 Un niño de 4 años a menudo muestra miedo en la guardería que no parece estar relacionado con ninguna de sus actividades. Aunque a menudo está angustiado, no busca contacto con nadie del personal y no responde cuando un miembro del personal intenta consolarlo. ¿Qué información adicional obtenida del cuidador sobre este niño sería importante para decidir si sus síntomas representan un trastorno de apego reactivo o un trastorno del espectro autista?

A. Edad en la que apareció por primera vez el comportamiento.
B. Historia familiar relativa a sus hermanos.
C. Historia de retraso del lenguaje.
D. Indicaciones de que ha experimentado un grave abandono social.

Respuesta correcta: D. **Indicaciones de que ha experimentado un grave abandono social.**

Explicación: Si bien los comportamientos sociales aberrantes se manifiestan en los niños pequeños con trastorno de apego reactivo, también están entre las características clave del trastorno del espectro autista. Específicamente, los niños pequeños con cualquiera de estas entidades pueden manifestar una expresión atenuada de emociones positivas, retrasos cognitivos y del lenguaje, y déficits en la reciprocidad social. Como resultado, el trastorno de apego reactivo debe diferenciarse del trastorno del espectro autista. Estos dos trastornos se pueden distinguir según sus distintos antecedentes de abandono y la presencia de intereses restringidos o comportamientos ritualizados, déficits específicos de la comunicación social y comportamientos de apego selectivo. Los niños con trastorno de apego reactivo tienen antecedentes de grave abandono social, aunque no siempre es posible obtener historias detalladas sobre la naturaleza precisa de sus experiencias, especialmente en las evaluaciones iniciales. Los niños con trastorno del espectro autista rara vez tendrán antecedentes de abandono social. Los intereses restringidos y los comportamientos repetitivos característicos del trastorno del espectro autista no son característicos del trastorno de apego reactivo. Estas características clínicas se manifiestan como una adherencia excesiva a rituales y rutinas, intereses restringidos y fijos, y reacciones sensoriales inusuales.

[7.4] Trastorno de apego reactivo / Diagnóstico diferencial (trastorno del espectro autista) (pp. 297-298).

7.5 ¿Cuál de las siguientes situaciones calificaría para usar el especificador *grave* en un niño diagnosticado de trastorno de apego reactivo?

A. El niño ha estado en cinco hogares de acogida.
B. El niño nunca expresa emociones positivas al interactuar con los cuidadores.
C. El trastorno ha estado presente durante 18 meses.
D. El niño cumple todos los síntomas del trastorno, manifestándose cada síntoma a niveles relativamente altos.

Respuesta correcta: D. **El niño cumple todos los síntomas del trastorno, manifestándose cada síntoma a niveles relativamente altos.**

Explicación: El trastorno de apego reactivo se especifica como grave cuando un niño exhibe todos los síntomas del trastorno, con cada síntoma manifestándose a niveles relativamente altos.

[7.5] Trastorno de apego reactivo / Criterios diagnósticos (p. 296).

7.6 Una niña de 6 años se ha acercado repetidamente a extraños mientras estaba en el parque con su clase. La maestra solicita una evaluación del comportamiento. La niña tiene un historial de haber pasado por varios hogares de acogida diferentes durante los últimos 3 años. ¿Qué diagnóstico sugiere este historial?

A. Trastorno de déficit de atención/hiperactividad (TDAH).
B. Trastorno de desinhibición social.
C. Trastorno del espectro autista.
D. Trastorno bipolar I.

Respuesta correcta: B. Trastorno de desinhibición social.

Explicación: La característica esencial del trastorno de desinhibición social es un patrón de comportamiento que implica una conducta culturalmente inapropiada, excesivamente familiar con personas relativamente desconocidas (Criterio A). Este comportamiento debe exhibir al menos dos de los siguientes: 1) reducción o ausencia de la reticencia al acercarse a, e interactuar con, adultos desconocidos; 2) comportamiento verbal o físico excesivamente familiar (que no concuerda con los límites sociales sancionados culturalmente y apropiados para la edad); 3) disminución o ausencia de la comprobación de la presencia del cuidador adulto después de aventurarse, incluso en entornos desconocidos; o 4) disposición para irse con un adulto desconocido con mínima o ninguna vacilación. Estos comportamientos no se limitan a la impulsividad (como en el TDAH), sino que incluyen un comportamiento socialmente desinhibido (Criterio B).

[7.6] Trastorno de desinhibición social / Criterios diagnósticos (pp. 298-299).

7.7 Una mujer de 25 años presenta una historia de haber sido asaltada en su camino a casa hace aproximadamente 2 meses. El atacante le dijo que tenía una pistola, que iba a violarla y que le dispararía si se resistía. La llevó hacia un callejón. Ella estaba segura de que la mataría después sin importar lo que hiciera, por lo que forcejeó para soltarse y siguió andando, consciente de que podía recibir un disparo. Logró escapar ilesa. Describe que no pudo dormir ni caminar por esa calle al día siguiente del incidente. Posteriormente, reanudó su actividad habitual con normalización del sueño y pudo caminar por esa calle sin ansiedad. Ahora, 4 meses después del incidente, dice que tiene mucha ansiedad a todas horas, a menudo llora y se siente incómoda al salir de casa, aunque puede caminar por esa calle para ir a trabajar. Niega tener *flashbacks* o pensamientos intrusivos sobre el incidente. ¿Cuál es el diagnóstico más probable?

A. Trastorno de estrés postraumático (TEPT).
B. Trastorno de estrés agudo.
C. Trastorno de adaptación.
D. Amnesia disociativa.

Respuesta correcta: C. Trastorno de adaptación.

Explicación: El TEPT puede ocurrir a cualquier edad a partir del primer año de vida. Los síntomas generalmente comienzan dentro de los primeros 3 meses después del trauma, aunque puede haber un retraso de meses, o incluso años, antes de que se cumplan todos los criterios del diagnóstico.

En los trastornos de adaptación, el estresor puede ser de cualquier intensidad o tipo en lugar de uno con exposición a la muerte, amenaza de muerte, lesiones graves o violencia sexual, como lo requiere el Criterio A del TEPT. El diagnóstico de trastorno de adaptación se usa cuando la respuesta a un estresor que cumple el Criterio A del TEPT no cumple todos los demás criterios del TEPT (o de otro trastorno mental). También se diagnostica el trastorno de adaptación cuando el patrón de síntomas del TEPT ocurre en respuesta a un estresor que no cumple el Criterio A del TEPT (por ejemplo, cónyuge que se va, ser despedido).

La característica esencial del trastorno de estrés agudo es el desarrollo de síntomas característicos que duran de 3 días a 1 mes después de la exposición a uno o más sucesos traumáticos (Criterio A) del tipo que se describe en el Criterio A del TEPT.

[7.7] Trastorno de estrés postraumático / Características diagnósticas (pp. 305-308); Diagnóstico diferencial (pp. 312-313) y Desarrollo y curso (pp. 308-309); Trastorno de estrés agudo / Características diagnósticas (pp. 315-316).

7.8 Después de una radiografía de tórax de rutina, a un hombre de 53 años con antecedentes de consumo intensivo de cigarrillos se le informa que tiene una lesión sospechosa en un pulmón. Una broncoscopia conduce a diagnosticar un tumor benigno que necesita extirparse. El hombre retrasa la programación de una cita de seguimiento con el cirujano durante más de 1 mes y describe la sensación de que "todo esto no es real". Está lloroso y teme que va a morir. Siente una intensa culpa de que su tabaquismo causó el tumor y expresa el pensamiento de que "merece" tener cáncer. ¿Qué diagnóstico se ajusta mejor a este cuadro clínico?

A. Trastorno de estrés agudo.
B. Trastorno de estrés postraumático (TEPT).
C. Trastorno de adaptación.
D. Trastorno depresivo mayor.

Respuesta correcta: C. **Trastorno de adaptación.**

Explicación: La característica esencial del trastorno de estrés agudo es el desarrollo de síntomas característicos que duran de 3 días a 1 mes después de la exposición a uno o más sucesos traumáticos (Criterio A) del mismo tipo que se describe en el Criterio A del TEPT. Este criterio especifica la exposición a sucesos con muerte real, amenaza de muerte, lesiones graves o violencia sexual de una (o más) de las siguientes formas: 1) experimentar directamente el o los sucesos traumáticos; 2) ser testigo, en persona, del o los sucesos ocurridos a otros; 3) enterarse de que el o los sucesos ocurrieron a un miembro de la familia cercano o a un amigo íntimo (en caso de muerte real o amenaza de muerte de un familiar o amigo, los sucesos deben haber sido violentos o accidentales), o 4) experimentar repetida o extremadamente la exposición a detalles aversivos del o los sucesos traumáticos (por ejemplo, primeros auxilios recogiendo restos humanos, policías expuestos repetidamente a detalles de abuso infantil).

En cambio, en los trastornos de adaptación, el estresor puede ser de cualquier intensidad, en lugar de ser de la intensidad y el tipo requeridos por el Criterio A del trastorno de estrés agudo. El diagnóstico de trastorno de adaptación se utiliza cuando la respuesta a un suceso del Criterio A no cumple los criterios del trastorno de estrés agudo (u otro trastorno mental específico) y cuando el patrón de síntomas del trastorno de estrés agudo ocurre en respuesta a un estresor que no cumple el Criterio A de exposición a un suceso con muerte real, amenaza de muerte, lesiones graves o violencia sexual (por ejemplo, cónyuge que se va, ser despedido). Por ejemplo, las reacciones de estrés graves a las enfermedades potencialmente mortales, que pueden incluir algunos síntomas del trastorno de estrés agudo, pueden describirse de forma más apropiada como un trastorno de adaptación. Algunas formas de respuesta al estrés agudo no incluyen los síntomas del trastorno de estrés agudo y pueden caracterizarse por ira, depresión o culpa. Estas respuestas se describen más adecuadamente como un trastorno de adaptación, principalmente.

[7.8] Trastorno de estrés agudo / Características diagnósticas (pp. 315-316); Diagnóstico diferencial (pp. 318-319).

7.9 El Criterio B del trastorno de estrés agudo requiere la presencia de nueve (o más) de 12 síntomas de cualquiera de las cinco categorías de respuesta. ¿Cuál de las siguientes *no* es una de estas cinco categorías?

A. Intrusión.
B. Disociación.
C. Confusión.
D. Evitación.

Respuesta correcta: C. **Confusión.**

Explicación: El Criterio B del trastorno de estrés agudo requiere la presencia de nueve (o más) de un total de 12 síntomas de cualquiera de las cinco categorías de intrusión, estado de ánimo negativo, disociación, evitación y excitación, que comienzan o empeoran después de suceder el o los sucesos traumáticos.

[7.9] Trastorno de estrés agudo / Criterios diagnósticos (pp. 313-315).

7.10 ¿Cuál de las siguientes situaciones estresantes cumpliría el Criterio A del diagnóstico de trastorno de estrés agudo?

A. Descubrir que el cónyuge ha sido despedido.
B. Suspender un examen final importante.
C. Recibir un diagnóstico médico grave.
D. Estar en medio de un tiroteo policial pero no resultar herido.

Respuesta correcta: D. **Estar en medio de un tiroteo policial pero no resultar herido.**

Explicación: La característica esencial del trastorno de estrés agudo es el desarrollo de síntomas característicos que duran de 3 días a 1 mes después de la exposición a uno o más sucesos traumáticos (Criterio A) del mismo tipo que se describe en el Criterio A del trastorno de estrés postraumático.

[7.10] Trastorno de estrés agudo / Características diagnósticas (pp. 315-316).

7.11 Tras el alta del hospital, un hombre de 22 años describe recuerdos vívidos e intrusivos de su estancia en la UCI. Durante la estancia en la UCI estuvo extremadamente agitado, requiriendo tratamiento con antipsicóticos durante unos días. Ahora, en casa, afirma que tiene recuerdos de personas torturadas en la UCI. Sueña con eso todas las noches, despertándose del sueño aterrorizado. Dice que no se siente él mismo después de la experiencia, que encuentra poco placer en la vida después de lo que le sucedió y que se enfada fácilmente con su familia; además, evita a su médico por miedo a que le diga que necesita volver a la UCI. ¿Cuál es la explicación más probable de los síntomas de este paciente?

A. Tiene un trastorno de estrés agudo porque su vida estuvo en peligro durante la estancia en la UCI.
B. Tiene un trastorno de estrés postraumático porque su vida estuvo en peligro durante la estancia en la UCI.
C. Tiene un delirio persistente desde la estancia en la UCI.
D. Tuvo un delirio en la UCI y ahora tiene un trastorno de adaptación.

Respuesta correcta: D. **Tuvo un delirio en la UCI y ahora tiene un trastorno de adaptación.**

Explicación: Los *flashbacks* en el trastorno de estrés agudo deben distinguirse de las ilusiones, alucinaciones y demás alteraciones perceptivas que pueden ocurrir en la esquizofrenia, otros trastornos psicóticos, el trastorno depresivo o bipolar con características psicóticas, el delirium, los trastornos inducidos por sustancias/medicamentos y los trastornos psicóticos debidos a otra afección médica. Los *flashbacks* del trastorno de estrés agudo se distinguen de estas otras alteraciones perceptivas por estar directamente relacionadas con la experiencia traumática y por ocurrir en ausencia de otras características psicóticas o inducidas por sustancias.

[7.11] Trastorno de estrés agudo / Diagnóstico diferencial (trastornos psicóticos) (p. 318).

7.12 ¿Cuál de las siguientes experiencias *no* cumpliría los requisitos de una exposición a un suceso traumático (Criterio A) en el diagnóstico del trastorno de estrés agudo o trastorno de estrés postraumático?

A. Escuchar que un hermano resultó muerto en combate.
B. Escuchar que un amigo íntimo de la infancia sobrevivió a un accidente de tráfico pero está paralítico.

C. Escuchar que un hijo ha sido secuestrado.
D. Escuchar que la empresa en que trabaja ha cerrado de repente.

Respuesta correcta: D. **Escuchar que la empresa en que trabaja ha cerrado de repente.**

Explicación: Los sucesos traumáticos *experimentados directamente* en el Criterio A incluyen, entre otros, la exposición a la guerra como combatiente o civil, la amenaza de agresión o la agresión física real (por ejemplo, ataque físico, robo, atraco, maltrato físico en la infancia), la violencia sexual real o en forma de amenaza (por ejemplo, penetración sexual forzada, penetración sexual facilitada por alcohol/drogas, contacto sexual abusivo, abuso sexual sin contacto, tráfico sexual), ser secuestrado, ser tomado como rehén, un ataque terrorista, la tortura, el encarcelamiento como prisionero de guerra, los desastres naturales o provocados por el hombre y los accidentes graves de tráfico. Una enfermedad potencialmente mortal o una dolencia médica debilitante no se considera necesariamente un suceso traumático. Los incidentes médicos que se pueden calificar de sucesos traumáticos son aquellos repentinos de carácter catastrófico (por ejemplo, despertar durante una cirugía, *shock* anafiláctico).

Los *eventos presenciados* incluyen, entre otros, observar amenazas o lesiones graves, una muerte antinatural, el maltrato físico o sexual de otra persona debido a una agresión violenta, la violencia doméstica, un accidente, una guerra o desastre, o una catástrofe médica en un hijo (por ejemplo, una hemorragia potencialmente mortal).

La *exposición indirecta a través de enterarse de un suceso* se limita a aquellas experiencias que afectan a parientes cercanos o amigos y que son violentas o accidentales (por ejemplo, la muerte por causas naturales no cumple los requisitos). Tales sucesos incluyen la agresión violenta, el suicidio, un accidente grave y una lesión grave. El trastorno puede ser especialmente grave o duradero cuando el estresor es interpersonal e intencional (por ejemplo, tortura, violencia sexual).

[7.12] Trastorno de estrés postraumático / Características diagnósticas (pp. 305-308).

7.13 Un hombre de 31 años escapa por poco (sin lesiones) de un incendio en su casa, que se produjo al caérsele el encendedor mientras intentaba encender su pipa de *crack*. Seis semanas después, mientras fuma *crack*, cree oler humo y sale corriendo del edificio presa del pánico, gritando: "¡Incendio!" ¿Cuál de los siguientes síntomas o circunstancias descartaría un diagnóstico de trastorno de estrés postraumático (TEPT) en este paciente?

A. Tener dificultad para conciliar el sueño.
B. No estar interesado en volver al trabajo.
C. Enfadarse inapropiadamente con los miembros de la familia.
D. Experimentar síntomas solo cuando consume *crack*.

Respuesta correcta: D. **Experimentar síntomas solo cuando consume *crack*.**

Explicación: Aunque el estresor y los síntomas descritos calificarían a este hombre para un diagnóstico de TEPT, el Criterio G establece que "La alteración no es atribuible a los efectos fisiológicos de una sustancia (por ejemplo, medicación o alcohol) u otra afección médica".

[7.13] Trastorno de estrés postraumático / Criterios diagnósticos (pp. 301-304).

7.14 El Criterio A4 del trastorno de estrés postraumático (TEPT) requiere "Experimentar una exposición repetida o extrema a detalles aversivos del suceso traumático". ¿Cuál de las siguientes situaciones *no* reuniría los requisitos de una experiencia de trauma bajo este criterio?

A. Un policía de homicidios revisando cintas de vídeo de vigilancia para identificar a unos perpetradores.
B. Un trabajador social entrevistando a niños que han sido víctimas de abusos sexuales y obteniendo los detalles de los abusos.
C. Un soldado removiendo los escombros de un edificio derrumbado para recuperar los restos de sus compañeros.
D. Un estudiante universitario en un festival de cine viendo una serie de películas violentas que contienen escenas de violencia gráfica.

Respuesta correcta: **D. Un estudiante universitario en un festival de cine viendo una serie de películas violentas que contienen escenas de violencia gráfica.**

Explicación: La exposición indirecta de los profesionales a los efectos grotescos de la guerra, la violación, el genocidio o la violencia abusiva infligida a otros, que ocurre en el contexto de sus deberes laborales, también puede dar lugar a un TEPT y, por lo tanto, se considera un trauma clasificatorio (Criterio A4). Son ejemplos los primeros intervinientes expuestos a lesiones graves o muertes y el personal militar que recoge restos humanos. La exposición indirecta también puede ocurrir a través de fotos, vídeos, relatos verbales o escritos (por ejemplo, policías revisando informes de delitos o realizando entrevistas a víctimas de delitos, operadores de drones, miembros de los medios de comunicación que cubren eventos traumáticos, psicoterapeutas expuestos a detalles de las experiencias traumáticas de sus pacientes). El Criterio A4 no se aplica a la exposición a través de medios electrónicos, televisión, películas o imágenes, a menos que esta exposición esté relacionada con el trabajo.

[7.14] Trastorno de estrés postraumático / Criterios diagnósticos (pp. 301-303).

7.15 ¿Cuál de las siguientes afirmaciones es *verdadera* acerca del riesgo de desarrollar un trastorno de estrés postraumático (TEPT) en mujeres y hombres?

A. El riesgo es menor en las mujeres en las poblaciones de edad preescolar.
B. El riesgo es mayor en las mujeres a lo largo de la vida.
C. El riesgo es mayor en los hombres en las poblaciones de edad avanzada.
D. El riesgo es menor en las mujeres de mediana edad que en los hombres de mediana edad.

Respuesta correcta: **B. El riesgo es mayor en las mujeres a lo largo de la vida.**

Explicación: El TEPT es más prevalente entre las mujeres que entre los hombres a lo largo de la vida. La prevalencia de por vida del TEPT oscila entre el 8,0 y el 11,0 % en las mujeres y entre el 4,1 y el 5,4 % en los hombres, según dos grandes estudios basados en la población de Estados Unidos que utilizan los criterios del DSM-5. Parte del mayor riesgo de TEPT de las mujeres parece atribuible a una mayor probabilidad de exposición al abuso sexual en la infancia, a la agresión sexual y a otras formas de violencia interpersonal, que conllevan el mayor riesgo de desarrollo del TEPT. Las mujeres de la población general también experimentan el TEPT durante un período más largo que los hombres. Sin embargo, otros factores que probablemente contribuyen a la mayor prevalencia en las mujeres son las diferencias de género en cuanto al procesamiento emocional y cognitivo del trauma, así como los efectos de las hormonas reproductivas. Cuando se comparan las respuestas de hombres y mujeres a estresores específicos, las diferencias de género en el riesgo de TEPT persisten. Por otro lado, los perfiles de síntomas del TEPT y las estructuras de factores son similares entre hombres y mujeres.

[7.15] Trastorno de estrés postraumático / Aspectos diagnósticos relacionados con el género y el sexo (p. 311).

7.16 Una niña de 5 años estaba presente cuando su niñera fue agredida sexualmente. ¿Cuál de los siguientes síntomas sería más sugestivo de trastorno de estrés postraumático (TEPT) en esta niña?

A. Jugar normalmente con juguetes.
B. Tener sueños sobre princesas y castillos.
C. Desvestir a sus muñecas mientras juega.
D. No expresar miedo al hablar sobre el evento.

Respuesta correcta: C. **Desvestir a sus muñecas mientras juega.**

Explicación: La expresión clínica de la reexperimentación puede variar a lo largo del desarrollo. Las variaciones de la expresión clínica en función del desarrollo informan el uso de diferentes criterios en los niños de 6 años o menos y en los individuos mayores. Los niños pequeños pueden referir sueños aterradores sin contenido específico del suceso traumático. Los niños de 6 años o menos pueden desarrollar TEPT como resultado de un abuso emocional grave (por ejemplo, amenaza de abandono), que puede ser percibido como una amenaza para la vida. Durante el tratamiento de enfermedades potencialmente mortales (por ejemplo, cáncer, trasplante de órganos sólidos), la manera que tienen los niños pequeños de experimentar la gravedad e intensidad del tratamiento puede contribuir al riesgo de desarrollar síntomas de estrés postraumático; la autoevaluación de la amenaza también puede contribuir al riesgo de desarrollar síntomas de estrés postraumático en los adolescentes. Antes de los 6 años es más probable que los niños pequeños expresen síntomas de reexperimentación a través del juego, que se referirá directa o simbólicamente al trauma (véanse los criterios del TEPT para niños de 6 años o menos, DSM-5-TR pp. 303-304). Pueden no manifestar reacciones de miedo en el momento de la exposición o durante la reexperimentación. Los padres pueden informar de una amplia gama de cambios emocionales o de comportamiento en los niños pequeños. Los niños pueden centrarse en intervenciones imaginadas durante el juego o la narración de cuentos.

[7.16] Trastorno de estrés postraumático / Desarrollo y curso (pp. 308-309).

7.17 ¿Cuál de las siguientes afirmaciones sobre los factores de riesgo de desarrollar trastorno de estrés postraumático (TEPT) es *verdadera*?

A. Sostener una lesión personal no afecta al riesgo de desarrollar TEPT.
B. La gravedad del trauma influye en el riesgo de desarrollar TEPT.
C. La disociación no tiene impacto en el riesgo de desarrollar TEPT.
D. La percepción del peligro de muerte es el único factor de riesgo para desarrollar TEPT.

Respuesta correcta: **B. La gravedad del trauma influye en el riesgo de desarrollar TEPT.**

Explicación: Los factores de riesgo del TEPT pueden operar de muchas maneras como, por ejemplo, predisponiendo a los individuos al trauma o a dar respuestas emocionales extremas cuando se exponen a sucesos traumáticos. Los factores de riesgo (y de protección) generalmente se dividen en pretraumáticos, peritraumáticos y postraumáticos.

Factores temperamentales: los factores de alto riesgo son los problemas emocionales en la infancia (por ejemplo, problemas de externalización o ansiedad) a los 6 años y los trastornos mentales previos (por ejemplo, trastorno de pánico, trastorno depresivo, TEPT, trastorno obsesivo-compulsivo). Las diferencias individuales en términos de personalidad premórbida pueden influir en la trayectoria de la respuesta al trauma y en los resultados del tratamiento. Los rasgos de personalidad asociados a respuestas emocionales negativas como el estado de ánimo deprimido y la ansiedad representan factores de riesgo para el desarrollo del TEPT. Tales rasgos pueden captarse con las medidas de afectividad negativa (neuroticismo) de las escalas de personalidad estandarizadas. La impulsividad como rasgo premórbido tiende a asociarse a manifestaciones de externalización del TEPT y a comorbilidad del espectro de la externalización, como el trastorno por consumo de sustancias o el comportamiento agresivo.

Factores ambientales: los factores de riesgo son la intensidad (dosis) del trauma, la percepción de una amenaza de muerte, la lesión personal, la violencia interpersonal (particularmente el trauma perpetrado por un cuidador o el que implica presenciar una amenaza a un cuidador en los niños) y, para el personal militar, ser un perpetrador, presenciar atrocidades o matar al enemigo. Otros factores de riesgo incluyen la disociación, el miedo, el pánico y otras respuestas peritraumáticas que ocurren durante el trauma y persisten después.

[7.17] Trastorno de estrés postraumático / Factores de riesgo y pronóstico / Factores pretraumáticos / Temperamentales; Factores peritraumáticos / Ambientales (pp. 309-310).

7.18 Una mujer se queja de tener un estado de ánimo triste y de sentirse desesperanzada 3 meses después de que su marido le solicitara el divorcio. Le resulta difícil cuidar de su casa o preparar comidas para su familia, pero ha continuado cumpliendo con sus responsabilidades. Niega la ideación suicida, siente que fue una buena esposa que "no tiene nada de qué sentirse culpable" y desea poder "olvidar todo el asunto". No puede dejar de pensar en su situación. ¿Qué diagnóstico se ajusta mejor a este cuadro de síntomas?

A. Trastorno de adaptación, con estado de ánimo deprimido.
B. Trastorno de adaptación, con alteración de la conducta.

afectar negativamente a la afección médica al influir en su curso o tratamiento, al constituir un factor de riesgo de salud bien establecido adicional, o al influir en la fisiopatología subyacente para precipitar o exacerbar los síntomas o llegar a necesitar atención médica.

Estos factores psicológicos o conductuales son la angustia psicológica, los patrones de interacción interpersonal, los estilos de afrontamiento y los comportamientos de salud desadaptativos, como la negación de los síntomas o el incumplimiento de las recomendaciones médicas. Ejemplos clínicos comunes son la exacerbación del asma por ansiedad, la negación de la necesidad de tratamiento para el dolor torácico agudo y la manipulación de la insulina por parte de una persona con diabetes que desea perder peso.

[7.20] Trastornos de adaptación / Diagnóstico diferencial (Factores psicológicos que influyen en otras afecciones médicas) (p. 322); Trastornos de síntomas somáticos y relacionados / Factores psicológicos que influyen en otras afecciones médicas / Características diagnósticas (p. 365).

7.21 ¿Cuántos síntomas del Criterio B deben estar presentes para el diagnóstico del trastorno de estrés agudo?

A. Uno.
B. Tres.
C. Cinco.
D. Nueve.

Respuesta correcta: **D. Nueve.**

Explicación: Para el diagnóstico se requiere la presencia de nueve (o más) síntomas de cualquiera de las cinco categorías de intrusión, estado de ánimo negativo, disociación, evitación y excitación, que comienzan o empeoran después de que ocurrieran los eventos traumáticos.

[7.21] Trastorno de estrés agudo / Criterios diagnósticos (p. 314).

7.22 El Criterio B de los criterios diagnósticos del DSM-5-TR para el trastorno de estrés agudo requiere la presencia de síntomas de cinco categorías diferentes: *intrusión, estado de ánimo negativo, disociación, evitación y excitación.* Asocie cada uno de los siguientes síntomas a la categoría apropiada (cada síntoma puede situarse en una sola categoría).

A. Recuerdos recurrentes, involuntarios e intrusivos del o los sucesos traumáticos que causan angustia.
B. Problemas de concentración.
C. Incapacidad persistente de experimentar emociones positivas (por ejemplo, incapacidad de experimentar felicidad, satisfacción o sentimientos de amor).
D. Un sentido alterado de la realidad de uno mismo o de su entorno (por ejemplo, verse a sí mismo desde la perspectiva de otro, estar aturdido, ralentización del tiempo).

E. Intentos de evitar recordatorios externos (personas, lugares, conversaciones, actividades, objetos, situaciones) que suscitan recuerdos, pensamientos o sentimientos angustiantes sobre o estrechamente asociados con el o los sucesos traumáticos.

F. Comportamiento irritable y arrebatos de ira (con poca o ninguna provocación), generalmente expresados como agresión verbal o física hacia personas u objetos.

G. Incapacidad de recordar un aspecto importante del o los sucesos traumáticos (generalmente debido a amnesia disociativa, y no a otros factores como lesiones en la cabeza, alcohol o drogas).

H. Sueños recurrentes angustiantes en los que el contenido y/o el afecto del sueño están relacionados con el o los sucesos.

I. Hipervigilancia.

J. Reacciones disociativas (por ejemplo, *flashbacks*) en las que la persona siente o actúa como si el o los sucesos traumáticos estuvieran ocurriendo de nuevo.

K. Respuesta exagerada de sobresalto.

L. Esfuerzos para evitar recuerdos, pensamientos o sentimientos angustiantes sobre o estrechamente asociados con el o los sucesos traumáticos.

M. Trastorno del sueño (por ejemplo, dificultad para conciliar o mantener el sueño, sueño inquieto).

N. Angustia psicológica intensa o prolongada, o reacciones fisiológicas marcadas en respuesta a estímulos internos o externos que simbolizan o se asemejan a algún aspecto del o los sucesos traumáticos.

Asociaciones correctas: **Intrusión: A, H, J, N; Estado de ánimo negativo: C; Disociación: D, G; Evitación: E, L; Excitación: B, F, I, K, M.**

Explicación: La presentación clínica del trastorno de estrés agudo puede variar en cada individuo, pero típicamente implica una respuesta de ansiedad que incluye alguna forma de reexperimentación de o reactividad al evento traumático. Las presentaciones pueden incluir síntomas de intrusión, estado de ánimo negativo, síntomas disociativos, síntomas de evitación y síntomas de excitación (Criterios B1-B14). En algunas personas, una presentación disociativa o desapegada puede ser la predominante, aunque estas personas típicamente también muestran una fuerte reactividad emocional o fisiológica en respuesta a los recordatorios del trauma. En otras personas puede haber una fuerte respuesta de ira en la que la reactividad se caracteriza por respuestas irritables o posiblemente agresivas.

[7.22] Introducción al capítulo (p. 295); Trastorno de estrés agudo / Criterios diagnósticos (pp. 313-315).

7.23 Dos meses después de la muerte de su hijo, una mujer de 49 años acude en busca de psicoterapia. Informa que su hijo murió a raíz de un accidente de esquí durante un viaje que ella le regaló por su 17 cumpleaños. Está obsesionada con la muerte y se culpa por haberle regalado el viaje, pero no siente añoranza por su hijo. Aunque niega cualquier plan suicida explícito, describe tristeza y ansiedad relacionada con su muerte. No ha entrado en la habitación de su hijo desde su muerte y tiene problemas para relacionarse con su marido, sintiendo ira hacia él por haber permitido que su hijo fuera al viaje de esquí. Fue tratada con un inhibidor selectivo de la recaptación de serotonina a dosis completa durante 3 meses después de la muerte de su hijo, pero informa que el medicamento no tuvo ningún efecto sobre sus síntomas. ¿Cuál es el diagnóstico más apropiado?

A. Trastorno depresivo mayor.
B. Duelo normal.
C. Trastorno de duelo prolongado.
D. Trastorno de adaptación.

Respuesta correcta: **D. Trastorno de adaptación.**

Explicación: La presencia de síntomas emocionales o conductuales en respuesta a un estresor identificable es la característica principal de los trastornos adaptativos (Criterio A). El estresor puede ser un hecho único (por ejemplo, la terminación de una relación romántica) o puede haber múltiples estresores (por ejemplo, dificultades empresariales marcadas y problemas matrimoniales). Los estresores pueden ser recurrentes (por ejemplo, asociados a las crisis empresariales estacionales o las relaciones sexuales insatisfactorias) o continuos (por ejemplo, una enfermedad dolorosa persistente con discapacidad creciente; vivir en un barrio con mucha delincuencia). Los estresores (por ejemplo, un desastre natural) pueden afectar a un solo individuo, a una familia entera o a un grupo o comunidad más grande. Algunos estresores pueden acompañar a hitos específicos del desarrollo (por ejemplo, ir a la escuela, dejar el hogar paterno, regresar al hogar paterno, casarse, convertirse en padre, no lograr los objetivos ocupacionales, jubilarse). Los trastornos adaptativos pueden diagnosticarse después de la muerte de un ser querido cuando la intensidad, calidad o persistencia de las reacciones de duelo exceden lo que normalmente se esperaría teniendo en cuenta las normas culturales, religiosas o apropiadas para la edad, y la reacción de duelo no cumple los criterios del trastorno de duelo prolongado.

[7.23] Trastornos de adaptación / Características diagnósticas (p. 320).

CAPÍTULO 8

Trastornos disociativos

8.1 ¿Cuál de los siguientes trastornos puede ser comórbido con el trastorno de identidad disociativo?

A. Trastorno bipolar.
B. Esquizofrenia.
C. Trastorno de estrés postraumático (TEPT).
D. Trastorno facticio.

Respuesta correcta: C. Trastorno de estrés postraumático (TEPT).

Explicación: Los trastornos que pueden ser comórbidos con el trastorno de identidad disociativo incluyen el TEPT (la opción C es correcta), los trastornos depresivos, los trastornos relacionados con sustancias, los trastornos alimentarios y de la ingesta, el trastorno obsesivo-compulsivo, el trastorno de la personalidad antisocial y los otros trastornos de la personalidad especificados con rasgos evitativos, obsesivo-compulsivos o límites.

El trastorno de identidad disociativo se diagnostica comúnmente de forma errónea como trastorno bipolar (la opción A es incorrecta). Las personas con trastorno de identidad disociativo pueden experimentar síntomas que pueden parecer superficialmente similares a los de la esquizofrenia y otros trastornos psicóticos (la opción B es incorrecta). En el trastorno facticio, las personas que simulan un trastorno de identidad disociativo generalmente no refieren los sutiles síntomas de intrusión característicos del trastorno (la opción D es incorrecta).

[8.1] Trastorno de identidad disociativo / Diagnóstico diferencial (pp. 335-337); Comorbilidad (p. 337).

8.2 ¿Cuál de los siguientes se considera un trastorno disociativo?

A. Trastorno de estrés agudo.
B. Trastorno de estrés postraumático (TEPT).
C. Lesión cerebral traumática.
D. Trastorno de despersonalización/desrealización.

Respuesta correcta: D. Trastorno de despersonalización/desrealización.

Explicación: Los trastornos disociativos incluyen el trastorno de identidad disociativo, la amnesia disociativa, el trastorno de despersonalización/desrealización (es correcta la opción D), el otro trastorno disociativo especificado y el trastorno disociativo no especificado. Los trastornos disociativos se encuentran frecuentemente después de una amplia variedad de experiencias psicológicamente traumáticas que producen secuelas psicológicas, en contraposición al impacto físico que puede causar una lesión cerebral traumática (la opción C es incorrecta). Los trastornos disociativos se colocan junto a, pero no forman parte de, los trastornos relacionados con traumas y factores de estrés, reflejando así la estrecha relación entre estas clases diagnósticas (las opciones A y B son incorrectas). Tanto el trastorno de estrés agudo como el TEPT incluyen síntomas disociativos.

[8.2] Introducción al capítulo (pp. 329-330).

8.3 ¿Cuál de las siguientes afirmaciones describe correctamente los adjetivos *positivos* y *negativos* cuando se aplican a los síntomas disociativos?

A. Los síntomas disociativos negativos implican pérdida de continuidad en la experiencia subjetiva.
B. Los síntomas disociativos positivos incluyen amnesia.
C. Los síntomas disociativos negativos se refieren a la incapacidad de acceder a la información o de controlar las funciones mentales de manera normal.
D. Los síntomas disociativos negativos incluyen división de la identidad.

Respuesta correcta: **C. Los síntomas disociativos negativos se refieren a la incapacidad de acceder a la información o de controlar las funciones mentales de manera normal.**

Explicación: Los síntomas disociativos se experimentan como intrusiones no deseadas en la conciencia y el comportamiento, con pérdidas acompañantes de continuidad en la experiencia subjetiva (es decir, síntomas disociativos *positivos* [la opción A es incorrecta] como la división de la identidad [la opción D es incorrecta], la despersonalización y la desrealización) y/o incapacidad para acceder a la información o controlar las funciones mentales que normalmente son fácilmente accesibles o controlables (es decir, síntomas disociativos *negativos* [la opción C es correcta] como la amnesia [la opción B es incorrecta]).

[8.3] Introducción al capítulo (pp. 329-330).

8.4 ¿Cuál de las siguientes es una afirmación *verdadera* sobre el trastorno de despersonalización/desrealización?

A. La prevalencia a 12 meses del trastorno de despersonalización/desrealización se cree que es notablemente menor que la prevalencia de los síntomas transitorios de despersonalización/desrealización.
B. La edad media de inicio del trastorno de despersonalización/desrealización es de 25 años.
C. Durante las experiencias de despersonalización o desrealización, los individuos normalmente pierden la capacidad de poner a prueba la realidad.

D. El abuso sexual es el trauma interpersonal infantil más común en los individuos con trastorno de despersonalización/desrealización.

Respuesta correcta: **A. La prevalencia a 12 meses del trastorno de despersonalización/desrealización se cree que es notablemente menor que la prevalencia de los síntomas transitorios de despersonalización/desrealización.**

Explicación: Los síntomas transitorios de despersonalización/desrealización que duran horas o días son comunes en la población general. Se cree que la prevalencia a 12 meses del trastorno de despersonalización/desrealización es notablemente menor que la prevalencia de los síntomas transitorios. La edad media de inicio del trastorno de despersonalización/desrealización es de 16 años. Menos del 20% de los individuos experimentan el inicio después de los 20 años y solo el 5% después de los 25 años (la opción B es incorrecta). Según el Criterio B, durante las experiencias de despersonalización o desrealización, la capacidad de poner a prueba la realidad permanece intacta (la opción C es incorrecta). Existe una clara asociación entre el trastorno de despersonalización/desrealización y los traumas interpersonales infantiles en una parte sustancial de los individuos. En particular, el abuso emocional y el abandono emocional han sido los más fuertemente asociados con el trastorno la mayoría de las veces. El abuso sexual es un antecedente mucho menos común, aunque también puede encontrarse (la opción D es incorrecta).

[8.4] Trastorno de despersonalización/desrealización / Criterios diagnósticos (p. 343); Prevalencia (p. 344); Desarrollo y curso (pp. 344-345); Factores de riesgo y pronóstico (p. 345).

8.5 ¿Cuál de las siguientes presentaciones de síntomas es la manifestación más común del Criterio A del trastorno de identidad disociativo sin posesión?

A. Estados de personalidad elaborados con diferentes nombres, vestuarios, peinados, escrituras y acentos.
B. Inhibición abrupta egosintónica del habla y la acción.
C. Alteraciones del sentido del yo y la agencia que el individuo experimenta como bajo su control.
D. Experiencia del yo como múltiples estados simultáneamente superpuestos e interferentes.

Respuesta correcta: **D. Experiencia del yo como múltiples estados simultáneamente superpuestos e interferentes.**

Explicación: La característica definitoria del trastorno de identidad disociativo es la presencia de dos o más estados de personalidad distintos o una experiencia de posesión (Criterio A). La elaboración de estados de personalidad disociativos con diferentes nombres, vestuarios, peinados, escrituras, acentos, etc., ocurre solo en una *minoría* de individuos con el trastorno de identidad disociativo sin posesión y *no* es esencial para el diagnóstico (la opción A es incorrecta). Los pensamientos y emociones pueden desaparecer inesperadamente, y el habla y las acciones se inhiben abruptamente. Estas experiencias se informan frecuentemente como egodistónicas (la opción B es incorrecta). Las alteraciones del sentido del yo y la agencia pueden ir acompañadas de la sensación de que las actitudes, emociones y comportamientos, incluso el propio cuerpo del individuo, no son "míos" o no están "bajo mi control" (la opción C es incorrecta). En general, el individuo con trastorno de identidad disociativo se experimenta a sí mismo como múltiples estados que se superponen e interfieren simultáneamente (la opción D es correcta).

[8.5] Trastorno de identidad disociativo / Criterios diagnósticos (p. 330); Características diagnósticas (pp. 331-332).

8.6 ¿Cuál de las siguientes afirmaciones caracteriza mejor el Criterio B (amnesia disociativa) del trastorno de identidad disociativo?

A. La amnesia disociativa normalmente no es aparente para los demás.
B. La minimización o racionalización de la amnesia es común.
C. La amnesia se limita a sucesos estresantes o traumáticos.
D. Las fugas disociativas son poco comunes.

Respuesta correcta: B. **La minimización o racionalización de la amnesia es común.**

Explicación: La amnesia disociativa (Criterio B) se manifiesta en varios dominios principales. Las fugas disociativas, con amnesia de haber viajado, son comunes (la opción D es incorrecta). La amnesia en los individuos con trastorno de identidad disociativo no se limita a los sucesos estresantes o traumáticos (la opción C es incorrecta). La amnesia disociativa puede ser aparente para los demás (la opción A es incorrecta). La minimización o racionalización de la amnesia es común (es correcta la opción B).

[8.6] Trastorno de identidad disociativo / Características diagnósticas (pp. 331-332).

8.7 ¿Cuál de las siguientes es el tipo más común de amnesia disociativa?

A. Amnesia continua.
B. Amnesia irreversible.
C. Amnesia localizada o selectiva.
D. Amnesia generalizada.

Respuesta correcta: C. **Amnesia localizada o selectiva.**

Explicación: La amnesia disociativa se conceptualiza como un déficit de recuperación de la memoria potencialmente reversible (la opción B es incorrecta). De esta manera, entre otras, se diferencia de las amnesias atribuibles a daño neurobiológico o toxicidad, que perjudican el almacenamiento o la recuperación de la memoria.

El Criterio A señala que la amnesia disociativa consiste más a menudo en amnesia localizada o selectiva para uno o varios sucesos específicos, o amnesia generalizada para la identidad y la historia biográfica. Más comúnmente, los individuos con amnesia disociativa refieren *amnesia localizada* (incapacidad para recordar sucesos durante un período de tiempo circunscrito) y/o *amnesia selectiva* (en la que el individuo puede recordar algunos, pero no todos, los sucesos durante un período de tiempo circunscrito) (la opción C es correcta).

La *amnesia disociativa generalizada* implica una pérdida completa de la memoria para la mayor parte o la totalidad de la historia de vida del individuo (la opción D es incorrecta).

En la amnesia continua (es decir, amnesia disociativa anterógrada), el individuo olvida los sucesos nuevos a medida que ocurren. En general, el déficit de memoria de la amnesia disociativa es *retrógrado* (la opción A es incorrecta).

[8.7] Amnesia disociativa / Criterios diagnósticos (p. 337); Características diagnósticas (p. 338).

8.8 ¿Cuál de las siguientes presentaciones puede especificarse usando la designación de *otro trastorno disociativo especificado*?

A. Síntomas característicos de un trastorno disociativo que no cumplen los criterios completos de ninguno de los trastornos de la clase diagnóstica de los trastornos disociativos.
B. Síndromes crónicos y recurrentes de síntomas disociativos mixtos.
C. Presentaciones para las cuales hay información insuficiente para un diagnóstico más específico.
D. El clínico elige *no* especificar la razón por la que no se cumplen los criterios de un trastorno disociativo específico.

Respuesta correcta: **B. Síndromes crónicos y recurrentes de síntomas disociativos mixtos.**

Explicación: Ejemplos de presentaciones que pueden especificarse usando la designación *otro especificado* incluyen: 1) síndromes crónicos y recurrentes de síntomas disociativos mixtos (la opción B es correcta), 2) alteración de la identidad debido a persuasión coercitiva prolongada e intensa, 3) reacciones disociativas agudas a sucesos estresantes y 4) trance disociativo. El trastorno disociativo no especificado se aplica a las presentaciones en que los síntomas característicos de un trastorno disociativo predominan pero no cumplen los criterios completos de ninguno de los trastornos de la clase diagnóstica de los trastornos disociativos (la opción A es incorrecta). La categoría de trastorno disociativo no especificado se utiliza en aquellas situaciones en las que el clínico elige *no* especificar la razón por la que no se cumplen los criterios de un trastorno disociativo específico (la opción C es incorrecta) e incluye presentaciones para las cuales hay información insuficiente para el diagnóstico más específico (la opción D es incorrecta).

[8.8] Otro trastorno disociativo especificado (pp. 347-348); Trastorno disociativo no especificado (p. 348).

CAPÍTULO 9

Trastornos de síntomas somáticos y trastornos relacionados

9.1 Los trastornos somatomorfos del DSM-IV se denominan trastornos de síntomas somáticos y trastornos relacionados en el DSM-5-TR. ¿Cuál de las siguientes características define el diagnóstico principal de esta clase, el trastorno de síntomas somáticos?

A. Ausencia de explicación médica para los síntomas somáticos.
B. Presentación inicial principalmente en la atención de salud mental, en lugar de en la médica general.
C. Falta de comorbilidad médica.
D. Síntomas somáticos angustiantes más pensamientos, sentimientos y comportamientos anormales en respuesta a estos síntomas.

Respuesta correcta: **D. Síntomas somáticos angustiantes más pensamientos, sentimientos y comportamientos anormales en respuesta a estos síntomas.**

Explicación: El trastorno de síntomas somáticos basa el diagnóstico sobre la base de los síntomas y signos positivos (síntomas somáticos angustiantes más pensamientos, sentimientos y comportamientos anormales en respuesta a estos síntomas; es correcta la opción D), en lugar de la ausencia de una explicación médica para los síntomas somáticos (la opción A es incorrecta). Todos los trastornos de síntomas somáticos se caracterizan por la atención prominente que se presta a las preocupaciones somáticas y la presentación inicial principalmente a la atención médica general en lugar de la atención de salud mental (la opción B es incorrecta). Existe una considerable comorbilidad médica entre las personas con trastornos de síntomas somáticos y trastornos relacionados (la opción C es incorrecta).

[9.1] Introducción al capítulo (pp. 349-351).

9.2 En el DSM-IV, a un paciente con alto nivel de ansiedad por tener una enfermedad y muchos síntomas somáticos asociados se le habría dado el diagnóstico de hipocondría. ¿Qué diagnóstico del DSM-5-TR se aplicaría a este paciente?

A. Factores psicológicos que influyen en otras afecciones médicas.
B. Trastorno de ansiedad por enfermedad.
C. Trastorno de síntomas somáticos.
D. Trastorno de síntomas neurológicos funcionales.

Respuesta correcta: C. **Trastorno de síntomas somáticos.**

Explicación: El trastorno de síntomas somáticos y el trastorno de ansiedad por enfermedad ofrecen métodos más clínicamente útiles para caracterizar a las personas que en el pasado podrían haber sido consideradas para un diagnóstico de trastorno de somatización e hipocondría. Además, aproximadamente de dos tercios a tres cuartos de las personas previamente diagnosticadas de hipocondría se incluyen bajo el diagnóstico de trastorno de síntomas somáticos (la opción C es incorrecta). Sin embargo, del cuarto a un tercio restante de las personas con diagnóstico previo de hipocondría tienen mucha ansiedad en relación con la salud en *ausencia* de síntomas somáticos (la opción B es incorrecta) y muchos de los síntomas de estas personas no las calificarían para un diagnóstico de trastorno de ansiedad. El diagnóstico del DSM-5 de trastorno de ansiedad por enfermedad es para este último grupo de personas (la opción B es incorrecta). Los factores psicológicos que influyen en otras afecciones médicas tienen como característica esencial la presencia de uno o más factores psicológicos o conductuales clínicamente significativos que afectan adversamente a una afección médica al aumentar el riesgo de sufrimiento, muerte o discapacidad (la opción A es incorrecta). En el trastorno de síntomas neurológicos funcionales, la clave para el diagnóstico son los síntomas neurológicos que pueden demostrarse, con hallazgos positivos en el examen clínico, y son incompatibles con la fisiopatología reconocida (la opción D es incorrecta).

[9.2] Introducción al capítulo (pp. 349-351).

9.3 En el DSM-III y el DSM-IV se necesitaba un gran número de síntomas somáticos para merecer el diagnóstico de trastorno de somatización. ¿Cuántos síntomas somáticos se necesitan para cumplir los criterios de síntomas del diagnóstico del DSM-5-TR de trastorno de síntomas somáticos?

A. Ninguno.
B. Dos o más.
C. Uno.
D. Cualquier número de síntomas que estén presentes continuamente.

Respuesta correcta: C. **Uno.**

Explicación: El diagnóstico de trastorno de síntomas somáticos requiere uno o más síntomas somáticos que sean angustiantes o resulten en la interrupción de la vida diaria (Criterio A; la opción C es correcta y la opción A es incorrecta). Aunque un síntoma somático puede no estar continuamente presente (la opción D es incorrecta), la presencia de síntomas es persistente (típicamente por más de 6 meses) (Criterio C). La gravedad del trastorno de síntomas somáticos puede especificarse por el número de criterios B cumplidos; en el trastorno de síntomas somáticos moderado están presentes dos o más criterios B (la opción B es incorrecta).

[9.3] Trastorno de síntomas somáticos / Criterios diagnósticos (p. 351); Características diagnósticas (pp. 351-352).

Después de un vuelo en avión, una mujer de 60 años con antecedentes de ansiedad crónica desarrolla tromboflebitis venosa profunda y una posterior embolia pulmonar. Al año siguiente se centra implacablemente en las sensaciones de dolor torácico pleurítico y busca repetidamente atención médica para este síntoma, con la preocupación de que se deba a embolias pulmonares recurrentes, a pesar de los resultados negativos de las pruebas. La revisión por sistemas revela la presencia de dolor de espalda crónico y múltiples consultas previas por síntomas de cistitis, con cultivos negativos. ¿Qué diagnóstico se ajusta mejor a este cuadro clínico?

A. Trastorno de ansiedad por enfermedad.
B. Trastorno de pánico.
C. Trastorno de ansiedad generalizada.
D. Trastorno de síntomas somáticos.

Respuesta correcta: D. **Trastorno de síntomas somáticos.**

Explicación: Las personas con trastorno de síntomas somáticos suelen tener múltiples síntomas somáticos actuales que son angustiantes u ocasionan una alteración significativa de la vida diaria. Los síntomas pueden o no estar asociados con otra afección médica. Las personas con trastorno de síntomas somáticos tienden a tener niveles muy altos de preocupación por la enfermedad. Evalúan sus síntomas corporales como excesivamente amenazantes, dañinos o problemáticos y a menudo piensan lo peor sobre su salud, incluso cuando hay evidencia de lo contrario. A menudo hay un alto nivel de utilización de la atención médica, que rara vez alivia las preocupaciones del individuo. En consecuencia, el individuo puede buscar la atención de múltiples médicos para los mismos síntomas. Si el individuo tiene preocupaciones extensas sobre la salud pero no tiene o tiene mínimos síntomas somáticos, puede ser más apropiado considerar el trastorno de ansiedad por enfermedad (la opción A es incorrecta). En el trastorno de pánico, los síntomas somáticos y la ansiedad por la salud tienden a ocurrir en episodios agudos, mientras que en el trastorno de síntomas somáticos la ansiedad y los síntomas somáticos son más persistentes (la opción B es incorrecta). Las personas con trastorno de ansiedad generalizada se preocupan por múltiples hechos, situaciones o actividades, pudiendo solo uno de ellos implicar a la salud. El foco principal no suele recaer en los síntomas somáticos o el miedo a la enfermedad, como lo hace en el trastorno de síntomas somáticos (la opción C es incorrecta).

[9.4] Trastorno de síntomas somáticos / Características diagnósticas (pp. 351-352); Características asociadas (p. 352); Diagnóstico diferencial (pp. 355-356).

El trastorno de ansiedad por enfermedad implica preocupación por tener o contraer una enfermedad grave. ¿Cómo de graves son los síntomas somáticos que lo acompañan?

A. Moderados.
B. Graves.
C. No hay síntomas somáticos presentes.
D. Leves.

Respuesta correcta: D. **Leves.**

Explicación: El trastorno de ansiedad por enfermedad implica preocupación por tener o contraer una enfermedad médica grave y no diagnosticada (Criterio A). Los síntomas somáticos no están presentes o, si lo están, solo son de intensidad leve (la opción D es correcta; las opciones A, B y C son incorrectas).

[9.5] Trastorno de ansiedad por enfermedad / Criterios diagnósticos (p. 357).

9.6 Durante varios años, una mujer de 50 años visita la consulta de su dermatólogo cada pocas semanas para ser evaluada por cáncer de piel, mostrándole al dermatólogo varias pecas, nevus y parches de piel seca. Ninguno de los hallazgos cutáneos ha sido nunca anormal y el dermatólogo le ha proporcionado repetidas garantías. La paciente no tiene dolor, picazón, sangrado ni otros síntomas somáticos. ¿Cuál es el diagnóstico más probable?

A. Trastorno de adaptación.
B. Trastorno de ansiedad por enfermedad.
C. Trastorno obsesivo-compulsivo (TOC).
D. Trastorno de síntomas somáticos.

Respuesta correcta: B. Trastorno de ansiedad por enfermedad.

Explicación: El trastorno de ansiedad por enfermedad implica preocupación por tener o contraer una enfermedad médica grave y no diagnosticada. Los síntomas somáticos no están presentes o, si lo están, solo son de intensidad leve (la opción B es correcta). La ansiedad relacionada con la salud es una respuesta normal a una enfermedad grave, y no un trastorno mental. Esta ansiedad por la salud no patológica está claramente relacionada con la dolencia médica y suele ser limitada en el tiempo. Si la ansiedad por la salud es lo suficientemente grave como para causar malestar clínicamente significativo o deterioro en una o más áreas importantes del funcionamiento, se puede diagnosticar un trastorno de adaptación (la opción A es incorrecta). Las personas con trastorno de ansiedad por enfermedad pueden tener pensamientos intrusivos sobre tener una enfermedad y también pueden tener comportamientos compulsivos asociados (por ejemplo, buscar que las tranquilicen). Sin embargo, en el trastorno de ansiedad por enfermedad, las preocupaciones suelen estar centradas en tener una enfermedad, mientras que en el TOC los pensamientos son intrusivos y suelen centrarse en los miedos a contraer una enfermedad en el futuro (la opción C es incorrecta). Tanto el trastorno de síntomas somáticos como el trastorno de ansiedad por enfermedad pueden caracterizarse por un alto nivel de ansiedad por la salud y comportamientos relacionados con la salud excesivos. Se diferencian por el hecho de que el trastorno de síntomas somáticos requiere la presencia de síntomas somáticos que son angustiantes u ocasionan una alteración significativa de la vida diaria, mientras que en el trastorno de ansiedad por enfermedad los síntomas somáticos no están presentes o, si lo están, solo son de intensidad leve (la opción D es incorrecta).

[9.6] Trastorno de ansiedad por enfermedad / Características diagnósticas (pp. 357-358); Diagnóstico diferencial (pp. 359-360).

9.7 Un hombre de 45 años con antecedentes familiares de enfermedad coronaria de inicio temprano evita subir escaleras, rechaza el ejercicio y se abstiene de actividad sexual por miedo a sufrir un ataque al corazón. Frecuentemente se toma el pulso, lee extensamente sobre cardiología preventiva y prueba muchos suplementos alimenticios que supuestamente son buenos para el corazón. Cuando a veces nota algún dolor en el pecho, descansa en la cama durante 24 horas; sin embargo, no acude a los médicos por miedo a escuchar malas noticias. ¿Qué diagnóstico se ajusta mejor a este cuadro clínico?

A. Trastorno de ansiedad generalizada.
B. Trastorno depresivo mayor.
C. Trastorno de ansiedad por enfermedad.
D. Otra afección médica.

Respuesta correcta: C. **Trastorno de ansiedad por enfermedad.**

Explicación: En una minoría de casos de trastorno de ansiedad por enfermedad, los individuos están demasiado ansiosos como para buscar atención médica y evitan la atención sanitaria. La ansiedad conduce a la evitación desadaptativa de las situaciones (por ejemplo, visitar a familiares enfermos) o actividades (por ejemplo, el ejercicio) que estos individuos temen que pueden poner en peligro su salud (la opción C es correcta). La primera consideración diagnóstica diferencial es una afección médica subyacente. La presencia de una dolencia médica no descarta la posibilidad de un trastorno de ansiedad por enfermedad coexistente (la opción D es incorrecta). Si existe una afección médica, la ansiedad relacionada con la salud y las preocupaciones por la enfermedad son claramente desproporcionadas a su gravedad. En el trastorno de ansiedad generalizada, los individuos se preocupan por múltiples hechos, situaciones o actividades, pudiendo solo uno de ellos implicar a la salud (la opción A es incorrecta). En el trastorno de ansiedad por enfermedad, la ansiedad por la salud y los miedos son más persistentes y duraderos. Algunas personas con episodio depresivo mayor rumian sobre su salud y se preocupan excesivamente por la enfermedad. No se hace un diagnóstico separado de trastorno de ansiedad por enfermedad si estas preocupaciones ocurren solo durante los episodios depresivos mayores (la opción B es incorrecta). Si la preocupación excesiva por la enfermedad persiste después de la remisión de un episodio de trastorno depresivo mayor, se debe considerar el diagnóstico de trastorno de ansiedad por enfermedad.

[9.7] Trastorno de ansiedad por enfermedad / Características diagnósticas (pp. 357-358); Características asociadas (p. 358); Diagnóstico diferencial (pp. 359-360).

9.8 Una mujer de 25 años es hospitalizada para evaluar episodios presenciados que incluyen pérdida de conciencia, balanceo de la cabeza de un lado a otro y movimientos de pedaleo no sincronizados de brazos y piernas. Según el informe de la familia, los episodios ocurren varias veces al día y duran de 2 a 5 minutos. La electroencefalografía durante los episodios no revela ninguna actividad ictal. Inmediatamente después de una convulsión, el sensorio parece claro. ¿Cuál es el diagnóstico más probable?

A. Trastorno facticio.
B. Simulación.
C. Trastorno de síntomas somáticos.

D. Trastorno de conversión (trastorno de síntomas neurológicos funcionales), con ataques o crisis comiciales.

Respuesta correcta: **D. Trastorno de conversión (trastorno de síntomas neurológicos funcionales), con ataques o crisis comiciales.**

Explicación: Los criterios diagnósticos del trastorno de síntomas neurológicos funcionales incluyen uno o más síntomas de alteración de la función motora voluntaria o sensorial que causan angustia o deterioro clínicamente significativos en las áreas sociales, ocupacionales u otras áreas importantes del funcionamiento, o que justifican la atención médica. Estos síntomas son incompatibles con las afecciones neurológicas o médicas reconocidas y no pueden ser mejor explicados por otro trastorno mental. Los episodios de aparente falta de respuesta, con o sin movimientos de las extremidades, pueden parecerse a las convulsiones epilépticas, el síncope o el coma. El diagnóstico se basa en los hallazgos clínicos, que muestran evidencia clara de incompatibilidad con la patología neurológica reconocida (la opción D es correcta). El trastorno de síntomas neurológicos funcionales describe síntomas genuinamente experimentados que no son producidos intencionalmente (es decir, no son fingidos). Sin embargo, la evidencia definitiva de simulación (por ejemplo, una marcada discrepancia entre las actividades diarias reportadas y las observadas) sugeriría este trastorno si el objetivo aparente del individuo es obtener una recompensa externa obvia (la opción B es incorrecta) o un trastorno facticio en ausencia de tal recompensa (la opción A es incorrecta). El trastorno de síntomas neurológicos funcionales puede diagnosticarse además del trastorno de síntomas somáticos. La mayoría de los síntomas somáticos encontrados en el trastorno de síntomas somáticos no puede demostrarse que sean claramente incompatibles con la patología neurológica o médica reconocida, mientras que en el trastorno de síntomas neurológicos funcionales dicha incompatibilidad es requisito del diagnóstico.

[9.8] Trastorno de síntomas neurológicos funcionales (trastorno de conversión) / Criterios diagnósticos (pp. 360-361); Características diagnósticas (pp. 361-362); Diagnóstico diferencial (pp. 363-364).

9.9 ¿Cuál de las siguientes presentaciones es más sugerente de un diagnóstico de trastorno de conversión (trastorno de síntomas neurológicos funcionales)?

A. Ausencia del signo de Hoover.
B. Movimientos distónicos crónicos.
C. Visión en túnel.
D. Temblor con dirección y frecuencia compatibles.

Respuesta correcta: **C. Visión en túnel.**

Explicación: Un campo visual tubular (es decir, la visión en túnel) con pruebas indicativas de incongruencia interna con la agudeza visual sugiere la presencia de síntomas visuales funcionales (la opción C es correcta). Ejemplos de hallazgos de la exploración que indican incompatibilidad con la patología neurológica reconocida son el signo de

Hoover, en el que la debilidad de la extensión de la cadera vuelve a su fuerza normal con la flexión contralateral de la cadera contra resistencia (la opción A es incorrecta), o la incapacidad de copiar movimientos rítmicos simples debido al temblor funcional (la opción D es incorrecta). En la distonía funcional, los individuos suelen presentar un inicio súbito (la opción B es incorrecta).

[9.9] Trastorno de síntomas neurológicos funcionales (trastorno de conversión) / Características diagnósticas (pp. 361-362).

9.10 ¿Por qué *la belle indifférence* (aparente falta de preocupación por el síntoma) no está se incluye como criterio diagnóstico del trastorno de conversión (trastorno de síntomas neurológicos funcionales)?

A. A menudo se asocia con síntomas disociativos.
B. Tiene baja especificidad.
C. Puede estar ausente en hasta el 50 % de los individuos.
D. Solo está presente al inicio del síntoma o durante los ataques.

Respuesta correcta: B. Tiene baja especificidad.

Explicación: Varias características asociadas pueden respaldar el diagnóstico del trastorno de síntomas neurológicos funcionales, aunque ninguna es específica. El fenómeno de *la belle indifférence* (es decir, la aparente falta de preocupación por la naturaleza o las implicaciones del síntoma) se ha asociado con el trastorno de síntomas neurológicos funcionales pero no es específico, por lo que no debe usarse para hacer el diagnóstico (la opción B es correcta). Aunque la evaluación del estrés y el trauma es importante, *la belle indifférence* puede estar ausente en hasta el 50 % de los individuos (la opción C es incorrecta). El trastorno de síntomas neurológicos funcionales a menudo se asocia con síntomas disociativos (la opción A es incorrecta), particularmente al inicio del síntoma o durante los ataques (la opción D es incorrecta).

[9.10] Trastorno de síntomas neurológicos funcionales (trastorno de conversión) / Características asociadas (p. 362).

9.11 Un hombre de 20 años se presenta quejándose de disminución de la agudeza visual en el ojo izquierdo en poco tiempo. Los exámenes físicos, neurológicos y de laboratorio son completamente normales, incluidas las pruebas de estereopsis, la prueba del empañamiento y la resonancia magnética cerebral. El resto de la historia es negativa excepto por la atención perseverante del paciente hacia la asimetría facial, con planes de someterse pronto a una cirugía plástica. ¿Cuál de los siguientes diagnósticos se sugiere?

A. Trastorno de síntomas somáticos y trastorno de pánico.
B. Trastorno facticio y simulación.
C. Trastorno dismórfico corporal y trastorno de conversión (trastorno de síntomas neurológicos funcionales).
D. Trastorno depresivo.

Respuesta correcta: C. **Trastorno dismórfico corporal y trastorno de conversión (trastorno de síntomas neurológicos funcionales).**

Explicación: La mayoría de los síntomas somáticos encontrados en el trastorno de síntomas somáticos no puede demostrarse que sean claramente incompatibles con la patología neurológica o médica reconocida, mientras que en el trastorno de síntomas neurológicos funcionales dicha incompatibilidad es necesaria para el diagnóstico (la opción A es incorrecta y la opción C es correcta). Las personas con trastorno dismórfico corporal están excesivamente preocupadas por un defecto percibido en su apariencia física (la opción C es correcta). El trastorno de síntomas neurológicos funcionales describe síntomas genuinamente experimentados que no son producidos intencionalmente (es decir, no son fingidos). Sin embargo, la evidencia (por ejemplo, una marcada discrepancia entre las actividades diarias reportadas y las observadas) sugeriría una simulación si el objetivo aparente del individuo es obtener una recompensa externa obvia, o un trastorno facticio en ausencia de tal recompensa (la opción B es incorrecta). En los trastornos depresivos, los individuos pueden informar de pesadez general de las extremidades, mientras que la debilidad del trastorno de síntomas neurológicos funcionales es más focal y prominente. Los trastornos depresivos también se diferencian por la presencia de síntomas depresivos centrales (la opción D es incorrecta).

[9.11] Trastorno de síntomas neurológicos funcionales (trastorno de conversión) / Diagnóstico diferencial (pp. 363-364).

9.12 Un hombre de 50 años con hipertensión difícil de controlar admite "tomarse un descanso" periódicamente de los medicamentos porque lo criaron con la creencia de que las pastillas son malas y los remedios naturales son mejores, aunque es muy consciente de que su presión arterial puede volverse peligrosamente alta cuando no está tomando sus medicamentos. ¿Qué diagnóstico se ajusta mejor a este caso?

A. Trastorno de síntomas somáticos.
B. Trastorno de ansiedad por enfermedad.
C. Trastorno de adaptación.
D. Factores psicológicos que influyen en otras afecciones médicas.

Respuesta correcta: D. **Factores psicológicos que influyen en otras afecciones médicas.**

Explicación: El diagnóstico de factores psicológicos que infuyen en otras afecciones médicas se aplica cuando existe un síntoma o una afección médica (distinta de un trastorno mental) (Criterio A) y hay factores psicológicos o de comportamiento que afectan negativamente a dicha afección médica (Criterio B). Los factores psicológicos o de comportamiento afectan negativamente a la dolencia médica de una de las siguientes maneras: 1) existe una estrecha asociación temporal entre los factores psicológicos y el desarrollo, la exacerbación o la recuperación tardía de la afección médica; 2) los factores interfieren en el tratamiento de la afección médica (por ejemplo, mala adherencia); 3) los factores constituyen riesgos de salud adicionales bien establecidos para el individuo, o 4) los factores influyen en la fisiopatología subyacente, precipitando o exacerbando síntomas o haciendo necesaria la atención médica (la opción D es correcta). El trastorno de síntomas somáticos se caracteriza por una combinación de síntomas somáticos angustiantes y de pensamientos, sentimientos y comportamientos excesivos o desadaptativos en respuesta a estos síntomas o preocupaciones por la salud asociadas. El individuo puede o no tener una afección médica diagnosticable. En cambio, en los factores psicológicos que influyen en otras afecciones médicas los factores psicológicos afectan negativamente a una enfermedad; los pensamientos, sentimientos y comportamientos del individuo no son necesariamente excesivos (la opción A es incorrecta). El trastorno de ansiedad por enfermedad se caracteriza por mucha ansiedad ante la enfermedad, que es angustiante y/o disruptiva para la vida diaria, con síntomas somáticos mínimos. En los factores psicológicos que influyen en otras afecciones médicas, la ansiedad puede ser un factor psicológico relevante que afecte a una enfermedad, pero la preocupación clínica son los efectos adversos producidos sobre la afección médica (la opción B es incorrecta). Los síntomas psicológicos o de comportamiento anormales que se desarrollan en respuesta a una dolencia médica se codifican más adecuadamente como trastorno de adaptación (una respuesta psicológica clínicamente significativa a un factor estresante identificable); la opción C es incorrecta.

[9.12] Factores psicológicos que influyen en otras afecciones médicas / Criterios diagnósticos (pp. 364-365); Diagnóstico diferencial (pp. 366-367).

9.13   Un hombre de 60 años con cáncer de próstata tiene metástasis óseas que le causan dolor persistente. Está siendo tratado con medicamentos antiandrogénicos que causan sofocos. Aunque (según su propia evaluación) su dolor está bien controlado con analgésicos, afirma que no puede trabajar debido a sus síntomas. A pesar de la seguridad de que sus medicamentos están controlando la enfermedad metastásica, cada episodio de dolor le lleva a preocuparse de tener nuevas lesiones óseas y estar a punto de morir, y continuamente expresa temores sobre su muerte inminente a su esposa e hijos. ¿Qué diagnóstico se ajusta mejor a la presentación de este paciente?

A. Trastorno de pánico.
B. Trastorno de ansiedad por enfermedad.
C. Trastorno de síntomas somáticos.
D. Factores psicológicos que influyen en otras afecciones médicas.

Respuesta correcta: C. Trastorno de síntomas somáticos.

Explicación: El diagnóstico de trastorno de síntomas somáticos requiere síntomas somáticos angustiantes o perjudiciales que pueden o no estar asociados a otra afección médica pero deben ir acompañados de pensamientos, sentimientos o comportamientos excesivos o desproporcionados relacionados con los síntomas somáticos, o de preocupaciones por la salud asociadas (la opción C es correcta). En cambio, el diagnóstico de factores psicológicos que influyen en otras afecciones médicas requiere la presencia de una dolencia médica, así como de factores psicológicos que afecten negativamente a su curso o interfieran en su tratamiento (la opción D es incorrecta). En el trastorno de pánico, los síntomas somáticos y la ansiedad por la salud tienden a ocurrir en episodios agudos, mientras que en el trastorno de síntomas somáticos la ansiedad y los síntomas somáticos son más persistentes (la opción A es incorrecta). Si el individuo tiene amplias preocupaciones sobre la salud pero presenta mínimos o nulos síntomas somáticos, puede ser más apropiado considerar el trastorno de ansiedad por enfermedad (la opción B es incorrecta).

[9.13] Trastorno de síntomas somáticos / Diagnóstico diferencial (pp. 355-356).

9.14 ¿Cuál es la característica diagnóstica esencial del trastorno facticio?

A. Motivación para asumir el papel de enfermo.
B. Falsificación de signos y síntomas médicos o psicológicos.
C. Recompensas externas obvias.
D. Ausencia de una afección médica preexistente.

Respuesta correcta: B. **Falsificación de signos y síntomas médicos o psicológicos.**

Explicación: La característica esencial del trastorno facticio es la falsificación de signos y síntomas médicos o psicológicos en el individuo o en otros relacionados con la falsificación identificada (la opción B es correcta). El diagnóstico de trastorno facticio enfatiza la identificación objetiva de la falsificación de signos y síntomas de enfermedad, y no las motivaciones individuales del falsificador (la opción A es incorrecta). El diagnóstico requiere demostrar que el individuo está realizando acciones subrepticias para tergiversar, simular o causar signos o síntomas de enfermedad o lesión incluso en ausencia de recompensas externas obvias (la opción C es incorrecta). Aunque puede haber una afección médica preexistente, el comportamiento engañoso o la inducción de lesiones asociadas al engaño hace que otros vean a estos individuos como más enfermos o discapacitados, lo que puede llevar a una intervención clínica excesiva (la opción D es incorrecta).

[9.14] Trastorno facticio / Características diagnósticas (p. 368).

9.15 Cuando una madre refiere de manera consciente y engañosa signos y síntomas de enfermedad en su hijo de edad preescolar, lo que lleva a la hospitalización del niño y a que lo sometan a numerosas pruebas y procedimientos, ¿qué diagnóstico se debe aplicar al niño?

A. Engaño para evitar responsabilidad legal.
B. Déficits educativos o discapacidades.
C. No se le hace ningún diagnóstico al niño.
D. Trastorno facticio impuesto a otro.

Respuesta correcta: C. **No se le hace ningún diagnóstico al niño.**

Explicación: Cuando un individuo falsifica una enfermedad en otro (por ejemplo, niños, adultos, mascotas), el diagnóstico es de trastorno facticio impuesto a otro. El perpetrador, no la víctima, recibe el diagnóstico (la opción C es correcta y la opción D es incorrecta). Las personas con trastorno facticio impuesto a otro a veces alegan falsamente la presencia de déficits educativos o discapacidades en sus hijos para exigir una atención especial, a menudo con considerable incomodidad para los docentes (la opción B es incorrecta). Los cuidadores que mienten sobre lesiones por maltrato en dependientes, únicamente para protegerse de la responsabilidad, no se diagnostican de trastorno facticio impuesto a otro porque la protección de la responsabilidad es una recompensa externa (la opción A es incorrecta).

[9.15] Trastorno facticio / Procedimientos de registro (p. 368); Características asociadas (p. 368); Diagnóstico diferencial (pp. 369-370).

9.16 Una mujer de 25 años con antecedentes de abuso de heroína intravenosa es admitida en el hospital con endocarditis infecciosa. Los cultivos de sangre son positivos para varias especies de hongos. La inspección de las pertenencias de la paciente revela jeringas y agujas ocultas, y una pequeña bolsa de tierra que, cuando se cultiva, produce las mismas especies de hongos. ¿Cuál de los siguientes diagnósticos se aplicaría?

A. Trastorno por consumo de opioides y trastorno de la personalidad límite.
B. Trastorno por consumo de opioides y simulación.
C. Trastorno por consumo de opioides y trastorno facticio.
D. Simulación y trastorno de la personalidad límite.

Respuesta correcta: C. **Trastorno por consumo de opioides y trastorno facticio.**

Explicación: La característica esencial del trastorno facticio es la falsificación de signos y síntomas médicos o psicológicos en el propio individuo o en otros relacionados con el engaño identificado. El diagnóstico requiere demostrar que el individuo lleva a cabo acciones subrepticias para tergiversar, simular o causar signos o síntomas de enfermedad o lesión incluso en ausencia de recompensas externas obvias. Los individuos con trastorno facticio pueden, por ejemplo, autolesionarse físicamente o inducirse una enfermedad o inducirla a otros (por ejemplo, inyectándose material fecal para producir un absceso o para inducir sepsis; la opción C es correcta). La simulación se diferencia del trastorno facticio por referir intencionadamente síntomas para obtener un beneficio personal (por ejemplo, dinero, tiempo libre del trabajo). Por el contrario, el diagnóstico de trastorno facticio requiere que la falsificación de la enfermedad no se explique completamente por recompensas externas (las opciones B y D son incorrectas). La autolesión física deliberada en ausencia de intención suicida también puede ocurrir en asociación con otros trastornos mentales, como el trastorno de la personalidad límite. El trastorno facticio requiere que la inducción de la lesión ocurra en asociación con el engaño (las opciones A y D son incorrectas).

[9.16] Trastorno facticio / Características diagnósticas (p. 368); Diagnóstico diferencial (pp. 369-370).

9.17 Después de encontrarse un bulto en el pecho, una mujer de 50 años con antecedentes familiares de cáncer de mama se siente abrumada por sentimientos de ansiedad. La consulta a un cirujano de mama, la mamografía y la biopsia muestran que el bulto es benigno. El cirujano le dice que no requiere tratamiento; sin embargo, ella sigue rumiando la posibilidad de que sea cáncer y sobre la cirugía, de la que saldrá desfigurada. Duerme inquieta y tiene problemas para concentrarse en el trabajo. Después de 6 semanas con estos síntomas, su médico de cabecera la deriva a una consulta psiquiátrica. Su historial médico y psiquiátrico es, por lo demás, negativo. ¿Qué diagnóstico se ajusta mejor a esta presentación?

A. Trastorno de síntomas somáticos.
B. Trastorno de ansiedad por enfermedad.
C. Trastorno de síntomas somáticos o relacionado no especificado.
D. Otro trastorno de síntomas somáticos o relacionado especificado.

Respuesta correcta: D. **Otro trastorno de síntomas somáticos o relacionado especificado.**

Explicación: La categoría de *otro trastorno de síntomas somáticos o relacionado especificado* se aplica a las presentaciones en las que predominan síntomas característicos de un trastorno de síntomas somáticos o relacionado que causan malestar o deterioro clínicamente significativos en las áreas sociales, ocupacionales u otras áreas importantes del funcionamiento, pero sin cumplir los criterios completos de ninguno de los trastornos de la clase diagnóstica de los trastornos de síntomas somáticos y relacionados. Ejemplos serían un trastorno de síntomas somáticos breve o un trastorno de ansiedad por enfermedad breve con una duración de los síntomas inferior a 6 meses (la opción D es correcta). El Criterio C del trastorno de síntomas somáticos especifica que el estado sintomático es persistente (generalmente más de 6 meses) (la opción A es incorrecta). El Criterio E del trastorno de ansiedad por enfermedad especifica que la preocupación por la enfermedad ha estado presente durante al menos 6 meses (la opción B es incorrecta). La categoría de *trastorno de síntomas somáticos o relacionado no especificado* se aplica a las presentaciones en las que predominan síntomas característicos de un trastorno de síntomas somáticos o relacionado que causan malestar o deterioro clínicamente significativos en las áreas sociales, ocupacionales u otras áreas importantes del funcionamiento, pero sin cumplir los criterios completos de ninguno de los trastornos de la clase diagnóstica. La categoría de trastorno de síntomas somáticos o relacionado no especificado no debe usarse a menos que se produzcan situaciones decididamente inusuales en las que no haya suficiente información para hacer un diagnóstico más específico (la opción C es incorrecta).

[9.17] Otro trastorno de síntomas somáticos o relacionado especificado (p. 370).

9.18 Después de encontrarse un bulto en el pecho, una mujer de 53 años con antecedentes familiares de cáncer de mama se siente abrumada por sentimientos de ansiedad. La consulta a un cirujano de mama, la mamografía y la biopsia muestran que el bulto es benigno. El cirujano indica que no requiere tratamiento; sin embargo, ella sigue rumiando la posibilidad de que sea cáncer y sobre la cirugía, de la que saldrá desfigurada. Duerme inquieta y tiene problemas para concentrarse en el trabajo. Después de 6 semanas en este estado, su médico de cabecera le recomienda que consulte a un psiquiatra. En la evaluación inicial, la paciente llora durante toda la entrevista y está tan angustiada que el evaluador no puede obtener detalles de su historial médico y psiquiátrico más allá de revisar la "crisis" actual. ¿Qué diagnóstico se ajusta mejor a esta presentación?

A. Trastorno de síntomas somáticos.
B. Trastorno de ansiedad por enfermedad.
C. Trastorno de síntomas somáticos o relacionado no especificado.
D. Otro trastorno de síntomas somáticos o relacionado especificado.

Respuesta correcta: **C. Trastorno de síntomas somáticos o relacionado no especificado.**

Explicación: La categoría de *trastorno de síntomas somáticos o relacionado no especificado* se aplica a las presentaciones en las que predominan síntomas característicos de los trastornos de síntomas somáticos y trastornos relacionados que causan malestar o deterioro clínicamente significativos en las áreas sociales, ocupacionales u otras áreas importantes del funcionamiento, pero sin cumplir los criterios completos de ninguno de los trastornos de esta clase diagnóstica de los trastornos de síntomas somáticos y relacionados. La categoría de trastorno de síntomas somáticos o relacionado no especificado no debe usarse a menos que se produzcan situaciones decididamente inusuales en las que no haya suficiente información para realizar un diagnóstico más específico (la opción C es correcta). El Criterio C del trastorno de síntomas somáticos especifica que el estado sintomático es persistente (generalmente más de 6 meses); la opción A es incorrecta. El Criterio E del trastorno de ansiedad por enfermedad especifica que la preocupación por la enfermedad ha estado presente durante al menos 6 meses (la opción B es incorrecta). La categoría *otro trastorno de síntomas somáticos o relacionado especificado* se aplica a las presentaciones en las que predominan síntomas características de un trastorno de síntomas somáticos o relacionado que causan malestar o deterioro clínicamente significativos en las áreas sociales, ocupacionales u otras áreas importantes del funcionamiento, pero sin cumplir los criterios completos de ninguno de los trastornos de la clase diagnóstica (la opción D es incorrecta).

[9.18] Trastorno de síntomas somáticos o relacionado no especificado (p. 370).

CAPÍTULO 10

Trastornos de la conducta alimentaria y de la ingesta de alimentos

10.1 Una mujer de 27 años embarazada, en su primer trimestre, acude a su cita de obstetricia y ginecología acompañada de su pareja. Esta informa al médico que la paciente ha estado comiendo objetos extraños, como trozos de papel y tela, durante los últimos 2 meses. La paciente admite este comportamiento, señalando que la perturba. Está molesta por haber perdido peso y niega cualquier deseo de hacerlo. ¿Cuál es el diagnóstico más apropiado?

A. Anorexia nerviosa.
B. Trastorno de la conducta alimentaria y de la ingesta de alimentos no especificado.
C. Pica.
D. Trastorno facticio.

Respuesta correcta: C. Pica.

Explicación: La característica esencial de la pica es la ingestión de una o más sustancias no nutritivas, no alimenticias, de manera persistente durante un período de al menos 1 mes (Criterio A), lo suficientemente grave como para requerir atención clínica. El término *no alimenticio* se incluye porque el diagnóstico de pica no se aplica a la ingestión de productos dietéticos de contenido nutricional mínimo. Normalmente no hay aversión a la comida en general. La ingestión de sustancias no nutritivas, no alimenticias, debe ser inadecuada para el desarrollo (Criterio B) y debe no formar parte de una práctica culturalmente aceptada o socialmente normativa (Criterio C).

La pica se puede distinguir generalmente de los otros trastornos de la conducta alimentaria y de la ingesta de alimentos por el consumo de sustancias no nutritivas, no alimenticias. Sin embargo, es importante señalar que algunas presentaciones de anorexia nerviosa incluyen la ingestión de sustancias no nutritivas y no alimenticias, como pañuelos de papel, como forma de intentar controlar el apetito. En estos casos, cuando la ingestión de sustancias no nutritivas y no alimenticias se utiliza principalmente como medio de control del peso, la anorexia nerviosa debe ser el diagnóstico principal. Algunas personas con trastorno facticio pueden ingerir intencionalmente objetos extraños como parte del patrón de falsificación de síntomas físicos. En tales casos, hay un elemento de engaño que concuerda con la inducción deliberada de lesiones o enfermedades.

[10.1] Pica / Características diagnósticas (p. 372); Diagnóstico diferencial (p. 373).

10.2 ¿Cuál de los siguientes es un diagnóstico comórbido común con el trastorno de rumiación?

A. Anorexia nerviosa.
B. Discapacidad intelectual.
C. Bulimia nerviosa.
D. Trastorno de evitación/restricción de la ingesta de alimentos.

Respuesta correcta: B. Discapacidad intelectual.

Explicación: La característica esencial del trastorno de rumiación es la regurgitación repetida de alimentos que ocurre después de la alimentación o la ingesta durante un período de al menos 1 mes (Criterio A). Los alimentos previamente ingeridos, que pueden estar parcialmente digeridos, se traen a la boca sin náuseas aparentes, arcadas involuntarias o asco. La comida puede ser remasticada y luego expulsada de la boca o reingerida. La regurgitación en el trastorno de rumiación debe ser frecuente, ocurriendo al menos varias veces por semana, típicamente a diario. El comportamiento no se explica mejor por una afección gastrointestinal o médica asociada (por ejemplo, reflujo gastroesofágico, estenosis pilórica) (Criterio B) y no ocurre exclusivamente durante el curso de la anorexia nerviosa, la bulimia nerviosa, el trastorno de atracones o el trastorno de evitación/restricción de la ingesta de alimentos (Criterio C). Si los síntomas ocurren en el contexto de otro trastorno mental (por ejemplo, trastorno del desarrollo intelectual [discapacidad intelectual]), deben ser lo suficientemente graves como para requerir atención clínica adicional (Criterio D) y representar un aspecto principal de la presentación del individuo que requiera intervención. El trastorno puede diagnosticarse a lo largo de toda la vida, particularmente en los individuos que también tienen un trastorno del desarrollo intelectual.

[10.2] Trastorno de rumiación / Características diagnósticas (p. 374).

10.3 ¿Cuál de las siguientes opciones distingue la anorexia nerviosa de la bulimia nerviosa?

A. Atracones.
B. Miedo intenso a ganar peso.
C. Peso corporal anormalmente bajo.
D. Comportamientos compensatorios.

Respuesta correcta: C. Peso corporal anormalmente bajo.

Explicación: Las personas con bulimia nerviosa presentan episodios recurrentes de atracones, realizan comportamientos inapropiados para evitar el aumento de peso (por ejemplo, vómitos autoinducidos) y están excesivamente preocupadas por la forma y el peso de su cuerpo. Sin embargo, a diferencia de las personas con anorexia nerviosa, tipo con atracones/purgas, las personas con bulimia nerviosa mantienen un peso corporal en o por encima de un nivel mínimamente normal.

[10.3] Anorexia nerviosa / Diagnóstico diferencial (p. 387).

10.4 ¿Cuál de las siguientes opciones distingue el trastorno de atracones de la bulimia nerviosa?

A. Comportamientos compensatorios.
B. Frecuencia de los atracones.
C. Cantidad de comida en los atracones.
D. Dieta frecuente.

Respuesta correcta: A. Comportamientos compensatorios.

Explicación: El trastorno de atracones tiene en común con la bulimia nerviosa los atracones recurrentes, pero se diferencia de esta última en algunos aspectos fundamentales. En términos de presentación clínica, el comportamiento compensatorio inapropiado recurrente (por ejemplo, purgas, ejercicio compulsivo) que se ve en la bulimia nerviosa está ausente en el trastorno de atracones. A diferencia de las personas con bulimia nerviosa, las personas con trastorno de atracones normalmente no muestran una restricción dietética marcada o sostenida, diseñada para influir en el peso y la forma del cuerpo, entre los episodios de atracones; sin embargo, pueden informar de frecuentes intentos de hacer dieta.

[10.4] Trastorno de atracones / Diagnóstico diferencial (p. 395).

10.5 Según los criterios del DSM-5-TR, ¿cuál de las siguientes opciones impide el diagnóstico de trastorno de evitación/restricción de la ingesta de alimentos (TERIA)?

A. Un diagnóstico de anorexia nerviosa en la vida.
B. Pérdida de peso significativa.
C. Dependencia de la alimentación enteral.
D. Imagen corporal distorsionada.

Respuesta correcta: D. Imagen corporal distorsionada.

Explicación: El TERIA reemplaza y amplía el diagnóstico del DSM-IV de trastorno de la alimentación de la infancia o la primera infancia para incluir a niños mayores, adolescentes y adultos. La característica principal del trastorno de evitación/restricción de la ingesta de alimentos es la evitación o restricción de la ingesta de alimentos que se asocia a una o más de las siguientes consecuencias: pérdida de peso significativa, deficiencia nutricional significativa (o impacto relacionado con la salud), dependencia de la alimentación enteral o suplementos nutricionales orales, o interferencia marcada en el funcionamiento psicosocial (Criterio A).

El TERIA no incluye la evitación o restricción de la ingesta de alimentos relacionada con la falta de disponibilidad de alimentos (por ejemplo, inseguridad alimentaria) o con prácticas culturales (por ejemplo, ayuno religioso, dieta normal) (Criterio B). La perturbación no se explica mejor por una preocupación excesiva por el peso o la forma del cuerpo (Criterio C), ni por factores médicos concurrentes o trastornos mentales (Criterio D). Aunque el TERIA no debe ocurrir exclusivamente durante el curso de la bulimia o la anorexia nerviosa (Criterio C), esos diagnósticos no impiden diagnosticar un TERIA si es lo apropiado.

[10.5] Trastorno de evitación/restricción de la ingesta de alimentos / Características diagnósticas (pp. 376-377).

10.6 ¿Qué patrón específico del trastorno de evitación/restricción de la ingesta de alimentos (TERIA) es más probable que aparezca durante la infancia?

A. TERIA basado en las características de los alimentos.
B. TERIA relacionado con experiencias aversivas.
C. TERIA con falta de interés por la comida.
D. TERIA que afecta al funcionamiento social.

Respuesta correcta: C. **TERIA con falta de interés por la comida.**

Explicación: La evitación o restricción de la comida asociada a una ingesta insuficiente o falta de interés por comer se desarrolla más comúnmente en la infancia o la primera infancia y puede persistir en la edad adulta. Del mismo modo, la evitación basada en las características sensoriales de los alimentos tiende a surgir en la primera década de la vida, pero puede persistir en la edad adulta. La evitación relacionada con las consecuencias aversivas puede surgir a cualquier edad. La escasa literatura médica sobre los resultados a largo plazo sugiere que la evitación o restricción de alimentos basada en los aspectos sensoriales es relativamente estable y prolongada, pero cuando persiste en la edad adulta, dicha evitación/restricción puede acompañarse de un funcionamiento relativamente normal.

[10.6] Trastorno de evitación/restricción de la ingesta de alimentos / Desarrollo y curso (pp. 377-378).

10.7 Una mujer de 45 años tuvo un episodio de asfixia hace 3 años después de comer ensalada. Desde ese momento ha tenido miedo de comer una amplia gama de alimentos, temiendo atragantarse. Este miedo ha afectado a su funcionalidad y a su capacidad de ir a restaurantes con amigos, y ha contribuido a su pérdida de peso. ¿Qué diagnóstico se ajusta mejor a este cuadro clínico?

A. Anorexia nerviosa.
B. Trastorno de evitación/restricción de la ingesta de alimentos.
C. Fobia específica.
D. Trastorno de adaptación.

Respuesta correcta: B. **Trastorno de evitación/restricción de la ingesta de alimentos.**

Explicación: La evitación o restricción de la comida también puede representar una respuesta negativa condicionada, asociada a la ingesta de alimentos después, o en previsión de, una experiencia aversiva como la asfixia, una exploración traumática, generalmente del tracto gastrointestinal (por ejemplo, una esofagoscopia), o vómitos repetidos. Los términos *disfagia funcional* y *globo histérico* también se han utilizado para tales afecciones.

La restricción de la ingesta de energía, en relación con los requerimientos, que conduce a un peso corporal significativamente bajo es una característica central de la anorexia nerviosa. Sin embargo, las personas con anorexia nerviosa también muestran miedo a ganar peso o a engordar, o un comportamiento persistente que interfiere en el aumento de peso, así como perturbaciones específicas de la percepción y la experiencia de su propio peso y forma corporal. Estas características no están presentes en el trastorno de evitación/restricción de la ingesta de alimentos.

La fobia específica, otro tipo, incluye como ejemplo "situaciones que pueden llevar a la asfixia o al vómito", que pueden representar el desencadenante principal del miedo, la ansiedad o la evitación requeridos para el diagnóstico. Distinguir la fobia específica del trastorno de evitación/restricción de la ingesta de alimentos puede ser difícil cuando el miedo a la asfixia o al vómito conduce a la evitación de los alimentos. Aunque la evitación o restricción de la ingesta de alimentos secundaria a un miedo pronunciado a la asfixia o al vómito puede conceptualizarse como fobia específica, en las situaciones en que el problema de la alimentación se convierte en el foco principal de la atención clínica, el trastorno de evitación/restricción de la ingesta de alimentos es el diagnóstico apropiado.

[10.7] Trastorno de evitación/restricción de la ingesta de alimentos / Características diagnósticas (pp. 376-377); Diagnóstico diferencial (pp. 379-380).

10.8 ¿Cuáles son los dos subtipos de anorexia nerviosa?

A. Tipo restrictivo y tipo con atracones/purgas.
B. Tipo de ahorro de energía y tipo con atracones/purgas.
C. Tipo de bajo contenido calórico/bajo en carbohidratos y tipo restrictivo.
D. Tipo restrictivo y tipo de bajo peso.

Respuesta correcta: A. Tipo restrictivo y tipo con atracones/purgas.

Explicación: Los especificadores de subtipo describen el principal modo de pérdida de peso utilizado durante los últimos 3 meses. En el subtipo restrictivo de la anorexia nerviosa, la pérdida de peso se logra principalmente a través de la dieta, el ayuno y/o el ejercicio excesivo; en el subtipo con atracones/purgas se logra a través de episodios recurrentes de atracones o conductas purgativas (es decir, vómitos autoinducidos o uso indebido de laxantes, diuréticos o enemas).

La mayoría de las personas con el tipo de atracones/purgas de la anorexia nerviosa se dan atracones y se purgan mediante vómitos autoinducidos o el uso indebido de laxantes, diuréticos o enemas. Algunas personas con este subtipo de anorexia nerviosa no presentan atracones, pero sí se purgan regularmente después de ingerir pequeñas cantidades de alimentos. No es raro que se produzca un cruce entre los subtipos a lo largo del curso del trastorno; por lo tanto, la descripción del subtipo debe usarse para describir los síntomas actuales en lugar del curso longitudinal.

[10.8] Anorexia nerviosa / Criterios diagnósticos (p. 381); Subtipos (p. 382).

10.9 ¿Cuál de las siguientes opciones es necesaria para el diagnóstico de anorexia nerviosa?

A. Incapacidad de ganar peso a pesar de una ingesta normal.
B. Perturbación social, ocupacional o funcional.

C. Comportamientos purgativos compensatorios.
D. Imagen corporal distorsionada.

Respuesta correcta: D. **Imagen corporal distorsionada.**

Explicación: Hay tres características esenciales de la anorexia nerviosa: restricción persistente de la ingesta de energía, miedo intenso a ganar peso o a engordar o comportamiento persistente que interfiere en el aumento de peso, y alteración de la percepción del peso o la forma corporal. El individuo mantiene un peso corporal que está por debajo del nivel mínimamente normal para la edad, el sexo, la trayectoria del desarrollo y la salud física (Criterio A). El peso corporal de los individuos a menudo cumple este criterio después de una pérdida de peso significativa pero, entre los niños y adolescentes, puede haber alternativamente ausencia del aumento de peso esperado o incapacidad de mantener una trayectoria de desarrollo normal (es decir, mientras crecen en altura) en lugar de la pérdida de peso.

La experiencia y la importancia del peso y la forma corporal están distorsionadas en estos individuos (Criterio C). Algunos individuos se perciben globalmente con sobrepeso. Otros se dan cuenta de que están delgados pero aun así les preocupa que ciertas partes del cuerpo, particularmente el abdomen, los glúteos y los muslos, estén "demasiado gordos". Pueden emplear varias técnicas para evaluar el tamaño corporal o el peso, como pesarse con frecuencia, medir obsesivamente las partes del cuerpo y mirarse persistentemente al espejo para comprobar las áreas de grasa que perciben.

[10.9] Anorexia nerviosa / Características diagnósticas (pp. 382-383).

10.10 ¿Cuál de las siguientes anomalías de laboratorio se encuentra comúnmente en las personas con anorexia nerviosa?

A. Tiroxina (T_4) elevada.
B. Nitrógeno ureico en sangre (BUN) elevado.
C. Densidad ósea elevada.
D. Fosfato elevado.

Respuesta correcta: B. **Nitrógeno ureico en sangre (BUN) elevado.**

Explicación: La presencia de ciertas anomalías de laboratorio puede servir para aumentar la confianza en el diagnóstico. Las siguientes anomalías pueden observarse en la anorexia nerviosa: la leucopenia es común, con pérdida de todos los tipos de células pero, en general, con aparente linfocitosis; puede haber anemia leve, así como trombocitopenia y, rara vez, problemas de sangrado. La deshidratación puede reflejarse en un nivel elevado de BUN; la hipercolesterolemia es frecuente; los niveles de enzimas hepáticas pueden estar elevados; en ocasiones se observan hipomagnesemia, hipozinquemia, hipofosfatemia e hiperamilasemia. Los vómitos autoinducidos pueden producir alcalosis metabólica (bicarbonato sérico elevado), hipocloremia e hipopotasemia; el abuso de laxantes puede causar una leve acidosis metabólica; los niveles de T_4 en el suero suelen estar en el rango normal bajo; los niveles de triyodotironina (T_3) están disminuidos, mientras que los niveles de T_3 inversa están elevados. Las mujeres tienen niveles bajos de estrógenos en el suero, mientras que los hombres tienen niveles séricos bajos de testosterona. La bradicardia sinusal es común y rara vez se observan arritmias. Se observa una prolongación significativa del intervalo QTc en algunas personas. La baja densidad mineral ósea, con áreas específicas de osteopenia u osteoporosis, se ve a menudo. El riesgo de fracturas está significativamente elevado.

Electroencefalografía: Puede haber anomalías difusas que reflejen una encefalopatía metabólica debido a alteraciones hidroelectrolíticas significativas. A menudo hay una reducción significativa del gasto energético en reposo.

[10.10] Anorexia nerviosa / Marcadores diagnósticos (p. 385).

10.11 ¿Cuál de los siguientes diagnósticos concurre habitualmente con la anorexia nerviosa?

A. Trastorno de depresión mayor.
B. Trastorno de la personalidad narcisista.
C. Esquizofrenia.
D. Discapacidad intelectual.

Respuesta correcta: A. Trastorno de depresión mayor.

Explicación: Los trastornos bipolares, depresivos y de ansiedad suelen coexistir con la anorexia nerviosa. Muchos individuos con anorexia nerviosa informan de la presencia de un trastorno de ansiedad o de síntomas de ansiedad antes de iniciarse el trastorno alimentario. El trastorno obsesivo-compulsivo se describe en algunos individuos con anorexia nerviosa, especialmente en aquellos con el tipo restrictivo. El trastorno por consumo de alcohol y otros trastornos por consumo de sustancias también pueden acompañar a la anorexia nerviosa, especialmente entre los individuos con el tipo de atracones/purgas.

[10.11] Anorexia nerviosa / Comorbilidad (p. 387).

10.12 ¿En qué período de desarrollo comienza más comúnmente la bulimia nerviosa?

A. Edad adulta media.
B. Primera infancia.
C. Adolescencia.
D. Se distribuye por igual a lo largo del ciclo de vida.

Respuesta correcta: C. Adolescencia.

Explicación: La bulimia nerviosa comienza comúnmente en la adolescencia o la juventud. Es poco común que comience antes de la pubertad o después de los 40 años. La ingesta compulsiva a menudo comienza durante o algo después de un episodio de dieta para perder peso. Experimentar múltiples sucesos estresantes en la vida también puede precipitar el inicio de la bulimia nerviosa. El comportamiento alimentario perturbado persiste durante al menos varios años en un alto porcentaje en las muestras clínicas. El curso puede ser crónico o intermitente, con períodos de remisión que alternan con recaídas en la ingesta compulsiva. Sin embargo, a largo plazo los síntomas de muchas personas parecen disminuir con o sin tratamiento, aunque el tratamiento afecta claramente al resultado. Los períodos de remisión de más de 1 año se asocian a mejores resultados a largo plazo.

[10.12] Bulimia nerviosa / Desarrollo y curso (p. 390).

10.13 ¿Cuál de los siguientes es un diagnóstico comórbido común en los pacientes con bulimia nerviosa?

A. Trastorno por consumo de estimulantes.
B. Trastorno de la personalidad antisocial.
C. Trastorno de la personalidad evitativa.
D. Trastorno de atracones.

Respuesta correcta: **A. Trastorno por consumo de estimulantes.**

Explicación: La comorbilidad con otros trastornos mentales es común en los individuos con bulimia nerviosa, experimentando la mayoría al menos un trastorno mental adicional y muchos de ellos múltiples comorbilidades. La comorbilidad no se limita a ningún subconjunto en particular, sino que implica una amplia gama de trastornos mentales. Hay una mayor frecuencia de síntomas depresivos (por ejemplo, baja autoestima) y de trastornos bipolares y depresivos (particularmente trastornos depresivos) en los individuos con bulimia nerviosa. En muchos individuos, la alteración del estado de ánimo comienza al mismo tiempo o algo después del desarrollo de la bulimia nerviosa y los individuos a menudo atribuyen sus alteraciones del ánimo a la bulimia nerviosa. Sin embargo, en algunos individuos la alteración del estado de ánimo precede claramente al desarrollo de la bulimia nerviosa. También puede haber una mayor frecuencia de síntomas de ansiedad (por ejemplo, miedo a las situaciones sociales) o de trastornos de ansiedad. Estas alteraciones del estado de ánimo y de ansiedad a menudo remiten después de un tratamiento efectivo de la bulimia nerviosa. La prevalencia de por vida del trastorno por consumo de sustancias, particularmente del trastorno por consumo de alcohol o del trastorno por consumo de estimulantes, es de al menos el 30% entre los individuos con bulimia nerviosa. El uso de estimulantes a menudo comienza con el fin de controlar el apetito y el peso. Un porcentaje sustancial de individuos con bulimia nerviosa también tienen características de personalidad que cumplen los criterios de uno o más trastornos de la personalidad, siendo el más frecuente el trastorno de la personalidad límite.

[10.13] Bulimia nerviosa / Comorbilidad (p. 392).

10.14 Para cumplir los criterios diagnósticos del trastorno de atracones, ¿cuál de las siguientes características describe con precisión un episodio de atracón?

A. Es independiente del contexto cultural.
B. Puede durar hasta 6 horas.

C. Ocurre al menos una vez a la semana durante 3 meses.
D. Puede consistir en picar continuamente.

Respuesta correcta: C. **Ocurre al menos una vez a la semana durante 3 meses.**

Explicación: La característica esencial del trastorno de atracones es la recurrencia de episodios de atracones que deben ocurrir, de media, al menos una vez por semana durante 3 meses (Criterio D). El episodio de atracón se define como la ingestión, durante un período de tiempo discreto, de una cantidad de comida definitivamente mayor de la que comería la mayoría de la gente en un período de tiempo similar en circunstancias similares (Criterio A1). El contexto en el que se produce la ingesta puede afectar a la estimación de si la ingesta es excesiva por el clínico. Por ejemplo, una cantidad de alimentos que se pudiera considerar excesiva para una comida típica podría considerarse normal durante una celebración o una comida festiva. El *período de tiempo discreto* se refiere a un período limitado, generalmente inferior a las 2 horas. Un solo episodio de atracón no necesita limitarse a un solo lugar. Por ejemplo, un individuo puede comenzar el atracón en un restaurante y luego continuar comiendo al regresar a casa. El picoteo continuo de pequeñas cantidades de comida a lo largo del día no se consideraría un atracón.

[10.14] Trastorno de atracones / Características diagnósticas (pp. 393-394).

C A P Í T U L O   1 1

Trastornos
de la excreción

11.1 Un niño de 7 años con retraso del desarrollo moderado presenta antecedentes crónicos de mojar la ropa durante el día, aproximadamente una vez por semana, incluso en la escuela. Ahora se niega a ir al colegio por miedo a mojar los pantalones y a que se rían de él sus compañeros de clase. ¿Cuál de las siguientes afirmaciones describe con precisión las opciones de diagnóstico de la enuresis en este caso?

A. No debería ser diagnosticado de enuresis porque la frecuencia es menor de dos veces por semana.
B. Debería ser diagnosticado de enuresis porque la incontinencia produce deterioro funcional del rol apropiado para su edad.
C. No debería ser diagnosticado de enuresis porque su edad mental probablemente sea menor de 5 años.
D. Debería ser diagnosticado de enuresis, subtipo diurno únicamente.

Respuesta correcta: C. **No debería ser diagnosticado de enuresis porque su edad mental probablemente sea menor de 5 años.**

Explicación: El Criterio C requiere que el individuo sea de una edad en la que se pueda esperar razonablemente una continencia constante. Aunque esto normalmente ocurre a los 5 años, en el caso del retraso del desarrollo se considera la edad mental del niño. En este caso, es probable que el niño aún no haya alcanzado una edad mental de 5 años y no sea elegible para el diagnóstico, aunque tiene un malestar clínicamente significativo. El Criterio B requiere que la incontinencia sea clínicamente significativa, y esta condición puede cumplirse con el requisito de frecuencia/duración de dos veces a la semana durante 3 meses o por el hecho de que le causa un sufrimiento clínicamente significativo. En este caso se cumple la última condición (porque el niño tiene un sufrimiento clínicamente significativo), por lo que se cumple el Criterio B y no habría motivo para no hacer el diagnóstico. Aunque el público en general puede pensar que la nocturnidad de la incontinencia es un aspecto esencial, la enuresis puede presentarse como, y puede especificarse como, solo nocturna, solo diurna o nocturna y diurna (es decir, presentación combinada).

[11.1] Enuresis / Criterios diagnósticos (p. 399).

11.2 ¿Qué es más común en los niños con enuresis?

A. Alta autoestima.
B. Estar socialmente oprimido.
C. Persistencia de la incontinencia urinaria en la edad adulta.
D. Mayor edad.

Respuesta correcta: **B. Estar socialmente oprimido.**

Explicación: Los niños y los miembros de grupos socialmente oprimidos pueden tener una mayor prevalencia de enuresis, como se ha encontrado en los niños afroamericanos en Estados Unidos y los niños turcos o marroquíes en los Países Bajos. La prevalencia de la enuresis nocturna en la comunidad disminuye con la edad; en varios entornos geográficos, incluidos Estados Unidos, Países Bajos y Hong Kong, el rango es de alrededor del 5-10% entre los niños de 5 años, del 3-5% entre los niños de 10 años y de alrededor del 1% entre las personas de 15 años o más. El grado de deterioro asociado a la enuresis está en función de la limitación de las actividades sociales del niño (por ejemplo, no poder ir de campamento o dormir fuera) o de su efecto sobre su autoestima, del grado de ostracismo social por parte de sus compañeros y de la ira, el castigo y el rechazo por parte de los cuidadores. La enuresis diurna es poco común después de los 9 años. Cuando la enuresis persiste hasta la adolescencia o la adultez, la incontinencia puede resolverse, pero la frecuencia urinaria generalmente persiste y la incontinencia puede reaparecer más tarde en la adultez en las mujeres.

[11.2] Enuresis / Prevalencia; Desarrollo y curso (pp. 400-401).

11.3 ¿Qué se asocia con el subtipo de enuresis solo diurno?

A. Sexo masculino.
B. Edad > 9 años.
C. Enuresis monosintomática.
D. *Postergación de la micción*, en la que la micción se pospone conscientemente debido a la renuencia social a usar el baño o a interrumpir una actividad de juego.

Respuesta correcta: **D.** *Postergación de la micción,* **en la que la micción se pospone conscientemente debido a la renuencia social a usar el baño o a interrumpir una actividad de juego.**

Explicación: El subtipo de enuresis solo nocturna a veces se conoce como *enuresis monosintomática*. El subtipo de enuresis solo diurna cursa con incontinencia solo durante el día y también se conoce como *incontinencia urinaria*. Es más común en las mujeres y es poco común después de los 9 años. En la enuresis diurna, el niño pospone la micción hasta que ocurre la incontinencia, a veces debido a no querer usar el inodoro por ansiedad social o alguna preocupación con la escuela o la actividad de juego. El evento enurético ocurre más comúnmente a primera hora de la tarde en los días escolares y puede estar asociado a síntomas de comportamiento disruptivo.

[11.3] Enuresis / Características asociadas; Desarrollo y curso; Aspectos diagnósticos relacionados con el sexo y el género (pp. 400-401).

11.4 ¿Cuál de las siguientes afirmaciones identifica correctamente una de las distinciones entre la enuresis primaria y la enuresis secundaria?

A. Los niños con enuresis secundaria tienen tasas más altas de comorbilidad psiquiátrica que los niños con enuresis primaria.
B. La enuresis primaria tiene un inicio típico a los 10 años, mucho más tarde que el inicio de la enuresis secundaria.
C. La enuresis primaria nunca va precedida de un período de continencia, mientras que la enuresis secundaria siempre va precedida de un período de continencia.
D. A diferencia de la enuresis primaria, la enuresis secundaria tiende a persistir hasta la adolescencia tardía.

Respuesta correcta: **C. La enuresis primaria nunca va precedida de un período de continencia, mientras que la enuresis secundaria siempre va precedida de un período de continencia.**

Explicación: En la enuresis primaria, el individuo nunca ha alcanzado la continencia urinaria; en la enuresis secundaria, la incontinencia aparece después de un período de continencia estable. Por definición, la incontinencia primaria comienza cuando el niño alcanza la edad mental de 5 años. Antes de esto no se espera una continencia constante y la incontinencia de orina no se considera patológica. Después de los 5 años, el niño ha alcanzado la continencia y la ha perdido o nunca la ha desarrollado, en cuyo caso se debe considerar que el inicio es a los 5 años, independientemente de la edad de presentación. La incontinencia urinaria secundaria a otra afección médica no se diagnostica como enuresis porque el Criterio D lo excluye. La enuresis secundaria no se asocia con tasas más altas de comorbilidad psiquiátrica y ambas formas tienden a desaparecer en la adolescencia tardía (cuando las tasas de prevalencia se acercan al 1 %).

[11.4] Enuresis / Desarrollo y curso (p. 400).

11.5 ¿Cuál de las siguientes afirmaciones describe correctamente los factores relacionados con la etiología y/o el inicio de la enuresis?

A. Se ha demostrado que la enuresis es heredable, siendo al menos dos veces más probable que un niño tenga este diagnóstico si alguno de los padres lo ha tenido.
B. El modo de entrenamiento para ir al baño o su negligencia puede afectar a las tasas de enuresis, como lo demuestran las altas tasas observadas en los orfanatos.
C. En las niñas con enuresis, la enuresis nocturna es la forma más común.
D. Las tasas de enuresis son mucho más altas en los países europeos que en los países en desarrollo.

Respuesta correcta: **B. El modo de entrenamiento para ir al baño o su negligencia puede afectar a las tasas de enuresis, como lo demuestran las altas tasas observadas en los orfanatos.**

Explicación: La enuresis tiene orígenes etiológicos tanto en la genética como en los comportamientos aprendidos. Hay tasas muy altas de enuresis en los orfanatos y otras instituciones residenciales, probablemente relacionadas con el modo y el entorno en que se realiza el entrenamiento para ir al baño. La heredabilidad se ha demostrado en análisis de familias, gemelos y segregación. El riesgo relativo de tener un hijo que desarrolle enuresis es mayor para los padres anteriormente enuréticos (*odds ratio* de 10,1) que para las madres anteriormente enuréticas (*odds ratio* de 3,6). La enuresis nocturna es más común en los varones; la incontinencia diurna es más común en las mujeres. La enuresis se ha observado en diversos países europeos, africanos y asiáticos, así como en Estados Unidos. A nivel nacional, las tasas de prevalencia son notablemente similares y hay una gran similitud entre las trayectorias de desarrollo encontradas en los diferentes países.

[11.5] Enuresis / Factores de riesgo y pronóstico; Aspectos diagnósticos relacionados con la cultura; Aspectos diagnósticos relacionados con el sexo y el género (p. 401).

11.6 Un niño de 4 años con retraso del desarrollo moderado presenta una historia de pasar accidentalmente heces a su ropa interior durante el día, aproximadamente una vez cada 2 semanas, incluso en la escuela. Ahora se niega a ir al colegio por miedo a ensuciar sus pantalones y ser ridiculizado por sus compañeros de clase. ¿Cuál de las siguientes afirmaciones describe con precisión las opciones de diagnóstico de la encopresis en este caso?

A. El diagnóstico de encopresis es incorrecto porque la frecuencia es menor de dos veces por semana.
B. El diagnóstico de encopresis es incorrecto porque la incontinencia es involuntaria.
C. El diagnóstico de encopresis es incorrecto porque la edad mental del paciente probablemente sea menor de 4 años.
D. El diagnóstico de encopresis es correcto.

Respuesta correcta: **C. El diagnóstico de encopresis es incorrecto porque la edad mental del paciente probablemente sea menor de 4 años.**

Explicación: El Criterio C requiere que el individuo tenga una edad en la que se pueda esperar razonablemente una continencia constante. Aunque esto normalmente ocurre a los 4 años, en el caso de un retraso del desarrollo se considera la edad mental del niño. En este caso, es probable que el niño aún no haya alcanzado una edad mental de 4 años y no sea elegible para el diagnóstico aunque tenga un malestar clínicamente significativo. El Criterio B requiere que la incontinencia sea clínicamente significativa, y esta condición puede cumplirse con el requisito de frecuencia/duración de una vez al mes durante 3 meses. En este caso, el niño tiene suficiente frecuencia, por lo que se cumple el Criterio B y no habría motivo para no hacer el diagnóstico. La defecación puede ser voluntaria o involuntaria según el Criterio A.

[11.6] Encopresis / Criterios diagnósticos (p. 402).

11.7 ¿Cuál de las siguientes afirmaciones sobre la encopresis es *verdadera*?

A. Cuando está presente el trastorno negativista desafiante o el trastorno de la conducta, no se puede diagnosticar la encopresis.

B. Cuando está presente el estreñimiento, no se puede diagnosticar la encopresis.

C. Las infecciones del tracto urinario pueden ser comórbidas con la encopresis.

D. Aunque resulta embarazosa, la encopresis no tiene ningún efecto en la autoestima de los niños.

Respuesta correcta: C. **Las infecciones del tracto urinario pueden ser comórbidas con la encopresis.**

Explicación: Las infecciones del tracto urinario son más comunes en los niños con encopresis. Los niños con encopresis a menudo presentan problemas significativos de autoestima. Cuando la defecación es involuntaria en lugar de intencional, a menudo está relacionada con el estreñimiento, la impactación y la retención con desbordamiento posterior. El untado de heces puede ser deliberado o accidental, debiéndose a que el niño trata de limpiar o esconder las heces que se pasaron involuntariamente. Cuando la incontinencia es claramente deliberada, también pueden estar presentes características del trastorno negativista desafiante o del trastorno de la conducta.

[11.7] Encopresis / Características diagnósticas y características asociadas (p. 403).

11.8 ¿Cuál de las siguientes afirmaciones sobre el especificador de encopresis *con estreñimiento e incontinencia por desbordamiento* es precisa?

A. La encopresis con estreñimiento e incontinencia por desbordamiento a menudo es involuntaria.

B. La encopresis con estreñimiento e incontinencia por desbordamiento generalmente cursa con heces bien formadas.

C. No se puede diagnosticar la encopresis con estreñimiento e incontinencia por desbordamiento si el comportamiento se debe a una evitación psicológicamente motivada de la defecación.

D. La encopresis con estreñimiento e incontinencia por desbordamiento rara vez se resuelve después del tratamiento del estreñimiento.

Respuesta correcta: A. **La encopresis con estreñimiento e incontinencia por desbordamiento a menudo es involuntaria.**

Explicación: Cuando la defecación es involuntaria en lugar de intencional, a menudo está relacionada con el estreñimiento, la impactación y la retención con desbordamiento posterior. El estreñimiento puede desarrollarse por razones psicológicas (por ejemplo, ansiedad por defecar en un lugar particular o un patrón más general de comportamiento ansioso o negativista), lo que lleva a evitar la defecación.

Las heces del subtipo *con estreñimiento e incontinencia por desbordamiento* están característicamente (pero no invariablemente) mal formadas y la fuga puede ser de infrecuente a continua, ocurriendo principalmente durante el día y raramente durante el sueño.

Solo una parte de las heces se pasa durante el uso del inodoro y la incontinencia se resuelve después del tratamiento del estreñimiento. En el subtipo *sin estreñimiento e incontinencia por desbordamiento*, es probable que las heces sean de forma y consistencia normales, y el ensuciamiento es intermitente. Las heces pueden depositarse en un lugar prominente. Esto generalmente se asocia con la presencia del trastorno negativista desafiante o el trastorno de la conducta, o puede ser consecuencia de la masturbación anal. El manchado sin estreñimiento parece ser menos común que el manchado con estreñimiento.

[11.8] Encopresis / Subtipos; Características diagnósticas; Características asociadas (pp. 402-403).

11.9 Cuando la enuresis persiste hasta la adolescencia o la adolescencia tardía, la incontinencia puede resolverse. ¿Qué más se sabe sobre la enuresis en esta población?

A. La frecuencia urinaria generalmente persiste con el tiempo.
B. La forma diurna es más probable que persista hasta la adolescencia.
C. Es muy poco probable que la incontinencia reaparezca más tarde en la edad adulta en las mujeres.
D. Los problemas cognitivos y de comportamiento son menos probables.

Respuesta correcta: A. **La frecuencia urinaria generalmente persiste con el tiempo.**

Explicación: Aunque la incontinencia diurna ocasional no es poco común en la infancia media, es sustancialmente más común en aquellos que también tienen otros problemas de salud mental coexistentes, incluidos los problemas cognitivos y de comportamiento. Cuando la enuresis persiste hasta la infancia tardía o la adolescencia, la incontinencia puede resolverse, pero la frecuencia urinaria generalmente persiste y la incontinencia puede reaparecer más tarde en la edad adulta en las mujeres. La enuresis diurna es poco común después de los 9 años.

[11.9] Enuresis / Desarrollo y curso (p. 400).

11.10 ¿Cuáles son las comorbilidades asociadas con la enuresis nocturna?

A. Infecciones gastrointestinales.
B. Síndrome de piernas inquietas.
C. Depresión.
D. Insomnio.

Respuesta correcta: B. **Síndrome de piernas inquietas.**

Explicación: Los retrasos en el desarrollo, incluyendo los retrasos en el habla, el lenguaje, el aprendizaje y las habilidades motoras, están presentes en una parte de los niños con enuresis. El síndrome de piernas inquietas y las parasomnias como los trastornos de despertar del sueño de movimientos oculares no rápidos (tipos de sonambulismo y terror del sueño) están asociados con la enuresis nocturna. Además, existe una relación entre la enuresis nocturna y el ronquido fuerte o las apneas del sueño.

[11.10] Enuresis / Comorbilidad (p. 402).

CAPÍTULO 12

Trastornos del sueño-vigilia

12.1 ¿Cuál de los siguientes es un criterio diagnóstico del trastorno de insomnio?

A. La dificultad para dormir se produce al menos una noche por semana.
B. Una queja destacada de insatisfacción con la cantidad o calidad del sueño.
C. La dificultad para dormir está presente durante al menos 6 meses.
D. La dificultad para dormir puede estar relacionada con ocasiones insuficientes para dormir.

Respuesta correcta: **B. Una queja destacada de insatisfacción con la cantidad o calidad del sueño.**

Explicación: Los criterios diagnósticos del trastorno de insomnio incluyen la queja predominante de insatisfacción con la cantidad o calidad del sueño (la opción B es correcta). El Criterio C requiere que la dificultad para dormir se produzca al menos 3 noches por semana (la opción A es incorrecta). El Criterio D requiere que la dificultad para dormir esté presente durante al menos 3 meses (la opción C es incorrecta). El Criterio E requiere que la dificultad para dormir se produzca a pesar de tener suficientes oportunidades de dormir (la opción D es incorrecta).

[12.1] Trastorno de insomnio / Criterios diagnósticos (pp. 409-410).

12.2 ¿Cuál de las siguientes opciones se requiere para hacer un diagnóstico de trastorno de insomnio?

A. Ausencia de una afección médica coexistente.
B. Dificultad para iniciar o mantener el sueño, o despertar temprano por la mañana con incapacidad de volver a dormir.
C. Ausencia de un trastorno mental coexistente.
D. Ausencia de un trastorno del sueño coexistente.

Respuesta correcta: **B. Dificultad para iniciar o mantener el sueño, o despertar temprano por la mañana con incapacidad de volver a dormir.**

Explicación: El Criterio A del diagnóstico de trastorno de insomnio requiere la presencia de insatisfacción con la cantidad o calidad del sueño, asociada con uno (o más) de los siguientes síntomas: 1) dificultad para iniciar el sueño; 2) dificultad para mantener el sueño, caracterizada por despertares frecuentes o problemas para volver a dormir después de dichos despertares; o 3) despertar temprano por la mañana con incapacidad de volver a dormir (la opción B es correcta). El diagnóstico de trastorno de insomnio se da ya sea que ocurra como una afección independiente o de manera comórbida con otro trastorno mental, una afección médica u otro trastorno del sueño (las opciones A, C y D son incorrectas).

[12.2] Trastorno de insomnio / Criterios diagnósticos (pp. 409-410).

12.3 Un hombre de 80 años tiene antecedentes de infarto de miocardio y se sometió a una cirugía de *bypass* de la arteria coronaria hace 8 años. Juega al tenis tres veces a la semana, cuida de sus nietos dos tardes cada semana, disfruta generalmente de la vida y maneja todas sus actividades cotidianas de forma independiente; sin embargo, se queja de que se despierta excesivamente temprano. Se va a dormir a las 21:00 p.m. y duerme bien, con nocturia una vez por noche, pero se despierta a las 3:30, aunque le gustaría levantarse a las 5:00. No considera que la somnolencia diurna sea un problema. Su examen físico, estado mental y función cognitiva son normales. ¿Cuál es el diagnóstico más probable de trastorno del sueño-vigilia?

A. Trastorno de insomnio.
B. Trastorno del ritmo circadiano de sueño-vigilia.
C. Insomnio situacional/agudo.
D. Variaciones normales del sueño (sin diagnóstico de trastorno del sueño-vigilia).

Respuesta correcta: **D. Variaciones normales del sueño (sin diagnóstico de trastorno del sueño-vigilia).**

Explicación: La duración normal del sueño varía considerablemente entre las personas. Algunos individuos que requieren poco sueño ("dormidores cortos") pueden preocuparse por la duración del sueño (la opción D es correcta). Los dormidores cortos se diferencian de las personas con trastorno de insomnio por la falta de dificultad para conciliar o mantener el sueño y por la ausencia de los síntomas diurnos característicos (por ejemplo, fatiga, problemas de concentración, irritabilidad); la opción A es incorrecta. Las personas con trastorno del ritmo circadiano de sueño-vigilia del tipo de fase retardada refieren insomnio de inicio del sueño solo cuando intentan dormir en horarios socialmente normales, pero no se quejan de dificultad para conciliar el sueño o mantenerlo cuando sus horarios de acostarse y levantarse se retrasan y coinciden con su ritmo circadiano endógeno. Este patrón se observa particularmente entre los adolescentes y adultos jóvenes (la opción B es incorrecta). El insomnio situacional/agudo es una entidad que dura desde unos pocos días hasta varias semanas, a menudo asociada a estrés agudo debido a acontecimientos de la vida o a cambios en los horarios de sueño. Estos síntomas de insomnio agudo o a corto plazo también pueden producir malestar significativo e interferir en el funcionamiento social, personal y ocupacional (la opción C es incorrecta).

[12.3] Trastorno de insomnio / Diagnóstico diferencial (pp. 415-416).

12.4 ¿Cuál de los siguientes síntomas es más probable que indique la presencia de un trastorno de hipersomnia?

A. Inercia del sueño.
B. Sueño no restaurador.

C. Somnolencia crónica.

D. Prueba de latencia múltiple del sueño con latencia media del sueño < 10 minutos.

Respuesta correcta: A. **Inercia del sueño.**

Explicación: El trastorno de hipersomnia incluye síntomas de cantidad excesiva de sueño (por ejemplo, sueño nocturno prolongado, siestas largas), somnolencia e *inercia del sueño* (es decir, un período de rendimiento disminuido y vigilancia reducida después de despertar del sueño habitual o de una siesta). Alrededor del 40% de las personas con trastorno de hipersomnia pueden tener inercia del sueño, y este síntoma puede ayudar a diferenciar el trastorno de hipersomnia de otras causas de somnolencia (la opción A es correcta). Aproximadamente, el 80% de las personas con trastorno de hipersomnia refieren que su sueño no es restaurador, pero este síntoma es inespecífico y puede ocurrir en los trastornos que interrumpen el sueño, como la apnea obstructiva del sueño (la opción B es incorrecta). Al igual que en el trastorno de hipersomnia, las personas con narcolepsia tienen somnolencia crónica; la somnolencia crónica es también común en los trastornos del sueño relacionados con la respiración (la opción C es incorrecta). La prueba de latencia múltiple del sueño documenta la tendencia al sueño, generalmente indicada por valores de latencia media del sueño de < 8 minutos. En el trastorno de hipersomnia, la latencia media del sueño es típicamente < 10 minutos y frecuentemente de 8 minutos o menos. Desafortunadamente, la prueba de latencia múltiple del sueño tiene una escasa fiabilidad de prueba-reprueba y no distingue bien entre el trastorno de hipersomnia y la narcolepsia de tipo 2 (es incorrecta la opción D).

[12.4] Trastorno de hipersomnia / Características diagnósticas (p. 418); Características asociadas (p. 419); Marcadores diagnósticos (pp. 419-420); Diagnóstico diferencial (pp. 420-421).

12.5 Un hombre obeso de 52 años se queja de somnolencia diurna y su pareja confirma que ronca, resopla y jadea durante el sueño nocturno. ¿Qué hallazgo polisomnográfico se requiere para confirmar el diagnóstico de apnea-hipopnea obstructiva del sueño?

A. No es necesario realizar una polisomnografía.

B. Índice de apnea-hipopnea mayor de 30.

C. Evidencia polisomnográfica de al menos cinco apneas o hipopneas obstructivas por hora de sueño.

D. Evidencia polisomnográfica de 15 o más apneas y/o hipopneas obstructivas por hora de sueño.

Respuesta correcta: C. **Evidencia polisomnográfica de al menos cinco apneas o hipopneas obstructivas por hora de sueño.**

Explicación: El Criterio A de la apnea-hipopnea obstructiva del sueño requiere: 1) evidencia polisomnográfica (la opción A es incorrecta) de al menos cinco apneas o hipopneas obstructivas por hora de sueño con: a) alteraciones respiratorias nocturnas (ronquidos, resoplidos/jadeos o pausas respiratorias durante el sueño) (la opción C es correcta) o b) somnolencia diurna, fatiga o sueño no reparador a pesar de tener suficientes oportunidades para dormir, que no se explica mejor por otro trastorno mental (incluido otro trastorno del sueño) y no es atribuible a otra afección médica; o 2) evidencia polisomnográfica de 15 o más apneas y/o hipopneas obstructivas por hora de sueño independientemente de los síntomas acompañantes (la opción D es incorrecta).

La gravedad de la enfermedad se mide por el recuento del número de apneas más hipopneas por hora de sueño (índice de apnea-hipopnea) mediante la polisomnografía u otra monitorización nocturna. Se considera que el trastorno es más grave cuando el índice de apnea-hipopnea es mayor de 30 (la opción B es incorrecta).

[12.5] Apnea-hipopnea obstructiva del sueño / Criterios diagnósticos (p. 429); Especificadores (pp. 429-430).

12.6 El Criterio B de la narcolepsia requiere la presencia de cataplejia, deficiencia de hipocretina *o* anomalías características en la polisomnografía del sueño o en la prueba de latencia múltiple del sueño. ¿Cuál de las siguientes es una característica definitoria de la cataplejia?

A. Es repentina.
B. Ocurre unilateralmente.
C. Persiste durante horas.
D. Va acompañada de hipertonía.

Respuesta correcta: A. **Es repentina.**

Explicación: En las personas con narcolepsia de larga duración, la cataplejia se define como episodios breves (de segundos a minutos; la opción C es incorrecta) de pérdida repentina (la opción A es correcta) bilateral (la opción B es incorrecta) del tono muscular (la opción D es incorrecta) con mantenimiento de la conciencia, que son precipitados por la risa o las bromas. En los niños y en los individuos dentro de los primeros 6 meses desde el inicio, la cataplejia se define como muecas espontáneas o episodios de apertura de la mandíbula con empuje de la lengua o hipotonía global, sin desencadenantes emocionales obvios.

[12.6] Narcolepsia / Criterios diagnósticos (pp. 422-423).

12.7 Una paciente de 68 años se queja de somnolencia diurna excesiva. La polisomnografía nocturna demuestra 10 episodios de apneas e hipopneas durante el sueño, causadas por la variabilidad del esfuerzo respiratorio. Los períodos de cese de la respiración duran más de 10 segundos. No hay alteraciones respiratorias nocturnas ni períodos sostenidos de desaturación de oxígeno. ¿Cuál es el diagnóstico apropiado del DSM-5-TR para esta persona?

A. Insomnio debido al consumo de sustancias.
B. Hiperventilación relacionada con el sueño.
C. Apnea-hipopnea obstructiva del sueño.
D. Apnea central del sueño.

Respuesta correcta: D. **Apnea central del sueño.**

Explicación: Los criterios diagnósticos de la apnea central del sueño son evidencia polisomnográfica de cinco o más episodios de apnea central por hora, no explicados por otro trastorno del sueño actual. La apnea central del sueño idiopática se caracteriza por episodios repetidos de apneas e hipopneas durante el sueño, causadas por la variabilidad del esfuerzo respiratorio pero sin evidencia de obstrucción de las vías respiratorias (la opción D es correcta). La apnea central del sueño se puede distinguir de la apnea-hipopnea obstructiva del sueño por la presencia de al menos cinco apneas centrales por hora de sueño. Las apneas centrales del sueño se registran cuando se producen períodos de cese de la respiración de más de 10 segundos. La apnea central del sueño puede coexistir con la apnea-hipopnea obstructiva del sueño, pero se considera que la apnea central del sueño predomina cuando los eventos respiratorios centrales son >50 % del número total de eventos respiratorios. Si no hay evidencia de alteración respiratoria nocturna, debe haber al menos 15 o más apneas y/o hipopneas obstructivas por hora de sueño, independientemente de los síntomas acompañantes, para hacer un diagnóstico de apnea-hipopnea obstructiva del sueño (la opción C es incorrecta). La apnea central del sueño comórbida con el consumo de opioides se atribuye a los efectos de los opioides sobre los generadores del ritmo respiratorio en la médula, así como a los efectos diferenciales sobre la conducción respiratoria hipóxica frente a la hipercápnica. Se puede distinguir del insomnio debido al consumo de drogas o sustancias por la evidencia polisomnográfica de apnea central del sueño (la opción A es incorrecta). La hipoventilación relacionada con el sueño típicamente muestra períodos más sostenidos de desaturación de oxígeno en lugar de los episodios periódicos vistos en la apnea-hipopnea obstructiva del sueño y la apnea central del sueño (la opción B es incorrecta).

[12.7] **Apnea central del sueño / Criterios diagnósticos (pp. 435-436); Marcadores diagnósticos (p. 438); Diagnóstico diferencial (p. 438); Apnea-hipopnea obstructiva del sueño / Criterios diagnósticos (p. 429); Hipoventilación relacionada con el sueño / Diagnóstico diferencial (p. 442).**

12.8 ¿Cuál de los siguientes cambios metabólicos es la característica cardinal de la hipoventilación relacionada con el sueño?

A. Deficiencia de hipocretina.
B. Hipoxemia.
C. Hipercapnia.
D. Diabetes.

Respuesta correcta: C. **Hipercapnia.**

Explicación: La hipoventilación relacionada con el sueño se diagnostica utilizando la polisomnografía, que muestra hipoxemia e hipercapnia relacionadas con el sueño que no se explican mejor por otro trastorno del sueño relacionado con la respiración. La documentación de 1) niveles elevados de pCO_2 arterial > 55 mmHg durante el sueño o 2) un aumento de ≥ 10 mmHg en los niveles de pCO_2 (a un nivel que también supera los 50 mmHg) durante el sueño en comparación con los valores supinos despiertos, en cada caso superando los 10 minutos de duración, es el patrón de oro para el diagnóstico (la opción C es correcta). Las disminuciones prolongadas y sostenidas de la saturación de oxígeno en ausencia de evidencia de obstrucción de las vías respiratorias superiores a menudo se utilizan como indicador de hipoventilación relacionada con el sueño. Sin embargo, este hallazgo no es específico; hay otras posibles causas de hipoxemia (la opción B es incorrecta). La hipocretina (orexina) es un neuropéptido; la deficiencia de hipocretina es una característica de la narcolepsia de tipo 1 (la opción A es incorrecta). La diabetes se asocia normalmente con la apnea obstructiva del sueño (la opción D es incorrecta).

[12.8] Hipoventilación relacionada con el sueño / Marcadores diagnósticos (pp. 441-442); Narcolepsia / Criterios diagnósticos (pp. 422-423); Subtipos (p. 423); Características diagnósticas (pp. 423-424).

12.9 Un hombre de 51 años presenta síntomas de fatiga crónica. Durante las noches de los días laborables, tarda varias horas en conciliar el sueño, con dificultad posterior para levantarse e ir a trabajar por la mañana, y somnolencia durante las primeras horas de vigilia. Los fines de semana, se despierta más tarde por la mañana y siente menos fatiga y somnolencia. ¿Cuál de los siguientes es el diagnóstico correcto?

A. Trastorno del ritmo circadiano de sueño-vigilia, tipo de fase de sueño avanzada.
B. Trastorno del ritmo circadiano de sueño-vigilia, tipo de sueño-vigilia irregular.
C. Trastorno del ritmo circadiano de sueño-vigilia, tipo de sueño-vigilia no ajustado a las 24 horas.
D. Trastorno del ritmo circadiano de sueño-vigilia, tipo de fase de sueño retrasada.

Respuesta correcta: D. **Trastorno del ritmo circadiano de sueño-vigilia, tipo de fase de sueño retrasada.**

Explicación: El trastorno del ritmo circadiano de sueño-vigilia, tipo de fase de sueño retrasada, se caracteriza por un retraso en el tiempo del período principal de sueño (generalmente más de 2 horas) en relación con el tiempo de sueño y despertar deseado, lo que provoca síntomas de insomnio y somnolencia excesiva. Cuando se les permite establecer su propio horario, las personas con el tipo de fase de sueño retrasada muestran una calidad y duración de sueño normales para su edad. Los síntomas de insomnio de inicio del sueño, dificultad para despertar por la mañana y somnolencia excesiva temprano en el día son prominentes (la opción D es correcta). El trastorno del ritmo circadiano de sueño-vigilia, tipo de fase de sueño avanzada, es un patrón de inicio del sueño y de hora de despertar antes de lo habitual, con incapacidad de permanecer despierto o dormido hasta los momentos de sueño o despertar deseados o convencionalmente aceptables (es incorrecta la opción A). El trastorno del ritmo circadiano de sueño-vigilia, tipo de sueño-vigilia irregular, se caracteriza por un patrón de sueño-vigilia temporalmente desorganizado, de modo que el horario de los períodos de sueño y vigilia es variable a lo largo del período de 24 horas (la opción B es incorrecta). El trastorno del ritmo circadiano de sueño-vigilia, tipo de sueño-vigilia no ajustado a las 24 horas, se caracteriza por un patrón de ciclos de sueño-vigilia que no está sincronizado con el entorno de 24 horas, con un desvío diario constante (generalmente a horarios cada vez más tardíos) de los momentos de inicio del sueño y de despertar (la opción C es incorrecta).

[12.9] Trastornos del ritmo circadiano de sueño-vigilia / Criterios diagnósticos (pp. 443-444); Tipo de fase de sueño retrasada / Características diagnósticas (p. 444).

12.10 Una mujer de 67 años se queja de insomnio. No tiene problemas para conciliar el sueño entre las 22:00 y 23:00, pero después de 1-2 horas se despierta durante varias horas en medio de la noche, vuelve a dormir durante 2-4 horas a primera hora de la mañana y luego se echa una siesta tres o cuatro veces al día durante 1-3 horas cada vez. Tiene antecedentes familiares de demencia. En el examen parece fatigada y presenta déficits de la memoria a corto plazo, el cálculo y la abstracción. ¿Cuál es el diagnóstico más probable?

A. Trastorno neurocognitivo mayor.
B. Trastorno del ritmo circadiano de sueño-vigilia, tipo de sueño-vigilia irregular.
C. Trastorno de insomnio.
D. Trastorno de depresión mayor.

Respuesta correcta: B. **Trastorno del ritmo circadiano de sueño-vigilia, tipo de sueño-vigilia irregular.**

Explicación: El trastorno del ritmo circadiano de sueño-vigilia, tipo de sueño-vigilia irregular, se caracteriza por la falta de un ritmo circadiano de sueño-vigilia discernible. El diagnóstico del tipo de sueño-vigilia irregular se basa principalmente en una historia de síntomas de insomnio por la noche (durante el período habitual de sueño) y somnolencia excesiva (siestas) durante el día. No hay un período principal de sueño, y los períodos de sueño y vigilia a lo largo de las 24 horas están fragmentados en al menos tres períodos durante el día de 24 horas. El período de sueño más largo suele ocurrir entre las 2:00 y las 6:00, y generalmente es < 4 horas (la opción B es correcta). El tipo de sueño-vigilia irregular a menudo es comórbido con los trastornos neurodegenerativos y del desarrollo neurológico, como el trastorno neurocognitivo mayor, el trastorno del desarrollo intelectual (discapacidad intelectual) y la lesión cerebral traumática (la opción A es incorrecta). Se debe prestar especial atención para descartar otros trastornos del sueño-vigilia (p. ej., trastorno de insomnio), otros trastornos mentales (p. ej., trastornos depresivos, trastornos bipolares) y las afecciones médicas capaces de causar despertar temprano en la mañana (las opciones C y D son incorrectas).

[12.10] Trastornos del ritmo circadiano de sueño-vigilia / Tipo de sueño-vigilia irregular / Características diagnósticas (p. 447), Comorbilidad (p. 448); Tipo de fase de sueño avanzada / Diagnóstico diferencial (p. 447).

12.11 Tras una lesión cerebral traumática que le produce ceguera, un hombre de 50 años desarrolla somnolencia diurna creciente y decreciente que interfiere en la actividad diurna. La actigrafía seriada (un método para medir los ciclos de actividad/reposo humanos) demuestra que el momento de inicio del período principal de sueño ocurre progresivamente más tarde día tras día, con duración normal del período principal de sueño. ¿Cuál es el diagnóstico más probable?

A. Trastorno depresivo mayor.
B. Trastorno del ritmo circadiano de sueño-vigilia, tipo de fase de sueño retrasada.

C. Trastorno del ritmo circadiano de sueño-vigilia, tipo de sueño-vigilia no ajustado a 24 horas.

D. Trastorno neurodegenerativo.

Respuesta correcta: **C. Trastorno del ritmo circadiano de sueño-vigilia, tipo de sueño-vigilia no ajustado a 24 horas.**

Explicación: El trastorno del ritmo circadiano de sueño-vigilia, tipo de sueño-vigilia no ajustado a las 24 horas, es más común entre las personas ciegas o con discapacidad visual y que tienen una percepción de luz disminuida. El patrón de los ciclos de sueño-vigilia no está sincronizado con el entorno de 24 horas, con un desvío diario constante (generalmente a horarios cada vez más tardíos) de los momentos de inicio del sueño y de despertar (la opción C es correcta). En las personas con visión, el tipo de sueño-vigilia no ajustado a las 24 horas debe diferenciarse del tipo de fase de sueño retrasada porque las personas con el tipo de fase de sueño retrasada pueden mostrar un retraso progresivo similar del período de sueño durante varios días (la opción B es incorrecta). Los trastornos depresivos pueden causar desregulación circadiana y síntomas similares (es incorrecta la opción A). El tipo de sueño-vigilia irregular a menudo es comórbido con trastornos neurodegenerativos y del desarrollo neurológico (la opción D es incorrecta).

[12.11] Trastornos del ritmo circadiano de sueño-vigilia / Criterios diagnósticos (pp. 443-444); Tipo de sueño-vigilia no ajustado a 24 horas / Características diagnósticas (pp. 448-449), Diagnóstico diferencial (p. 450).

12.12 Una enfermera de urgencias de 50 años se queja de somnolencia en el trabajo que interfiere en su capacidad de funcionamiento. La historia es notable por un cambio reciente del turno de día, de 7:00 a 16:00, al turno de noche, de 23:00 a 8:00. Los síntomas incluyen dificultad para dormir por las mañanas en casa, poca energía para las actividades recreativas o las tareas domésticas por la tarde y sentirse agotada a mitad del turno de noche. ¿Cuál es el diagnóstico más probable?

A. Variación normal del sueño con el trabajo por turnos.

B. Trastorno del ritmo circadiano de sueño-vigilia, tipo de turnos laborales.

C. Trastorno de insomnio.

D. Narcolepsia.

Respuesta correcta: **B. Trastorno del ritmo circadiano de sueño-vigilia, tipo de turnos laborales.**

Explicación: El diagnóstico de trastorno del ritmo circadiano de sueño-vigilia, tipo de turnos laborales, se basa principalmente en la historia de que la persona trabaja fuera de la ventana diurna normal de 8:00 a 18:00 (particularmente por la noche) de manera regularmente programada (es decir, no en horas extras). Destacan los síntomas de somnolencia excesiva en el trabajo y el sueño alterado en casa de manera persistente. La presencia de ambos síntomas generalmente se requiere para el diagnóstico del tipo de turnos laborales (la opción B es correcta). El diagnóstico del tipo de turnos laborales, en contraposición a las dificultades normales del trabajo por turnos, depende en cierta medida de la gravedad de los síntomas y/o el nivel de malestar experimentado por el individuo (la opción A es incorrecta). La presencia de síntomas del tipo de turnos laborales, incluso cuando el individuo puede vivir en una rutina diurna durante varias semanas a la vez, puede sugerir la presencia de otros trastornos del sueño, como la apnea del sueño, el insomnio y la narcolepsia, que deben descartarse (las opciones C y D son incorrectas).

[12.12] Trastornos del ritmo circadiano de sueño-vigilia / Tipo de turnos laborales; Características diagnósticas (p. 450); Diagnóstico diferencial (p. 451).

12.13 Una adolescente de 14 años se despierta por las mañanas con un recuerdo claro de sueños muy aterradores. Una vez despierta, está normalmente alerta y orientada, pero los sueños son una fuente persistente de angustia. Sus padres informan de murmullos o gemidos ocasionales, pero no de hablar o moverse durante el período antes de despertar. Otros aspectos pertinentes incluyen antecedentes de haber estado sin hogar en una serie de alojamientos temporales durante 1 año a lo largo de su infancia. ¿Cuál es el diagnóstico más probable?

A. Trastorno de terrores nocturnos.
B. Trastorno del comportamiento del sueño REM.
C. Trastorno de pesadillas.
D. Trastorno de estrés postraumático (TEPT).

Respuesta correcta: C. **Trastorno de pesadillas.**

Explicación: El trastorno de pesadillas se caracteriza por la repetición de sueños extendidos, extremadamente disfóricos y bien recordados que generalmente implican esfuerzos para evitar amenazas a la supervivencia, la seguridad o la integridad física, y que generalmente ocurren durante la segunda mitad del período principal de sueño. Al despertar de los sueños disfóricos, el individuo afectado se orienta y se alerta rápidamente (la opción C es correcta). Tanto el trastorno de pesadillas como el trastorno de terrores nocturnos incluyen despertares totales o parciales con miedo y activación autonómica, pero los dos trastornos pueden diferenciarse fácilmente. Las pesadillas típicamente ocurren más tarde en la noche, durante el sueño REM, y producen sueños vívidos, parecidos a un relato y claramente recordados, leve excitación autonómica y despertares completos. Los terrores nocturnos típicamente surgen en el primer tercio de la noche durante el sueño profundo no REM (especialmente durante el sueño de fase 3, ahora llamado sueño N3) y se producen ya sea sin recuerdo del sueño o con imágenes sin calidad de relato elaborado (la opción A es incorrecta). La presencia de actividad vocal y motora compleja durante los sueños aterradores debe provocar una evaluación adicional del trastorno del comportamiento del sueño REM, que ocurre más típicamente en hombres de mediana edad tardía en adelante, pero también puede afectar a las mujeres. Aunque las pesadillas son típicamente características del trastorno del comportamiento del sueño REM, a diferencia del trastorno de pesadillas, el trastorno del comportamiento del sueño REM se asocia a la actuación física del sueño, que puede causar lesiones nocturnas. Si las pesadillas preceden al trastorno del comportamiento del sueño REM y requieren atención clínica independiente, se puede dar un diagnóstico adicional de trastorno de pesadillas (la opción B es incorrecta). Las pesadillas en que el contenido o el afecto del sueño están relacionados con un suceso traumático pueden formar parte del TEPT o del trastorno de estrés agudo (la opción D es incorrecta).

[12.13] Trastorno de pesadillas / Criterios diagnósticos (p. 457); Diagnóstico diferencial (pp. 460-461).

12.14 ¿Cuál de las siguientes opciones es un tipo de trastorno de despertar del sueño de movimientos oculares rápidos (REM)?

A. Sonambulismo.
B. Terrores nocturnos.
C. Trastorno de pesadillas.
D. Despertares confusos.

Respuesta correcta: C. **Trastorno de pesadillas.**

Explicación: Tanto el trastorno de pesadillas como el trastorno de terrores nocturnos incluyen despertares totales o parciales con miedo y activación autonómica, pero los dos trastornos pueden diferenciarse fácilmente. Las pesadillas típicamente ocurren más tarde en la noche, durante el sueño REM, y producen sueños vívidos, parecidos a un relato y claramente recordados, leve excitación autonómica y despertares completos. Los terrores nocturnos típicamente surgen en el primer tercio de la noche durante el sueño profundo no REM (NREM) (sobre todo durante el sueño de fase 3, ahora llamado sueño N3) y se producen ya sea sin recuerdo del sueño o con imágenes sin calidad de relato elaborado (la opción C es correcta y la opción B es incorrecta). Los despertares confusos, el sonambulismo y los terrores nocturnos pueden confundirse fácilmente con el trastorno del comportamiento del sueño REM. Surgen del sueño NREM y, por lo tanto, tienden a ocurrir en la primera parte del período de sueño (las opciones A y D son incorrectas).

[12.14] Trastorno de pesadillas / Diagnóstico diferencial (pp. 460-461); Trastorno del comportamiento del sueño REM / Diagnóstico diferencial (p. 463).

12.15 ¿Cuál de las siguientes opciones es una subcategoría específica del trastorno del despertar del sueño no REM, tipo sonambulismo?

A. Terrores nocturnos.
B. Comportamiento sexual relacionado con el sueño (sexsomnia).
C. Síndrome con solapamiento de parasomnia.
D. Síndrome de ingesta nocturna.

Respuesta correcta: B. **Comportamiento sexual relacionado con el sueño (sexsomnia).**

Explicación: Los criterios diagnósticos de los trastornos del despertar del sueño no REM especifican dos tipos: sonambulismo y terrores nocturnos. El tipo de sonambulismo se especifica aún más como comportamiento sexual relacionado con el sueño (sexsomnia) o como ingestión de alimentos relacionada con el sueño (la opción B es correcta y la opción A es incorrecta). El síndrome de solapamiento con parasomnia cursa con características clínicas y polisomnográficas tanto de sonambulismo como de trastorno del comportamiento del sueño REM (la opción C es incorrecta). A diferencia de la forma de ingestión de alimentos relacionada con el sueño del sonambulismo, que se caracteriza por episodios recurrentes de comer durante los despertares incompletos del sueño, se considera que el síndrome de ingesta nocturna es una anomalía del ritmo circadiano de la hora de las comidas, con un inicio normal del sueño circadiano, en la que el individuo se despierta en medio de la noche y come en exceso (la opción D es incorrecta).

[12.15] Trastornos del despertar del sueño no REM / Criterios diagnósticos (p. 452).

12.16 ¿Cuál es la anomalía clave de la fisiología del sueño en el trastorno del comportamiento del sueño REM?

A. Actividad electromiográfica periódica infrecuente en las extremidades durante el sueño no REM (NREM).
B. Aumento uniforme de la actividad muscular en todos los grupos musculares.
C. Parálisis del sueño.
D. Sueño REM sin atonía.

Respuesta correcta: D. **Sueño REM sin atonía.**

Explicación: El trastorno del comportamiento del sueño REM se caracteriza por episodios repetidos de activación durante el sueño, asociados a vocalizaciones y/o comportamientos motores complejos. La presencia de sueño REM sin atonía durante una polisomnografía es un requisito para el diagnóstico del trastorno del comportamiento del sueño REM. Los hallazgos de laboratorio asociados de la polisomnografía indican una actividad electromiográfica tónica y/o fásica aumentada durante el sueño REM, que normalmente se asocia a atonía muscular. La actividad muscular aumentada afecta de manera variable a diferentes grupos musculares (la opción B es incorrecta). Entre otros hallazgos polisomnográficos se puede encontrar una actividad electromiográfica periódica y aperiódica de las extremidades muy frecuente durante el sueño NREM (la opción A es incorrecta). En el trastorno de pesadillas, si las pesadillas ocurren durante los períodos de sueño REM al inicio del sueño (hipnagógicos), la emoción disfórica está frecuentemente acompañada de un despertar y de incapacidad de moverse voluntariamente (*parálisis del sueño*; la opción C es incorrecta).

[12.16] Trastorno del comportamiento del sueño REM / Características diagnósticas (pp. 461-462); Marcadores diagnósticos (p. 463); Trastorno de pesadillas / Características diagnósticas (p. 458).

12.17 ¿Cuál de las siguientes entidades se asocia comúnmente al trastorno del comportamiento del sueño REM?

A. Narcolepsia.
B. Sinucleinopatías.

C. Trastorno de convulsiones.

D. Trastornos disociativos.

Respuesta correcta: B. **Sinucleinopatías.**

Explicación: En los individuos con trastorno del comportamiento del sueño REM idiopático, el riesgo de desarrollar una enfermedad neurodegenerativa definida, más a menudo una sinucleinopatía (es decir, enfermedad de Parkinson, trastorno neuro-cognitivo mayor o leve con cuerpos de Lewy o atrofia multisistémica) es aproximada-mente del 75% dentro de los 10-15 años siguientes al diagnóstico, con un riesgo anua-lizado de aproximadamente el 6-7% anual (la opción B es correcta). El trastorno del comportamiento del sueño REM está presente concurrentemente en aproximadamente el 30% de los pacientes con narcolepsia (la opción A es incorrecta). Las convulsiones nocturnas pueden imitar el trastorno del comportamiento del sueño REM, pero los comportamientos característicos de las convulsiones nocturnas son generalmente este-reotipados (la opción C es incorrecta). A diferencia de prácticamente todas las demás parasomnias, que surgen precipitadamente del sueño no REM o REM, los comporta-mientos disociativos psicogénicos surgen de un período de vigilia bien definido durante el período de sueño (la opción D es incorrecta).

[12.17] **Trastorno del comportamiento del sueño REM / Desarrollo y curso (p. 462); Diagnóstico diferencial (pp. 463-464); Comorbilidad (p. 464).**

12.18 ¿Cuál de las siguientes clases de medicamentos psicotrópicos puede provocar sueño REM sin atonía y trastorno del comportamiento del sueño REM?

A. Inhibidores selectivos de la recaptación de serotonina (ISRS).

B. Opioides.

C. Benzodiacepinas.

D. Estimulantes.

Respuesta correcta: A. **Inhibidores selectivos de la recaptación de serotonina (ISRS).**

Explicación: Muchos medicamentos ampliamente recetados, como los antidepresivos tricíclicos, los ISRS y los inhibidores de la recaptación de serotonina-norepinefrina, pue-den producir signos polisomnográficos de sueño REM sin atonía y un trastorno franco del comportamiento del sueño REM (la opción A es correcta). Durante el consumo agudo a corto plazo, los opioides pueden producir un aumento de la somnolencia y de la pro-fundidad subjetiva del sueño, y reducir el sueño REM y el sueño de ondas lentas (la opción B es incorrecta). Los sedantes, hipnóticos y ansiolíticos (por ejemplo, los agonis-tas del receptor de benzodiacepinas) tienen efectos similares a los opioides sobre el sueño (la opción C es incorrecta). Durante la intoxicación aguda, los estimulantes reducen la cantidad total de sueño, aumentan la latencia del sueño y las perturbaciones de la con-tinuidad del sueño, y disminuyen el sueño REM (la opción D es incorrecta).

[12.18] **Trastorno del comportamiento del sueño REM / Diagnóstico diferencial (p. 463); Trastorno del sueño inducido por sustancias/medicamentos / Carac-terísticas asociadas (p. 471).**

12.19 Un niño de 10 años es remitido para evaluar su dificultad de permanecer sentado en la escuela, lo que está interfiriendo en su rendimiento académico. Se queja de una sensación desagradable de "hormigueo" en las piernas durante los últimos 3 meses y de la necesidad de mover las piernas cuando está sentado quieto, todo lo cual se alivia con el movimiento. Este síntoma está presente la mayor parte del día, pero menos cuando hace deporte después de la escuela o está viendo la televisión por la noche, y generalmente no ocurre en la cama por la noche. ¿Qué aspecto de esta presentación clínica descarta un diagnóstico de síndrome de piernas inquietas (SPI)?

A. La necesidad de mover las piernas se alivia parcial o totalmente con el movimiento.
B. La necesidad de mover las piernas comienza o empeora durante los períodos de descanso o inactividad.
C. Los síntomas han persistido solo durante 3 meses.
D. La necesidad de mover las piernas es peor durante el día que por la noche.

Respuesta correcta: **D. La necesidad de mover las piernas es peor durante el día que por la noche.**

Explicación: El Criterio A del SPI especifica que deben estar presentes todos los siguientes puntos: 1) la necesidad de mover las piernas comienza o empeora durante los períodos de descanso o inactividad (la opción B es incorrecta); 2) la necesidad de mover las piernas se alivia parcial o totalmente con el movimiento (la opción A es incorrecta); 3) la necesidad de mover las piernas es peor por la tarde o por la noche que durante el día, o solo ocurre por la tarde o por la noche (la opción D es correcta). El Criterio B especifica que los síntomas del Criterio A deben ocurrir al menos tres veces por semana y haber persistido durante al menos 3 meses (la opción C es incorrecta).

[12.19] Síndrome de piernas inquietas / Criterios diagnósticos (pp. 464-465).

12.20 Una paciente embarazada de 28 años refiere inquietud y dificultad para conciliar el sueño al inicio del período de sueño, así como fatiga diurna. No ha habido cambios en su horario de sueño-trabajo. ¿Qué trastorno del sueño sugiere el inicio de estos síntomas en el tercer trimestre del embarazo?

A. Calambres nocturnos en las piernas.
B. Narcolepsia.
C. Síndrome de piernas inquietas (SPI).
D. Apnea obstructiva del sueño.

Respuesta correcta: **C. Síndrome de piernas inquietas (SPI).**

Explicación: La prevalencia del SPI durante el embarazo es de dos a tres veces mayor que en la población general. El SPI asociado con el embarazo alcanza su punto máximo durante el tercer trimestre y mejora o se resuelve en la mayoría de los casos poco después del parto (la opción C es correcta). A diferencia del SPI, los calambres nocturnos en las piernas no suelen manifestarse con el deseo de mover las extremidades ni hay movimientos frecuentes de las extremidades (la opción A es incorrecta). Puede haber una asociación entre el SPI y otros trastornos del sueño, incluidos la narcolepsia y la apnea obstructiva del sueño (las opciones B y D son incorrectas).

[12.20] Síndrome de piernas inquietas / Aspectos diagnósticos relacionados con el sexo y el género (pp. 466-467); Diagnóstico diferencial (p. 467).

12.21 ¿Cuál de los siguientes trastornos del sueño se asocia al consumo *crónico* de opioides?

A. Aumento de la somnolencia.
B. Insomnio.
C. Aumento del tiempo total de sueño.
D. Aumento del sueño REM y del sueño de ondas lentas.

Respuesta correcta: B. **Insomnio.**

Explicación: Los opioides pueden producir un aumento de la somnolencia y de la profundidad subjetiva del sueño, y reducir el sueño REM y el sueño de ondas lentas durante su uso *agudo* a corto plazo. Con la administración continua se desarrolla tolerancia a los efectos sedantes de los opioides y hay quejas de insomnio (la opción B es correcta). Los estudios polisomnográficos demuestran una reducción de la eficiencia del sueño y del tiempo total de sueño (la opción C es incorrecta), con reducción del sueño de ondas lentas y posiblemente del sueño REM (la opción D es incorrecta). En consonancia con sus efectos depresores respiratorios, los opioides exacerban la apnea obstructiva del sueño. También se observa la aparición de apnea del sueño central, especialmente con el uso crónico de opioides de acción prolongada.

[12.21] Trastorno del sueño inducido por sustancias/medicamentos / Características asociadas (pp. 471-472).

12.22 ¿Cuál de las siguientes sustancias se asocia con las parasomnias?

A. Anfetaminas.
B. Zolpidem.
C. Cannabis.
D. Cafeína.

Respuesta correcta: B. **Zolpidem.**

Explicación: Las parasomnias (sonambulismo e ingestión relacionada con el sueño) se han asociado con el uso de agonistas del receptor de benzodiacepinas, especialmente cuando estos medicamentos se toman en dosis altas y cuando se combinan con otros medicamentos sedantes. El zolpidem es un agonista del receptor de benzodiacepinas más reciente (la opción B es correcta). Los trastornos del sueño inducidos por sustancias de tipo anfetamínico y otros estimulantes se caracterizan por insomnio durante la intoxicación y somnolencia excesiva durante la abstinencia (la opción A es incorrecta). La administración aguda de cannabis puede acortar la latencia del sueño, aunque también ocurren efectos de despertar con incrementos en la latencia del sueño.

En los usuarios crónicos, se desarrolla tolerancia a los efectos inductores del sueño y potenciadores del sueño de ondas lentas (la opción C es incorrecta). La cafeína consumida en dosis bajas a moderadas durante las horas de la mañana generalmente no produce ningún efecto significativo en el sueño nocturno en las personas con sueño normal o con insomnio. La cafeína puede producir insomnio de manera dependiente de la dosis y del tiempo, especialmente cuando se consumen dosis mayores más tarde en el día o durante las horas de la noche. Se ha observado prolongación de la latencia del sueño, reducción del sueño de ondas lentas, aumento de los despertares nocturno y reducción de la duración del sueño. Algunas personas, especialmente las que consumen grandes cantidades, pueden presentar somnolencia diurna y problemas de rendimiento relacionados con la abstinencia (la opción D es incorrecta).

[12.22] Trastorno del sueño inducido por sustancias/medicamentos / Características asociadas (pp. 471-472).

12.23 Una profesora universitaria de 56 años se queja de tener dificultad para dormir más de 5 horas por noche durante las últimas semanas, con somnolencia diurna asociada. El despertar ocurre 1 o 2 horas antes de su hora prevista de despertar por la mañana, con sueño inquieto y frecuentes despertares hasta que llega el momento de levantarse. No hay insomnio inicial ni estado de ánimo deprimido. Atribuye los problemas de sueño a pensamientos intrusivos que surgen, después de un despertar inicial momentáneo, sobre la necesidad de completar un proyecto académico atrasado. ¿Cuál es el diagnóstico más apropiado?

A. Trastorno de insomnio no especificado.
B. Otro trastorno de insomnio especificado (sueño restringido no reparador).
C. Trastorno de insomnio.
D. Otro trastorno de insomnio especificado (trastorno de insomnio a corto plazo).

Respuesta correcta: D. **Otro trastorno de insomnio especificado (trastorno de insomnio a corto plazo).**

Explicación: La categoría de *otro trastorno de insomnio especificado* se aplica a las presentaciones en las que predominan los síntomas característicos del trastorno de insomnio que causan malestar o deterioro clínicamente significativos en las áreas sociales, ocupacionales u otras áreas importantes del funcionamiento, pero no cumplen los criterios completos del trastorno de insomnio o de cualquiera de los trastornos de la clase diagnóstica de los trastornos del sueño-vigilia. La categoría de *otro trastorno de insomnio especificado* se utiliza en aquellas situaciones en las que el clínico elige comunicar la razón específica por la que la presentación no cumple los criterios del trastorno de insomnio ni de ningún trastorno específico del sueño-vigilia. Este caso en particular es un ejemplo de trastorno de insomnio a corto plazo (duración menor a 3 meses; la opción D es correcta). En el ejemplo de "sueño restringido no reparador" de la categoría de *otro especificado*, la queja predominante es el sueño no restaurador no acompañado de otros síntomas de sueño como la dificultad para conciliar el sueño o permanecer dormido (la opción B es incorrecta). La categoría de *trastorno de insomnio no especificado* se utiliza en las situaciones en las que el clínico elige *no* especificar la razón por la que no se cumplen los criterios del trastorno de insomnio o de otro trastorno especificado del sueño-vigilia e incluye las presentaciones en las que hay información insuficiente para hacer un diagnóstico más específico (la opción A es incorrecta). La dificultad para dormir debe estar presente durante al menos 3 meses para hacer el diagnóstico de trastorno de insomnio (la opción C es incorrecta).

[12.23] Otro trastorno de insomnio especificado (p. 475); Trastorno de insomnio no especificado (p. 475); Trastorno de insomnio / Criterios diagnósticos (pp. 409-410).

CAPÍTULO 13

Disfunciones sexuales

13.1 ¿Cuál de las siguientes opciones es necesaria para el diagnóstico del trastorno del interés/excitación sexual femenino?

A. La alteración ha estado presente desde que la persona se volvió sexualmente activa.
B. Al menos tres manifestaciones de falta o reducción significativa del interés/excitación sexual.
C. Los síntomas no se limitan a ciertos tipos de estimulación, situación o pareja.
D. Los síntomas han persistido durante un mínimo de aproximadamente 6 semanas.

Respuesta correcta: **B. Al menos tres manifestaciones de falta o reducción significativa del interés/excitación sexual.**

Explicación: Para que se cumplan los criterios del trastorno del interés/excitación sexual femenino debe haber falta o reducción significativa del interés/excitación sexual, manifestada por al menos tres de los siguientes: 1) ausencia o reducción del interés por la actividad sexual; 2) ausencia o reducción de pensamientos o fantasías sexuales/eróticos; 3) ausencia o reducción de la iniciación de la actividad sexual y generalmente no receptiva a los intentos de iniciarla de la pareja; 4) ausencia o reducción de la excitación/placer sexual durante la actividad sexual en casi todas o todas (aproximadamente, 75-100%) las relaciones sexuales (en contextos situacionales identificados o, si es generalizado, en todos los contextos); 5) ausencia o reducción del interés/excitación sexual en respuesta a cualquier señal sexual/erótica interna o externa (por ejemplo, escrita, verbal, visual); 6) ausencia o reducción de las sensaciones genitales o no genitales durante la actividad sexual en casi todas o todas (aproximadamente, 75-100%) las relaciones sexuales (en contextos situacionales identificados o, si es generalizado, en todos los contextos) (la opción B es correcta).

El diagnóstico del trastorno del interés/excitación sexual femenino requiere una duración mínima de los síntomas de aproximadamente 6 meses como reflejo de que los síntomas deben ser un problema persistente (la opción D es incorrecta).

Existen especificadores para indicar si el problema es *de por vida* (la alteración ha estado presente desde que el individuo se volvió sexualmente activo) o *adquirido* (la alteración comenzó después de un período de funcionamiento sexual relativamente normal (la opción A es incorrecta). También existen especificadores para señalar si es *generalizado* (no se limita a ciertos tipos de estimulación, situaciones o parejas) o *situacional* (solo ocurre con ciertos tipos de estimulación, situaciones o parejas (la opción C es incorrecta).

[13.1] Trastorno del interés/excitación sexual femenino / Criterios diagnósticos (p. 489) / Características diagnósticas (pp. 489-490).

13.2 ¿Cuál de los siguientes es un subtipo de disfunción sexual en el DSM-5-TR?

A. De por vida.
B. Secundaria a una afección médica.
C. Debida a violencia de la pareja.
D. Debida a un trastorno de ansiedad.

Respuesta correcta: A. **De por vida.**

Explicación: Los subtipos se utilizan para designar el inicio del problema. *De por vida* se refiere a un problema sexual que ha estado presente desde las primeras experiencias sexuales (la opción A es correcta) y *adquirido* se aplica a los trastornos sexuales que se desarrollan después de un período de funcionamiento sexual relativamente normal. Si la disfunción sexual es atribuible a otra afección médica (por ejemplo, neuropatía periférica), la persona no recibiría un diagnóstico psiquiátrico (la opción B es incorrecta). Si un estrés marcado en la relación, la violencia de la pareja o factores de estrés significativos explican mejor las dificultades sexuales, entonces no se hace el diagnóstico de disfunción sexual, aunque puede consignarse un código Z apropiado para el problema de relación o el factor de estrés (la opción C es incorrecta). Si la disfunción sexual es explicada en su mayoría por otro trastorno mental no sexual (por ejemplo, trastorno depresivo o bipolar, trastorno de ansiedad, trastorno de estrés postraumático, trastorno psicótico), entonces solo se debe hacer el diagnóstico del otro trastorno mental (la opción D es incorrecta).

[13.2] Introducción al capítulo (pp. 477-478).

13.3 Un hombre de 65 años presenta dificultad para lograr la erección debido a una diabetes y enfermedad vascular grave (previamente diagnosticada en el DSM-IV como disfunción sexual debida a... [indicar la afección médica general] [codificada como *607.84 Trastorno eréctil masculino debido a diabetes mellitus*]). ¿Cuál es el diagnóstico correcto del DSM-5-TR para esta presentación?

A. Disfunción sexual debida a una afección médica general.
B. Trastorno eréctil.
C. Disfunción eréctil.
D. Sin diagnóstico psiquiátrico.

Respuesta correcta: D. **Sin diagnóstico psiquiátrico.**

Explicación: El diagnóstico de disfunción sexual requiere descartar los problemas que se explican mejor por una dolencia médica. Si la disfunción sexual es atribuible a otra afección médica (por ejemplo, neuropatía periférica), la persona no recibiría un diagnóstico psiquiátrico (la opción A es incorrecta y la opción D es correcta). El Criterio D del trastorno eréctil especifica que la disfunción sexual no se explica mejor por un trastorno mental no sexual o como consecuencia de una tensión marcada en la relación u otros factores de estrés significativos y no es atribuible a los efectos de una sustancia/medicamento o a otra afección médica (la opción B es incorrecta). *Disfunción eréctil* es un término descriptivo ampliamente utilizado (incluido en la CIE-10) que se refiere a la dificultad de lograr y mantener una erección (la opción C es incorrecta).

[13.3] Introducción al capítulo (pp. 477-478); Trastorno eréctil / Criterios diagnósticos (pp. 481-482); Características diagnósticas (p. 482).

13.4 Un hombre de 35 años con diabetes de aparición reciente presenta una historia de 6 meses de incapacidad de mantener una erección. La disfunción eréctil comenzó repentinamente 1 mes después de que lo despidieran de su trabajo. La glucosa sérica está bien controlada con medicación hipoglucemiante oral. ¿Cuál es el diagnóstico apropiado del DSM-5-TR?

A. Sin diagnóstico psiquiátrico.
B. Trastorno eréctil.
C. Disfunción sexual inducida por sustancias/medicamentos.
D. Trastorno de depresión mayor.

Respuesta correcta: B. **Trastorno eréctil.**

Explicación: La característica esencial del trastorno eréctil es una marcada dificultad para lograr o mantener una erección o una marcada disminución de la rigidez eréctil en todas o casi todas las ocasiones de actividad sexual (Criterio A) que ha persistido durante al menos 6 meses (Criterio B) y que causa malestar clínicamente significativo en el individuo (Criterio C) (la opción B es correcta). El aspecto más difícil del diagnóstico diferencial del trastorno eréctil es descartar los problemas eréctiles que se explican completamente por factores médicos. Tales casos no recibirían un diagnóstico de trastorno mental (la opción A es incorrecta). La distinción entre el trastorno eréctil como trastorno mental y la disfunción eréctil como resultado de otra afección médica suele ser poco clara y muchos casos tendrán etiologías biológicas y psiquiátricas complejas e interactivas. Si el individuo tiene más de 40-50 años y/o presenta problemas médicos concomitantes, el diagnóstico diferencial debe incluir las etiologías médicas, especialmente la enfermedad vascular. La presencia de una enfermedad orgánica conocida por causar problemas eréctiles no confirma una relación causal. Por ejemplo, un individuo con diabetes mellitus puede desarrollar un trastorno eréctil en respuesta al estrés psicológico. En general, la disfunción eréctil debida a factores orgánicos es generalizada y aparece gradualmente. Una excepción serían los problemas eréctiles después de una lesión traumática de la inervación nerviosa de los órganos genitales (por ejemplo, lesión de la médula espinal). Los problemas eréctiles que son situacionales e inconstantes y que tienen un inicio agudo después de un acontecimiento estresante en la vida suelen deberse a razones psicológicas.

Un inicio de disfunción eréctil que coincide con el comienzo del consumo de una sustancia/medicamento y disminuye con la interrupción o descenso de la dosis de la sustancia/medicamento sugiere una disfunción sexual inducida por sustancias/medicamentos, que debería diagnosticarse en lugar del trastorno eréctil (la opción C es incorrecta). El trastorno de depresión mayor y el trastorno eréctil están estrechamente asociados, y puede ocurrir que el trastorno eréctil acompañe a un trastorno depresivo grave. Si las dificultades eréctiles se explican mejor por otro trastorno mental, como la depresión mayor, entonces no se haría un diagnóstico de trastorno eréctil (es incorrecta la opción D).

[13.4] Trastorno eréctil / Características diagnósticas (p. 482) / Diagnóstico diferencial (pp. 484-485).

13.5 ¿Cuál de los siguientes factores debe tenerse en cuenta durante la evaluación y el diagnóstico de una disfunción sexual?

A. Solo los factores biológicos.
B. Factores relacionados solo con el paciente, y no con su pareja.
C. Factores culturales o religiosos.
D. El sexo específico asignado al individuo al nacer.

Respuesta correcta: C. **Factores culturales o religiosos.**

Explicación: Varios factores deben considerarse durante la evaluación y el diagnóstico de una disfunción sexual porque pueden ser relevantes para la etiología o el tratamiento y pueden contribuir, en diversos grados, en diferentes individuos: 1) factores de la pareja (por ejemplo, problemas sexuales de la pareja, estado de salud de la pareja; la opción B es incorrecta); 2) factores de la relación (por ejemplo, mala comunicación; discrepancias en el deseo de actividad sexual); 3) factores de vulnerabilidad individual (por ejemplo, mala imagen corporal, historial de abuso sexual o emocional), comorbilidad psiquiátrica (por ejemplo, depresión, ansiedad) o factores estresantes (por ejemplo, pérdida de empleo, duelo); 4) factores culturales/religiosos (por ejemplo, inhibiciones relacionadas con prohibiciones contra la actividad sexual o el placer, actitudes hacia la sexualidad; la opción C es correcta), y 5) factores médicos relevantes para el pronóstico, el curso o el tratamiento.

La respuesta sexual tiene una base biológica necesaria, pero generalmente se experimenta en un contexto intrapersonal, interpersonal y cultural. Por lo tanto, la función sexual implica una compleja interacción entre factores biológicos, socioculturales y psicológicos (la opción A es incorrecta).

[13.5] Introducción al capítulo (pp. 477-478).

13.6 Una mujer de 30 años llega a la consulta y dice que solo ha ido porque su madre le rogó que fuera. Cuenta que, aunque tiene una buena red social con amigos de ambos sexos, nunca ha sentido excitación sexual ante hombres o mujeres, no tiene fantasías eróticas y tiene poco interés por la actividad sexual. Ha encontrado a otras personas con las mismas ideas, y ella y sus amigos se aceptan a sí mismos como asexuales. ¿Cuál es el diagnóstico apropiado, si lo hay?

A. Trastorno del interés/excitación sexual femenino.
B. Otra disfunción sexual especificada.

C. Sin diagnóstico porque no tiene el número mínimo de síntomas requeridos para el trastorno del interés/excitación sexual femenino.
D. Sin diagnóstico porque no presenta malestar o deterioro clínicamente significativos.

Respuesta correcta: **D. Sin diagnóstico porque no presenta malestar o deterioro clínicamente significativos.**

Explicación: Esta paciente tiene tres de los seis posibles indicadores del Criterio A, que es el número mínimo necesario (la opción C es incorrecta): 1) ausencia o reducción del interés en la actividad sexual, 2) ausencia o reducción de pensamientos o fantasías sexuales/eróticas, 3) ausencia o reducción de la iniciación de la actividad sexual y típicamente no receptiva a los intentos de iniciarla por la pareja, 4) ausencia o reducción de la excitación o el placer sexuales durante la actividad sexual en casi todas o todas (aproximadamente, 75-100%) las relaciones sexuales (en contextos situacionales identificados o, si es generalizado, en todos los contextos), 5) ausencia o reducción del interés/excitación sexual en respuesta a cualquier señal sexual/erótica interna o externa (por ejemplo, escrita, verbal, visual) y 6) ausencia o reducción de las sensaciones genitales o no genitales durante la actividad sexual en casi todas o todas (aproximadamente, 75-100%) las relaciones sexuales (en contextos situacionales identificados o, si es generalizado, en todos los contextos). Sin embargo, el Criterio C especifica que los diferentes síntomas del Criterio A causan malestar clínicamente significativo en el individuo (la opción D es correcta). *Otra disfunción sexual especificada* se aplica a las presentaciones en las que predominan síntomas característicos de una disfunción sexual que causan malestar clínicamente significativo en el individuo, pero no cumplen con los criterios completos de ninguno de los trastornos de la clase diagnóstica de las disfunciones sexuales (la opción B es incorrecta).

[13.6] Trastorno del interés/excitación sexual femenino / Criterios diagnósticos (p. 489) / Otra disfunción sexual especificada (p. 509).

13.7 ¿Cuál de los siguientes síntomas o condiciones descartaría el diagnóstico de trastorno eréctil?

A. Presencia de diabetes mellitus.
B. Marcada disminución de la rigidez eréctil.
C. Presencia del trastorno por consumo de alcohol.
D. Presencia de síntomas durante menos de 3 meses.

Respuesta correcta: **D. Presencia de síntomas durante menos de 3 meses.**

Explicación: Una marcada disminución de la rigidez eréctil es uno de los tres síntomas del Criterio A (se requiere al menos uno) que debe experimentarse en casi todas o todas (aproximadamente, 75-100%) las ocasiones de actividad sexual (la opción B es incorrecta). El Criterio B especifica que los síntomas del Criterio A han persistido durante un mínimo de aproximadamente 6 meses (la opción D es correcta). La presencia de diabetes mellitus *en sí misma* no descarta el trastorno eréctil; los problemas eréctiles que se explican *totalmente* por factores médicos no recibirían un diagnóstico de trastorno mental (la opción A es incorrecta). De manera similar, la mera presencia de un trastorno por consumo de alcohol no descarta la posibilidad de un trastorno eréctil separado y concurrente. Sin embargo, el inicio de la disfunción eréctil que coincide con el comienzo del consumo de una sustancia/medicamento y que disminuye con la interrupción o bajada de la dosis de dicha sustancia/medicamento sugiere una disfunción sexual inducida por sustancias/medicamentos, que debería diagnosticarse en lugar del trastorno eréctil (la opción C es incorrecta).

[13.7] **Trastorno eréctil / Criterios diagnósticos (pp. 481-482); Diagnóstico diferencial (pp. 484-485).**

13.8 ¿Cuál de las siguientes es una característica distintiva de la eyaculación prematura (precoz) frente a la eyaculación retardada?

A. Los síntomas han estado presentes durante al menos 6 meses.
B. Los síntomas deben experimentarse durante la actividad sexual en pareja.
C. Los síntomas causan malestar clínicamente significativo en el individuo.
D. La gravedad se basa en el nivel de angustia experimentado por el individuo.

Respuesta correcta: D. **La gravedad se basa en el nivel de angustia experimentado por el individuo.**

Explicación: El Criterio A tanto de la eyaculación prematura (precoz) como de la eyaculación retardada especifica que los síntomas ocurren durante la actividad sexual en pareja (la opción B es incorrecta). Ambos diagnósticos requieren la presencia de malestar clínicamente significativo (Criterio C). Del mismo modo, el Criterio B de ambos diagnósticos requiere que los síntomas hayan estado presentes durante al menos 6 meses (la opción A es incorrecta). En la eyaculación retardada, la gravedad actual se basa en el nivel de angustia a causa de los síntomas. En la eyaculación prematura (precoz), la gravedad actual se basa en el tiempo que se tarda en eyacular después de iniciar la actividad sexual (la opción D es correcta).

[13.8] **Eyaculación retardada / Criterios diagnósticos (pp. 478-479); Eyaculación prematura (precoz) / Criterios diagnósticos (pp. 501-502).**

13.9 ¿Cuál de los siguientes medicamentos es más probable que cause disfunción sexual?

A. Bupropión.
B. Lamotrigina.
C. Citalopram.
D. Nefazodona.

Respuesta correcta: C. **Citalopram.**

Explicación: El efecto secundario más comúnmente reportado de los medicamentos antidepresivos es la dificultad para tener orgasmos o para la eyaculación en los hombres y la excitación en las mujeres. Ciertos agentes (es decir, bupropión, mirtazapina, nefazodona y vilazodona) parecen tener menores tasas de efectos secundarios sexuales que otros antidepresivos (las opciones A y D son incorrectas). Existen diferencias en la incidencia de efectos secundarios sexuales entre algunos antidepresivos serotoninérgicos y adrenérgico-serotoninérgicos combinados, teniendo medicamentos como citalopram, fluoxetina, fluvoxamina, paroxetina, sertralina y venlafaxina las tasas más altas de disfunción sexual (la opción C es correcta). Aunque los efectos de los estabilizadores del estado de ánimo sobre la función sexual no están claros, es posible que el litio y los anticonvulsivos, con la posible excepción de la lamotrigina, tengan efectos adversos sobre el deseo sexual (la opción B es incorrecta).

[13.9] Disfunción sexual inducida por sustancias/medicamentos / Características asociadas (p. 507) / Prevalencia (pp. 507-508).

13.10 ¿Cuál de las siguientes afecciones se diagnosticaría correctamente como *otra disfunción sexual especificada*?

A. Disfunción sexual inducida por sustancias/medicamentos.
B. Aversión sexual.
C. Eyaculación retardada.
D. Trastorno del interés/excitación sexual femenino.

Respuesta correcta: B. **Aversión sexual.**

Explicación: Las opciones A, C y D son disfunciones sexuales diagnosticables, cada una con su propio conjunto específico de criterios. *Otra disfunción sexual especificada* se aplica a las presentaciones en que predominan los síntomas característicos de una disfunción sexual, que causan malestar clínicamente significativo en el individuo pero no cumplen los criterios completos de ninguno de los trastornos de la clase diagnóstica de las disfunciones sexuales. La categoría de *otra disfunción sexual especificada* se utiliza en aquellas situaciones en las que el clínico elige comunicar la razón específica por la que la presentación no cumple los criterios de ninguna disfunción sexual específica. Esto se hace registrando "otra disfunción sexual especificada", seguido de la razón específica (por ejemplo, "aversión sexual"; la opción B es correcta).

[13.10] Otra disfunción sexual especificada (p. 509).

CAPÍTULO 14

Disforia de género

14.1 ¿Cuál de las siguientes opciones *debe* estar presente para que un niño cumpla los criterios diagnósticos de disforia de género?

A. Trastorno de desarrollo sexual concurrente.
B. Fuerte deseo de ser del otro género o insistencia en que uno *es* del otro género (o algún género alternativo diferente del género asignado).
C. Fuerte rechazo de la propia anatomía sexual.
D. Fuerte deseo de poseer las características sexuales primarias y/o secundarias propias del género experimentado.

Respuesta correcta: **B. Fuerte deseo de ser del otro género o insistencia en que uno *es* del otro género (o algún otro género alternativo diferente del género asignado).**

Explicación: Para la disforia de género en los niños, el Criterio A es una incongruencia marcada entre el género experimentado/expresado y el género asignado, de al menos 6 meses de duración, manifestada por al menos seis de los siguientes criterios (uno de los cuales debe ser el Criterio A1): 1) un fuerte deseo de ser del otro género o insistencia en que uno *es* del otro género (o algún género alternativo diferente del género asignado; la opción B es correcta); 2) en los niños varones (género asignado), clara preferencia por el travestismo o por imitar la ropa femenina; en las niñas (género asignado), clara preferencia por vestir solo ropa masculina típica y fuerte resistencia a vestir ropa femenina típica; 3) clara preferencia por los roles de género cruzado en los juegos de fantasía o de rol; 4) clara preferencia por los juguetes, juegos o actividades típicamente utilizados o realizados por el otro género; 5) clara preferencia por los compañeros de juego del otro género; 6) en los niños varones (género asignado), claro rechazo de los juguetes, juegos y actividades típicamente masculinos y clara evitación del juego brusco; en las niñas (género asignado), fuerte rechazo de los juguetes, juegos y actividades típicamente femeninos; 7) fuerte rechazo de la propia anatomía sexual (la opción C es incorrecta); 8) fuerte deseo de poseer las características sexuales primarias y/o secundarias propias del género experimentado (la opción D es incorrecta). Existe un especificador para indicar si también hay un trastorno/variante del desarrollo sexual (la opción A es incorrecta).

[14.1] Disforia de género / Criterios diagnósticos (pp. 512-513).

14.2 ¿Cuál de las siguientes afirmaciones sobre el diagnóstico de disforia de género en adolescentes y adultos es *verdadera*?

A. El especificador *postransición* se utiliza para indicar que el individuo ha pasado (o se está preparando para pasar) por al menos un procedimiento médico o régimen de tratamiento de afirmación de género.
B. Para poder recibir el diagnóstico, el individuo debe estar buscando algún tipo de tratamiento de reasignación de sexo.
C. Para poder recibir el diagnóstico, el individuo debe tener un fuerte deseo de ser de un género diferente o debe insistir en que *es* de otro género.
D. Para poder recibir el diagnóstico, el individuo debe tener asociado un trastorno del desarrollo sexual.

Respuesta correcta: **A. El especificador *postransición* se utiliza para indicar que el individuo ha pasado (o se está preparando para pasar) por al menos un procedimiento médico o régimen de tratamiento de afirmación de género.**

Explicación: En los criterios diagnósticos de la disforia de género en los adolescentes y los adultos, el especificador *postransición* se utiliza para identificar a las personas que han pasado (o se están preparando para pasar) por al menos un procedimiento médico o régimen de tratamiento de afirmación de género, a saber, un tratamiento hormonal de afirmación de género o una cirugía de reasignación de género que confirme el género experimentado (la opción A es correcta).

A diferencia del caso de los niños, un adolescente o adulto no necesita tener un fuerte deseo de ser de un género diferente o insistir en que es de otro género para cumplir los requisitos diagnósticos de la disforia de género.

[14.2] Disforia de género / Criterios diagnósticos (pp. 512-513); Especificadores (p. 513).

14.3 Asociar cada uno de los siguientes términos (A-D) con su correcta definición (i-iv).

A. Transgénero.
B. Género.
C. Sexo.
D. Transexual.
 i. Los indicadores biológicos de masculino o femenino.
 ii. El rol vivido público, sociocultural (y usualmente legalmente reconocido) de una persona como niño o niña, hombre o mujer.
 iii. Un individuo cuya identidad de género resulta ser diferente al género asignado al nacer.
 iv. Un término históricamente utilizado para denotar a un individuo que busca, o ha realizado, una transición social de hombre a mujer o de mujer a hombre.

Respuesta correcta: **A: iii, B: ii, C: i, D: iv.**

Explicación: La cuestión del sexo y el género es muy controvertida y ha llevado a una proliferación de términos cuyos significados varían con el tiempo y dentro y entre disciplinas. En el DSM-5-TR, *sexo* se refiere a los indicadores biológicos de masculino y femenino (entendidos en el contexto de la capacidad reproductiva), como los cromosomas sexuales, las gónadas, las hormonas sexuales y los genitales internos y externos no ambiguos (opción C = i). *Género* se usa para denotar el rol vivido público, sociocultural (y usualmente legalmente reconocido) como niño o niña, hombre o mujer, u otro género (opción B = ii). *Transgénero* se refiere al amplio espectro de individuos cuya identidad de género es diferente al género asignado al nacer (opción A = iii). *Transexual* se usaba históricamente para denotar a un individuo que busca, está realizando o ha realizado una transición social de hombre a mujer o de mujer a hombre, lo que en muchos casos, pero no en todos, también implica una transición somática mediante tratamiento hormonal de afirmación de género y cirugía genital, mamaria u otra cirugía afirmativa del género (históricamente denominada *cirugía de reasignación de sexo*).

[14.3] Introducción al capítulo (pp. 511-512).

14.4 ¿Cómo se determina el género de una persona?

A. Los factores biológicos contribuyen, en interacción con factores sociales y psicológicos, al desarrollo del género.
B. El género se determina al nacer.
C. El género se determina oficialmente (y a veces legalmente) cuando un individuo cambia de género.
D. El género se determina por procedimientos médicos que alinean las características físicas de un individuo con su género experimentado.

Respuesta correcta: **A. Los factores biológicos contribuyen, en interacción con factores sociales y psicológicos, al desarrollo del género.**

Explicación: *Género* se usa para denotar el rol vivido público, sociocultural (y usualmente legalmente reconocido) como niño o niña, hombre o mujer, u otro género. Se considera que los factores biológicos contribuyen, en interacción con factores sociales y psicológicos, al desarrollo del género (la opción A es correcta).

Asignación de género se refiere a la asignación como masculino o femenino. Esto usualmente ocurre al nacer sobre la base del sexo fenotípico y, por lo tanto, produce el *género asignado al nacer*, históricamente referido como *sexo biológico* o, más recientemente, *género natal* (la opción B es incorrecta). *Reasignación de género* denota un cambio oficial (y a veces legal) de género (la opción C es incorrecta). Los *tratamientos de afirmación de género* son procedimientos médicos (hormonas, cirugías o ambas) que tienen como objetivo alinear las características físicas de un individuo con su *género experimentado* (la opción D es incorrecta).

[14.4] Introducción al capítulo (pp. 511-512).

14.5 ¿Qué diagnóstico del DSM-5-TR ha reemplazado al anterior diagnóstico del DSM-IV de trastorno de identidad de género?

A. Género atípico.
B. Trastorno travestista.

C. Disforia de género.
D. No conformidad con los roles de género.

Respuesta correcta: C. **Disforia de género.**

Explicación: *Disforia de género,* como término descriptivo general, se refiere a la angustia que puede acompañar a la incongruencia entre el género experimentado o expresado y el género asignado. Aunque no todos los individuos experimentan angustia por la incongruencia, muchos se angustian si no pueden acceder a las intervenciones físicas deseadas mediante hormonas y/o cirugía. El término actual es más descriptivo que el término anterior del DSM-IV, *trastorno de identidad de género,* y se centra en la disforia, no en la identidad *per se,* como problema clínico (la opción C es correcta).

Género atípico se refiere a las características somáticas o comportamientos que no son típicos (en sentido estadístico) de los individuos con el mismo género asignado en una sociedad y época histórica dadas; *no conforme con el género, variante de género* y *diverso de género* son términos no diagnósticos alternativos (las opciones A y D son incorrectas).

La disforia de género debe distinguirse de la simple no conformidad con el comportamiento estereotípico de los roles de género por el fuerte deseo de ser de un género distinto al asignado, y por la extensión y la generalidad de las actividades e intereses variantes de género (la opción D es incorrecta).

El trastorno de travestismo se diagnostica en adolescentes y adultos masculinos heterosexuales (o bisexuales) (raramente en mujeres) para quienes vestirse con ropa de mujer genera excitación sexual y causa angustia y/o deterioro sin poner en duda su género asignado. Ocasionalmente se acompaña de disforia de género (la opción B es incorrecta). A un individuo con trastorno de travestismo que también tiene disforia de género clínicamente significativa se le pueden dar ambos diagnósticos. En algunos casos de disforia de género de inicio pospuberal en individuos de asignación masculina al nacer que se sienten atraídos por las mujeres, el travestismo con excitación sexual es un precursor del diagnóstico de disforia de género.

[14.5] Introducción al capítulo (pp. 511-512); Disforia de género / Diagnóstico diferencial (pp. 519-520).

CAPÍTULO 15

Trastornos disruptivos, del control de los impulsos y de la conducta

15.1 Un niño de 7 años se ha mostrado extremadamente terco y desafiante durante el último año. Este comportamiento se ve principalmente en casa y normalmente no implica ninguna inestabilidad del estado de ánimo significativa ni ira, aunque ocasionalmente puede ser rencoroso y vengativo. Estos síntomas han afectado a la relación con sus hermanos de manera extremadamente negativa y, más recientemente, este comportamiento se ha visto con sus compañeros y ha comenzado a afectar a sus amistades. Sus padres tienen un estilo de crianza algo hostil. ¿Cuál de las siguientes afirmaciones sobre el diagnóstico del trastorno negativista desafiante (TND) es correcta para este paciente?

A. El niño no reúne los requisitos del diagnóstico de TND porque sus síntomas carecen de componente anímico significativo.
B. El niño puede reunir los requisitos del diagnóstico de TND, a pesar de carecer de un estado de ánimo negativo persistente, si cumple los otros criterios sintomáticos.
C. El niño no reúne los requisitos del diagnóstico de TND porque sus síntomas se limitan principalmente al entorno del hogar.
D. El niño no reúne los requisitos del diagnóstico de TND porque sus síntomas no han estado presentes durante un período de tiempo suficiente.

Respuesta correcta: **B. El niño puede reunir los requisitos del diagnóstico de TND, a pesar de carecer de un estado de ánimo negativo persistente, si cumple los otros criterios sintomáticos.**

Explicación: Según el DSM-5-TR, no es raro que las personas con TND muestren las características comportamentales del trastorno sin problemas de estado de ánimo negativo. Los síntomas del TND pueden estar confinados a un solo entorno, y este es con gran frecuencia el hogar. Las personas que muestran suficientes síntomas para alcanzar el umbral diagnóstico, incluso si es solamente en casa, pueden estar significativamente afectadas en su funcionamiento social. Debido a que estos comportamientos son comunes entre hermanos, deben observarse durante las interacciones con personas que no sean los hermanos.

Además, debido a que los síntomas del trastorno suelen ser más evidentes en las interacciones con los adultos o compañeros que el individuo conoce bien, es posible que no sean evidentes durante un examen clínico. En los niños menores de 5 años, el comportamiento debe ocurrir la mayoría de los días durante un período de al menos 6 meses. En las personas de 5 años o más, el comportamiento debe producirse al menos una vez por semana durante al menos 6 meses, a menos que se indique lo contrario.

[15.1] Trastorno negativista desafiante / Criterios diagnósticos (pp. 522-523).

15.2 Un niño de 3 años ha tenido rabietas graves, aproximadamente semanales, durante un período de 6 meses. Las rabietas se caracterizan por ira y comportamiento desafiante, rebatiendo el niño las instrucciones de sus padres. Las rabietas suelen ir precedidas de algún cambio en la rutina, de fatiga o de hambre, y rara vez incluyen agresión o destrucción de objetos. El niño se comporta generalmente bien en la guardería y durante los períodos entre rabietas. ¿Cuál de los siguientes es el diagnóstico más apropiado?

A. Trastorno negativista desafiante (TND).
B. Trastorno explosivo intermitente (TEI).
C. Trastorno de desregulación disruptiva del estado de ánimo (TDDEA).
D. Ninguna de las anteriores.

Respuesta correcta: D. **Ninguna de las anteriores.**

Explicación: El Criterio A del TND requiere un patrón de estado de ánimo enojado/irritable, de comportamiento discutidor/desafiante y de rencor que dure al menos 6 meses, demostrado por al menos cuatro síntomas de cualquiera de las siguientes categorías y exhibidos durante la interacción con al menos un individuo que no es un hermano:

- Estado de ánimo enojado/irritable: *1.* Pierde los estribos. *2.* Está susceptible o se enfada fácilmente con los demás. *3.* Está enojado y resentido.
- Comportamiento discutidor/desafiante: *4.* Discute directamente con las figuras de autoridad o los adultos. *5.* Desafía activamente o se niega a cumplir las solicitudes de las figuras de autoridad o los adultos, o bien las normas. *6.* Molesta a las personas a propósito. *7.* Culpa a los demás de sus errores o mal comportamiento.
- Rencor: *8.* Se ha mostrado rencoroso o vengativo al menos dos veces en los últimos 6 meses.

Las rabietas en un niño de preescolar se considerarían un síntoma de TND solo si ocurrieran en la mayoría de los días durante los últimos 6 meses, si ocurrieran con al menos otros tres síntomas del trastorno y si las rabietas contribuyeran a una perturbación significativa asociada al trastorno (por ejemplo, llevaron a la destrucción de objetos, a que se pidiera al niño que abandonara el preescolar). En este caso, las rabietas del niño son el único síntoma; por lo tanto, no cumplirían el Criterio A. Aunque las rabietas del niño han ocurrido al menos semanalmente durante un período de 6 meses, el DSM-5-TR señala específicamente que, en un niño menor de 5 años, el comportamiento que cumple el Criterio A solo puede considerarse un síntoma de TND si ocurre *en la mayoría de los días* durante los últimos 6 meses. Finalmente, las rabietas no parecen causar malestar o deterioro funcional significativos (Criterio B) y podrían ser de naturaleza evolutiva.

No se debe dar un diagnóstico de TEI a los individuos menores de 6 años o con nivel de desarrollo equivalente. El diagnóstico de TDDEA no debe hacerse por primera vez antes de los 6 años ni después de los 18 años. En el caso del TDDEA, las rabietas deben ocurrir con frecuencia (es decir, una media de tres o más veces por semana; Criterio C) durante al menos 1 año y deben ser inapropiadas para la etapa de desarrollo (Criterio B). La irritabilidad aguda del TDDEA consiste en un estado de ánimo crónico irritable o enojado que está presente entre las rabietas graves. Este estado de ánimo irritable o enojado debe ser característico del niño, debe estar presente la mayor parte del día, casi todos los días, y debe ser observable por los demás en el entorno del niño (Criterio D).

[15.2] Trastorno negativista desafiante / Criterios diagnósticos (pp. 522-523) y Diagnóstico diferencial (pp. 525-526).

15.3 Los criterios diagnósticos del trastorno negativista desafiante (TND) incluyen especificadores para indicar la gravedad del trastorno, manifestada por la omnipresencia de los síntomas en diferentes entornos y relaciones. ¿Cuál de los siguientes especificadores sería apropiado para un niño de 11 años que cumple los síntomas del Criterio A en casa y en la escuela?

A. Leve.
B. Moderado.
C. Grave.
D. Información insuficiente.

Respuesta correcta: **B. Moderado.**

Explicación: El especificador *leve* requiere que los síntomas se limiten a un entorno, el especificador *moderado* requiere que los síntomas estén presentes en al menos dos entornos y el especificador *grave* requiere que los síntomas estén presentes en al menos tres entornos.

[15.3] Trastorno negativista desafiante / Criterios diagnósticos; Especificadores (pp. 522-523).

15.4 Un adolescente de 13 años que anteriormente se comportaba bien comienza a mostrar un comportamiento extremadamente desafiante y oposicionista, con rencor, durante los últimos 8 meses. Está enojado, discute y se niega a aceptar la responsabilidad de su comportamiento, lo que está afectando significativamente a su vida en casa y en la escuela. ¿Qué aspecto de esta presentación se ajusta mal a un diagnóstico de trastorno negativista desafiante (TND)?

A. Falta de remordimiento.
B. Duración de los síntomas.
C. Edad de inicio.
D. Síntomas en múltiples entornos.

Respuesta correcta: C. **Edad de inicio.**

Explicación: Los primeros síntomas de TND suelen aparecer durante los años preescolares y rara vez después de la adolescencia temprana. El TND es un diagnóstico poco probable si el inicio es en la adolescencia, después de una infancia marcada por un comportamiento complaciente. Los factores de estrés ambiental y familiar pueden asociarse a manifestaciones que exteriorizan la desregulación emocional. Pueden manifestarse como rabietas y comportamiento oposicionista en los niños y como comportamientos agresivos en los adolescentes. La asociación temporal con un factor de estrés y la duración de los síntomas de menos de 6 meses después de la resolución del factor de estrés pueden ayudar a distinguir el trastorno de adaptación del TND. En este caso, el inicio relativamente tardío sugiere un trastorno del estado de ánimo, un trastorno de adaptación (a un factor de estrés no descrito en el caso) o un trastorno por consumo de sustancias. Para contar en el diagnóstico de un episodio depresivo mayor, un síntoma debe ser nuevo o haber empeorado claramente en comparación con el estado previo al episodio del individuo. Muchas personas refieren o exhiben un aumento de la irritabilidad (por ejemplo, ira persistente, tendencia a responder a los sucesos con arrebatos de ira o culpando a otros, sensación exagerada de frustración por asuntos menores). En los niños y adolescentes puede desarrollarse un estado de ánimo irritable o malhumorado en lugar de un estado de ánimo triste o abatido.

[15.4] Trastorno negativista desafiante / Desarrollo y curso (p. 524).

15.5 ¿Cuál es un factor de riesgo asociado con el trastorno negativista desafiante (TND)?

A. Mayor reactividad al cortisol.
B. Ser acosado.
C. Crianza permisiva.
D. Baja reactividad emocional.

Respuesta correcta: B. **Ser acosado.**

Explicación: Los niños con TND tienen mayor riesgo tanto de acosar a sus compañeros como de ser acosados por ellos. Aunque se han identificado una serie de marcadores neurobiológicos (por ejemplo, menor frecuencia cardíaca y reactividad de la conductancia de la piel; reducción de la reactividad basal al cortisol; anomalías en la corteza prefrontal y la amígdala) en asociación con el TND, no se pueden usar diagnósticamente porque la gran mayoría de los estudios no han separado a los niños con TND de aquellos con trastorno de conducta. Por lo tanto, no está claro si existen marcadores específicos para el TND. Las prácticas de crianza duras, incoherentes o negligentes predicen aumentos de los síntomas, y las manifestaciones del trastorno a lo largo del desarrollo parecen similares. Los factores temperamentales relacionados con problemas de la regulación emocional (por ejemplo, altos niveles de reactividad emocional, baja tolerancia a la frustración) se han mostrado predictivos del trastorno.

[15.5] Trastorno negativista desafiante / Desarrollo y curso; Factores de riesgo y pronóstico (pp. 524-525).

15.6 Un chico de 16 años con una larga historia de comportamiento desafiante hacia las figuras de autoridad también tiene antecedentes de agresión a sus compañeros (se mete en peleas en la escuela), sus padres y objetos (golpea las paredes, rompe puertas). Miente con frecuencia. Recientemente ha comenzado a robar mercancías de las tiendas locales, y dinero y joyas de sus padres. No parece irritado o deprimido de manera generalizada, no tiene trastornos del sueño y niega haber tenido síntomas psicóticos. ¿Cuál es el diagnóstico más probable?

A. Trastorno negativista desafiante (TND).
B. Trastorno de la conducta.
C. Trastorno de déficit de atención/hiperactividad (TDAH).
D. Trastorno de desregulación disruptiva del estado de ánimo (TDDEA).

Respuesta correcta: B. Trastorno de la conducta.

Explicación: Este chico muestra agresiones a personas, destrucción de propiedades y engaño o robo, todos parte del Criterio A del trastorno de la conducta en el DSM-5-TR. Los individuos con TND no suelen ser agresivos hacia las personas o los animales y generalmente no destruyen propiedades ni exhiben patrones de comportamiento que conlleven robo o engaño. Además, las personas con TND tienen problemas de desregulación emocional como característica más prominente y generalizada de su presentación. No hay suficiente información en este caso para establecer un diagnóstico de TDAH. Aunque los niños con TDAH a menudo exhiben un comportamiento hiperactivo e impulsivo que puede ser disruptivo, este comportamiento por sí solo no viola las normas sociales ni los derechos de los demás. La falta de un trastorno del estado de ánimo generalizado argumenta en contra del diagnóstico de TDDEA.

[15.6] Trastorno de la conducta / Criterios diagnósticos (pp. 530-531).

15.7 Un chico de 15 años tiene antecedentes de comportamiento violento episódico que es desproporcionado con respecto al hecho desencadenante. Durante un episodio típico, que se intensifica rápidamente, se enfada extremadamente, golpea las paredes o rompe los muebles en casa. No parece haber ningún propósito o beneficio específico asociado con los arrebatos y en el plazo de 30 minutos se tranquiliza y "vuelve a la normalidad", estado que no se asocia a ningún trastorno del estado de ánimo predominante. ¿Qué diagnóstico se ajusta mejor a este cuadro clínico?

A. Trastorno bipolar.
B. Trastorno de desregulación disruptiva del estado de ánimo (TDDEA).

C. Trastorno explosivo intermitente (TEI).
D. Trastorno de déficit de atención/hiperactividad (TDAH).

Respuesta correcta: C. **Trastorno explosivo intermitente (TEI).**

Explicación: La presentación de este adolescente es característica del TEI. El hecho de que no haya trastorno del estado de ánimo entre los episodios argumenta en contra del trastorno bipolar o el TDDEA. A diferencia del TEI, el TDDEA se caracteriza por un estado de ánimo negativo persistente la mayor parte del día, casi todos los días, entre los arrebatos de agresión impulsiva. La agresión en el TEI es impulsiva y el TDAH puede ser comórbido con el TEI, pero los síntomas del TDAH distintos de la impulsividad (inatención e inquietud) no se describen en este caso.

[15.7] Trastorno explosivo intermitente / Criterios diagnósticos (p. 527).

15.8 ¿Cuál de los siguientes *no* es un factor de riesgo del trastorno explosivo intermitente (TEI)?

A. Parientes de primer grado con TEI.
B. Separación de los miembros de la familia en poblaciones de refugiados.
C. Trastorno de la personalidad esquizotípica.
D. Trastorno de la personalidad límite.

Respuesta correcta: C. **Trastorno de la personalidad esquizotípica.**

Explicación: Según el DSM-5-TR, los parientes de primer grado de los individuos con TEI tienen mayor riesgo de tener también el trastorno, que tiene un fuerte componente genético en la agresión impulsiva. Las personas con trastorno de la personalidad antisocial o trastorno de la personalidad límite y aquellas que tienen antecedentes de trastornos con comportamientos disruptivos (por ejemplo, TDAH, trastorno de la conducta, trastorno negativista desafiante) tienen mayor riesgo de tener un TEI comórbido. El desplazamiento a largo plazo del hogar y la separación de los miembros de la familia son factores de riesgo en algunos entornos de las poblaciones de refugiados.

[15.8] Trastorno explosivo intermitente / Factores de riesgo y pronóstico; Comorbilidad (p. 529).

15.9 ¿Cuál de los siguientes marcadores biológicos está asociado con el trastorno explosivo intermitente (TEI)?

A. Anormalidades serotoninérgicas en el sistema límbico y la corteza orbitofrontal.
B. Respuestas reducidas de la amígdala a los estímulos de ira durante la resonancia magnética funcional (fMRI).
C. Anormalidades de la función adrenal.
D. Aumento de las catecolaminas urinarias.

Respuesta correcta: A. **Anormalidades serotoninérgicas en el sistema límbico y la corteza orbitofrontal.**

Explicación: La investigación neurobiológica respalda la presencia de anomalías serotoninérgicas, a nivel global y en el cerebro, específicamente en áreas del sistema límbico (cíngulo anterior) y la corteza orbitofrontal de los individuos con TEI. Las respuestas de la amígdala a los estímulos de la ira durante la resonancia magnética funcional son *mayores* en los individuos con TEI que en los individuos sanos. No hay evidencia actual de anomalías de la función adrenal ni de alteración de las catecolaminas urinarias.

[15.9] Trastorno explosivo intermitente / Características asociadas (p. 528).

15.10 ¿Cuál de las siguientes afirmaciones sobre el diagnóstico diferencial del trastorno explosivo intermitente (TEI) es *falsa*?

A. En los niños, el diagnóstico de TEI se puede hacer en el contexto de un trastorno de adaptación.
B. A diferencia del TEI, el trastorno de desregulación disruptiva del estado de ánimo se caracteriza por un estado de ánimo negativo persistente (es decir, irritabilidad, ira) la mayor parte del día, casi todos los días, entre los arrebatos de agresión impulsiva.
C. El nivel de agresividad impulsiva en los individuos con trastorno de la personalidad antisocial o trastorno de la personalidad límite es menor que en los individuos con TEI.
D. La agresión en el trastorno negativista desafiante se caracteriza típicamente por berrinches y discusiones verbales con las figuras de autoridad, mientras que los arrebatos de agresión impulsiva del TEI responden a una gama más amplia de provocaciones e incluyen la agresión física.

Respuesta correcta: **A. En los niños, el diagnóstico de TEI se puede hacer en el contexto de un trastorno de adaptación.**

Explicación: El DSM-5-TR estipula que, en los niños de 6 a 18 años, el comportamiento agresivo que ocurre como parte de un trastorno de adaptación no debe tenerse en cuenta para el diagnóstico de TEI.

[15.10] Trastorno explosivo intermitente / Criterios diagnósticos; Características diagnósticas (pp. 527-528).

15.11 Un adolescente de 17 años con antecedentes de intimidación e iniciación de peleas con bates y cuchillos también ha robado, ha provocado incendios, ha destruido propiedades, ha irrumpido en casas y ha "engañado" a otros. ¿Qué categoría del Criterio A del trastorno de la conducta no se cumple en este caso?

A. Agresión a personas y animales.
B. Destrucción de la propiedad.
C. Engaño o robo.
D. Violaciones graves de las reglas.

Respuesta correcta: **D. Violaciones graves de las reglas.**

Explicación: La característica esencial del trastorno de la conducta es un patrón de comportamiento repetitivo y persistente en el que se violan los derechos básicos de los demás o las normas sociales o reglas importantes para la edad (Criterio A). Estos comportamientos se dividen en cuatro grupos principales: conducta agresiva que causa o amenaza con daño físico a otras personas o animales (Criterios A1-A7); conducta no agresiva que causa pérdida o daños de objetos (Criterios A8-A9); engaño o robo (Criterios A10-A12), y violaciones graves de las reglas (Criterios A13-A15). Las *violaciones graves de las reglas*, según el DSM-5-TR, incluyen lo siguiente: a menudo trasnocha fuera de casa a pesar de las prohibiciones de los padres, comenzando antes de los 13 años; ha huido de casa al menos dos veces mientras vivía en el hogar de los padres o los sustitutos parentales, o una sola vez pero sin regresar durante un largo período; y a menudo se ausenta de la escuela, comenzando antes de los 13 años.

[15.11] Trastorno de la conducta / Características diagnósticas (pp. 533).

15.12 Una adolescente de 15 años con historial de crueldad hacia los animales, robo, absentismo escolar y huida de casa no muestra remordimientos cuando la atrapan ni cuando se le hace saber cómo afectan estos comportamientos a su familia. Ignora los sentimientos de los demás y parece no importarle que su conducta esté comprometiendo su rendimiento escolar. El comportamiento ha estado presente durante más de 1 año y en múltiples relaciones y entornos. ¿Cuál de los siguientes componentes del especificador *con emociones prosociales limitadas* está ausente en este cuadro clínico?

A. Falta de remordimiento o culpa.
B. Insensible-falta de empatía.
C. Despreocupada por el rendimiento.
D. Afecto superficial o deficiente.

Respuesta correcta: D. **Afecto superficial o deficiente.**

Explicación: El *afecto superficial o deficiente* se define en el DSM-5-TR como "no expresa sentimientos ni muestra emociones a los demás, excepto de maneras que parecen frívolas, insinceras o superficiales (por ejemplo, las acciones contradicen la emoción mostrada; puede encender o apagar emociones rápidamente) o cuando las expresiones emocionales se utilizan para obtener beneficios (por ejemplo, emociones mostradas para manipular o intimidar a otros)". No se proporciona suficiente información en este caso como para indicar si esta paciente tiene o no un afecto superficial o deficiente.

[15.12] Trastorno de la conducta / Criterios diagnósticos (pp. 530-532).

15.13 ¿Cuál de las siguientes opciones *no* se califica de comportamiento agresivo bajo las definiciones del Criterio A del diagnóstico del trastorno de la conducta?

A. Ciberacoso.
B. Forzar a alguien a realizar una actividad sexual.
C. Robar enfrentándose a la víctima.
D. Agresión en el contexto de un trastorno del estado de ánimo.

Respuesta correcta: D. **Agresión en el contexto de un trastorno del estado de ánimo.**

Explicación: La irritabilidad, la agresión y los problemas de conducta pueden ocurrir en niños o adolescentes con trastorno depresivo mayor, trastorno bipolar o trastorno de desregulación disruptiva del estado de ánimo. Basándose en su curso, los problemas de comportamiento asociados con estos trastornos del estado de ánimo generalmente se pueden distinguir del patrón de problemas de conducta observado en el trastorno de la conducta. Específicamente, las personas con trastorno de la conducta mostrarán niveles sustanciales de problemas de conducta agresiva o no agresiva durante los períodos en los que no hay alteración del estado de ánimo, ya sea históricamente (es decir, un historial de problemas de conducta que precede al inicio de la alteración del estado de ánimo) o concurrentemente (es decir, problemas de conducta que son premeditados y no ocurren durante períodos de intensa excitación emocional). En aquellos casos en los que se cumplen los criterios del trastorno de la conducta y de un trastorno del estado de ánimo se pueden dar ambos diagnósticos.

El Criterio A del trastorno de la conducta, la agresión a personas y animales, incluye lo siguiente: 1) a menudo intimida, amenaza o acosa a otros; 2) a menudo inicia peleas físicas; 3) ha utilizado un arma que puede causar daños físicos graves a otros (por ejemplo, bate, ladrillo, botella rota, cuchillo, pistola); 4) ha sido físicamente cruel con personas; 5) ha sido físicamente cruel con animales; 6) ha robado enfrentándose a la víctima (por ejemplo, atraco, robo de bolsos, extorsión, robo a mano armada), y 7) ha forzado a alguien a realizar una actividad sexual.

[15.13] Trastorno de la conducta / Criterios diagnósticos (pp. 530-532); Diagnóstico diferencial (p. 536).

15.14　Una adolescente de 16 años que ha empezado a faltar a la escuela al menos tres veces a la semana este año se muestra discutidora con sus profesores y padres. Los padres recuerdan muchos berrinches debido a que no conseguía lo que quería cuando estaba en edad preescolar. Recientemente ha estado incumpliendo el horario de salidas y volviendo a casa intoxicada alrededor de las 2:00. Hubo un tiempo el año pasado en el que estuvo desaparecida durante 2 semanas. ¿Cuál de los síntomas de esta paciente es un síntoma del trastorno de conducta?

A. Absentismo escolar.
B. Berrinches durante la edad preescolar.
C. Fuga durante un período prolongado.
D. Incumplir el horario de salidas.

Respuesta correcta: C. **Fuga durante un período prolongado.**

Explicación: El Criterio A14 del DSM-5-TR para el trastorno de la conducta especifica fugarse una vez si es por un período prolongado o durante la noche al menos dos veces. El absentismo escolar de la paciente y la transgresión del horario de salidas comenzaron este año; el DSM-5-TR especifica que, en el trastorno de la conducta, este comportamiento necesita comenzar antes de los 13 años. En un niño en edad preescolar, los berrinches y su frecuencia se consideran en el diagnóstico del trastorno negativista desafiante, pero no en el trastorno de la conducta.

[15.14] Trastorno de la conducta / Características diagnósticas (p. 533).

15.15 Comparados con los individuos con trastorno de la conducta de inicio en la infancia, ¿qué es más probable que tengan los pacientes con trastorno de la conducta de inicio en la adolescencia?

A. Trastorno negativista desafiante (TND).
B. Trastorno de déficit de atención/hiperactividad (TDAH).
C. Síntomas persistentes en la edad adulta.
D. Relaciones con pares normativas.

Respuesta correcta: D. **Relaciones con pares normativas.**

Explicación: En el trastorno de la conducta de inicio en la infancia, los individuos suelen ser hombres, frecuentemente muestran agresividad física hacia otros, tienen malas relaciones con sus pares, pueden haber tenido TND durante la primera infancia y generalmente presentan síntomas que cumplen los criterios completos del trastorno de la conducta antes de la pubertad. Muchos niños con este subtipo también tienen TDAH concurrente u otros problemas del neurodesarrollo. Los individuos con el tipo de inicio en la infancia tienen más probabilidades de tener un trastorno de la conducta persistente en la edad adulta que aquellos con trastorno de conducta de inicio en la adolescencia. En comparación con los individuos con trastorno de la conducta de inicio en la infancia, los individuos con trastorno de la conducta de inicio en la adolescencia son menos propensos a mostrar comportamientos agresivos y tienden a tener relaciones más normativas con sus pares (aunque a menudo muestran problemas de conducta en compañía de otros). Estos individuos son menos propensos a tener un trastorno de la conducta que persista en la edad adulta.

[15.15] Trastorno de la conducta / Subtipos (p. 532).

15.16 ¿Qué es más común en los individuos que cumplen los criterios del especificador *con emociones prosociales limitadas* del trastorno de la conducta?

A. Rasgos de personalidad como evitación de riesgos, temor y extrema sensibilidad al castigo.
B. Participar en una agresión impulsiva.
C. Un indicador de *gravedad leve*.
D. Subtipo de trastorno de la conducta de inicio en la infancia.

Respuesta correcta: D. **Subtipo de trastorno de la conducta de inicio en la infancia.**

Explicación: Para merecer el especificador *con emociones prosociales limitadas*, el individuo debe haber mostrado al menos dos de las características enumeradas –falta de remordimiento o culpa, insensibilidad/falta de empatía, indiferencia sobre el rendimiento y afecto superficial o deficiente– de manera persistente durante al menos 12 meses y en múltiples relaciones y contextos. Estas características deben reflejar el patrón típico de funcionamiento interpersonal y emocional del individuo durante este período, y no solo episodios ocasionales en algunas situaciones.

Una minoría de individuos con trastorno de la conducta exhiben características que merecen este especificador. Los indicadores de este especificador son aquellos que a menudo se han etiquetado como rasgos insensibles y desalmados en la investigación.

Otras características de la personalidad, como la búsqueda de emociones, la falta de miedo y la insensibilidad al castigo, también pueden distinguir a los individuos con las características descritas en el especificador. Estos individuos pueden ser más propensos que otros con trastorno de la conducta a participar en agresiones planeadas para obtener ganancias instrumentales. Los individuos con trastorno de la conducta de cualquier subtipo o cualquier nivel de gravedad pueden tener características que reúnan los requisitos del especificador con emociones prosociales limitadas, aunque los individuos con este especificador son más propensos a tener el tipo de inicio en la infancia y un especificador de gravedad aguda.

[15.16] Trastorno de la conducta / Criterios diagnósticos; Especificadores (pp. 531-533).

15.17 Al comparar poblaciones, ¿qué población se asocia a una mayor prevalencia del trastorno de la conducta?

A. Estados Unidos en comparación con otros países occidentales.
B. Adolescentes socialmente oprimidos en comparación con los adolescentes socialmente privilegiados.
C. Mujeres en comparación con hombres.
D. Niños en comparación con adolescentes.

Respuesta correcta: **B. Adolescentes socialmente oprimidos en comparación con los adolescentes socialmente privilegiados.**

Explicación: Las tasas de prevalencia poblacional de 1 año oscilan entre el 2 y más del 10%, con una mediana del 4%, en Estados Unidos y otros países mayoritariamente de altos ingresos. La prevalencia del trastorno de la conducta en las muestras mayoritariamente occidentales parece ser bastante uniforme en varios países. La prevalencia del trastorno de la conducta de inicio en la adolescencia se asocia más frecuentemente a factores de estrés psicosocial (por ejemplo, ser miembro de un grupo étnico socialmente oprimido que sufre discriminación). Las tasas de prevalencia aumentan desde la infancia hasta la adolescencia y son más altas entre los hombres que entre las mujeres.

[15.17] Trastorno de la conducta / Especificadores (pp. 532-533); Prevalencia (p. 534).

15.18 ¿Cuál de las siguientes afirmaciones sobre el inicio y el curso evolutivo del trastorno de la conducta es *verdadera*?

A. El inicio puede ocurrir incluso en los años preescolares.
B. La edad de inicio no tiene ninguna relación con el curso evolutivo del trastorno.
C. El trastorno negativista desafiante generalmente no es un precursor del tipo de trastorno de la conducta de inicio en la infancia.
D. El inicio es común después de los 16 años.

Respuesta correcta: **A. El inicio puede ocurrir incluso en los años preescolares.**

Explicación: El inicio del trastorno de la conducta generalmente ocurre en el período desde la infancia media hasta la adolescencia media, aunque los síntomas pueden aparecer en los años preescolares. Los individuos con el tipo de inicio en la adolescencia y aquellos con síntomas menos frecuentes y más leves tienden a tener una mayor probabilidad de tener éxito (desde un punto de vista social y ocupacional) como adultos. El trastorno negativista desafiante es un precursor común del trastorno de la conducta de inicio en la infancia.

[15.18] Trastorno de la conducta / Desarrollo y curso (p. 534).

15.19 ¿Cuál de los siguientes es un factor de riesgo para el desarrollo del trastorno de la conducta?

A. Coeficiente intelectual verbal superior al promedio.
B. Tamaño de la familia pequeño.
C. Estado de refugiado.
D. Historial parental de trastorno de déficit de atención/hiperactividad (TDAH).

Respuesta correcta: D. **Historial parental de trastorno de déficit de atención/hiperactividad (TDAH).**

Explicación: El trastorno de la conducta parece ser más común en los hijos de padres biológicos con trastorno por consumo masivo de alcohol, trastornos depresivos y bipolares o esquizofrenia, o padres biológicos con historial de TDAH o trastorno de la conducta. Los factores de riesgo temperamentales incluyen un temperamento infantil difícil y no controlado y una inteligencia inferior a la media, particularmente con respecto al coeficiente intelectual verbal. Los factores de riesgo a nivel familiar incluyen el rechazo y la negligencia parental, las prácticas de crianza incoherentes, la disciplina severa, el maltrato físico o sexual, la falta de supervisión, la vida institucional temprana, los cambios frecuentes de cuidadores, el tamaño grande de la familia, la criminalidad parental y ciertos tipos de psicopatología familiar (por ejemplo, trastornos relacionados con sustancias). Los factores de riesgo a nivel comunitario incluyen el rechazo de los pares, la asociación con un grupo de pares delincuentes, la desventaja del vecindario y la exposición a la violencia. La migración parental es un factor de riesgo tanto para los niños que se quedan en el país de origen como para aquellos que migraron con sus padres, siendo los problemas de conducta atribuibles a los procesos de aculturación. Sin embargo, los inmigrantes de primera generación y los refugiados a menudo tienen menos problemas de conducta que sus pares.

[15.19] Trastorno de la conducta / Factores de riesgo y pronóstico (pp. 534-535).

15.20 ¿Qué *no* es un factor de riesgo o pronóstico asociado al trastorno de la conducta?

A. Hermano biológico con trastorno de la conducta.
B. Baja conductancia de la piel.
C. Padre adoptivo con trastorno de la conducta.
D. Aumento del condicionamiento autonómico del miedo.

Respuesta correcta: D. **Aumento del condicionamiento autonómico del miedo.**

Explicación: La *reducción* del condicionamiento autonómico del miedo, particularmente la *baja* conductancia de la piel, está bien documentada en los individuos con trastorno de la conducta; sin embargo, este hallazgo no es diagnóstico del trastorno. El riesgo del trastorno de la conducta se incrementa en los niños con un padre biológico o adoptivo o un hermano con trastorno de la conducta. Se han observado reiteradamente diferencias estructurales y funcionales en las áreas cerebrales asociadas con la regulación del afecto y el procesamiento del afecto, particularmente las conexiones frontotemporales-límbicas que comportan la corteza prefrontal ventral del cerebro y la amígdala, en los individuos con trastorno de la conducta. La persistencia es más probable en los individuos con comportamientos que cumplen los criterios del subtipo de inicio en la infancia y merecen el especificador *con emociones prosociales limitadas*. El riesgo de que el trastorno de la conducta persista también se incrementa si hay un trastorno de déficit de atención/hiperactividad coexistente y por el abuso de sustancias.

[15.20] Trastorno de la conducta / Factores de riesgo y pronóstico (pp. 534-535).

15.21 ¿Cuál de las siguientes afirmaciones ayuda a distinguir el trastorno de la conducta del trastorno negativista desafiante (TND)?

A. El trastorno de la conducta es más probable que implique agresión hacia otras personas.
B. El TND es más probable que implique conflictos con los padres.
C. El trastorno de la conducta es más probable que implique un estado de ánimo enojado o irritable.
D. El diagnóstico de trastorno de la conducta reemplaza y excluye al diagnóstico de TND.

Respuesta correcta: **A. El trastorno de la conducta es más probable que implique agresión hacia otras personas.**

Explicación: El trastorno de la conducta y el TND están relacionados con síntomas que ponen al individuo en conflicto con adultos y otras figuras de autoridad (por ejemplo, padres, maestros, supervisores de trabajo). Los comportamientos del TND son típicamente de naturaleza menos grave comparados con los del trastorno de la conducta y no incluyen la agresión a personas o animales, la destrucción de objetos ni el patrón de robo o engaño. Además, el TND incluye problemas de desregulación emocional (es decir, estado de ánimo enojado e irritable) que no están incluidos en la definición del trastorno de la conducta. Cuando se cumplen los criterios de ambos, TND y trastorno de la conducta, se pueden dar los dos diagnósticos.

[15.21] Trastorno de la conducta / Diagnóstico diferencial (pp. 536-537).

15.22 ¿Cuál de los siguientes trastornos comórbidos *no* se asocia a la piromanía?

A. Trastorno de la personalidad antisocial.
B. Trastornos por consumo de sustancias.
C. Trastorno obsesivo-compulsivo.
D. Trastorno de juego.

Respuesta correcta: C. **Trastorno obsesivo-compulsivo.**

Explicación: Parece haber una alta concurrencia de los trastornos por consumo de sustancias, el trastorno de juego, los trastornos depresivos y bipolares, y otros trastornos disruptivos, del control de los impulsos y de la conducta con la piromanía. El encendido de fuegos en los menores también puede estar asociado con el trastorno de la conducta o el trastorno de déficit de atención/hiperactividad. Aunque la provocación de incendios por niños y adolescentes en Estados Unidos es un problema importante, el diagnóstico real de piromanía es raro.

[15.22] Piromanía / Diagnóstico diferencial (p. 539).

15.23   Un estudiante de 15 años de una escuela privada, sin historial psiquiátrico conocido, ha sido sorprendido robando los portátiles y teléfonos móviles de otros estudiantes a pesar de que proviene de una familia adinerada y sus padres continúan comprándole los últimos dispositivos electrónicos para tratar de disuadirlo de robar. ¿Cuál de las siguientes opciones aumentaría la sospecha clínica de que el paciente puede tener cleptomanía?

A. Es reiteradamente incapaz de resistir los impulsos de robar objetos que no son necesarios ni para su uso personal ni por su valor monetario.
B. Es reiteradamente incapaz de resistir los impulsos de robar objetos durante períodos de desconexión o aburrimiento.
C. Experimenta una tensión creciente antes de cometer el robo, pero no experimenta alivio, placer o gratificación mientras lo comete.
D. Tiene un amplio historial familiar de trastorno de la personalidad antisocial y trastorno de la conducta.

Respuesta correcta: A. **Es reiteradamente incapaz de resistir los impulsos de robar objetos que no son necesarios ni para su uso personal ni por su valor monetario.**

Explicación: La cleptomanía se define por la incapacidad recurrente de resistir los impulsos de robar objetos, incluso cuando estos no son necesarios para uso personal ni tienen especial valor monetario (Criterio A). El individuo experimenta una sensación creciente de tensión antes del acto (Criterio B) y luego obtiene placer o gratificación al cometer el robo (Criterio C). El acto no se realiza en respuesta a la ira o la venganza, y el robo que ocurre en la cleptomanía no se explica mejor por el trastorno de la conducta, un episodio maníaco o el trastorno de la personalidad antisocial (Criterio E). Parece haber una mayor tasa de trastornos por consumo de alcohol entre los familiares de primer grado de los individuos con cleptomanía que entre la población general.

[15.23] Cleptomanía / Criterios diagnósticos (p. 539), Factores de riesgo y pronóstico (p. 540).

15.24   ¿Cuál de las siguientes afirmaciones sobre la cleptomanía es *falsa*?

A. La prevalencia de la cleptomanía en la población general es generalmente muy baja y el trastorno es más frecuente entre las mujeres.

B. Los familiares de primer grado de los individuos con cleptomanía pueden tener tasas más altas de trastorno obsesivo-compulsivo y/o trastornos por consumo de sustancias que la población general.

C. La cleptomanía puede ocurrir en un episodio maníaco como respuesta a un delirio o alucinación.

D. Los individuos con cleptomanía generalmente no planean previamente sus robos.

Respuesta correcta: C. **La cleptomanía puede ocurrir en un episodio maníaco como respuesta a un delirio o alucinación.**

Explicación: La cleptomanía debe distinguirse del robo intencional o inadvertido que puede ocurrir durante un episodio maníaco, en respuesta a delirios o alucinaciones (por ejemplo, en la esquizofrenia) o como resultado de un trastorno neurocognitivo mayor. La característica clave de la cleptomanía es la incapacidad recurrente de resistir los impulsos de robar objetos, incluso cuando no son necesarios, y el individuo es consciente de que el acto no tiene sentido.

[15.24] Cleptomanía / Características diagnósticas (p. 539), Prevalencia (p. 540), Diagnóstico diferencial (pp. 540-541).

15.25 ¿Qué diagnóstico se asocia a un mayor riesgo de ideación y comportamiento suicida?

A. Trastorno explosivo intermitente (TEI).
B. Cleptomanía.
C. Trastorno negativista desafiante (TND).
D. Todos los anteriores.

Respuesta correcta: D. **Todos los anteriores.**

Explicación: Un estudio de 1.460 voluntarios de investigación encontró que el TEI comórbido con el trastorno de estrés postraumático se asociaba a una tasa marcadamente elevada de intentos de suicidio durante la vida. El TND se ha asociado con un mayor riesgo de intentos de suicidio, incluso después de controlar los trastornos comórbidos. La cleptomanía se ha asociado a un mayor riesgo de intentos de suicidio.

[15.25] Trastorno negativista desafiante / Características asociadas (p. 524), Trastorno explosivo intermitente / Asociación a pensamientos o conductas suicidas (p. 529); Cleptomanía / Asociación a pensamientos o conductas suicidas (p. 540).

15.26 Un niño de 12 años con antecedentes de discusiones verbales con sus padres y maestros fue cruel con la mascota de la familia, un hámster, hace 3 meses. El mes pasado robó la tarjeta de crédito de su madre para comprar videojuegos y ropa. Lo llevan a la sala de urgencias después de que la policía lo recogiera por haber iniciado un incendio en uno de los callejones cerca del edificio de apartamentos de sus padres. ¿Qué información indicaría que esto podría deberse a una piromanía, en lugar de a un trastorno de la conducta?

A. Quemó la ropa que había robado para evitar ser descubierto.
B. Está intoxicado y oye voces que le ordenaban iniciar el incendio.
C. Practicó iniciando fuegos más pequeños en la escuela y en casa, y guardó las cenizas.
D. Inició el incendio a propósito.

Respuesta correcta: **C. Practicó iniciando fuegos más pequeños en la escuela y en casa, y guardó las cenizas.**

Explicación: La característica esencial de la piromanía es la presencia de múltiples episodios de incendios provocados de forma deliberada y premeditada (Criterio A). Existe fascinación, interés, curiosidad o atracción hacia el fuego y sus contextos situacionales (por ejemplo, parafernalia, usos, consecuencias) (Criterio C). El inicio del fuego no se provoca para ocultar una actividad delictiva, para expresar ira o venganza, ni en respuesta a un delirio o alucinación (Criterio E). El inicio del fuego no se debe a deterioro del juicio. El inicio del fuego puede ser deliberado tanto en el trastorno de la conducta como en la piromanía.

[15.26] Piromanía / Criterios diagnósticos y Características diagnósticas (pp. 537-538).

CAPÍTULO 16

Trastornos relacionados con sustancias y trastornos adictivos

16.1 Los criterios diagnósticos del abuso de sustancias, la dependencia de sustancias, la intoxicación con sustancias y la abstinencia de sustancias no eran igualmente aplicables a todas las sustancias en el DSM-IV y se cambiaron en el DSM-5. Esto continúa así en el DSM-5-TR, donde el *trastorno por consumo de sustancias* reemplaza los diagnósticos del DSM-IV de *abuso de sustancias* y *dependencia de sustancias*. ¿Con respecto a cuál de las siguientes clases de sustancias hay evidencia suficiente como para respaldar los criterios diagnósticos del DSM-5 en las tres categorías principales de *trastorno por consumo, intoxicación* y *abstinencia*?

A. Cafeína.
B. Cannabis.
C. Tabaco.
D. Alucinógeno.

Respuesta correcta: **B. Cannabis.**

Explicación: La característica esencial de un trastorno por consumo de sustancias es un conjunto de síntomas cognitivos, conductuales y fisiológicos que indican que el individuo continúa utilizando la sustancia a pesar de haber problemas significativos relacionados con ella. Como se ve en la Tabla 1, "Diagnósticos asociados con la clase de sustancia" (p. 545), el diagnóstico de un trastorno por consumo de sustancias puede aplicarse a las 10 clases de sustancias incluidas en este capítulo, excepto la cafeína. Con respecto a ciertas clases, algunos síntomas son menos sobresalientes y, en algunos casos, no todos los síntomas se aplican (por ejemplo, no se especifican síntomas de abstinencia para el trastorno por consumo de fenciclidina, el otro trastorno por consumo de alucinógenos o el trastorno por consumo de inhalantes).

Son frecuentes los signos fisiológicos marcados y en general fácilmente medibles de la abstinencia en el caso del alcohol, los opioides y los sedantes, hipnóticos y ansiolíticos. Los signos y síntomas de abstinencia de los estimulantes (sustancias de tipo anfetamínico, cocaína, otros estimulantes o estimulantes no especificados), así como los del tabaco y el cannabis, a menudo están presentes pero pueden ser menos obvios. No se ha documentado ninguna abstinencia significativa en los seres humanos después del uso repetido de fenciclidina, otros alucinógenos e inhalantes; por lo tanto, este criterio no se incluye en relación con estas sustancias. La abstinencia de cannabis y la abstinencia de cafeína están incluidas en el DSM-5-TR; sin embargo, solo el cannabis tiene suficiente evidencia como para respaldar las tres categorías de los trastornos relacionados con sustancias.

[16.1] Introducción al capítulo (pp. 543-544).

16.2 ¿Cuál de los siguientes pares de drogas se clasifica en una sola clase en el DSM-5-TR?

A. Cocaína y fenciclidina (PCP).
B. Cocaína y metilfenidato.
C. 3,4-metilendioximetanfetamina (MDMA [éxtasis]) y metanfetamina.
D. Lorazepam y alcohol.

Respuesta correcta: **B. Cocaína y metilfenidato.**

Explicación: Los estimulantes tratados en este capítulo son la anfetamina, los estimulantes con receta de efectos similares (por ejemplo, metilfenidato) y la cocaína. Los trastornos relacionados con otras sustancias con propiedades estimulantes se clasifican en otros apartados de este capítulo. Estos son la cafeína (en los trastornos relacionados con la cafeína), la nicotina (en los trastornos relacionados con el tabaco) y el MDMA (en otros trastornos relacionados con alucinógenos), que tiene efectos tanto estimulantes como alucinógenos.

[16.2] Trastorno por consumo de estimulantes / Características diagnósticas (pp. 635-636).

16.3 ¿Cuál de las siguientes afirmaciones sobre la tolerancia y la abstinencia es *verdadera* en el diagnóstico del trastorno por consumo de sustancias del DSM-5-TR?

A. La tolerancia y la abstinencia ya no se consideran síntomas diagnósticos válidos del trastorno por consumo de sustancias.
B. Las definiciones de tolerancia y abstinencia se han actualizado porque las definiciones anteriores tenían una fiabilidad interevaluador escasa.
C. La presencia de tolerancia o abstinencia ahora es necesaria para hacer un diagnóstico de trastorno por consumo de sustancias para algunas, pero no todas, clases de sustancias.
D. La tolerancia y la abstinencia aún se enumeran como criterios, pero si ocurren durante un tratamiento médico correctamente supervisado, no cuentan para el diagnóstico de trastorno por consumo de sustancias.

Respuesta correcta: **D. La tolerancia y la abstinencia aún se enumeran como criterios, pero si ocurren durante un tratamiento médico correctamente supervisado, no cuentan para el diagnóstico de trastorno por consumo de sustancias.**

Explicación: Los síntomas de tolerancia y abstinencia que ocurren durante el uso adecuado de medicamentos recetados como parte de un tratamiento médico (por ejemplo, analgésicos opioides, sedantes, estimulantes) no cuentan para diagnosticar un trastorno por consumo de sustancias. La aparición de una tolerancia farmacológica normal y esperada y de una abstinencia durante el curso del tratamiento médico se sabe que lleva a un diagnóstico erróneo de adicción incluso cuando se trata de los únicos síntomas presentes. Las personas cuyos únicos síntomas son los que ocurren como resultado del tratamiento médico (es decir, tolerancia y abstinencia como parte de la atención médica cuando se toman los medicamentos según lo prescrito) no deben recibir un diagnóstico únicamente según estos síntomas.

[16.3] Introducción al capítulo; Trastornos por consumo de sustancias / Características diagnósticas (p. 547).

16.4 ¿Cuál de las siguientes opciones diferencia el trastorno por consumo de alcohol de los otros trastornos relacionados con el alcohol?

A. El trastorno por consumo de alcohol implica un deterioro del control sobre el consumo de alcohol.
B. El trastorno por consumo de alcohol requiere consumir una alta cantidad de alcohol.
C. El trastorno por consumo de alcohol es una entidad intratable.
D. La mayoría de las personas que consumen dosis altas de alcohol desarrollan el trastorno.

Respuesta correcta: **A. El trastorno por consumo de alcohol implica un deterioro del control sobre el consumo de alcohol.**

Explicación: El trastorno por consumo de alcohol a menudo se percibe erróneamente como una afección intratable, quizás por el hecho de que las personas que se presentan para recibir tratamiento suelen tener una historia de muchos años de problemas graves relacionados con el alcohol. Sin embargo, estos casos más graves representan solo una minoría de personas con este trastorno y la persona típica con el trastorno tiene un pronóstico mucho más prometedor.

El elemento clave del trastorno por consumo de alcohol es el uso de dosis altas de alcohol con el consiguiente estrés repetido y significativo o deterioro del funcionamiento. Aunque la mayoría de los bebedores a veces consumen suficiente alcohol como para sentirse intoxicados, solo una minoría (<20%) llegan a desarrollar un trastorno por consumo de alcohol. Por lo tanto, beber incluso a diario dosis bajas y tener una intoxicación ocasional no hacen por sí solas este diagnóstico.

El trastorno por consumo de alcohol se diferencia de la intoxicación con alcohol, la abstinencia de alcohol y los trastornos mentales inducidos por alcohol (por ejemplo, trastorno depresivo inducido por alcohol) en que el trastorno por consumo de alcohol describe un patrón problemático de uso del alcohol que implica deterioro del control sobre dicho uso del alcohol, deterioro social debido al consumo de alcohol, consumo de riesgo de alcohol (por ejemplo, conducir mientras se está intoxicado) y síntomas farmacológicos (el desarrollo de tolerancia o abstinencia), mientras que la intoxicación con alcohol, la abstinencia de alcohol y los trastornos mentales inducidos por alcohol describen síndromes psiquiátricos que se desarrollan en el contexto de un consumo excesivo. La intoxicación con alcohol, la abstinencia de alcohol y los trastornos mentales inducidos por alcohol ocurren con frecuencia en personas con trastorno por consumo de alcohol. En tales casos se debe dar un diagnóstico de intoxicación con alcohol, abstinencia de alcohol o trastorno mental inducido por alcohol además del diagnóstico de trastorno por consumo de alcohol, cuya presencia se indica en el código de diagnóstico.

[16.4] Trastorno por consumo de alcohol/ Desarrollo y curso (pp. 556-557); Diagnóstico diferencial (pp. 560-561).

16.5 ¿Cuál de los siguientes *no* es un trastorno relacionado con el alcohol reconocido en el DSM-5-TR?

A. Dependencia del alcohol.
B. Trastorno por consumo de alcohol.
C. Intoxicación con alcohol.
D. Abstinencia de alcohol.

Respuesta correcta: **A. Dependencia del alcohol.**

Explicación: Los trastornos relacionados con el alcohol son el trastorno por consumo de alcohol, la intoxicación con alcohol, la abstinencia de alcohol y los trastornos mentales inducidos por alcohol. Los siguientes trastornos mentales inducidos por alcohol se describen en otros capítulos del DSM-5-TR junto a los trastornos con los que comparten fenomenología (véanse los trastornos mentales inducidos por sustancias/medicamentos en estos capítulos): trastorno psicótico inducido por alcohol ("Espectro de la esquizofrenia y otros trastornos psicóticos"); trastorno bipolar y trastornos relacionados inducidos por alcohol ("Trastorno bipolar y trastornos relacionados"); trastorno depresivo inducido por alcohol ("Trastornos depresivos"); trastorno de ansiedad inducido por alcohol ("Trastornos de ansiedad"); trastorno del sueño inducido por alcohol ("Trastornos del sueño-vigilia"); disfunción sexual inducida por alcohol ("Disfunciones sexuales"), y trastorno neurocognitivo mayor o leve inducido por alcohol ("Trastornos neurocognitivos").

[16.5] Trastornos relacionados con el alcohol / Trastornos mentales inducidos por el alcohol (pp. 567-568).

16.6 ¿Cuál de las siguientes afirmaciones es correcta sobre el diagnóstico de un trastorno relacionado con la cafeína?

A. El individuo debe ser consciente de consumir cafeína.
B. Para diagnosticar la intoxicación por cafeína, la cantidad consumida debe superar los 200 mg.
C. El diagnóstico de abstinencia de cafeína requiere el consumo previo de cafeína a diario.
D. La abstinencia de cafeína puede diagnosticarse incluso en ausencia de malestar clínicamente significativo o deterioro en las áreas sociales, ocupacionales u otras áreas importantes de funcionamiento.

Respuesta correcta: **C. El diagnóstico de abstinencia de cafeína requiere el consumo previo de cafeína a diario.**

Explicación: La característica esencial de la intoxicación por cafeína es el consumo reciente de cafeína y cinco o más signos o síntomas que se desarrollan durante o poco después del consumo de cafeína (Criterios A y B). Los síntomas incluyen inquietud, nerviosismo, excitación, insomnio, rostro enrojecido, diuresis y quejas gastrointestinales, que pueden ocurrir con dosis bajas (por ejemplo, 200 mg) en individuos vulnerables como los niños, los ancianos o los individuos que no han estado expuestos a la cafeína previamente.

La cafeína puede consumirse de diferentes fuentes, incluyendo café, té, refrescos con cafeína, bebidas "energéticas", analgésicos de venta libre y remedios para el resfriado, ayudas para la pérdida de peso y chocolate. La cafeína también se utiliza cada vez más como aditivo en vitaminas y productos alimenticios.

Más del 85% de los adultos y niños de Estados Unidos consumen regularmente cafeína, ingiriendo los consumidores adultos de cafeína alrededor de 280 mg/día de media. La incidencia y la prevalencia del síndrome de abstinencia de cafeína en la población general no están claras.

La característica esencial de la abstinencia de cafeína es la presencia de un síndrome de abstinencia característico que se desarrolla después de la interrupción abrupta (o la reducción sustancial) de la ingesta diaria prolongada de cafeína (Criterio B). Debido a que pueden no ser conscientes de la amplia variedad de fuentes de cafeína aparte del café, las colas y las bebidas energéticas (por ejemplo, analgésicos de venta libre y remedios para el resfriado, ayudas para la pérdida de peso, chocolate), muchas personas pueden no conectar la ingesta de estas sustancias con los síntomas de abstinencia de la cafeína. El síndrome de abstinencia de cafeína se indica por tres o más de los siguientes síntomas (Criterio B): dolor de cabeza; fatiga marcada o somnolencia; estado de ánimo disfórico, estado de ánimo depresivo o irritabilidad; dificultad para concentrarse, y síntomas similares a los de la gripe (náuseas, vómitos o dolor/rigidez muscular). El síndrome de abstinencia causa malestar clínicamente significativo o deterioro en las áreas sociales, ocupacionales u otras áreas importantes de funcionamiento (Criterio C).

[16.6] Trastornos relacionados con la cafeína (pp. 569-574).

16.7 ¿Cuál de los siguientes síntomas es más común en las mujeres que en los hombres como consecuencia de la interrupción abrupta del uso diario o casi diario de cannabis?

A. Síntomas de abstinencia menos graves.
B. Suicidio.
C. Hambre.
D. Irritabilidad.

Respuesta correcta: D. Irritabilidad.

Explicación: Los síntomas comunes de la abstinencia de cannabis incluyen irritabilidad, estado de ánimo deprimido, ansiedad, inquietud, dificultad para dormir y disminución del apetito o pérdida de peso. Comparadas con los hombres, las mujeres refieren síntomas de abstinencia de cannabis más marcados, especialmente síntomas anímicos como irritabilidad, inquietud y enfado, y síntomas gastrointestinales como dolor de estómago y náuseas, lo que puede contribuir a un posible efecto telescópico (transición más rápida desde el primer consumo de cannabis al trastorno por consumo de cannabis). En particular, los hombres con trastorno por consumo de cannabis tienen una tasa de suicidios de 79 por 100.000 personas-año y las mujeres con trastorno por consumo de cannabis tienen una tasa de suicidios de 47 por 100.000 personas-año.

[16.7] Abstinencia de cannabis (pp. 584-586).

16.8 ¿Cuál de los siguientes *no* es un síntoma reconocido asociado con el consumo de alucinógenos?

A. Abstinencia.
B. Tolerancia.
C. Deseo persistente o intentos infructuosos de reducir o controlar el consumo de la sustancia.
D. Consumo recurrente de la sustancia en situaciones en las que es físicamente peligroso.

Respuesta correcta: A. **Abstinencia.**

Explicación: La característica esencial de un trastorno por consumo de sustancias es un conjunto de síntomas cognitivos, conductuales y fisiológicos que indican que el individuo continúa usando la sustancia a pesar de haber problemas significativos relacionados con la sustancia. En ciertas clases, algunos síntomas son menos sobresalientes y en algunos casos no todos los síntomas se aplican (por ejemplo, no se especifican síntomas de abstinencia para el trastorno por consumo de fenciclidina, el otro trastorno por consumo de alucinógenos o el trastorno por consumo de inhalantes).

La abstinencia (Criterio A11) es un síndrome que se produce cuando las concentraciones de una sustancia en la sangre o en los tejidos disminuyen en un individuo que ha mantenido un uso prolongado y masivo de dicha sustancia. Después de desarrollar síntomas de abstinencia, es probable que el individuo consuma la sustancia para aliviarlos. Los síntomas de abstinencia varían enormemente entre las distintas clases de sustancias, y el DSM-5-TR proporciona conjuntos de criterios separados para la abstinencia de las distintas clases de drogas. Los signos fisiológicos marcados y generalmente fácilmente medibles de la abstinencia son comunes con el alcohol, los opioides y los sedantes, hipnóticos y ansiolíticos. Los signos y síntomas de abstinencia de los estimulantes (sustancias de tipo anfetamínico, cocaína, otros estimulantes o estimulantes no especificados), así como los del tabaco y el cannabis, a menudo están presentes pero pueden ser menos obvios. No se ha documentado una abstinencia significativa en los seres humanos después del consumo repetido de fenciclidina, otros alucinógenos e inhalantes; por lo tanto, este criterio no se incluye en estas sustancias.

[16.8] Trastornos por consumo de sustancias / Características diagnósticas (pp. 544-547).

16.9 Para poder cumplir los criterios propuestos para el *trastorno neurocomportamental asociado con la exposición prenatal al alcohol*, la exposición prenatal al alcohol del individuo debe haber sido "más que mínima". ¿Cómo se define la exposición "más que mínima" en términos de cantidad de alcohol consumido por la madre durante la gestación?

A. Cualquier exposición al alcohol durante el embarazo.
B. Menos de 10 bebidas al mes y no más de una bebida por ocasión de consumo.
C. Menos de 7 bebidas al mes y no más de tres bebidas por ocasión de consumo.
D. Menos de 13 bebidas al mes y no más de dos bebidas por ocasión de consumo.

Respuesta correcta: D. **Menos de 13 bebidas al mes y no más de dos bebidas por ocasión de consumo.**

Explicación: El diagnóstico clínico del síndrome alcohólico fetal, que incluye una dismorfología facial específica relacionada con el alcohol prenatal y un retraso del crecimiento, puede utilizarse como evidencia de niveles significativos de exposición prenatal al alcohol; se han desarrollado pautas específicas para la dismorfología facial en diversas fisonomías etnorraciales. Aunque tanto los estudios en animales como los de seres humanos han documentado los efectos adversos de los niveles bajos de consumo de alcohol, identificar cuánta exposición prenatal es necesaria para afectar significativamente al neurodesarrollo sigue siendo un reto. Los datos sugieren que podría ser necesaria una historia de exposición gestacional más que mínima antes del reconocimiento del embarazo y/o después del reconocimiento del embarazo. La exposición más que mínima se define como más de 13 bebidas al mes durante el embarazo o más de dos bebidas en una sola ocasión. Identificar un umbral mínimo de consumo de alcohol durante el embarazo requerirá la consideración de diversos factores conocidos por afectar a la exposición y/o interactuar para influir en los resultados del desarrollo, como la etapa de desarrollo prenatal, el tabaquismo gestacional, la genética materna y fetal, y el estado físico materno (es decir, edad, salud y ciertos problemas obstétricos).

[16.9] Afecciones que necesitan más estudio / Trastorno neurocomportamental asociado con la exposición prenatal al alcohol / Criterios propuestos / Características diagnósticas (pp. 916-918).

16.10 ¿Cuál de los siguientes es el único trastorno no relacionado con sustancias que se incluye en el capítulo del DSM-5-TR "Trastornos relacionados con sustancias y trastornos adictivos"?

A. Trastorno de juego.
B. Trastorno de juego en Internet.
C. Trastorno de adicción a la comunicación electrónica.
D. Trastorno de uso compulsivo de la computadora.

Respuesta correcta: A. **Trastorno de juego.**

Explicación: Además de los trastornos relacionados con sustancias, este capítulo también incluye el trastorno de juego, lo que refleja datos objetivos de que los comportamientos de juego activan sistemas de recompensa similares a los activados por las drogas de abuso y producen algunos síntomas conductuales que parecen comparables a los producidos por los trastornos por consumo de sustancias.

[16.10] Introducción al capítulo (p. 543)..

16.11 En la mayoría de los trastornos mentales inducidos por sustancias/medicamentos (con la excepción del trastorno neurocognitivo mayor o leve inducido por sustancias/medicamentos y el trastorno de percepción persistente por alucinógenos), si la persona se abstiene de consumir sustancias, el trastorno finalmente desaparecerá o ya no será clínicamente relevante incluso sin tratamiento formal. ¿En qué plazo es probable que esto suceda?

A. 1 hora.
B. 1 mes.
C. 3 meses.
D. 1 año.

Respuesta correcta: B. 1 mes.

Explicación: La mayoría de los trastornos mentales inducidos por sustancias/medicamentos, independientemente de la gravedad de los síntomas, es probable que mejoren relativamente rápido con la abstinencia y es poco probable que sigan siendo clínicamente relevantes más de 1 mes después de cesar completamente su uso.

[16.11] Introducción al capítulo; Trastornos inducidos por sustancias / Trastornos mentales inducidos por sustancias/medicamentos / Desarrollo y curso (pp. 551-552).

16.12 Dado que la abstinencia de opioides y la abstinencia de sedantes, hipnóticos o ansiolíticos pueden cursar con síntomas muy similares, distinguirlos puede ser difícil. ¿Cuál de los siguientes síntomas presentes ayudaría a diferenciar la abstinencia de opioides de la abstinencia de sedantes, hipnóticos o ansiolíticos?

A. Náuseas o vómitos.
B. Ansiedad.
C. Bostezo.
D. Inquietud o agitación.

Respuesta correcta: C. Bostezo.

Explicación: La ansiedad y la inquietud asociadas con la abstinencia de opioides se asemejan a los síntomas observados en la abstinencia de sedantes-hipnóticos; sin embargo, la abstinencia de opioides también va acompañada de rinorrea, lagrimeo y dilatación pupilar, que no se observan en la abstinencia de tipo sedante. Las pupilas dilatadas también se observan en la intoxicación por alucinógenos y la intoxicación por estimulantes; sin embargo, otros signos o síntomas de la abstinencia de opioides, como náuseas, vómitos, diarrea, cólicos abdominales, rinorrea o lagrimeo, no están presentes.

[16.12] Trastorno por consumo de opioides / Diagnóstico diferencial (pp. 614-615); Abstinencia de opioides / Criterios diagnósticos (pp. 617-618).

16.13 En el DSM-5-TR, la clase de sedantes, hipnóticos o ansiolíticos contiene todos los medicamentos recetados para dormir y casi todos los medicamentos recetados para la ansiedad. ¿Cuál es la razón por la que los agentes antiansiedad no benzodiacepínicos (por ejemplo, buspirona, gepirona) *no* están incluidos en esta clase?

A. Generalmente no están disponibles en formulaciones no parenterales (intravenosas o intramusculares).

B. No parecen asociarse a un uso indebido significativo.
C. No están asociados con la fabricación ilícita o la desviación (por ejemplo, drogas de la Lista I-V en Estados Unidos, lista de sustancias psicotrópicas reconocidas por la Junta Internacional de Control de Narcóticos y las Naciones Unidas).
D. No son depresores respiratorios.

Respuesta correcta: **B. No parecen asociarse a un uso indebido significativo.**

Explicación: Las sustancias sedantes, hipnóticas o ansiolíticas incluyen benzodiacepinas, fármacos similares a las benzodiacepinas (por ejemplo, zolpidem, zaleplon), carbamatos (por ejemplo, glutetimida, meprobamato), barbitúricos (por ejemplo, secobarbital) e hipnóticos similares a los barbitúricos (por ejemplo, glutetimida, metacualona, propofol). Esta clase de sustancias comprende la mayoría de los medicamentos recetados para dormir y la mayoría de los medicamentos recetados para la ansiedad. Los agentes antiansiedad no benzodiacepínicos (por ejemplo, buspirona, gepirona) no están incluidos en esta clase porque no parecen asociarse a un uso indebido significativo.

[16.13] Trastorno por consumo de sedantes, hipnóticos o ansiolíticos / Características diagnósticas (p. 622).

16.14 ¿Cuál de los siguientes criterios *no* fue uno de los criterios del abuso de sustancias o la dependencia de sustancias en el DSM-IV, pero se incluyó en el DSM-5 y continúa en el DSM-5-TR?

A. Se abandonan o se reducen las actividades sociales, laborales o recreativas importantes debido al consumo de sustancias.
B. La sustancia se toma a menudo en cantidades mayores o durante un período más largo de lo que se pretendía.
C. Hay anhelo, ansia o impulso de consumir la sustancia.
D. El consumo recurrente de sustancias lleva a no poder cumplir las obligaciones principales en el trabajo, la escuela o el hogar.

Respuesta correcta: **C. Hay anhelo, ansia o impulso de consumir la sustancia.**

Explicación: En general, el diagnóstico de un trastorno por consumo de sustancias se basa en un patrón patológico de comportamientos relacionados con el uso de la sustancia. Para facilitar la organización, los elementos diagnósticos que componen el Criterio A pueden considerarse dentro de los grupos generales de control deteriorado, deterioro social, consumo de riesgo y criterios farmacológicos. El deterioro del control sobre el uso de sustancias forma el primer grupo de criterios (Criterios A1-A4). La persona puede tomar la sustancia en cantidades mayores o durante un período más largo de lo que inicialmente se pretendía (Criterio A1). La persona puede expresar el deseo persistente de reducir o regular el uso de sustancias y puede referir múltiples intentos infructuosos de disminuir o interrumpir el consumo (Criterio A2). La persona puede pasar mucho tiempo buscando la sustancia, utilizando la sustancia o recuperándose de sus efectos (Criterio A3). En algunos de los casos más graves de trastornos por consumo de sustancias, prácticamente todas las actividades diarias de la persona giran en torno a la sustancia. El anhelo (Criterio A4) se manifiesta por un intenso deseo o impulso de tomar la droga que puede ocurrir en cualquier momento, aunque es más probable que se dé cuando la persona se encuentra en un ambiente donde anteriormente obtenía o consumía la droga. Se ha demostrado que el anhelo también implica un condicionamiento clásico y está asociado con la activación de estructuras de recompensa específicas en el cerebro. El anhelo puede sonsacarse preguntando si ha habido alguna vez un momento en el que hubo impulsos tan fuertes de tomar la droga que la persona no podía pensar en otra cosa. El anhelo actual a menudo se utiliza como medida del resultado del tratamiento, ya que puede ser señal de recaída inminente.

[16.14] Introducción al capítulo; Trastornos por consumo de sustancias / Características diagnósticas (pp. 545-546).

16.15 Una mujer de 27 años se presenta para una evaluación psiquiátrica después de casi atropellar a alguien con su coche mientras conducía bajo los efectos de la marihuana. Informa que su marido la instó a buscar tratamiento. Él le ha dicho que su consumo contino de marihuana supone una gran tensión en el matrimonio; sin embargo, ella continúa fumando dos porros al día y conduciendo bajo los efectos de la marihuana. ¿Cuál es el diagnóstico apropiado?

A. Abuso de cannabis.
B. Dependencia del cannabis.
C. Intoxicación por cannabis.
D. Trastorno por consumo de cannabis.

Respuesta correcta: **D. Trastorno por consumo de cannabis.**

Explicación: El trastorno por consumo de cannabis se define por los mismos 11 criterios que definen los otros trastornos por consumo de sustancias, respaldados por una considerable evidencia empírica. El conjunto de síntomas conductuales y físicos que componen estos criterios conduce a deterioro o malestar clínicamente significativos y puede incluir abstinencia, tolerancia, anhelo, dedicar mucho tiempo a actividades relacionadas con la sustancia y consumo peligroso (por ejemplo, conducir bajo su influencia).

[16.15] Trastorno por consumo de cannabis / Características diagnósticas (p. 576-577).

16.16 Un hombre de 35 años con una larga historia de consumo excesivo de alcohol es referido a una evaluación psiquiátrica después de su reciente ingreso en el hospital por hepatitis aguda. El paciente informa que bebía 2-3 copas diarias en la universidad. Durante los últimos 10 años ha aumentado gradualmente su ingesta nocturna de alcohol de un solo paquete de seis a dos paquetes de 12 cervezas. A menudo se queda dormido y no llega al trabajo. Ha intentado moderar su consumo de alcohol en numerosas ocasiones con poco éxito, especialmente después de desarrollar complicaciones asociadas a la cirrosis alcohólica. El paciente admite que se pone ansioso y le tiemblan las manos cuando no bebe. ¿De cuál de los siguientes diagnósticos cumple los criterios este paciente?

A. Abuso de alcohol.
B. Dependencia del alcohol.
C. Trastorno por consumo de alcohol, grave.
D. Trastorno por consumo de alcohol, moderado.

Respuesta correcta: C. **Trastorno por consumo de alcohol, grave.**

Explicación: El trastorno por consumo de alcohol se define por un conjunto de síntomas conductuales y físicos, como la abstinencia, la tolerancia y el anhelo. La abstinencia de alcohol se caracteriza por síntomas de abstinencia que se desarrollan aproximadamente 4-12 horas después de reducir la dosis tras una ingesta prolongada y masiva de alcohol. Debido a que la abstinencia de alcohol puede ser desagradable e intensa, los individuos pueden continuar consumiendo alcohol a pesar de las consecuencias adversas, a menudo para evitar o aliviar los síntomas de abstinencia. Algunos síntomas de abstinencia (por ejemplo, problemas de sueño) pueden persistir a intensidades más bajas durante meses y contribuir a la recaída. Una vez que se desarrolla un patrón de uso repetitivo e intenso, las personas con trastorno por consumo de alcohol pueden dedicar períodos sustanciales de su tiempo a obtener y consumir bebidas alcohólicas.

La gravedad del trastorno se basa en el número de criterios diagnósticos cumplidos. En un individuo dado, los cambios de la gravedad del trastorno por consumo de alcohol a lo largo del tiempo también se reflejan en las reducciones de la frecuencia (por ejemplo, días de consumo al mes) o la dosis (por ejemplo, número de bebidas estándar al día) de alcohol consumidas, según lo evaluado por el autoinforme del individuo, el informe de terceros que lo conocen, las observaciones del clínico y, si procede, las pruebas biológicas (por ejemplo, elevaciones de parámetros hematoséricos, como se describe en el apartado "Marcadores diagnósticos" de este trastorno).

[16.16] Trastorno por consumo de alcohol / Características diagnósticas (p. 555); Especificadores (p. 555).

16.17 ¿Cuál de las siguientes es la afirmación más precisa sobre la predicción de la abstinencia del alcohol o sus consecuencias?

A. Menos del 10 % de las personas que pasan por la abstinencia de alcohol experimentan síntomas dramáticos como hiperactividad autonómica grave, temblores o *delirium tremens*.
B. Todos los síntomas de la abstinencia de alcohol cesan después de 7 días.
C. La abstinencia de alcohol varía ampliamente entre los grupos etnorraciales de Estados Unidos.
D. Las convulsiones tónico-clónicas ocurren en aproximadamente el 25 % de las personas que cumplen los criterios de la abstinencia de alcohol.

Respuesta correcta: A. **Menos del 10 % de las personas que pasan por la abstinencia de alcohol experimentan síntomas dramáticos como hiperactividad autonómica grave, temblores o delirium tremens.**

Explicación: La abstinencia de alcohol se caracteriza por síntomas de abstinencia que se desarrollan aproximadamente 4-12 horas después de reducir la cantidad ingerida tras una ingesta prolongada y masiva de alcohol. Debido a que la abstinencia de alcohol puede ser desagradable e intensa, los individuos pueden continuar consumiendo alcohol a pesar de las consecuencias adversas, a menudo para evitar o aliviar los síntomas de abstinencia. Algunos síntomas de abstinencia (por ejemplo, problemas de sueño) pueden persistir a intensidades más bajas durante meses y contribuir a la recaída.

Menos del 10% de las personas que desarrollan abstinencia de alcohol experimentarán síntomas dramáticos (por ejemplo, hiperactividad autonómica grave, temblores, *delirium tremens*). Las convulsiones tónico-clónicas ocurren en menos del 3% de las personas.

Se estima que aproximadamente el 50% de las personas de clase media y altamente funcionales con trastorno por consumo de alcohol en Estados Unidos han experimentado alguna vez un síndrome de abstinencia de alcohol completo. Entre las personas con trastorno por consumo de alcohol que están hospitalizadas o sin hogar, la tasa de abstinencia de alcohol puede ser mayor del 80%. Menos del 10% de las personas en abstinencia presentan *delirium tremens* o convulsiones por abstinencia. La prevalencia de los síntomas de abstinencia de alcohol no parece variar entre los grupos etnorraciales de Estados Unidos.

[16.17] Trastorno por consumo de alcohol / Características diagnósticas (p. 555); Prevalencia (p. 556); Abstinencia de alcohol / Criterios diagnósticos (p. 553-554).

16.18 ¿Cuántos especificadores de remisión se incluyen en los criterios diagnósticos del DSM-5-TR para el trastorno por consumo de alcohol?

A. Uno.
B. Dos.
C. Tres.
D. Cuatro.

Respuesta correcta: B. Dos.

Explicación: Hay dos especificadores de remisión:

- **En remisión temprana:** después de haberse cumplido todos los criterios del trastorno por consumo de alcohol, ninguno de los criterios del trastorno por consumo de alcohol se ha cumplido en al menos 3 meses pero menos de 12 meses (con la excepción de que el Criterio A4, "anhelo, ansia o impulso de consumir alcohol", sí puede cumplirse).
- **En remisión sostenida:** después de haberse cumplido todos los criterios del trastorno por consumo de alcohol, ninguno de los criterios del trastorno por consumo de alcohol se ha cumplido en ningún momento en un período de 12 meses o más (con la excepción de que el Criterio A4, "anhelo, ansia o impulso de consumir alcohol", sí puede cumplirse).

[16.18] Trastorno por consumo de alcohol / Criterios diagnósticos (pp. 553-554).

16.19 ¿En cuál de las siguientes situaciones se consideraría que el especificador para un paciente en remisión es "en un entorno controlado"?

A. Alistado en las fuerzas armadas de Estados Unidos.
B. Trabaja en un barco de carga en alta mar.

C. Recluído en una cárcel de la ciudad.
D. Paciente interno en una unidad hospitalaria cerrada.

Respuesta correcta: D. **Paciente interno en una unidad hospitalaria cerrada.**

Explicación: *En un entorno controlado* se aplica como especificador adicional de remisión si el individuo está tanto en remisión como en un entorno controlado (es decir, en remisión temprana en un entorno controlado o en remisión sostenida en un entorno controlado). Ejemplos de estos entornos son las prisiones, las comunidades terapéuticas y las unidades hospitalarias cerradas que están estrechamente supervisadas y libres de sustancias.

[16.19] Trastorno por consumo de alcohol / Especificadores (p. 555).

16.20   ¿Cuál de las siguientes sustancias es más probable que se asocie con el uso de múltiples drogas?

A. Alcohol.
B. Tabaco.
C. 3,4-metilendioximetanfetamina (MDMA [éxtasis]).
D. Metanfetamina.

Respuesta correcta: C. **3,4-metilendioximetanfetamina (MDMA [éxtasis]).**

Explicación: El trastorno por consumo de otros alucinógenos está altamente asociado con el trastorno por consumo de cocaína, el trastorno por consumo de estimulantes, el trastorno por consumo de otras sustancias, el trastorno por consumo de tabaco (nicotina), cualquier trastorno de la personalidad, el trastorno de estrés postraumático y los ataques de pánico.

[16.20] Trastorno por consumo de otros alucinógenos / Comorbilidad (p. 594).

16.21   ¿Para cuál de las siguientes sustancias podría ser poco fiable la prueba de laboratorio?

A. Dietilamida del ácido lisérgico (LSD).
B. Cocaína.
C. Alcohol.
D. Opioides.

Respuesta correcta: A. **Dietilamida del ácido lisérgico (LSD).**

Explicación: Los alucinógenos comprenden un grupo diverso de sustancias que, a pesar de tener diferentes estructuras químicas y, posiblemente, diferentes mecanismos moleculares, producen alteraciones similares de la percepción, el estado de ánimo y la cognición en los usuarios. Los alucinógenos incluidos son las fenilalquilaminas (por ejemplo, mescalina, 2,5-dimetoxi-4-metilanfetamina [DOM] y 3,4-metilendioximetanfetamina [MDMA; también llamada éxtasis o *molly*]); las indolaminas, como la psilocibina (y su metabolito psilocina, el compuesto principalmente responsable de los efectos psicodélicos de los hongos alucinógenos) y la dimetiltriptamina (DMT), y las ergolinas, como el LSD y las semillas de gloria de la mañana. Además, se clasifican como alucinógenos otros compuestos etnobotánicos diversos, de los cuales *Salvia divinorum* y el estramonio son dos ejemplos.

Las pruebas de laboratorio pueden ser útiles para distinguir entre los diferentes alucinógenos; sin embargo, debido a que algunos agentes (por ejemplo, el LSD) son tan potentes que con tan solo 75 mg pueden producir reacciones graves, el típico examen toxicológico no siempre revelará qué sustancia se ha utilizado.

La fenciclidina puede detectarse en la orina hasta 8 días o incluso más tiempo a dosis muy altas.

Los resultados de las pruebas toxicológicas rutinarias de orina suelen ser positivos para las drogas opioides en los individuos con trastorno por consumo de opioides. Los resultados de las pruebas de orina permanecen positivos para la mayoría de los opioides (por ejemplo, heroína, morfina, codeína, oxicodona, propoxifeno) durante 12-36 horas después de la administración.

Casi todas las sustancias sedantes, hipnóticas y ansiolíticas pueden identificarse mediante análisis de orina o sangre (estos últimos pueden cuantificar las cantidades de estos agentes en el cuerpo). Los resultados de las pruebas de orina probablemente seguirán siendo positivos hasta aproximadamente 1 semana después del consumo de las sustancias de acción prolongada como el diazepam o el flurazepam.

La benzoilecgonina, un metabolito de la cocaína, normalmente permanece en la orina durante 1-3 días después de una sola dosis y puede estar presente durante 7-12 días en los individuos que consumen dosis altas repetidas.

La prueba más directa disponible para medir el consumo de alcohol de manera transversal es la concentración de alcohol en sangre, que también puede utilizarse para juzgar la tolerancia al alcohol. Por ejemplo, un individuo con una concentración de 150 mg de etanol por decilitro (dL) de sangre que no muestra signos de intoxicación puede considerarse que ha adquirido al menos algún grado de tolerancia al alcohol. Con 200 mg/dL, la mayoría de los individuos no tolerantes demuestran una intoxicación marcada. En cuanto a las pruebas de laboratorio, un indicador de laboratorio sensible al consumo masivo es una elevación modesta o niveles altos-normales (> 35 unidades) de gamma-glutamiltransferasa (GGT). Este puede ser el único hallazgo de laboratorio. Al menos el 70% de los individuos con un nivel alto de GGT son grandes bebedores persistentes (es decir, consumen ocho o más bebidas diariamente de manera regular).

[16.21] **Trastorno por consumo de alcohol / Marcadores diagnósticos (pp. 558-559); Trastorno por consumo de fenciclidina / Marcadores diagnósticos (p. 589); Trastorno por consumo de otros alucinógenos / Características diagnósticas (p. 592); Marcadores diagnósticos (p. 593); Trastorno por consumo de opioides / Marcadores diagnósticos (p. 612); Trastorno por consumo de sedantes, hipnóticos o ansiolíticos / Marcadores diagnósticos (p. 625); Trastorno por consumo de estimulantes / Marcadores diagnósticos (p. 638).**

[16.22] ¿Qué signo del Criterio C tienen en común la intoxicación con alcohol, la intoxicación con fenciclidina, la intoxicación con cannabis y la intoxicación con inhalantes?

A. Reflejos deprimidos.
B. Debilidad muscular generalizada.

C. Nistagmo.
D. Deterioro de la atención o la memoria.

Respuesta correcta: C. **Nistagmo.**

Explicación: El nistagmo es el único de estos signos que se encuentra en el Criterio C de la intoxicación con alcohol, cannabis, inhalantes o fenciclidina.

[16.22] Varios: Criterios diagnósticos de la intoxicación con alcohol (p. 561); Intoxicación con inhalantes (pp. 605-606); Cannabis (pp. 582-583); Intoxicación con fenciclidina (pp. 594-595).

16.23 Un estudiante de medicina de 25 años se presenta al servicio de salud del estudiante a las 7:00 quejándose de tener un "ataque de pánico" y de haber vomitado dos veces. Informa que se quedó despierto toda la noche estudiando para su examen final de anatomía descriptiva. El examen comienza en 1 hora, pero se siente demasiado ansioso para asistir. El paciente está inquieto y parece sonrojado, con contracciones musculares visibles. Está orinando excesivamente y tiene taquicardia, y su electrocardiograma muestra complejos ventriculares prematuros. Sus pensamientos y su discurso parecen ser divagantes. El análisis toxicológico de orina es negativo. ¿Cuál es el diagnóstico más probable?

A. Trastorno de pánico.
B. Intoxicación con anfetamina, sustancia anfetamínica.
C. Intoxicación por cafeína.
D. Intoxicación con cocaína.

Respuesta correcta: C. **Intoxicación por cafeína.**

Explicación: Este paciente muestra signos de inquietud, cara sonrojada, trastorno gastrointestinal, contracciones musculares, diuresis, habla divagante y anomalías cardíacas, todos los cuales son compatibles con la intoxicación por cafeína. Aunque un episodio de pánico podría asociarse a taquicardia o malestar gastrointestinal, no causaría contracciones musculares ni arritmias cardíacas. La intoxicación con estimulantes como la anfetamina o la cocaína se manifestaría de manera muy similar con agitación psicomotora y arritmias cardíacas, pero estas sustancias no causarían diuresis y se esperaría que aparecieran en un análisis toxicológico de orina. La abstinencia de alcohol también podría manifestarse de manera similar, pero generalmente se caracteriza por temblor, en lugar de contracciones musculares, y tampoco causa diuresis.

[16.23] Intoxicación por cafeína / Criterios diagnósticos; Características diagnósticas (pp. 569-570).

16.24 ¿Cuál es la sustancia psicoactiva ilícita más prevalente en Estados Unidos?

A. 3,4-metilendioximetanfetamina (MDMA [éxtasis]).
B. Fenciclidina.

C. Cannabis.
D. Dietilamida del ácido lisérgico (LSD).

Respuesta correcta: C. **Cannabis.**

Explicación: Los cannabinoides, especialmente el cannabis, son las sustancias psicoactivas ilícitas más utilizadas en Estados Unidos. Los siguientes datos de prevalencia se obtienen de los estudios basados en Estados Unidos, a menos que se indique lo contrario. Entre los jóvenes (de 12 a 17 años), la prevalencia en el último año del trastorno por consumo de cannabis del DSM-IV es del 2,7-3,1 %. Entre los adultos de 18 años en adelante, la prevalencia es del 1,5-2,9 %. Entre los usuarios de cannabis, la prevalencia del trastorno por consumo de cannabis del DSM-IV es del 20,4 % entre los jóvenes y del 30,6 % entre los adultos. Para el trastorno por consumo de cannabis del DSM-5, la prevalencia a 12 meses es aproximadamente del 2,5 % entre los adultos (1,4, 0,6 y 0,6 % en los niveles leve, moderado y grave, respectivamente).

[16.24] Trastorno por consumo de cannabis / Prevalencia (p. 578).

16.25 ¿Cuál de las siguientes pruebas de laboratorio se puede utilizar en combinación con la gamma-glutamiltransferasa (GGT) para monitorear la abstinencia de alcohol?

A. Alanina-aminotransferasa (ALT).
B. Fosfatasa alcalina.
C. Transferrina deficiente en carbohidratos (CDT).
D. Volumen corpuscular medio (MCV).

Respuesta correcta: C. **Transferrina deficiente en carbohidratos (CDT).**

Explicación: En cuanto a las pruebas de laboratorio, un indicador de laboratorio sensible del consumo excesivo de alcohol es la elevación modesta o los niveles altos-normales (> 35 unidades) de GGT. Este puede ser el único hallazgo de laboratorio. Al menos el 70 % de los individuos con un alto nivel de GGT son grandes bebedores persistentes (es decir, consumen ocho o más bebidas diariamente de manera regular). Una segunda prueba con niveles comparables o incluso más altos de sensibilidad y especificidad es la CDT, siendo los niveles de 20 unidades o más útiles para identificar a los individuos que consumen regularmente ocho o más bebidas diarias. Dado que tanto los niveles de GGT como los de CDT vuelven a la normalidad en días o semanas después de dejar de beber, ambos marcadores de estado pueden ser útiles para monitorear la abstinencia, especialmente cuando el clínico observa aumentos, en lugar de disminuciones, de estos valores a lo largo del tiempo, hallazgo que indica que el individuo probablemente ha vuelto a beber mucho. La combinación de los análisis de CDT y GGT puede tener incluso niveles más altos de sensibilidad y especificidad que cualquiera de estas pruebas por separado.

[16.25] Trastorno por consumo de alcohol / Marcadores diagnósticos (p. 559).

16.26 Un paciente acude a la clínica de salud estudiantil después de 1 semana bebiendo varias latas de cola ocho veces al día durante 1 semana para cumplir una apuesta que perdió. La última la consumió ayer. El paciente se queja de la aparición repentina de fatiga extrema. ¿Con cuál de los siguientes síntomas es más probable que se presente?

A. Vómitos.
B. Somnolencia.
C. Síntomas similares a los de la gripe.
D. Dolor de cabeza.

Respuesta correcta: D. **Dolor de cabeza.**

Explicación: La característica esencial de la abstinencia de cafeína es la presencia de un síndrome de abstinencia característico que se desarrolla después de la interrupción abrupta (o reducción sustancial) de la ingesta diaria prolongada de cafeína (Criterio B). Debido a que las personas pueden no ser conscientes de la amplia variedad de fuentes de cafeína aparte del café, las colas y las bebidas energéticas (por ejemplo, analgésicos de venta libre y remedios para el resfriado, ayudas para la pérdida de peso, chocolate), quizá no relacionen la ingestión de estas sustancias con los síntomas de la abstinencia de cafeína. El síndrome de abstinencia de cafeína se indica por tres o más de los siguientes síntomas (Criterio B): dolor de cabeza; fatiga marcada o somnolencia; estado de ánimo disfórico, estado de ánimo deprimido o irritabilidad; dificultad para concentrarse, y síntomas similares a los de la gripe (náuseas, vómitos o dolor/rigidez muscular). El síndrome de abstinencia causa malestar clínicamente significativo o deterioro en las áreas sociales, ocupacionales u otras áreas importantes del funcionamiento (Criterio C). Los síntomas no deben estar asociados con los efectos fisiológicos de otra afección médica y no se explican mejor por otro trastorno mental (Criterio D).

El dolor de cabeza es la característica distintiva de la abstinencia de cafeína y puede ser difuso, gradual en su desarrollo, pulsátil, intenso y sensible al movimiento. Sin embargo, los otros síntomas de la abstinencia de cafeína pueden ocurrir en ausencia del dolor de cabeza.

[16.26] Abstinencia de cafeína / Características diagnósticas (p. 572).

16.27 ¿Cuánto aumenta el trastorno por consumo de cannabis el riesgo de que un adulto tenga cualquier otro trastorno por sustancias?

A. Una vez.
B. Cinco veces.
C. Nueve veces.
D. Veinte veces.

Respuesta correcta: C. **Nueve veces.**

Explicación: El trastorno por consumo de cannabis es altamente comórbido con otros trastornos por consumo de sustancias (por ejemplo, alcohol, cocaína, opioides). Por ejemplo, en comparación con los adultos sin trastorno por consumo de cannabis, tener este trastorno multiplica el riesgo de cualquier otro trastorno por sustancias por un factor de aproximadamente nueve. El cannabis se ha considerado normalmente como una droga "de inicio" porque los individuos que consumen cannabis tienen considerablemente más probabilidades que los no usuarios de consumir posteriormente otras sustancias de mayor riesgo durante la vida (por ejemplo, opioides, cocaína). Entre los adultos que buscan tratamiento para un trastorno por consumo de cannabis, muchos (63%) refieren el uso problemático de sustancias secundarias o terciarias, como alcohol, cocaína, metanfetamina/anfetamina y heroína u otros opiáceos, y el trastorno por consumo de cannabis es a menudo un problema secundario o terciario entre aquellos con diagnóstico principal de otros trastornos por consumo de sustancias.

[16.27] Trastorno por consumo de cannabis / Comorbilidad (p. 581).

16.28 Un paciente se presenta en el servicio de urgencias quejándose de vómitos que "vienen y van". ¿Qué droga es probable que esté tomando el paciente regularmente?

A. Tabaco.
B. Alcohol.
C. Cannabis.
D. Cocaína.

Respuesta correcta: C. **Cannabis.**

Explicación: En cuanto a las dolencias médicas, el síndrome de hiperemesis cannabinoide es un síndrome de náuseas y vómitos cíclicos asociado al consumo habitual de cannabis que se ve cada vez más en los servicios de urgencias a medida que aumenta la prevalencia del consumo de cannabis.

[16.28] Trastorno por consumo de cannabis / Comorbilidad (pp. 581-582).

16.29 ¿Qué grupo etnorracial adulto tiene la mayor prevalencia del trastorno por consumo de cannabis?

A. Asiáticos e isleños del Pacífico.
B. Indios americanos/nativos de Alaska.
C. Afroamericanos.
D. Blancos.

Respuesta correcta: B. **Indios americanos/nativos de Alaska.**

Explicación: Según la edad, la prevalencia del trastorno por consumo de cannabis en Estados Unidos es mayor entre los individuos de 18 a 29 años (6,9%) y menor entre los individuos de 45 años en adelante (0,8%). Las tasas del trastorno por consumo de cannabis son mayores en los hombres que en las mujeres (3,5 frente a 1,7%) y en los chicos que en las chicas de 12 a 17 años (3,4 frente a 2,8%), aunque las diferencias de género han ido disminuyendo en las cohortes de nacimientos recientes en varios países. En cuanto a las diferencias etnorraciales, para los adolescentes de 12 a 17 años, las tasas son más altas entre los hispanoamericanos (3,8%), seguidos de los blancos (3,1%), los afroamericanos (2,9%) y otros grupos etnorraciales (2,3%).

Entre los adultos, la prevalencia del trastorno por consumo de cannabis es del 5,3 % en los indios americanos y nativos de Alaska, del 4,5 % en los afroamericanos, del 2,6 % en los hispanoamericanos, del 2,2 % en los blancos y del 1,3 % en los asiáticos e isleños del Pacífico.

[16.29] Trastorno por consumo de cannabis / Prevalencia (p. 578).

16.30 ¿Cuál de las siguientes drogas que pueden tener efectos alucinógenos no se considera en las clases químicas de alucinógenos del DSM-5-TR?

A. Mescalina.
B. 3,4-metilendioximetanfetamina (MDMA [éxtasis]).
C. Cannabis.
D. Psilocibina.

Respuesta correcta: C. **Cannabis.**

Explicación: Los alucinógenos comprenden un grupo diverso de sustancias que, a pesar de tener diferentes estructuras químicas y posiblemente diferentes mecanismos moleculares, producen alteraciones similares de la percepción, el estado de ánimo y la cognición en los usuarios. Los alucinógenos incluidos son las fenilalquilaminas (por ejemplo, mescalina, 2,5-dimetoxi-4-metilanfetamina [DOM] y MDMA [también llamada éxtasis o *molly*]); las indolaminas, como la psilocibina (y su metabolito psilocina, el compuesto principalmente responsable de los efectos psicodélicos de los hongos alucinógenos) y la dimetiltriptamina; y las ergolinas, como dietilamida del ácido lisérgico (LSD) y las semillas de gloria de la mañana. Además, otros varios compuestos etnobotánicos se clasifican como alucinógenos, de los cuales *Salvia divinorum* y el estramonio son dos ejemplos. Excluidos del grupo de alucinógenos están el cannabis y su compuesto activo, delta-9-tetrahidrocannabinol (THC; véase el capítulo "Trastornos relacionados con el cannabis"). Estas sustancias pueden tener efectos alucinógenos, pero se diagnostican por separado.

[16.30] Trastorno por consumo de otros alucinógenos / Características diagnósticas (p. 592).

16.31 ¿El uso de cuál de las siguientes drogas es más probable que provoque el desarrollo de un trastorno por consumo de alucinógenos?

A. Dietilamida del ácido lisérgico (LSD).
B. Psilocibina.
C. Dimetiltriptamina.
D. 3,4-metilendioximetanfetamina (MDMA [éxtasis]).

Respuesta correcta: D. **3,4-metilendioximetanfetamina (MDMA [éxtasis]).**

Explicación: El MDMA/éxtasis, como alucinógeno, puede tener efectos distintivos atribuibles a sus propiedades tanto alucinógenas como estimulantes. Los consumidores de éxtasis tienen más riesgo de desarrollar un trastorno por consumo de alucinó genos que aquellos que usan otros alucinógenos. Entre los usuarios adolescentes y adultos de éxtasis y los usuarios de otros alucinógenos, los criterios del trastorno por consumo de alucinógenos reportados más frecuentemente son la tolerancia, el uso peligroso, el uso a pesar de problemas emocionales o de salud, el abandono de actividades a causa del consumo y pasar mucho tiempo obteniendo, consumiendo o recuperándose de los efectos del consumo. Como se ha observado con otras sustancias, los criterios diagnósticos del trastorno por consumo de otros alucinógenos se disponen a lo largo de un solo continuo de gravedad.

[16.31] Trastorno por consumo de otros alucinógenos / Características diagnósticas (p. 592).

16.32 ¿Para cuál de los siguientes alucinógenos hay evidencia de un síndrome de abstinencia?

A. Dietilamida del ácido lisérgico (LSD).
B. 3,4-metilendioximetanfetamina (MDMA [éxtasis]).
C. Psilocibina.
D. Fenciclidina.

Respuesta correcta: **B. 3,4-metilendioximetanfetamina (MDMA [éxtasis]).**

Explicación: Dado que no se ha documentado sistemáticamente un síndrome de abstinencia clínicamente significativo en los seres humanos, el diagnóstico de síndrome de abstinencia de alucinógenos no está incluido en el DSM-5-TR y, por lo tanto, no es parte de los criterios diagnósticos del trastorno por consumo de alucinógenos. Sin embargo, puede haber evidencia sobre la abstinencia de MDMA, con presencia de dos o más síntomas de abstinencia (por ejemplo, malestar, alteración del apetito, cambios de humor [ansioso, deprimido, irritable], mala concentración, alteración del sueño) o evitación de la abstinencia, observada en más de la mitad de los individuos de diversas muestras de consumidores de éxtasis en Estados Unidos e internacionalmente.

[16.32] Trastorno por consumo de otros alucinógenos / Características diagnósticas (p. 592).

16.33 ¿Qué distingue los trastornos mentales inducidos por sustancias/medicamentos de los trastornos por consumo de sustancias?

A. Ocurren solo durante los períodos de intoxicación.
B. Los síntomas continúan a pesar del cese del consumo de la sustancia.
C. Los síntomas cognitivos y conductuales contribuyen al uso continuado.
D. Ocurren solo si el medicamento se toma a dosis más altas de las sugeridas.

Respuesta correcta: **C. Los síntomas cognitivos y conductuales contribuyen al uso continuado.**

Explicación: Los trastornos mentales inducidos por sustancias/medicamentos son síndromes del SNC potencialmente graves, generalmente temporales pero a veces persistentes, que se desarrollan en el contexto de los efectos de las sustancias de abuso, los medicamentos y algunas toxinas. Se distinguen de los trastornos por consumo de sustancias en que hay un conjunto de síntomas cognitivos, conductuales y fisiológicos que contribuyen al consumo continuado de la sustancia a pesar de los problemas significativos relacionados con ella.

Los trastornos mentales inducidos por sustancias se desarrollan en el contexto de la intoxicación con o la abstinencia de sustancias de abuso, mientras que los trastornos mentales inducidos por medicamentos pueden verse en relación con los medicamentos recetados o de venta libre que se toman a las dosis sugeridas. Ambas afecciones son generalmente temporales y es probable que desaparezcan antes de transcurrido 1 mes o así del cese de la abstinencia aguda, la intoxicación intensiva o el uso del medicamento.

[16.33] Trastornos mentales inducidos por sustancias/medicamentos (p. 550); Desarrollo y curso (pp. 551-552).

16.34 ¿Qué dos grupos de agentes inhalantes *no* están entre las sustancias reconocidas para el diagnóstico de trastorno por consumo de inhalantes del DSM-5-TR?

A. Encendedores de butano y tolueno.
B. Xileno y butano.
C. Tricloroetano y hexano.
D. Óxido nitroso y gases de nitrito.

Respuesta correcta: **D. Óxido nitroso y gases de nitrito.**

Explicación: Ejemplos de sustancias inhalantes son los hidrocarburos volátiles, que comprenden gases tóxicos de pegamentos, combustibles, pinturas y otros compuestos volátiles. Siempre que sea posible, se debe nombrar la sustancia involucrada (por ejemplo, *trastorno por uso de tolueno*). Sin embargo, la mayoría de los compuestos que se inhalan son una mezcla de varias sustancias que pueden producir efectos psicoactivos y a menudo es difícil determinar la sustancia exacta responsable del trastorno. A menos que haya evidencia clara de que se ha utilizado una única sustancia sin mezclar, debe usarse el término general *inhalante* al registrar el diagnóstico. Los trastornos que surgen de la inhalación de óxido nitroso o de amilo, butilo o isobutilnitrito se diagnostican como trastorno por consumo de otra sustancia (o sustancia desconocida).

[16.34] Trastorno por consumo de inhalantes / Características diagnósticas (pp. 602-603).

16.35 Un estudiante universitario de 22 años acude a su médico de atención primaria quejándose del empeoramiento progresivo de una sensación de adormecimiento, hormigueo y debilidad en ambas piernas que padece durante las últimas semanas. Su marcha es inestable y tiene dificultades para agarrar objetos con las manos. No había consumido ninguna sustancia el día de la presentación, pero admite que durante los últimos 3 meses ha estado tomando una determinada sustancia a diario. ¿Qué trastorno por consumo de sustancias es el más probable que explique los síntomas de este paciente?

A. Trastorno por consumo de otra sustancia (o sustancia desconocida).
B. Trastorno por consumo de otros alucinógenos.
C. Trastorno por consumo de inhalantes.
D. Trastorno por consumo de opioides.

Respuesta correcta: A. **Trastorno por consumo de otra sustancia (o sustancia desconocida).**

Explicación: La clase diagnóstica *trastornos relacionados con otras sustancias (o desconocidas)* se aplica a las sustancias que no están incluidas en ninguna de las nueve clases de sustancias presentadas anteriormente en este capítulo (es decir, alcohol, cafeína, cannabis, alucinógenos [fenciclidina y otros], inhalantes, opioides, sedantes, hipnóticos y ansiolíticos, estimulantes y tabaco). Dichas sustancias incluyen esteroides anabólicos, medicamentos antiinflamatorios no esteroideos, corticosteroides, medicamentos antiparkinsonianos, antihistamínicos, óxido nitroso ("gas de la risa"), amilo, butilo o isobutilnitritos, nuez de betel, que se mastica en muchas regiones geográficas para producir una leve euforia y sensación de flotación, y kava (de una planta de pimienta del Pacífico Sur), que produce leve euforia, sedación, incoordinación y pérdida de peso, así como efectos negativos sobre la salud (por ejemplo, hepatitis leve, anomalías pulmonares). Téngase en cuenta que las sustancias gaseosas se incluyen en la categoría de los *inhalantes* solo si son agentes hidrocarbonados; otras sustancias gaseosas (como el óxido nitroso, mencionado anteriormente) se incluyen en la categoría de *otra sustancia (o sustancia desconocida)*. Los trastornos relacionados con sustancias desconocidas son los asociados a sustancias no identificadas, como las intoxicaciones en las que el individuo no puede identificar la droga ingerida, o los trastornos por consumo de sustancias tales como las drogas nuevas del mercado negro aún no identificadas o las drogas conocidas vendidas ilegalmente bajo nombres falsos.

La pertenencia a ciertas poblaciones con acceso al óxido nitroso puede asociarse al uso frecuente de esta sustancia y posiblemente al diagnóstico de trastorno por consumo de óxido nitroso. El papel de este gas como agente anestésico lleva al mal uso por parte de algunos profesionales médicos y dentales, y su uso como propelente en productos comerciales (por ejemplo, dispensadores de crema batida) contribuye al mal uso por parte de los trabajadores de servicios de alimentos. El mal uso del óxido nitroso por parte de adolescentes y adultos jóvenes es significativo, y algunos individuos con consumo muy frecuente pueden presentar complicaciones médicas y afecciones mentales graves, como mieloneuropatía, degeneración combinada subaguda de la médula espinal, neuropatía periférica y psicosis.

[16.35] Trastorno por consumo de otra sustancia / Características diagnósticas y asociadas (p. 654).

16.36 ¿Qué sistema de órganos o función anatómica se ve más comúnmente afectado por el uso crónico de 3,4-metilendioximetanfetamina (MDMA [éxtasis])?

A. Neurológico.
B. Respiratorio.
C. Cardiopulmonar.
D. Cavidad oral.

Respuesta correcta: A. **Neurológico.**

Explicación: Existe evidencia de que el MDMA puede producir efectos neurotóxicos persistentes como deterioros de la memoria, la función psicológica y la función neuroendocrina, disfunción del sistema de serotonina y trastornos del sueño, así como efectos adversos sobre la microvasculatura cerebral y la maduración de la sustancia blanca, y daño axonal.

[16.36] Trastorno por consumo de otros alucinógenos / Consecuencias funcionales del trastorno por consumo de otros alucinógenos (p. 594).

16.37 | ¿Qué porcentaje de los individuos que experimentan abstinencia de sedantes, hipnóticos o ansiolíticos sin tratamiento sufren una convulsión de gran mal?

A. 5-10%.
B. 10-20%.
C. 20-30%.
D. 30-40%.

Respuesta correcta: C. **20-30%.**

Explicación: La característica esencial de la abstinencia de sedantes, hipnóticos o ansiolíticos es la presencia de un síndrome característico que se desarrolla después de una disminución marcada o del cese de su consumo al cabo de varias semanas o más de uso regular (Criterios A y B). Este síndrome de abstinencia se caracteriza por dos o más síntomas (similares a los de la abstinencia de alcohol) entre los que se incluyen la hiperactividad autonómica (por ejemplo, aumento de la frecuencia cardíaca, la frecuencia respiratoria, la presión arterial o la temperatura corporal, junto con sudoración), el temblor de las manos, el insomnio, las náuseas, a veces acompañadas de vómitos, la ansiedad y la agitación psicomotora. Puede producirse una crisis de gran mal en quizás hasta el 20-30% de los individuos que experimentan abstinencia no tratada de estas sustancias. En la abstinencia grave pueden ocurrir alucinaciones o ilusiones visuales, táctiles o auditivas, pero generalmente se encuentran en el contexto de un delirio de abstinencia.

[16.37] Abstinencia de sedantes, hipnóticos o ansiolíticos / Características diagnósticas (p. 629).

16.38 | ¿Cuál es la vía de administración de estimulantes más prevalente entre los individuos que están en tratamiento por trastorno por consumo de estimulantes?

A. Oral.
B. Intranasal.
C. Fumada.
D. Intravenosa.

Respuesta correcta: C. **Fumada.**

Explicación: Algunas personas comienzan a usar estimulantes para controlar el peso o para mejorar el rendimiento en la escuela, el trabajo o los deportes. El uso inicial puede incluir la obtención de medicamentos como el metilfenidato o las sales de anfetamina, recetados a otros para el tratamiento del trastorno de déficit de atención/hiperactividad. Entre las admisiones primarias para tratamiento del consumo de sustancias de tipo anfetamínico en Estados Unidos, el 61 % refirieron que las fumaban, el 26 % que se las inyectaban y el 9 % que las esnifaban, lo que sugiere que el trastorno por consumo de estimulantes puede desarrollarse a partir de múltiples modos de administración.

[16.38] Trastorno por consumo de estimulantes / Desarrollo y curso (p. 637).

16.39 ¿Cuál es el diagnóstico psiquiátrico coexistente más común entre los individuos con historial de exposición prenatal significativa al alcohol?

A. Trastorno de depresión mayor.
B. Trastorno de ansiedad generalizada.
C. Trastorno de déficit de atención/hiperactividad (TDAH).
D. Trastorno negativista desafiante.

Respuesta correcta: C. **Trastorno de déficit de atención/hiperactividad (TDAH).**

Explicación: Se han identificado problemas de salud mental en más del 90 % de los individuos con antecedentes de exposición prenatal significativa al alcohol. El diagnóstico coexistente más común es el TDAH, pero la investigación ha demostrado que los individuos con trastorno neurocomportamental asociado a la exposición prenatal al alcohol (ND-PAE) difieren en cuanto a sus características neuropsicológicas y su respuesta a las intervenciones farmacológicas. Otros trastornos coexistentes con gran probabilidad son el trastorno negativista desafiante y el trastorno de la conducta, pero la idoneidad de estos diagnósticos debe evaluarse en el contexto de los significativos deterioros del funcionamiento intelectual general y la función ejecutiva que a menudo se asocian con la exposición prenatal al alcohol. Se han descrito síntomas anímicos como los del trastorno bipolar y los trastornos depresivos. La historia de exposición prenatal al alcohol se asocia a un riesgo aumentado de los trastornos por consumo de tabaco, de alcohol y de otras sustancias más adelante.

[16.39] Afecciones que necesitan más estudio / Trastorno neurocomportamental asociado a la exposición prenatal al alcohol / Comorbilidad (p. 920).

16.40 ¿Qué adicción se ha incluido en el DSM-5-TR como posible diagnóstico?

A. Adicción al sexo.
B. Adicción al ejercicio.
C. Adicción a las compras.
D. Adicción a los videojuegos.

Respuesta correcta: D. **Adicción a los videojuegos.**

Explicación: Además de los trastornos relacionados con sustancias, este capítulo también incluye el trastorno de juego, reflejando la evidencia de que los comportamientos de juego activan sistemas de recompensa similares a los activados por las drogas de abuso y producen algunos síntomas conductuales que parecen comparables a los producidos por los trastornos por consumo de sustancias. También se han descrito otros patrones de comportamiento excesivo, como el juego por Internet (véase "Afecciones que necesitan más estudio "), pero la investigación sobre estos y otros síndromes conductuales es menos clara. Por lo tanto, hay grupos de comportamientos repetitivos, a veces denominados adicciones conductuales (con subcategorías como la adicción al sexo, la adicción al ejercicio y la adicción a las compras), que no están incluidos porque no hay suficiente evidencia revisada por pares para establecer los criterios diagnósticos y las descripciones del curso que son necesarios para identificar estos comportamientos como trastornos mentales.

El trastorno de juego es actualmente el único trastorno no relacionado con sustancias incluido en el capítulo de la Sección II del DSM-5-TR "Trastornos relacionados con sustancias y trastornos adictivos". Sin embargo, hay otros trastornos conductuales que muestran algunas similitudes con los trastornos por consumo de sustancias y el trastorno de juego para los que la palabra *adicción* se utiliza comúnmente en los contextos no médicos, y la única afección con bibliografía considerable es el juego compulsivo por Internet. El juego por Internet ha sido definido como una "adicción" por el Gobierno chino y se considera una amenaza para la salud pública en Corea del Sur, donde se han establecido sistemas de tratamiento y prevención. Se han publicado informes sobre el tratamiento de esta afección en revistas médicas, principalmente de países asiáticos, pero también en Estados Unidos y otros países de altos ingresos.

El uso excesivo de Internet distinto de los videojuegos en línea (por ejemplo, el uso excesivo de redes sociales como Facebook o TikTok, la visualización de pornografía en línea) no se considera análogo al trastorno de juego por Internet, y las futuras investigaciones sobre otros usos excesivos de Internet tendrían que seguir pautas similares a las sugeridas en el DSM-5-TR.

[16.40] Trastornos relacionados con sustancias y trastornos adictivos / Introducción al capítulo (p. 543); Afecciones que necesitan más estudio / Trastorno de juego por Internet (pp. 913-916).

16.41 ¿Cuál de las siguientes es una de las consecuencias médicas más comunes del consumo de alcohol en las personas con trastorno por consumo de alcohol?

A. Cirrosis.
B. Cardiomiopatía.
C. Hipertensión.
D. Pancreatitis.

Respuesta correcta: C. **Hipertensión.**

Explicación: La ingestión repetida de altas dosis de alcohol puede afectar a casi todos los sistemas de órganos, especialmente al tracto gastrointestinal, el sistema cardiovascular y los sistemas nerviosos central y periférico. Los efectos gastrointestinales incluyen gastritis, úlceras estomacales o duodenales y, en aproximadamente el 15% de los individuos que consumen alcohol en exceso, cirrosis hepática y/o pancreatitis. También hay una mayor tasa de cáncer de esófago, estómago y otras partes del tracto gastrointestinal. Una de las condiciones más comúnmente asociadas es la hipertensión de grado bajo. La cardiomiopatía y otras miopatías son menos comunes, pero la tasa es mayor entre aquellos que beben mucho. Estos factores, junto con notables aumentos de los niveles de triglicéridos y colesterol unido a lipoproteínas de baja densidad, contribuyen a un riesgo elevado de enfermedad cardíaca. La neuropatía periférica puede evidenciarse por debilidad muscular, parestesias y disminución de la sensación periférica. Los efectos más persistentes en el sistema nervioso central son los déficits cognitivos, como el deterioro grave de la memoria y cambios degenerativos en el cerebelo. Estos efectos están relacionados con los efectos directos del alcohol, los traumatismos o las deficiencias de vitaminas (particularmente de las vitaminas B, incluida la tiamina). Un efecto devastador sobre el sistema nervioso central es el relativamente raro trastorno amnésico persistente inducido por alcohol, o síndrome de Wernicke-Korsakoff, en el cual la capacidad de codificar nuevos recuerdos está gravemente dañada. Esta entidad se describe ahora en el capítulo "Trastornos neurocognitivos" y se denomina trastorno neurocognitivo inducido por sustancias/medicamentos.

[16.41] Trastorno por consumo de alcohol/Características asociadas (pp. 555-556).

Trastornos neurocognitivos

17.1 El rasgo esencial del diagnóstico de delirium en el DSM-5-TR es una alteración de la atención/conciencia y de la cognición que se desarrolla en un corto período de tiempo, representa un cambio respecto a la línea de base y tiende a fluctuar en cuanto a gravedad durante el transcurso de 1 día. ¿Cuál de las siguientes condiciones adicionales debe aplicarse?

A. Debe haber evidencia de laboratorio de una demencia en evolución.
B. La alteración debe estar asociada a una perturbación del ciclo sueño-vigilia.
C. La alteración no debe ocurrir en el contexto de un nivel de excitación seriamente reducido, como el coma.
D. La alteración no debe estar superpuesta a un trastorno neurocognitivo preexistente.

Respuesta correcta: **C. La alteración no debe ocurrir en el contexto de un nivel de excitación seriamente reducido, como el coma.**

Explicación: La característica principal del delirium es una alteración de la atención o la conciencia (Criterio A) que va acompañada de un cambio en la cognición de base (Criterio C) y que no puede explicarse mejor por un trastorno neurocognitivo preexistente o en evolución (Criterio D). La capacidad de evaluar la cognición para diagnosticar el delirium depende de que haya un nivel de excitación suficiente como para responder a la estimulación verbal; por lo tanto, el delirium no debe diagnosticarse en el contexto de un coma (Criterio D). La alteración se desarrolla en un corto período de tiempo, generalmente de horas a unos pocos días, y tiende a fluctuar en términos de gravedad durante el transcurso del día (Criterio B). Hay evidencia a partir de la historia, el examen físico o los hallazgos de laboratorio de que la alteración es consecuencia fisiológica de otra afección médica subyacente, una intoxicación o abstinencia de sustancias, el uso de un medicamento o la exposición a una toxina, o una combinación de estos factores (Criterio E).

Tanto los trastornos neurocognitivos (TNC) mayores como los leves pueden aumentar el riesgo de delirium y complicar su curso. El problema de diagnóstico diferencial más común al evaluar la confusión en los adultos mayores es desenmarañar los síntomas de delirium y de demencia. El clínico debe determinar si el individuo tiene delirium, un delirium superpuesto a un TNC preexistente, como el debido a la enfermedad de Alzheimer, o un TNC sin delirium. La distinción tradicional entre delirium y demencia según la agudeza del inicio y el curso temporal es particularmente difícil en aquellos individuos mayores con un TNC previo que quizá no esté diagnosticado o que desarrollan un deterioro cognitivo persistente después de un episodio de delirium.

[17.1] Delirium / Criterios diagnósticos (p. 672); Características diagnósticas (p. 675); Diagnóstico diferencial (pp. 677-678).

17.2 Tanto los trastornos neurocognitivos mayores como los leves pueden aumentar el riesgo de delirium y complicar su curso. El delirium se distingue de la demencia según las características clave de inicio agudo, deterioro de la atención y ¿cuál de las siguientes opciones?

A. Curso fluctuante.
B. Curso estable.
C. Presencia de depresión.
D. Movimientos de rueda dentada.

Respuesta correcta: A. **Curso fluctuante.**

Explicación: Según el Criterio B del delirium, la alteración se desarrolla en un corto período de tiempo, generalmente de horas a unos pocos días, y tiende a fluctuar durante el transcurso del día, a menudo empeorando por la tarde y por la noche cuando disminuyen los estímulos orientadores externos.

[17.2] Delirium / Características diagnósticas (p. 675).

17.3 Una mujer de 79 años con antecedentes de depresión está siendo evaluada en un hogar de ancianos por sospecha de infección del tracto urinario. Se distrae fácilmente, persevera en las respuestas a las preguntas, hace la misma pregunta repetidamente, no puede concentrarse y no puede responder a las preguntas sobre la orientación. Los cambios del estado mental evolucionaron en un solo día. Su familia informa que pensaron que la paciente "no era ella misma" cuando la vieron la noche anterior, pero el informe de enfermería de esta mañana indica que la paciente se mostraba cordial y de forma apropiada. ¿Cuál es el diagnóstico más probable?

A. Trastorno de depresión mayor, episodio recurrente.
B. Trastorno depresivo debido a otra afección médica.
C. Delirium.
D. Trastorno de depresión mayor, con ansiedad.

Respuesta correcta: C. **Delirium.**

Explicación: Los síntomas de esta paciente están relacionados proximalmente con la infección del tracto urinario: sus cambios del estado mental tuvieron un curso temporal fluctuante con alteración de la atención y la cognición. Estas son las características diagnósticas del delirium.

17.4 Los criterios diagnósticos del trastorno neurocognitivo mayor o leve con cuerpos de Lewy (TNCCL) incluyen el cumplimiento de los criterios del trastorno neurocognitivo mayor o leve y la presencia de una combinación de características diagnósticas centrales y características diagnósticas sugeridas para el trastorno neurocognitivo probable o posible con cuerpos de Lewy. Otra característica necesaria para el diagnóstico es que la alteración no se explique mejor por patología cerebrovascular, otra enfermedad neurodegenerativa, los efectos de una sustancia u otro trastorno mental, neurológico o sistémico. ¿Cuál de las siguientes opciones completa la lista de características necesarias para el diagnóstico?

A. Un inicio agudo y una progresión rápida.
B. Un inicio insidioso y una progresión gradual.
C. Un inicio insidioso y una progresión rápida.
D. Una presentación en aumento y disminución.

Respuesta correcta: **B. Un inicio insidioso y una progresión gradual.**

Explicación: El TNCCL incluye no solo un deterioro cognitivo progresivo (con cambios tempranos de la atención compleja y la función ejecutiva en lugar del aprendizaje y la memoria), sino también alucinaciones visuales complejas recurrentes, síntomas concurrentes de trastorno del comportamiento del sueño REM (que puede ser una manifestación muy temprana) y alucinaciones en otras modalidades sensoriales, depresión, apatía, ansiedad y delirios. Los síntomas fluctúan en un patrón que puede parecerse al delirium, pero no se puede encontrar una causa subyacente adecuada. La presentación variable de los síntomas del TNCCL reduce la probabilidad de que se observen todos los síntomas en una visita clínica breve y requiere una evaluación exhaustiva de las observaciones del cuidador. El uso de escalas de evaluación específicamente diseñadas para evaluar la fluctuación puede ayudar en el diagnóstico. Otra característica central es el parkinsonismo espontáneo, que debe comenzar después del inicio del deterioro cognitivo; por convención, se observan déficits cognitivos importantes *al menos 1 año antes* de los síntomas motores. El TNCCL es un trastorno gradualmente progresivo de inicio insidioso; sin embargo, a menudo hay una historia prodrómica de episodios confusos (delirium) de inicio agudo, con frecuencia precipitados por alguna enfermedad o cirugía.

[17.4] Trastorno neurocognitivo mayor o leve con cuerpos de Lewy / Criterios diagnósticos (pp. 699-700); Desarrollo y curso (p. 701); Diagnóstico diferencial (p. 702).

17.5 ¿Cuál de los siguientes *no* es un criterio diagnóstico, característica o marcador del trastorno neurocognitivo mayor o leve con cuerpos de Lewy (TNCCL)?

A. Síntomas concurrentes de trastorno del comportamiento del sueño REM.
B. Alta captación del transportador de dopamina estriatal en los ganglios basales, demostrada por tomografía computarizada de emisión de fotón único (SPECT) o tomografía por emisión de positrones (PET).

C. Baja captación del transportador de dopamina estriatal en los ganglios basales, demostrada por SPECT o PET.
D. Sensibilidad neuroléptica grave.

Respuesta correcta: B. **Alta captación del transportador de dopamina estriatal en los ganglios basales, demostrada por SPECT o PET.**

Explicación: La enfermedad neurodegenerativa subyacente en el TNCCL es principalmente una sinucleinopatía debido a una mala formación y agregación de la α-sinucleína. Es posible que se necesite realizar pruebas cognitivas más allá del uso de un instrumento de cribado breve para definir claramente los déficits. Las escalas de evaluación desarrolladas para medir la fluctuación pueden ser útiles. El trastorno del comportamiento del sueño REM asociado puede diagnosticarse mediante un estudio formal de sueño o identificándolo al preguntar al paciente o al informante sobre los síntomas relevantes. La sensibilidad a los neurolépticos (prueba de provocación) no se recomienda como marcador diagnóstico pero, si se observa, genera sospechas de TNCCL.

    Una característica sugerente del diagnóstico es la *baja* captación del transportador de dopamina estriatal en la tomografía SPECT o PET. Los biomarcadores que respaldan el TNCCL, pero con evidencia de valor diagnóstico limitado, son los que se indican a continuación: conservación del volumen temporal medial en relación con la enfermedad de Alzheimer en las imágenes de la RM, baja captación generalizada en la tomografía SPECT/PET de perfusión con actividad occipital reducida con o sin el signo de la isla cingulada (preservación de la corteza cingulada posterior en relación con la precuña más la cuña en la imagen de fluorodesoxiglucosa-PET) y actividad de ondas lentas prominente en el electroencefalograma con fluctuaciones periódicas en el rango pre-alfa/teta.

[17.5] Trastorno neurocognitivo mayor o leve con cuerpos de Lewy / Marcadores diagnósticos (p. 701).

17.6   Un hombre de 72 años sin antecedentes de trastornos por consumo de alcohol u otras sustancias y sin antecedentes psiquiátricos es llevado a la sala de urgencias debido a episodios transitorios de pérdida de conciencia inexplicados. Su esposa informa que ha experimentado caídas repetidas y síncopes durante el último año, así como alucinaciones auditivas y visuales. Un examen cardíaco exhaustivo no ha encontrado evidencia de enfermedad cardíaca estructural o arritmias. En la sala de urgencias se encuentra que tiene disfunción autonómica grave con hipotensión ortostática e incontinencia urinaria. ¿Cuál es el mejor diagnóstico provisional para este paciente?

A. Esquizofrenia de inicio reciente.
B. Posible trastorno neurocognitivo mayor o leve con cuerpos de Lewy (TNCCL).
C. Posible trastorno neurocognitivo mayor o leve debido a la enfermedad de Alzheimer.
D. Trastorno comicial de inicio reciente.

Respuesta correcta: B. **Posible trastorno neurocognitivo mayor o leve con cuerpos de Lewy (TNCCL).**

Explicación: Se debe obtener más información sobre la cognición, el marco temporal y otras etiologías, pero el mejor diagnóstico provisional con la información limitada disponible es el de TNCCL. Las personas con TNCCL frecuentemente experimentan caídas repetidas, síncopes y episodios transitorios de pérdida de conciencia inexplicados. También se puede observar una marcada disfunción autonómica con hipotensión ortostática e incontinencia urinaria. Las alucinaciones auditivas y otras no visuales son comunes, al igual que los delirios sistematizados, la desidentificación delirante y la depresión.

El paciente tiene alucinaciones auditivas y visuales, pero ninguna otra característica de la esquizofrenia, y la edad de inicio, junto con los síntomas neurológicos asociados, sugiere un trastorno neurodegenerativo, en lugar de una esquizofrenia. Entre los trastornos neurocognitivos, la prominencia de las alucinaciones, la pérdida episódica de la conciencia y los síntomas autonómicos, en lugar de un deterioro marcado de la memoria, durante las primeras fases son argumentos en contra del trastorno neurocognitivo debido a la enfermedad de Alzheimer y a favor del TNCCL. El paciente tiene una de las características diagnósticas centrales de TNCCL: las alucinaciones visuales, que justifican un nivel de certeza "posible" para el diagnóstico. Un trastorno comicial podría causar pérdida episódica de la conciencia, pero no explicaría fácilmente las alucinaciones y los síntomas autonómicos.

[17.6] Trastorno neurocognitivo mayor o leve con cuerpos de Lewy / Características diagnósticas y Características asociadas (p. 700).

17.7 Los criterios diagnósticos del trastorno neurocognitivo (TNC) debido a la infección por VIH incluyen el cumplimiento de los criterios del TNC mayor o leve y la infección documentada por el VIH (confirmada por los métodos de laboratorio establecidos). ¿Cuál de las siguientes es una característica destacada del TNC debido a la infección por VIH?

A. Deterioro del funcionamiento ejecutivo.
B. Delirios y alucinaciones significativas al inicio del trastorno.
C. Dificultad marcada para recordar la información aprendida.
D. Progresión rápida hacia un deterioro neurocognitivo profundo.

Respuesta correcta: **A. Deterioro del funcionamiento ejecutivo.**

Explicación: El TNC asociado a la infección por VIH generalmente muestra un "patrón subcortical" con deterioro prominente de la función ejecutiva, ralentización de la velocidad de procesamiento, problemas con las tareas de atención más exigentes y dificultad para aprender nueva información, pero menos problemas con el recuerdo de la información ya aprendida. En el TNC mayor, la ralentización puede ser prominente. Las dificultades del lenguaje, como la afasia, son poco comunes, aunque se pueden observar reducciones de la fluidez. Los procesos patogénicos del VIH pueden afectar a cualquier parte del cerebro; por lo tanto, son posibles otros patrones. Un TNC debido a infección por VIH puede resolverse, mejorar, empeorar lentamente o tener un curso fluctuante. La progresión rápida hacia un deterioro neurocognitivo profundo es poco común en el contexto del tratamiento antiviral combinado actualmente disponible;

por lo tanto, un cambio abrupto del estado mental en una persona con VIH provocará la evaluación de otros orígenes médicos del cambio cognitivo, incluidas las infecciones secundarias.

[17.7] Trastorno neurocognitivo mayor o leve debido a la infección por VIH / Características diagnósticas; Desarrollo y curso (pp. 718-719).

17.8 Además de la infección documentada por el VIH y el cumplimiento de los criterios del trastorno neurocognitivo (TNC) mayor o leve, ¿qué otro requisito debe cumplirse para merecer un diagnóstico de TNC mayor o leve debido a la infección por VIH?

A. Presencia de VIH en el líquido cefalorraquídeo.
B. Un patrón de deterioro cognitivo caracterizado por predominio temprano de afasia y memoria deteriorada para la información previamente aprendida.
C. Incapacidad de atribuir el TNC a afecciones no relacionadas con el VIH (incluidas las enfermedades cerebrales secundarias), otra afección médica o un trastorno mental.
D. Presencia de anillos de Kayser-Fleischer.

Respuesta correcta: **C. Incapacidad de atribuir el TNC a afecciones no relacionadas con el VIH (incluidas las enfermedades cerebrales secundarias), otra afección médica o un trastorno mental.**

Explicación: Además de requerir el cumplimiento de los criterios del TNC mayor o leve y la infección documentada por el VIH, los criterios diagnósticos del TNC debido a infección por VIH estipulan que el TNC no se explique mejor por afecciones no relacionadas con el VIH, incluida la patología cerebral secundaria como la leucoencefalopatía multifocal progresiva o la meningitis criptocócica, no se atribuya a otra afección médica y no se explique mejor por un trastorno mental.

Un TNC debido a infección por VIH generalmente muestra un "patrón subcortical" con deterioro prominente de la función ejecutiva, ralentización de la velocidad de procesamiento, problemas con las tareas de atención más exigentes y dificultad para aprender nueva información, pero menos problemas con el recuerdo de la información ya aprendida. En el TNC mayor, la ralentización puede ser prominente. Las dificultades del lenguaje, como la afasia, son poco comunes, aunque se pueden observar reducciones de la fluidez. Los procesos patogénicos del VIH pueden afectar a cualquier parte del cerebro; por lo tanto, son posibles otros patrones. El TNC debido al VIH es más prevalente en los individuos con altas cargas virales en el líquido cefalorraquídeo, pero este no es un criterio diagnóstico. Los anillos de Kayser-Fleischer se observan en la enfermedad de Wilson, no en el VIH.

[17.8] Trastorno neurocognitivo mayor o leve debido a la infección por VIH / Criterios diagnósticos y Características diagnósticas (pp. 717-718); Características asociadas (p. 718).

17.9 ¿Cuál de las siguientes características caracteriza al trastorno neurocognitivo mayor o leve inducido por alcohol, tipo amnésico-confabulatorio?

A. Amnesia de nueva información y confabulación.
B. Convulsiones.

C. Amnesia de información previamente aprendida y parálisis de la mirada hacia abajo.

D. Anosognosia y apraxia.

Respuesta correcta: **A. Amnesia de nueva información y confabulación.**

Explicación: El trastorno neurocognitivo inducido por alcohol se manifiesta frecuentemente con una combinación de deterioros de la función ejecutiva y de los dominios de la memoria y el aprendizaje. Las características del trastorno neurocognitivo amnésico-confabulatorio inducido por alcohol (síndrome de Korsakoff) incluyen amnesia prominente (dificultad marcada para aprender nueva información, con olvido rápido) y tendencia a confabular. Estas manifestaciones pueden coexistir con signos de encefalopatía por tiamina (encefalopatía de Wernicke), con características asociadas como el nistagmo y la ataxia. La oftalmoplejia de la encefalopatía de Wernicke se caracteriza típicamente por parálisis de la mirada lateral.

[17.9] **Trastorno neurocognitivo mayor o leve inducido por sustancias/medicamentos / Características diagnósticas (pp. 714-715).**

17.10 ¿Cuál de las siguientes afirmaciones sobre el diagnóstico del trastorno neurocognitivo debido a la enfermedad de Huntington (TNCEH) es *verdadera*?

A. El TNCEH es un diagnóstico/trastorno basado en los estudios de laboratorio.

B. El TNCEH requiere neuroimágenes positivas para el diagnóstico.

C. El TNCEH es un diagnóstico clínico basado en hallazgos físicos anormales y antecedentes familiares/hallazgos genéticos.

D. El TNCEH es un diagnóstico que se define mejor como el de pacientes que tienen un temblor de "amasar píldoras".

Respuesta correcta: **C. El TNCEH es un diagnóstico clínico basado en hallazgos físicos anormales y antecedentes familiares/hallazgos genéticos.**

Explicación: La prueba genética es la principal prueba de laboratorio para determinar la enfermedad de Huntington, que es un trastorno autosómico dominante con penetrancia completa. Se da un diagnóstico en firme de enfermedad de Huntington en presencia de anomalías motoras extrapiramidales inequívocas en un individuo con antecedentes familiares de enfermedad de Huntington o pruebas genéticas que muestren la expansión de repeticiones trinucleótidas CAG en el gen *HTT*, ubicado en el cromosoma 4.

[17.10] **Trastorno neurocognitivo mayor o leve debido a la enfermedad de Huntington / Características diagnósticas (p. 727); Marcadores diagnósticos (p. 728).**

17.11 La depresión, la irritabilidad, la ansiedad, los síntomas obsesivo-compulsivos y la apatía se asocian frecuentemente con la enfermedad de Huntington y a menudo preceden al inicio de los síntomas motores. La psicosis raramente precede al inicio de los síntomas motores. ¿Cuál de las siguientes es una característica central del trastorno neurocognitivo mayor o leve debido a la enfermedad de Huntington?

A. Deterioro cognitivo progresivo con cambios tempranos de la función ejecutiva.
B. Deterioro de la memoria temprano y prominente que afecta principalmente a la memoria a corto plazo.
C. Psicosis en las primeras etapas, con alucinaciones olfativas marcadas.
D. Movimientos bruscos voluntarios.

Respuesta correcta: A. **Deterioro cognitivo progresivo con cambios tempranos de la función ejecutiva.**

Explicación: Una característica central de la enfermedad de Huntington es el deterioro cognitivo progresivo con cambios tempranos de la función ejecutiva (es decir, velocidad de procesamiento, organización y planificación), en lugar del aprendizaje y de la memoria. Los cambios cognitivos y de comportamiento asociados a menudo preceden a la aparición de las típicas anomalías motoras de bradicinesia (es decir, ralentización del movimiento voluntario) y corea (es decir, movimientos bruscos involuntarios).

[17.11] Trastorno neurocognitivo mayor o leve debido a la enfermedad de Huntington / Características diagnósticas; Características asociadas (p. 727).

17.12 La prueba genética es la principal prueba de laboratorio para la determinación de la enfermedad de Huntington. ¿Cuál de las siguientes opciones caracteriza mejor la naturaleza genética de la enfermedad de Huntington?

A. Herencia recesiva ligada al cromosoma X con penetrancia incompleta.
B. Herencia autosómica recesiva con penetrancia completa.
C. Herencia autosómica dominante con penetrancia completa.
D. Herencia dominante ligada al cromosoma X.

Respuesta correcta: C. **Herencia autosómica dominante con penetrancia completa.**

Explicación: La base genética de la enfermedad de Huntington es una expansión autosómica dominante y de penetrancia completa del trinucleótido CAG, a menudo llamada repetición de CAG, en el gen de la huntingtina. Una longitud de 40 o más repeticiones de CAG se asocia invariablemente a la enfermedad de Huntington, siendo las longitudes de repetición más largas las que se asocian a una edad temprana de inicio. Una longitud de repeticiones de CAG en el rango de 36-39 se considera parcialmente penetrante, lo que significa que esta longitud puede o no llevar a la enfermedad de Huntington. Si la enfermedad de Huntington ocurre con longitudes de repetición en este rango, a menudo se asocia a un inicio tardío en la vida (diagnóstico después de los 70 años).

[17.12] Trastorno neurocognitivo mayor o leve debido a la enfermedad de Huntington / Factores de riesgo y pronóstico; Marcadores diagnósticos (p. 728).

17.13 El trastorno neurocognitivo (TNC) mayor o leve debido a enfermedad por priones comprende los TNC asociados con un grupo de encefalopatías espongiformes subagudas causadas por agentes transmisibles conocidos como *priones*. ¿Cuál es la enfermedad priónica más común?

A. Enfermedad de Creutzfeldt-Jakob.
B. Encefalopatía espongiforme bovina.
C. Enfermedad de Huntington.
D. Neurosífilis.

Respuesta correcta: A. **Enfermedad de Creutzfeldt-Jakob.**

Explicación: Las enfermedades priónicas son la enfermedad de Creutzfeldt-Jakob esporádica, genética y yatrogénica, la variante de la enfermedad de Creutzfeldt-Jakob, la priopatía sensible a proteasas variable, el *kuru*, el síndrome de Gerstmann-Sträussler-Scheinker y el insomnio fatal. El tipo más común es la enfermedad de Creutzfeldt-Jakob esporádica, generalmente llamada enfermedad de Creutzfeldt-Jakob (ECJ). (La ECJ variante es mucho más rara y se asocia a la transmisión de la encefalopatía espongiforme bovina, también llamada "enfermedad de las vacas locas"). Típicamente, los individuos con ECJ presentan déficits neurocognitivos, ataxia y movimientos anormales como mioclonías, corea o distonía; el reflejo de sobresalto también es común. Típicamente, la historia revela una rápida progresión hacia el TNC mayor en tan solo unos 6 meses y, por lo tanto, el trastorno se ve típicamente solo en el grado mayor. Sin embargo, muchas personas con el trastorno pueden tener presentaciones atípicas y la enfermedad solo puede confirmarse mediante biopsia o durante la autopsia.

El síndrome de Wernicke-Korsakoff, la neurosífilis y la enfermedad de Huntington no son enfermedades priónicas; el síndrome de Wernicke-Korsakoff es secundario a la deficiencia de tiamina, la enfermedad de Huntington es secundaria a un defecto genético y la neurosífilis está causada por una infección de transmisión sexual.

[17.13] Trastorno neurocognitivo mayor o leve debido a enfermedad por priones / Características diagnósticas (pp. 721-722).

17.14 Se ha informado de que la enfermedad priónica ocurre en individuos de todas las edades, desde la adolescencia hasta la vejez. ¿Cuál de las siguientes opciones caracteriza mejor el marco de tiempo de la progresión de la enfermedad?

A. En unos pocos meses.
B. En varios días.
C. En varias semanas.
D. En 5 años.

Respuesta correcta: A. **En unos pocos meses.**

Explicación: La enfermedad priónica puede desarrollarse a cualquier edad en los adultos. La edad de mayor incidencia de la enfermedad de Creutzfeldt-Jakob esporádica es a los 67 años, aunque se ha observado que también puede ocurrir en individuos desde la adolescencia hasta la vejez. Los blancos no latinos presentan una edad media de inicio más avanzada en comparación con las otras poblaciones étnicas y raciales de Estados Unidos. Los síntomas prodrómicos de la enfermedad priónica pueden incluir fatiga, ansiedad, alteraciones del apetito o el sueño, o problemas de concentración. Después de varias semanas, estos síntomas pueden ir seguidos de incoordinación, visión alterada o anomalías de la marcha u otros movimientos, que pueden ser de tipo mioclónico, coreoatetoide o balístico, junto con demencia rápidamente progresiva. La enfermedad típicamente progresa muy rápidamente hacia un nivel mayor de deterioro en varios meses. Más raramente puede progresar durante 2 años y parecer similar en su curso a otros trastornos neurocognitivos.

[17.14] Trastorno neurocognitivo mayor o leve debido a enfermedad por priones / Desarrollo y curso (p. 722).

17.15 Los trastornos neurocognitivos (TNC) mayores y leves existen a lo largo de un espectro de deterioro cognitivo y funcional. ¿Cuál de los siguientes constituye un umbral importante que diferencia los dos diagnósticos?

A. Si el individuo está preocupado por el declive de la función cognitiva.
B. Si hay deterioro del rendimiento cognitivo medido con pruebas estandarizadas o la evaluación clínica.
C. Si el deterioro cognitivo es suficiente como para interferir en la realización independiente de las actividades de la vida diaria.
D. Si los déficits cognitivos ocurren exclusivamente en el contexto de un delirium.

Respuesta correcta: **C. Si el deterioro cognitivo es suficiente como para interferir en la realización independiente de las actividades de la vida diaria.**

Explicación: El Criterio B (del TNC mayor y leve) atiende al nivel de independencia del individuo en el funcionamiento diario. Los individuos con TNC *mayor* tendrán un deterioro de suficiente gravedad como para interferir en su independencia, de manera que otros tendrán que hacerse cargo de ciertas tareas que los individuos antes podían completar por sí mismos. Los individuos con TNC *leve* tendrán preservada su independencia, aunque puede haber sutiles interferencias en el funcionamiento, o pueden referir que las tareas requieren mayor esfuerzo o más tiempo que antes. La distinción entre TNC mayor y leve es inherentemente arbitraria, y los trastornos existen a lo largo de un continuo. Por lo tanto, es difícil determinar umbrales precisos. Se requiere una cuidadosa anamnesis, observación e integración de la historia con otros hallazgos, y se deben considerar las implicaciones del diagnóstico cuando las manifestaciones clínicas de un individuo se encuentren en un límite.

La característica central de los TNC tanto leves como mayores, el Criterio A, requiere evidencia de declive cognitivo basada en 1) la preocupación por parte del paciente, un informante conocedor o un clínico de que ha habido tal declive, y 2) deterioro del rendimiento cognitivo documentado por pruebas neurológicas estandarizadas u otra evaluación objetiva. Para el TNC mayor se especifican *declive significativo* y *deterioro sustancial*; para el TNC leve se utilizan las palabras *modesto* y *leve*. Se requieren tanto la preocupación como la evidencia objetiva porque son complementarias. Las pruebas neuropsicológicas, con un rendimiento comparado con el normativo apropiado para la edad, el sexo, el nivel de educación y el trasfondo cultural de los individuos, forman parte de la evaluación estandarizada de los TNC y son particularmente críticas en la evaluación del TNC leve.

Ambos trastornos pueden ocurrir con delirio comórbido, pero no pueden diagnosticarse si el deterioro cognitivo ocurre solo en el contexto de un delirium (Criterio C). Ambos trastornos pueden ocurrir en pacientes con otros trastornos significativos, pero para hacer el diagnóstico los déficits cognitivos no deben ser principalmente atribuibles a otro trastorno (Criterio D).

[17.15] Trastornos neurocognitivos mayores y leves / Criterios diagnósticos (A y B) (pp. 679-680); Características diagnósticas (pp. 685-686).

17.16 Expresado en percentiles, ¿cuál es el rendimiento típico en las pruebas neuropsicológicas de los individuos con trastorno neurocognitivo (TNC) mayor?

A. Percentil 60 o inferior.
B. Percentil 50 o inferior.
C. Percentil 16 o inferior.
D. Percentil 3 o inferior.

Respuesta correcta: D. Percentil 3 o inferior.

Explicación: Las pruebas neuropsicológicas, comparando el rendimiento con el normativo apropiado para la edad, el nivel de educación y el trasfondo cultural del paciente, forman parte de la evaluación estándar de los TNC. En el TNC mayor, el rendimiento típicamente está 2 o más desviaciones estándar por debajo del normal (percentil 3 o inferior). En el TNC leve, el rendimiento típicamente se encuentra en el rango de 1-2 desviaciones estándar (entre los percentiles 3 y 16).

[17.16] Trastornos neurocognitivos mayores y leves / Características diagnósticas (p. 685).

17.17 Un cardiólogo semirretirado de 68 años con responsabilidad en la interpretación de electrocardiogramas (ECG) en su hospital comunitario es referido por el Programa de Asistencia al Empleado del hospital a una evaluación clínica debido a las preocupaciones expresadas por otros médicos de que ha estado cometiendo muchos errores en sus interpretaciones de ECG durante los últimos meses. El paciente revela síntomas de tristeza persistente desde la muerte de su esposa 6 meses antes de la evaluación, con pensamientos frecuentes de muerte, problemas para dormir y un uso creciente de sedantes-hipnóticos y alcohol. Tiene algunos problemas para concentrarse, pero ha sido capaz de mantener su hogar, pagar sus facturas, hacer la compra y preparar las comidas por sí mismo sin dificultad. Obtiene 28/30 en el miniexamen del estado mental (MEEM). ¿Cuál de las siguientes sería la consideración principal en el diagnóstico diferencial?

A. Trastorno neurocognitivo (TNC) leve.
B. Trastorno de adaptación.
C. Trastorno de depresión mayor.
D. Sin diagnóstico.

Respuesta correcta: C. **Trastorno de depresión mayor.**

Explicación: No se ha proporcionado suficiente información como para saber con certeza si este paciente cumple los criterios de un diagnóstico específico de trastorno del estado de ánimo o de un diagnóstico de trastorno por consumo de sustancias, pero se puede descartar el TNC mayor. Aunque la puntuación del paciente en el MEEM está dentro del rango normal, sí cumple el Criterio A del TNC mayor, ya que ha surgido la preocupación por el declive de la función cognitiva debido a una mayor tasa de errores en la interpretación de ECG. En cuanto al Criterio B del TNC mayor, el paciente no presenta pérdida de la capacidad de realizar las actividades de la vida diaria de forma independiente y, por lo tanto, no reúne los requisitos diagnósticos del TNC mayor. Cumple el Criterio C, ya que no muestra signos de delirium. El hecho de que sus dificultades se hayan hecho evidentes solo en el contexto de problemas anímicos sugiere fuertemente que un trastorno depresivo y/o por consumo de sustancias podría explicar sus déficits de rendimiento laboral; por lo tanto, es probable que no cumpla el Criterio D del TNC. Aunque podría cumplir el Criterio B del TNC leve, un trastorno del estado de ánimo sería la consideración más prominente en el diagnóstico diferencial.

[17.17] Trastornos neurocognitivos mayores y leves / Criterios diagnósticos (pp. 679-680).

17.18 Un radiólogo semirretirado de 69 años con responsabilidad en la interpretación de radiografías de tórax en su centro médico académico ha sido referido por el Programa de Asistencia al Empleado del hospital a una evaluación clínica debido a las preocupaciones expresadas por otros médicos de que ha estado cometiendo muchos errores en sus interpretaciones de radiografías durante los últimos meses. La evaluación revela una historia remota de dependencia del alcohol con sobriedad durante los últimos 20 años y un episodio depresivo tras la muerte de su esposa 9 años antes del problema actual, tratado con terapia cognitivo-conductual con resolución completa de los síntomas después de 6 meses y sin recurrencia. Reconoce tener algunos problemas para concentrarse, pero no otros síntomas, y minimiza los supuestos problemas de interpretación de radiografías. No puede indicar la fecha correcta ni el día de la semana y no puede recordar los sucesos de las noticias del día anterior, pero puede describir en gran detalle los momentos destacados de su larga carrera médica. La historia colateral de sus hijos revela que, en varias ocasiones durante el último año, los vecinos de su edificio de apartamentos se habían quejado de que olvidó apagar los fogones mientras cocinaba, lo que llenó de humo el apartamento. Obtiene 21/30 en el miniexamen del estado mental. ¿Qué diagnóstico se ajusta mejor a este cuadro clínico?

A. Trastorno neurocognitivo (TNC) mayor.
B. TNC leve.
C. Trastorno depresivo mayor.
D. Sin diagnóstico.

Respuesta correcta: A. **Trastorno neurocognitivo (TNC) mayor.**

Explicación: Existe ya preocupación por el deterioro cognitivo que afecta al funcionamiento de este paciente y su rendimiento en las pruebas es muy anormal, por lo que claramente cumple el Criterio A del TNC mayor. Olvidar controlar lo que se está cocinando en el fogón, hasta el punto de que los vecinos tengan que intervenir debido al humo, es un buen ejemplo de incapacidad para realizar las actividades de la vida diaria de forma independiente, por lo que cumple el Criterio B del TNC mayor en lugar del TNC leve. No está delirando, por lo que cumple el Criterio C. Ni su historia remota de dependencia del alcohol ni su historia remota de depresión explican sus problemas cognitivos y no hay evidencia de otro trastorno mental, por lo que probablemente también cumpla el Criterio D.

[17.18] Trastornos neurocognitivos mayores y leves / Criterios diagnósticos (pp. 679-680).

17.19 En un paciente con trastorno neurocognitivo (TNC) leve, ¿cuál de las siguientes opciones distinguiría el Alzheimer *probable* del *posible*?

A. Evidencia de una mutación genética causante de la enfermedad de Alzheimer a través de pruebas genéticas o la historia familiar.
B. Evidencia clara de disminución de la memoria y el aprendizaje.
C. No hay evidencia de etiología mixta.
D. Inicio después de los 80 años.

Respuesta correcta: A. **Evidencia de una mutación genética causante de la enfermedad de Alzheimer a través de pruebas genéticas o la historia familiar.**

Explicación: La única forma de diagnosticar un TNC leve debido a una enfermedad de Alzheimer *probable* es comprobar si hay evidencia de una mutación genética causante de la enfermedad de Alzheimer a través de pruebas genéticas o del historial familiar. El TNC leve debido a una enfermedad de Alzheimer *posible* se diagnostica por la presencia de *todos* los criterios clínicos descritos en las opciones B-D anteriores. La edad de inicio no es un criterio diagnóstico.

[17.19] Trastorno neurocognitivo mayor o leve debido a la enfermedad de Alzheimer / Criterios diagnósticos (pp. 690-691).

17.20 En el trastorno neurocognitivo frontotemporal mayor o leve, ¿cuál de las siguientes es una característica diagnóstica de la variante de lenguaje?

A. Deterioro marcado de la memoria semántica.
B. Deficiencias graves de la función perceptivo-motora.
C. Dificultad con la gramática, la búsqueda de palabras o la generación de palabras.
D. Hiperoralidad.

Respuesta correcta: C. **Dificultad con la gramática, la búsqueda de palabras o la generación de palabras.**

Explicación: El diagnóstico de la variante de lenguaje requiere específicamente un empeoramiento de la función del lenguaje con al menos un respeto relativo del aprendizaje y la memoria y de la función perceptivo-motora. La hiperoralidad es una característica diagnóstica de la variante de déficit conductual. Los signos de la variante de lenguaje o de la variante conductual también pueden ocurrir en pacientes en quienes la otra variante es predominante y el diagnóstico se basaría en las características predominantes.

[17.20] Trastorno neurocognitivo frontotemporal mayor o leve / Criterios diagnósticos (pp. 695-696).

17.21 ¿Cuál de los siguientes trastornos neurocognitivos (TNC) se caracteriza especialmente por déficits en dominios como la producción del habla, la búsqueda de palabras, la denominación de objetos o la comprensión de palabras, mientras que la memoria episódica, las habilidades perceptivo-motoras y la función ejecutiva están relativamente preservadas?

A. Trastorno neurocognitivo mayor o leve debido a la enfermedad de Alzheimer.
B. Trastorno neurocognitivo mayor o leve con cuerpos de Lewy.
C. Trastorno neurocognitivo frontotemporal mayor o leve, variante de comportamiento.
D. Trastorno neurocognitivo frontotemporal mayor o leve, variante de lenguaje.

Respuesta correcta: **D. Trastorno neurocognitivo frontotemporal mayor o leve, variante de lenguaje.**

Explicación: El trastorno neurocognitivo frontotemporal mayor o leve comprende varias variantes sindrómicas caracterizadas por el desarrollo progresivo de cambios en el comportamiento y la personalidad y/o deterioro del lenguaje. La variante conductual y las dos variantes de lenguaje (semántica y agramática/no fluida) exhiben patrones distintos de atrofia cerebral y alguna neuropatología distintiva. Para hacer el diagnóstico se deben cumplir los criterios de la variante conductual o de lenguaje, pero muchos individuos presentan características de ambas.

Las personas con trastorno neurocognitivo frontotemporal mayor o leve, variante de lenguaje, presentan afasia progresiva primaria de inicio gradual, con dos subtipos comúnmente descritos (variante semántica y variante agramática/no fluida) y cada variante tiene características distintivas y su neuropatología correspondiente. Una tercera forma de deterioro progresivo del lenguaje, llamada afasia progresiva logopénica, se asocia a disfunción temporoparietal izquierda y a menudo está causada por la patología de la enfermedad de Alzheimer.

Las personas con trastorno neurocognitivo frontotemporal mayor o leve, variante conductual, presentan diversos grados de apatía o desinhibición. Pueden perder interés en la socialización, el autocuidado y las responsabilidades personales o mostrar comportamientos socialmente inapropiados. La percepción suele estar deteriorada, y esto a menudo retrasa la consulta médica. La primera derivación suele ser a un psiquiatra. Las personas pueden desarrollar cambios en el estilo social y en las creencias religiosas y políticas, con movimientos repetitivos, acumulación, cambios del comportamiento alimentario e hiperoralidad. En etapas posteriores puede haber pérdida del control de los esfínteres. El deterioro cognitivo es menos prominente y las pruebas formales pueden mostrar relativamente pocos déficits en las primeras etapas. Los síntomas neurocognitivos comunes son la falta de planificación y organización, la distracción y el mal juicio. Los déficits de la función ejecutiva, como el rendimiento deficiente en las pruebas de flexibilidad mental, razonamiento abstracto e inhibición de la respuesta, están presentes, pero el aprendizaje y la memoria están relativamente preservados, y las habilidades perceptivo-motoras casi siempre se conservan en las primeras etapas.

[17.21] Trastorno neurocognitivo frontotemporal mayor o leve / Características diagnósticas (pp. 696-697).

17.22 ¿Cuál de las siguientes es una característica central del trastorno neurocognitivo mayor o leve con cuerpos de Lewy?

A. Fluctuación cognitiva con variaciones pronunciadas de la atención y la alerta.
B. Alucinaciones auditivas recurrentes.
C. Cumplimiento de los criterios del trastorno del comportamiento del sueño REM.
D. Evidencia de baja captación del transportador de dopamina en los ganglios basales, demostrada por tomografía computarizada de emisión de fotón único (SPECT) o tomografía por emisión de positrones (PET).

Respuesta correcta: A. Fluctuación cognitiva con variaciones pronunciadas de la atención y la alerta.

Explicación: Las alucinaciones *visuales* bien formadas y recurrentes (no las alucinaciones auditivas) y el parkinsonismo que surge *después* (no antes) del deterioro cognitivo son las otras características centrales del trastorno neurocognitivo mayor o leve con cuerpos de Lewy. El trastorno del comportamiento del sueño REM y la sensibilidad excesiva a los agentes neurolépticos son características diagnósticas sugerentes; la baja captación del transportador de dopamina en los ganglios basales es un marcador diagnóstico, pero no está incluido en los criterios diagnósticos.

[17.22] Trastorno neurocognitivo mayor o leve con cuerpos de Lewy / Criterios diagnósticos; Marcadores diagnósticos (pp. 699-701).

17.23 Un hombre de 67 años previamente sano es llevado a la sala de urgencias por su familia. Está experimentando un cambio agudo del estado mental. No hay signos en la historia inicial, el examen físico o los estudios de laboratorio que indiquen intoxicación o abstinencia de sustancias o que sugieran otro problema médico como la causa de su estado mental alterado. Durante el transcurso de 1 hora de observación, su nivel de alerta varía desde alerta pero distraído, con alucinaciones auditivas y visuales aparentes, hasta somnoliento; tiene dificultad para mantener la atención en el examinador y no puede realizar tareas simples como restar en serie o deletrear palabras al revés. ¿Cuál es el diagnóstico más apropiado?

A. Delirium.
B. Delirium debido a otra afección médica.
C. Delirium debido a una intoxicación con sustancias.
D. Delirium no especificado.

Respuesta correcta: D. Delirium no especificado.

Explicación: Este hombre cumple los criterios de algún tipo de delirium, pero en este punto del curso de su enfermedad todavía no se puede determinar cuál es la causa. La categoría de *delirium no especificado* puede utilizarse cuando el médico elige no especificar una causa concreta, cuando los criterios diagnósticos del delirium no se cumplen completamente o cuando no se puede determinar el subtipo diagnóstico específico de delirium.

[17.23] Delirium no especificado (p. 678).

17.24 Un hombre de 35 años lleva a su padre de 60 años a una evaluación de deterioro cognitivo y funcional, afirmando que cree que su padre tiene demencia; el hijo también está preocupado por la posibilidad de una enfermedad hereditaria. La médica nota que el paciente tiene un deterioro cognitivo considerable y características sugestivas del diagnóstico de trastorno neurocognitivo mayor debido a la enfermedad de Huntington, pero no está segura de la causa del trastorno neurocognitivo. También nota que el hijo del paciente parece extremadamente ansioso. Tiene una agenda apretada y no puede programar una sesión de asesoramiento para el hijo del paciente hasta el día siguiente. ¿Cuál es el diagnóstico más apropiado a registrar en el formulario para el seguro que el hijo del paciente presentará en nombre de su padre?

A. Trastorno del sistema nervioso central (SNC) no especificado.
B. Trastorno neurocognitivo no especificado.
C. Trastorno neurocognitivo leve no especificado.
D. Enfermedad de Huntington.

Respuesta correcta: B. **Trastorno neurocognitivo no especificado.**

Explicación: La categoría de *trastorno neurocognitivo no especificado* se aplica a las presentaciones en las que predominan los síntomas característicos de un trastorno neurocognitivo y que causan malestar clínicamente significativo o deterioro en lo social, laboral u otras áreas importantes del funcionamiento, pero sin cumplir todos los criterios de ninguno de los trastornos de la clase diagnóstica de los trastornos neurocognitivos. La categoría de *trastorno neurocognitivo no especificado* también se utiliza en aquellas situaciones en las que no se puede determinar la etiología precisa con suficiente certeza como para hacer una atribución etiológica.

En este caso se sospecha de la enfermedad de Huntington, pero no está demostrada. El trastorno del SNC no especificado no es un diagnóstico del DSM-5 y sería insuficientemente específico para la condición del paciente. La aparente gravedad de los déficits excluye el diagnóstico de trastorno neurocognitivo leve o la designación de código V de problema relacionado con vivir solo.

[17.24] Trastorno neurocognitivo no especificado (p. 732).

CAPÍTULO 18

Trastornos de la personalidad

18.1 ¿Cuál de los siguientes diagnósticos de trastorno de la personalidad del DSM-IV ya no está presente en el DSM-5-TR?

A. Trastorno antisocial de la personalidad.
B. Trastorno de la personalidad por evitación.
C. Trastorno límite de la personalidad.
D. Trastorno de la personalidad no especificado (NOS).

Respuesta correcta: **D. Trastorno de la personalidad no especificado (NOS).**

Explicación: Los siguientes trastornos de la personalidad están incluidos en el capítulo "Trastornos de la personalidad" del DSM-5-TR: trastorno de la personalidad paranoide, trastorno de la personalidad esquizoide, trastorno de la personalidad esquizotípica, trastorno de la personalidad antisocial (la opción A es incorrecta), trastorno de la personalidad límite (la opción C es incorrecta), trastorno de la personalidad histriónica, trastorno de la personalidad narcisista, trastorno de la personalidad evitativa (la opción B es incorrecta), trastorno de la personalidad dependiente, trastorno de la personalidad obsesivo-compulsiva, cambio de personalidad debido a otra afección médica, otro trastorno de la personalidad especificado y trastorno de la personalidad no especificado. Por lo tanto, la opción D es correcta.

[18.1] Introducción al capítulo (pp. 733-734).

18.2 Mientras colaboran en una presentación para sus clientes, los miembros de un equipo de ventas se frustran cada vez más con su líder de equipo, quien insiste en que los miembros del equipo sigan reglas estrictas para desarrollar el proyecto. Esto implica abordar la tarea de manera secuencial, de modo que no se puede comenzar una nueva tarea hasta que la anterior esté perfeccionada. Cuando otros miembros sugieren enfoques alternativos, el líder se enfada e insiste en que el equipo se apegue a su enfoque. Aunque los resultados son indiscutiblemente de alta calidad, el equipo está convencido de que no terminarán a tiempo para la presentación programada. ¿Cuál de los siguientes trastornos explicaría mejor el comportamiento de este líder de equipo?

A. Trastorno de la personalidad narcisista.
B. Trastorno obsesivo-compulsivo (TOC).
C. Trastorno de la personalidad esquizoide.
D. Trastorno de la personalidad obsesivo-compulsiva (TPOC).

Respuesta correcta: D. **Trastorno de la personalidad obsesivo-compulsiva (TPOC).**

Explicación: La característica esencial del TPOC es una preocupación por el orden, el perfeccionismo y el control mental e interpersonal a expensas de la flexibilidad, la apertura y la eficiencia. Las personas con TPOC intentan mantener su sensación de control a través de una atención meticulosa a las reglas, los detalles triviales, los procedimientos, las listas, los horarios o las formas, hasta el punto de perder el objetivo principal de la actividad. Son excesivamente cuidadosas y propensas a la repetición, prestan una atención extraordinaria a los detalles y revisan lo hecho repetidamente en busca de posibles errores, perdiendo la noción del tiempo en el proceso. Pueden obligarse a sí mismas y a los demás a seguir principios morales rígidos y estándares de rendimiento muy estrictos (la opción D es correcta).

A pesar de la similitud en los nombres, el TOC suele distinguirse fácilmente del TPOC por la presencia de verdaderas obsesiones y compulsiones en el TOC (la opción B es incorrecta). Las personas con trastorno de la personalidad narcisista también pueden profesar un compromiso con el perfeccionismo y creer que los demás no pueden hacer las cosas tan bien, pero estas personas son más propensas a creer que han alcanzado la perfección, mientras que las personas con TPOC suelen ser autocríticas (la opción A es incorrecta). Tanto el trastorno de la personalidad esquizoide como el TPOC pueden caracterizarse por una aparente formalidad y desapego social. En el TPOC, esto se deriva de la incomodidad con las emociones y de la dedicación excesiva al trabajo, mientras que en el trastorno de la personalidad esquizoide hay una falta fundamental de capacidad para la intimidad (la opción C es incorrecta).

[18.2] Trastorno de la personalidad obsesivo-compulsiva / Características diagnósticas (pp. 772-773); Diagnóstico diferencial (pp. 774-775).

18.3 ¿Por la necesidad de cuál de las siguientes opciones están motivadas principalmente las personas con trastorno de la personalidad obsesivo-compulsiva (TPOC)?

A. Eficiencia.
B. Admiración.
C. Control.
D. Intimidad.

Respuesta correcta: C. **Control.**

Explicación: La característica esencial del TPOC es la preocupación por el orden, el perfeccionismo y el control mental y personal (la opción C es correcta) a expensas de la flexibilidad, la apertura y la eficiencia (la opción A es incorrecta). El trastorno de la personalidad narcisista es un patrón de grandiosidad, necesidad de admiración y falta de empatía (la opción B es incorrecta). Tanto el trastorno de la personalidad esquizoide como el TPOC pueden caracterizarse por una aparente formalidad y desapego social. En el TPOC, esto se deriva de la incomodidad con las emociones y de la dedicación excesiva al trabajo, mientras que en el trastorno de la personalidad esquizoide hay una falta fundamental de capacidad para la intimidad (la opción D es incorrecta).

[18.3] Introducción al capítulo (pp. 733-734); Trastorno de la personalidad obsesivo-compulsiva / Características diagnósticas (pp. 772-773); Diagnóstico diferencial (pp. 774-775).

18.4 ¿Cuál de los siguientes hallazgos descartaría el diagnóstico de trastorno de la personalidad obsesivo-compulsiva (TPOC)?

A. Un diagnóstico concurrente de trastorno obsesivo-compulsivo (TOC).
B. Un diagnóstico concurrente de trastorno de acumulación.
C. Un diagnóstico concurrente de trastorno de la personalidad narcisista.
D. Evidencia de que los patrones de comportamiento reflejan estilos interpersonales culturalmente sancionados.

Respuesta correcta: **D. Evidencia de que los patrones de comportamiento reflejan estilos interpersonales culturalmente sancionados.**

Explicación: Al evaluar a un individuo para ver si tiene TPOC, el clínico no debe incluir comportamientos que reflejen hábitos, costumbres o estilos interpersonales que estén culturalmente sancionados por el grupo de referencia del individuo. Tales comportamientos no deben considerarse indicaciones de TPOC por sí solos (la opción D es correcta). Cuando se cumplen los criterios del TPOC y el TOC, ambos diagnósticos deben registrarse (la opción A es incorrecta). De manera similar, cuando se cumplen los criterios del TPOC y del trastorno de acumulación, ambos diagnósticos deben registrarse (la opción B es incorrecta). Si un individuo tiene características de personalidad que cumplen los criterios de uno o más trastornos de la personalidad además del TPOC, todos pueden diagnosticarse (la opción C es incorrecta).

[18.4] Trastorno de la personalidad obsesivo-compulsiva / Aspectos diagnósticos relacionados con la cultura (p. 774); Diagnóstico diferencial (pp. 774-775).

18.5 A pesar de trabajar en una empresa durante muchos años, una empleada de 36 años no ha avanzado más allá de un puesto de nivel inicial. Recibe buenas críticas y trabaja muchas horas, pero no ha pedido un ascenso porque siente que no es tan buena como otros empleados y, por lo tanto, no merece ser promovida. Explica que trabaja muchas horas porque no es muy inteligente y necesita revisar todo su trabajo porque teme que la gente se burle de cualquier error. ¿Cuál de los siguientes trastornos de la personalidad explicaría mejor la falta de avance laboral de esta mujer?

A. Trastorno de la personalidad dependiente.
B. Trastorno de la personalidad evitativa.
C. Trastorno paranoide.
D. Trastorno de la personalidad esquizoide.

Respuesta correcta: **B. Trastorno de la personalidad evitativa.**

Explicación: La característica esencial del trastorno de la personalidad evitativa es un patrón generalizado de inhibición social, sentimientos de insuficiencia e hipersensibilidad a la evaluación negativa que comienza en la juventud y se manifiesta en distintos contextos. Las ofertas de promoción laboral pueden rechazarse porque no lograr manejar las nuevas responsabilidades podría dar lugar a críticas de los compañeros de trabajo (la opción B es correcta). Tanto el trastorno de la personalidad evitativa como el trastorno de la personalidad dependiente se caracterizan por sentimientos de insuficiencia, hipersensibilidad a la crítica y necesidad de consuelo. Comportamientos similares (por ejemplo, falta de asertividad) y atributos parecidos (por ejemplo, baja autoestima y baja confianza en uno mismo) pueden observarse tanto en el trastorno de la personalidad dependiente como en el trastorno de la personalidad evitativa, aunque otros comportamientos son notablemente divergentes, como la evitación de la proximidad social en el trastorno de la personalidad evitativa y la búsqueda de la proximidad en el trastorno de la personalidad dependiente. Las motivaciones de comportamientos similares pueden ser bastante diferentes. Por ejemplo, la falta de asertividad en el trastorno de la personalidad evitativa se describe como más íntimamente relacionada con el miedo a ser rechazado o humillado, mientras que en el trastorno de la personalidad dependiente está motivada por el deseo de evitar tener que valerse por uno mismo (la opción A es incorrecta). Al igual que el trastorno de la personalidad evitativa, los trastornos de la personalidad esquizoide y esquizotípica se caracterizan por el aislamiento social. Sin embargo, las personas con trastorno de la personalidad evitativa quieren tener relaciones con otros y sienten su soledad profundamente, mientras que aquellas con trastorno de la personalidad esquizoide o esquizotípica pueden estar contentas e incluso preferir su aislamiento social (la opción D es incorrecta). El trastorno de la personalidad paranoide y el trastorno de la personalidad por evitación se caracterizan ambos por la renuencia a confiar en los demás. Sin embargo, en el trastorno de la personalidad por evitación, esta renuencia se atribuye más al miedo a la humillación o a ser considerado deficiente que a un miedo a la intención maliciosa de los demás (la opción C es incorrecta).

[18.5] Trastorno de la personalidad evitativa / Características diagnósticas (p. 765) / Diagnóstico diferencial (p. 767).

18.6 Una cardióloga solicita una consulta psiquiátrica para su paciente, un hombre de 46 años, debido a que "parece un loco". En la evaluación, el paciente evita el contacto visual, tiende a divagar y utiliza palabras inusuales. Va modestamente desaliñado y viste ropa de colores que no combinan. Expresa creencias extrañas en fenómenos sobrenaturales, pero estas creencias no parecen ser de intensidad delirante. La información de un hermano revela que el paciente "siempre ha sido así: raro, solitario y le gusta ser así". ¿Cuál de las siguientes afecciones explica mejor los comportamientos y creencias extrañas de este paciente?

A. Trastorno de la personalidad esquizoide.
B. Trastorno de la personalidad esquizotípica.
C. Trastorno delirante.
D. Esquizofrenia.

Respuesta correcta: B. Trastorno de la personalidad esquizotípica.

Explicación: La característica esencial del trastorno de la personalidad esquizotípica es la presencia de déficits sociales e interpersonales generalizados, marcados por gran incomodidad y capacidad reducida para las relaciones cercanas, así como por distorsiones cognitivas o perceptivas y excentricidades en el comportamiento. Los individuos con personalidad esquizotípica a menudo se consideran extraños o excéntricos debido a sus manierismos inusuales, una forma de vestir a menudo descuidada que no encaja del todo y falta de atención a las convenciones sociales habituales. Experimentan las relaciones interpersonales como problemáticas y se sienten incómodos al relacionarse con otras personas (la opción B es correcta). Estas personas a menudo tienen ideas de referencia (es decir, interpretaciones incorrectas de incidentes casuales y eventos externos, como si tuvieran un significado particular e inusual específico para la persona) (Criterio A1). Las ideas de referencia deben distinguirse de los delirios de referencia, en los que las creencias se mantienen con convicción delirante. Las personas con trastorno de la personalidad esquizotípica pueden ser supersticiosas o preocuparse por fenómenos paranormales que están fuera de las normas de su subcultura (Criterio A2). El trastorno de la personalidad esquizotípica se puede distinguir del trastorno delirante, la esquizofrenia y el trastorno bipolar o depresivo con características psicóticas porque todos estos trastornos se caracterizan por un período de síntomas psicóticos persistentes (por ejemplo, delirios y alucinaciones). Para dar un diagnóstico de trastorno de la personalidad esquizotípica, el trastorno de la personalidad debe haber estado presente antes del inicio de los síntomas psicóticos y persistir cuando los síntomas psicóticos están en remisión (las opciones C y D son incorrectas). Aunque el trastorno de la personalidad esquizoide también puede caracterizarse por el desapego social y la afectividad restringida, el trastorno de la personalidad esquizotípica se puede distinguir de este diagnóstico por la presencia de distorsiones cognitivas o perceptivas y de excentricidad o rareza marcadas (la opción A es incorrecta).

[18.6] Trastorno de la personalidad esquizotípica / Características diagnósticas (pp. 745-746) / Diagnóstico diferencial (pp. 747-748).

18.7 ¿Cuál de las siguientes afirmaciones describe más exactamente el desarrollo, el curso y el pronóstico del trastorno de la personalidad límite (TPL)?

A. Los intentos de suicidio aumentan con la edad.
B. Los antecedentes de negligencia en la infancia, en lugar de abusos, son inusuales.
C. Los estudios de seguimiento prospectivo han encontrado que las remisiones estables de hasta 8 años son muy comunes.
D. Los síntomas afectivos remiten más rápidamente que los síntomas impulsivos.

Respuesta correcta: **C. Los estudios de seguimiento prospectivo han encontrado que las remisiones estables de hasta 8 años son muy comunes.**

Explicación: Durante mucho tiempo se ha considerado que el TPL es un trastorno de mala evolución sintomática que tiende a disminuir en cuanto a su gravedad a medida que las personas con TPL entran en la treintena o la cuarentena. Sin embargo, los estudios de seguimiento prospectivo han encontrado que las remisiones estables de 1 a 8 años son muy comunes (la opción C es correcta). Un estudio de individuos con TPL seguidos durante 10 años encontró que el comportamiento suicida recurrente era una característica definitoria del TPL, asociada a tasas decrecientes de intentos de suicidio, del 79 al 13 %, con el tiempo (la opción A es incorrecta). Se ha encontrado que el TPL se asocia a altas tasas de diversas formas de abusos en la infancia y a negligencia emocional (la opción B es incorrecta). Los síntomas impulsivos del TPL remiten más rápidamente, mientras que los síntomas afectivos remiten a un ritmo sustancialmente más lento (la opción D es incorrecta).

[18.7] Trastorno de la personalidad límite / Desarrollo y curso (p. 755); Factores de riesgo y pronóstico (p. 755); Asociación a pensamientos o conductas suicidas (p. 756).

18.8 ¿Cuál de las siguientes es una característica del trastorno de la personalidad narcisista (TPN)?

A. Necesidad de mucha atención de cualquier tipo.
B. Agresividad impulsiva y engaño.
C. Inmersión en el perfeccionismo relacionado con el orden y la rigidez.
D. Un patrón generalizado de grandiosidad.

Respuesta correcta: D. **Un patrón generalizado de grandiosidad.**

Explicación: La característica esencial del TPN es un patrón generalizado de grandiosidad, necesidad de admiración y falta de empatía que comienza en la juventud y se manifiesta en varios contextos (la opción D es correcta). Aunque las personas con trastorno de la personalidad límite, histriónica o narcisista pueden requerir mucha atención, aquellas con TPN específicamente necesitan que esa atención sea admirativa (la opción A es incorrecta). Las personas con trastorno de la personalidad antisocial o narcisista comparten la tendencia a ser duros, elocuentes, superficiales, explotadores y carentes de empatía. Sin embargo, el TPN no necesariamente incluye características de agresividad impulsiva y engaño (la opción B es incorrecta). Tanto en el TPN como en el trastorno de la personalidad obsesivo-compulsiva, el individuo puede estar comprometido con el perfeccionismo y creer que los demás no pueden hacer las cosas tan bien. Sin embargo, mientras que aquellos con trastorno de la personalidad obsesivo-compulsiva tienden a estar más inmersos en el perfeccionismo relacionado con el orden y la rigidez, las personas con TPN tienden a establecer altos estándares perfeccionistas, especialmente con respecto a la apariencia y el rendimiento, y a estar críticamente preocupadas si no están a la altura (la opción C es incorrecta).

[18.8] Trastorno de la personalidad narcisista / Características diagnósticas (pp. 761-762); Diagnóstico diferencial (pp. 763-764).

18.9 ¿Cuáles las siguientes alteraciones cognitivas o perceptivas es más característica del trastorno de la personalidad límite (TPL)?

A. Respuestas excesivamente concretas o excesivamente abstractas.
B. Ideas de referencia.
C. Superstición o preocupación por fenómenos paranormales.
D. Ideas paranoides transitorias durante períodos de estrés.

Respuesta correcta: **D. Ideas paranoides transitorias durante períodos de estrés.**

Explicación: Durante los períodos de estrés extremo pueden surgir ideas paranoides transitorias o síntomas disociativos (por ejemplo, despersonalización) (Criterio 9), pero generalmente son de gravedad o duración insuficientes como para justificar un diagnóstico adicional. Las ideas paranoides o las ilusiones pueden estar presentes tanto en el TPL como en el trastorno de la personalidad esquizotípica, pero estos síntomas son más transitorios, reactivos interpersonalmente y receptivos a la estructuración externa en el TPL. Las personas con trastorno de la personalidad esquizotípica a menudo tienen ideas de referencia (la opción B es incorrecta). Estos individuos pueden ser supersticiosos o estar preocupados por fenómenos paranormales que están fuera de las normas de su subcultura (la opción C es incorrecta). Las respuestas pueden ser excesivamente concretas o excesivamente abstractas (la opción A es incorrecta).

[18.9] Trastorno de la personalidad límite / Características diagnósticas (pp. 753-754); Diagnóstico diferencial (pp. 756-757); Trastorno de la personalidad esquizotípica / Características diagnósticas (pp. 745-746).

18.10   Un guardia de seguridad de almacén de 43 años acude a la consulta quejándose de vagos sentimientos de depresión durante los últimos meses, sin ninguna sensación especial de miedo o ansiedad. Siente poco deseo de relacionarse, pero nota que sus compañeros de trabajo parecen más felices y tienen muchas relaciones. Nunca se ha sentido cómodo con otras personas, ni siquiera con la familia. Ha vivido solo desde la juventud y es autosuficiente. Casi siempre trabaja en turnos nocturnos para evitar interacciones con otras personas. Intenta mantener un perfil bajo y pasar desapercibido para desalentar a los demás a iniciar conversaciones. El examen del estado mental es notable por un afecto significativamente constreñido y sin emociones. No se presentan alteraciones cognitivas o perceptivas. ¿Qué trastorno de la personalidad encajaría mejor con esta presentación?

A. Paranoide.
B. Esquizoide.
C. Esquizotípica.
D. Evitativa.

Respuesta correcta: **B. Esquizoide.**

Explicación: La característica esencial del trastorno de la personalidad esquizoide es un patrón generalizado de desapego de las relaciones sociales y un rango restringido de emociones en los entornos interpersonales. Las personas con trastorno de la personalidad esquizoide parecen carecer de deseo de intimidad, parecen indiferentes a las oportunidades de desarrollar relaciones cercanas y no parecen obtener mucha satisfacción de ser parte de una familia u otro grupo social (Criterio A1; la opción B es correcta). Aunque las características de aislamiento social y afectividad restringida son comunes a los trastornos de la personalidad esquizoide, esquizotípica y paranoide, el trastorno de la personalidad esquizoide se puede distinguir del trastorno de la personalidad esquizotípica por la falta de distorsiones cognitivas y perceptivas, y del trastorno de la personalidad paranoide por la falta de sospechas e ideación paranoide (las opciones A y C son incorrectas). El aislamiento social del trastorno de la personalidad esquizoide se puede distinguir del que se observa en el trastorno de la personalidad evitativa en que este se atribuye al miedo a sentirse avergonzado o deficiente y a la excesiva anticipación del rechazo. En cambio, las personas con trastorno de la personalidad esquizoide tienen un desapego más generalizado y un deseo limitado de intimidad social (la opción D es incorrecta).

[18.10] Trastorno de la personalidad esquizoide / Características diagnósticas (p. 742); Diagnóstico diferencial (pp. 743-744).

18.11 ¿Cuál de los siguientes comportamientos o estados sería menos probable que ocurriera en una persona con trastorno de la personalidad esquizoide?

A. Un estallido de ira hacia un colega que critica su trabajo.
B. Rechazar una invitación a una fiesta.
C. Falta de deseo de experiencias sexuales.
D. Ir a la deriva con respecto a las metas de la vida.

Respuesta correcta: A. **Un estallido de ira hacia un colega que critica su trabajo.**

Explicación: La característica esencial del trastorno de la personalidad esquizoide es un patrón generalizado de desapego de las relaciones sociales y un rango restringido de emociones en los entornos interpersonales. Las personas con trastorno de la personalidad esquizoide pueden tener especial dificultad para expresar la ira, incluso en respuesta a una provocación directa, lo que contribuye a la impresión de que carecen de emoción (la opción A es correcta). Prefieren pasar tiempo solos en lugar de estar con otras personas. A menudo parecen estar socialmente aislados o ser "solitarios" y casi siempre eligen actividades o pasatiempos solitarios que no incluyen la interacción con otros (Criterio A2; la opción B es incorrecta). El Criterio A3 establece que las personas con trastorno de la personalidad esquizoide pueden tener poco o ningún interés en tener experiencias sexuales con otras personas (la opción C es incorrecta). Sus vidas a veces parecen carecer de dirección y puede parecer que "se dejan llevar a la deriva" en relación con sus metas (la opción D es incorrecta).

[18.11] Trastorno de la personalidad esquizoide / Criterios diagnósticos (pp. 741-742); Características diagnósticas (p. 742).

18.12 ¿Cuál es la relación entre un historial de trastorno de la conducta antes de los 15 años y el diagnóstico de personalidad antisocial después de los 18 años?

A. Un historial de algunos síntomas de trastorno de la conducta antes de los 15 años es uno de los criterios requeridos para el diagnóstico del trastorno de la personalidad antisocial en la adultez.
B. El inicio del trastorno de la conducta en la infancia no tiene relación con la probabilidad de desarrollar un trastorno de la personalidad antisocial en la vida adulta.

C. Tanto el trastorno de la personalidad antisocial como el trastorno de la conducta pueden diagnosticarse antes de los 18 años.

D. Tanto el trastorno de la personalidad antisocial como el trastorno de la conducta pueden diagnosticarse en individuos mayores de 18 años.

Respuesta correcta: **A. Un historial de algunos síntomas de trastorno de la conducta antes de los 15 años es uno de los criterios requeridos para el diagnóstico del trastorno de la personalidad antisocial en la adultez.**

Explicación: La característica esencial del trastorno de la personalidad antisocial es un patrón generalizado de desprecio y violación de los derechos de los demás que comienza en la infancia o en la adolescencia temprana y continúa en la adultez. El Criterio C del diagnóstico de trastorno de la personalidad antisocial requiere específicamente evidencia de un trastorno de la conducta con inicio antes de los 15 años (la opción A es correcta). La probabilidad de desarrollar el trastorno de la personalidad antisocial en la vida adulta se incrementa si el individuo experimentó el inicio del trastorno de la conducta en la infancia (antes de los 10 años) y tenía un trastorno de déficit de atención/hiperactividad acompañante (la opción B es incorrecta). Por definición, el trastorno de la personalidad antisocial no puede diagnosticarse antes de los 18 años (la opción C es incorrecta). En los individuos mayores de 18 años, el diagnóstico de trastorno de la conducta solo se realiza si no se cumplen los criterios del trastorno de la personalidad antisocial (la opción D es incorrecta).

[18.12] Trastorno de la personalidad antisocial / Criterios diagnósticos (p. 748); Características diagnósticas (pp. 748-749); Desarrollo y curso (p. 750); Diagnóstico diferencial (pp. 751-752); Comorbilidad (p. 752).

18.13 Un paciente de 25 años tiene una historia infantil de repetidos casos de tortura a animales, incendios provocados, robos, fugas de casa y absentismo escolar, comenzando a los 9 años. Como adulto, miente repetidamente a los demás; participa en pequeños robos, estafas y peleas frecuentes (incluyendo episodios en que usa los objetos que tiene a mano –llaves de tubo, sillas, cuchillos de carne– para herir a otros), y usa alias para evitar pagar la manutención de sus hijos. No hay antecedentes de síntomas maníacos, depresivos o psicóticos. El paciente viste ropa cara y muestra un reloj de pulsera caro por el que exige admiración. Expresa sentimientos de ser especial y de tener derechos especiales, y admite que cree merecer la exención de las reglas ordinarias, así como sentimientos de ira porque sus talentos especiales no han sido adecuadamente reconocidos por los demás. Infravalora, desprecia y carece de empatía hacia los demás y no siente remordimiento por sus comportamientos. No hay signos de psicosis. ¿Cuál es el diagnóstico apropiado según el DSM-5-TR?

A. Trastorno de la personalidad antisocial.

B. Trastorno de la personalidad narcisista.

C. Trastorno de la personalidad antisocial y trastorno de la personalidad narcisista.

D. Otro trastorno de la personalidad especificado (características de personalidad mixtas).

Respuesta correcta: C. **Trastorno de la personalidad antisocial y trastorno de la personalidad narcisista.**

Explicación: Este individuo cumple los criterios diagnósticos del trastorno de la personalidad antisocial. El Criterio A especifica un patrón generalizado de desprecio y violación de los derechos de los demás, que ocurre desde los 15 años, indicado por tres (o más) de los siguientes: 1) no sigue las normas sociales con respecto a los comportamientos legales; 2) engaños; 3) impulsividad o ausencia de planificación previa; 4) irritabilidad y agresividad; 5) desprecio imprudente por la seguridad de uno mismo o de los demás; 6) irresponsabilidad constante, y 7) falta de remordimiento. Este comportamiento antisocial no ocurre exclusivamente durante el curso de la esquizofrenia o el trastorno bipolar (Criterio D). El individuo tiene al menos 18 años (Criterio B) y hay evidencia de un trastorno de la conducta con inicio antes de los 15 años (Criterio C).

El paciente también cumple los criterios diagnósticos del trastorno de la personalidad narcisista: un patrón generalizado de grandiosidad (en fantasía o comportamiento), necesidad de admiración y falta de empatía que comienza en la juventud y se presenta en varios contextos (Criterio A), indicado por cinco (o más) de los siguientes: 1) sentido grandioso de autoimportancia; 2) dedicación a fantasías de éxito ilimitado, poder, brillantez, belleza o amor ideal; 3) creencia de ser "especial" y único y de que solo puede ser entendido por, o debería asociarse con, otras personas especiales o de alto estatus (o instituciones); 4) necesidad de admiración excesiva; 5) sentido de privilegio; 6) explotación interpersonal de los demás; 7) falta de empatía; 8) envidia de los demás o creencia de que los demás le envidian, y 9) comportamientos o actitudes arrogantes y altivos.

El trastorno de la personalidad narcisista puede confundirse con el trastorno de la personalidad antisocial porque ambos trastornos tienen ciertas características en común. Por lo tanto, es importante distinguir entre ellos según las diferencias existentes entre sus características distintivas. Sin embargo, si un individuo tiene características de personalidad que cumplen los criterios de uno o más trastornos de la personalidad además del trastorno de la personalidad antisocial, todos pueden diagnosticarse. Las personas con trastorno de la personalidad antisocial y trastorno de la personalidad narcisista comparten cierta tendencia a ser duros de mente, elocuentes, superficiales y explotadores, y a carecer de empatía. Debido a que este paciente cumple los criterios diagnósticos de ambos trastornos de la personalidad, la opción C es correcta. La categoría *otro trastorno de la personalidad especificado* se aplica a las presentaciones en que predominan síntomas característicos de un trastorno de la personalidad que causan malestar o deterioro clínicamente significativos en el funcionamiento social, ocupacional u otras áreas importantes del funcionamiento, pero sin cumplir los criterios completos de ninguno de los trastornos de la clase diagnóstica de los trastornos de la personalidad. La categoría *otro trastorno de la personalidad especificado* se utiliza en aquellas situaciones en las que el clínico elige comunicar la razón específica por la que la presentación no cumple los criterios de ningún trastorno de la personalidad específico. Esto se hace registrando "otro trastorno de la personalidad especificado" seguido de la razón específica (por ejemplo, "características de personalidad mixtas") (la opción D es incorrecta).

[18.13] Trastorno de la personalidad antisocial / Criterios diagnósticos (p. 748); Diagnóstico diferencial (pp. 751-752); Trastorno de la personalidad narcisista / Criterios diagnósticos (p. 760); Otro trastorno de la personalidad especificado (p. 778).

18.14 ¿Cuál de los siguientes es uno de los criterios generales del trastorno de la personalidad en el DSM-5-TR?

A. El patrón de experiencia interna se desvía notablemente de las expectativas de la cultura del individuo.
B. El patrón de experiencia interna es flexible y se limita a una única situación personal o social.
C. El patrón de experiencia interna es fluctuante y de corta duración.
D. El patrón de experiencia interna es egosintónico y no provoca malestar.

Respuesta correcta: **A. El patrón de experiencia interna se desvía notablemente de las expectativas de la cultura del individuo.**

Explicación: Un trastorno de la personalidad es un patrón duradero de experiencia interna y comportamiento que se desvía notablemente de las expectativas de la cultura del individuo, es generalizado e inflexible (la opción B es incorrecta), tiene su inicio en la adolescencia o la juventud, es estable en el tiempo (la opción C es incorrecta) y produce malestar o deterioro (la opción D es incorrecta).

[18.14] Introducción al capítulo (pp. 733-734).

18.15 ¿Cuál de las siguientes presentaciones es característica del trastorno de la personalidad histriónica?

A. Una necesidad generalizada y excesiva de ser cuidado que conduce a un comportamiento sumiso y dependiente, y miedo a la separación.
B. Un patrón generalizado de inestabilidad en las relaciones interpersonales, la autoimagen y los afectos, e impulsividad marcada.
C. Un patrón generalizado de grandiosidad, necesidad de admiración y falta de empatía.
D. Un patrón generalizado de excesiva emotividad y búsqueda de atención.

Respuesta correcta: **D. Un patrón generalizado de excesiva emotividad y búsqueda de atención.**

Explicación: La característica esencial del trastorno de la personalidad histriónica es una emotividad generalizada y excesiva y un comportamiento de búsqueda de atención (la opción D es correcta). La característica esencial del trastorno de la personalidad límite es un patrón generalizado de inestabilidad en las relaciones interpersonales, la autoimagen y los afectos e impulsividad marcada (la opción B es incorrecta). La característica esencial del trastorno de la personalidad narcisista es un patrón generalizado de grandiosidad, necesidad de admiración y falta de empatía (la opción C es incorrecta). La característica esencial del trastorno de la personalidad dependiente es una necesidad generalizada y excesiva de ser cuidado que conduce a un comportamiento sumiso y dependiente, y miedo a la separación (la opción A es incorrecta).

[18.15] Trastorno de la personalidad histriónica / Características diagnósticas (pp. 757-758); Trastorno de la personalidad límite / Características diagnósticas (pp. 753-754); Trastorno de la personalidad narcisista / Características diagnósticas (pp. 761-762); Trastorno de la personalidad dependiente / Características diagnósticas (pp. 768-769).

18.16 ¿Cuál de las siguientes presentaciones es característica del trastorno de la personalidad límite?

A. Una necesidad generalizada y excesiva de ser cuidado que conduce a un comportamiento sumiso y dependiente, y miedo a la separación.
B. Un patrón generalizado de inestabilidad en las relaciones interpersonales, la autoimagen y los afectos, e impulsividad marcada.
C. Un patrón generalizado de grandiosidad, necesidad de admiración y falta de empatía.
D. Emotividad generalizada y excesiva, y búsqueda de atención.

Respuesta correcta: **B. Un patrón generalizado de inestabilidad en las relaciones interpersonales, la autoimagen y los afectos, e impulsividad marcada.**

Explicación: La característica esencial del trastorno de la personalidad límite es un patrón generalizado de inestabilidad en las relaciones interpersonales, la autoimagen y los afectos e impulsividad marcada (la opción B es correcta). La característica esencial del trastorno de la personalidad dependiente es una necesidad generalizada y excesiva de ser cuidado que conduce a un comportamiento sumiso y dependiente, y miedo a la separación (la opción A es incorrecta). La característica esencial del trastorno de la personalidad narcisista es un patrón generalizado de grandiosidad, necesidad de admiración y falta de empatía (la opción C es incorrecta). La característica esencial del trastorno de la personalidad histriónica es una emotividad generalizada y excesiva, y un comportamiento de búsqueda de atención (la opción D es incorrecta).

[18.16] Trastorno de la personalidad límite / Características diagnósticas (pp. 753-754); Trastorno de la personalidad histriónica / Características diagnósticas (pp. 757-758); Trastorno de la personalidad narcisista / Características diagnósticas (pp. 761-762); Trastorno de la personalidad dependiente / Características diagnósticas (pp. 768-769).

18.17 ¿Cuál de las siguientes presentaciones es característica del trastorno de la personalidad dependiente?

A. Una necesidad generalizada y excesiva de ser cuidado que conduce a un comportamiento sumiso y dependiente, y miedo a la separación.
B. Un patrón generalizado de inestabilidad en las relaciones interpersonales, la autoimagen y los afectos, e impulsividad marcada.
C. Un patrón generalizado de grandiosidad, necesidad de admiración y falta de empatía.
D. Un patrón generalizado de inhibición social, sentimientos de insuficiencia e hipersensibilidad a la evaluación negativa.

Respuesta correcta: **A. Una necesidad generalizada y excesiva de ser cuidado que conduce a un comportamiento sumiso y dependiente, y miedo a la separación.**

Explicación: La característica esencial del trastorno de la personalidad dependiente es una necesidad generalizada y excesiva de ser cuidado que conduce a un comportamiento sumiso y dependiente, y miedo a la separación (la opción A es correcta). La característica esencial del trastorno de la personalidad límite es un patrón generalizado de inestabilidad en las relaciones interpersonales, la autoimagen y los afectos e impulsividad marcada (la opción B es incorrecta). La característica esencial del trastorno de la personalidad narcisista es un patrón generalizado de grandiosidad, necesidad de admiración y falta de empatía (la opción C es incorrecta). La característica esencial del trastorno de la personalidad evitativa es un patrón generalizado de inhibición social, sentimientos de insuficiencia e hipersensibilidad a la evaluación negativa (la opción D es incorrecta).

[18.17] **Trastorno de la personalidad dependiente / Características diagnósticas (pp. 768-769); Trastorno de la personalidad límite / Características diagnósticas (pp. 753-754); Trastorno de la personalidad narcisista / Características diagnósticas (pp. 761-762); Trastorno de la personalidad evitativa / Características diagnósticas (p. 765).**

18.18 ¿Cuál de las siguientes presentaciones es característica del trastorno de la personalidad evitativa?

A. Un patrón generalizado de inhibición social, sentimientos de insuficiencia e hipersensibilidad a la evaluación negativa.
B. Un patrón generalizado de déficits sociales e interpersonales marcados por malestar agudo y capacidad reducida para las relaciones cercanas, así como por distorsiones cognitivas o perceptivas y excentricidades en el comportamiento.
C. Una necesidad generalizada y excesiva de ser cuidado que conduce a un comportamiento sumiso y dependiente, y miedo a la separación.
D. Un patrón generalizado de inestabilidad en las relaciones interpersonales, la autoimagen y los afectos, e impulsividad marcada.

Respuesta correcta: **A. Un patrón generalizado de inhibición social, sentimientos de insuficiencia e hipersensibilidad a la evaluación negativa.**

Explicación: La característica esencial del trastorno de la personalidad evitativa es un patrón generalizado de inhibición social, sentimientos de insuficiencia e hipersensibilidad a la evaluación negativa (la opción A es correcta). La característica esencial del trastorno de la personalidad esquizotípica es un patrón generalizado de déficits sociales e interpersonales marcados por malestar agudo y capacidad reducida para las relaciones cercanas, así como por distorsiones cognitivas o perceptivas y excentricidades en el comportamiento (la opción B es incorrecta). La característica esencial del trastorno de la personalidad dependiente es una necesidad generalizada y excesiva de ser cuidado que conduce a un comportamiento sumiso y dependiente, y miedo a la separación (la opción C es correcta). La característica esencial del trastorno de la personalidad límite es un patrón generalizado de inestabilidad en las relaciones interpersonales, la autoimagen y los afectos e impulsividad marcada (la opción D es incorrecta).

[18.18] **Trastorno de la personalidad evitativa / Características diagnósticas (p. 765); Trastorno de la personalidad esquizotípica / Características diagnósticas (pp. 745-746); Trastorno de la personalidad límite / Características diagnósticas (pp. 753-754); Trastorno de la personalidad dependiente / Características diagnósticas (pp. 768-769).**

18.19 ¿Cuál de las siguientes presentaciones es característica del trastorno de la personalidad esquizotípica?

A. Un patrón generalizado de inhibición social, sentimientos de insuficiencia e hipersensibilidad a la evaluación negativa.
B. Un patrón generalizado de déficits sociales e interpersonales marcados por malestar agudo y capacidad reducida para las relaciones cercanas, así como por distorsiones cognitivas o perceptivas y excentricidades en el comportamiento.
C. Una necesidad generalizada y excesiva de ser cuidado que conduce a un comportamiento sumiso y dependiente, y a miedo a la separación.
D. Un patrón generalizado de inestabilidad en las relaciones interpersonales, la autoimagen y los afectos, e impulsividad marcada.

Respuesta correcta: **B. Un patrón generalizado de déficits sociales e interpersonales marcados por malestar agudo y capacidad reducida para las relaciones cercanas, así como por distorsiones cognitivas o perceptivas y excentricidades en el comportamiento.**

Explicación: La característica esencial del trastorno de la personalidad esquizotípica es un patrón generalizado de déficits sociales e interpersonales marcados por malestar agudo y capacidad reducida para las relaciones cercanas, así como por distorsiones cognitivas o perceptivas y excentricidades en el comportamiento (la opción B es correcta). La característica esencial del trastorno de la personalidad evitativa es un patrón generalizado de inhibición social, sentimientos de insuficiencia e hipersensibilidad a la evaluación negativa (la opción A es incorrecta). La característica esencial del trastorno de la personalidad dependiente es una necesidad generalizada y excesiva de ser cuidado que conduce a un comportamiento sumiso y dependiente, y miedo a la separación (la opción C es incorrecta). La característica esencial del trastorno de la personalidad límite es un patrón generalizado de inestabilidad en las relaciones interpersonales, la autoimagen y los afectos, e impulsividad marcada (la opción D es incorrecta).

[18.19] **Trastorno de la personalidad esquizotípica / Características diagnósticas (pp. 745-746); Trastorno de la personalidad límite / Características diagnósticas (pp. 753-754); Trastorno de la personalidad evitativa / Características diagnósticas (p. 765); Trastorno de la personalidad dependiente / Características diagnósticas (pp. 768-769).**

18.20 ¿Cuál de las siguientes presentaciones es característica del trastorno de la personalidad paranoide?

A. Un patrón generalizado de inhibición social, sentimientos de insuficiencia e hipersensibilidad a la evaluación negativa.
B. Un patrón de desconfianza y sospecha generalizado hacia los demás de manera que sus motivos se interpretan como malintencionados.
C. Una necesidad generalizada y excesiva de ser cuidado que conduce a un comportamiento sumiso y dependiente, y miedo a la separación.

D. Un patrón generalizado de inestabilidad en las relaciones interpersonales, la auto-imagen y los afectos, e impulsividad marcada.

Respuesta correcta: **B. Un patrón de desconfianza y sospecha generalizado hacia los demás de manera que sus motivos se interpretan como malintencionados.**

Explicación: La característica esencial del trastorno de la personalidad paranoide es un patrón de desconfianza y sospecha generalizado hacia los demás de manera que sus motivos se interpretan como malintencionados (la opción B es correcta). La característica esencial del trastorno de la personalidad evitativa es un patrón generalizado de inhibición social, sentimientos de insuficiencia e hipersensibilidad a la evaluación negativa (la opción A es incorrecta). La característica esencial del trastorno de la personalidad dependiente es una necesidad generalizada y excesiva de ser cuidado que conduce a un comportamiento sumiso y dependiente, y miedo a la separación (la opción C es incorrecta). La característica esencial del trastorno de la personalidad límite es un patrón generalizado de inestabilidad en las relaciones interpersonales, la auto-imagen y los afectos e impulsividad marcada (la opción D es incorrecta).

[18.20] Trastorno de la personalidad paranoide / Características diagnósticas (pp. 738-739); Trastorno de la personalidad límite / Características diagnósticas (pp. 753-754); Trastorno de la personalidad evitativa / Características diagnósticas (p. 765); Trastorno de la personalidad dependiente / Características diagnósticas (pp. 768-769).

18.21 ¿Cuál de las siguientes presentaciones es característica del trastorno de la personalidad narcisista?

A. Un patrón generalizado de inhibición social, sentimientos de insuficiencia e hipersensibilidad a la evaluación negativa.

B. Una necesidad generalizada y excesiva de ser cuidado que conduce a un comportamiento sumiso y dependiente, y miedo a la separación.

C. Un patrón generalizado de inestabilidad en las relaciones interpersonales, la auto-imagen y los afectos, e impulsividad marcada.

D. Un patrón generalizado de grandiosidad, necesidad de admiración y falta de empatía.

Respuesta correcta: **D. Un patrón generalizado de grandiosidad, necesidad de admiración y falta de empatía.**

Explicación: La característica esencial del trastorno de personalidad narcisista es un patrón generalizado de grandiosidad, necesidad de admiración y falta de empatía (la opción D es correcta). La característica esencial del trastorno de la personalidad evitativa es un patrón generalizado de inhibición social, sentimientos de insuficiencia e hipersensibilidad a la evaluación negativa (la opción A es incorrecta). La característica esencial del trastorno de la personalidad dependiente es una necesidad generalizada y excesiva de ser cuidado que conduce a un comportamiento sumiso y dependiente, y miedo a la separación (la opción B es incorrecta). La característica esencial del trastorno de la personalidad límite es un patrón generalizado de inestabilidad en las relaciones interpersonales, la autoimagen y los afectos, e impulsividad marcada (la opción C es incorrecta).

[18.21] Trastorno de la personalidad narcisista / Características diagnósticas (pp. 761-762); Trastorno de la personalidad límite / Características diagnósticas (pp. 753-754); Trastorno de la personalidad evitativa / Características diagnósticas (p. 765); Trastorno de la personalidad dependiente / Características diagnósticas (pp. 768-769).

18.22 ¿Cuál de las siguientes presentaciones es característica del trastorno de la personalidad esquizoide?

A. Un patrón generalizado de inhibición social, sentimientos de insuficiencia e hipersensibilidad a la evaluación negativa.
B. Un patrón generalizado de déficits sociales e interpersonales marcado por malestar agudo y capacidad reducida para las relaciones cercanas, así como por distorsiones cognitivas o perceptivas y excentricidades en el comportamiento.
C. Un patrón generalizado de distanciamiento de las relaciones sociales y una gama restringida de expresiones emocionales en los entornos interpersonales.
D. Un patrón generalizado de inestabilidad en las relaciones interpersonales, la autoimagen y los afectos, e impulsividad marcada.

Respuesta correcta: **C. Un patrón generalizado de distanciamiento de las relaciones sociales y una gama restringida de expresiones emocionales en los entornos interpersonales.**

Explicación: La característica esencial del trastorno de la personalidad esquizoide es un patrón generalizado de distanciamiento de las relaciones sociales y una gama restringida de expresiones emocionales en los entornos interpersonales (la opción C es correcta). La característica esencial del trastorno de la personalidad esquizotípica es un patrón generalizado de déficits sociales e interpersonales marcado por malestar agudo y capacidad reducida para las relaciones cercanas, así como por distorsiones cognitivas o perceptivas y excentricidades en el comportamiento (la opción B es incorrecta). La característica esencial del trastorno de la personalidad evitativa es un patrón generalizado de inhibición social, sentimientos de insuficiencia e hipersensibilidad a la evaluación negativa (la opción A es incorrecta). La característica esencial del trastorno de la personalidad límite es un patrón generalizado de inestabilidad en las relaciones interpersonales, la autoimagen y los afectos, e impulsividad marcada (la opción D es incorrecta).

[18.22] Trastorno de la personalidad esquizoide / Características diagnósticas (p. 742); Trastorno de la personalidad esquizotípica / Características diagnósticas (pp. 745-746); Trastorno de la personalidad límite / Características diagnósticas (pp. 753-754); Trastorno de la personalidad evitativa / Características diagnósticas (p. 765).

18.23 ¿Cuál de las siguientes presentaciones es característica del trastorno de la personalidad antisocial?

A. Preocupación por el orden, el perfeccionismo y el control mental e interpersonal a expensas de la flexibilidad, la apertura y la eficiencia.
B. Un patrón generalizado de distanciamiento de las relaciones sociales y una gama restringida de expresiones emocionales en los entornos interpersonales.

C. Un patrón de desconfianza y sospecha generalizado hacia los demás de manera que sus motivos se interpretan como malintencionados.
D. Un patrón generalizado de desprecio y violación de los derechos de los demás.

Respuesta correcta: **D. Un patrón generalizado de desprecio y violación de los derechos de los demás.**

Explicación: La característica esencial del trastorno de la personalidad antisocial es un patrón generalizado de desprecio y violación de los derechos de los demás (la opción D es correcta). La característica esencial del trastorno de la personalidad obsesivo-compulsiva es una preocupación por el orden, el perfeccionismo y el control mental e interpersonal a expensas de la flexibilidad, la apertura y la eficiencia (la opción A es incorrecta). La característica esencial del trastorno de la personalidad esquizoide es un patrón generalizado de distanciamiento de las relaciones sociales y una gama restringida de expresiones emocionales en los entornos interpersonales (la opción B es incorrecta). La característica esencial del trastorno de la personalidad paranoide es un patrón de desconfianza y sospecha generalizado hacia los demás de manera que sus motivos se interpretan como malintencionados (la opción C es incorrecta).

[18.23] Trastorno de la personalidad antisocial / Características diagnósticas (pp. 748-749); Trastorno de la personalidad paranoide / Características diagnósticas (pp. 738-739); Trastorno de la personalidad esquizoide / Características diagnósticas (p. 742); Trastorno de la personalidad obsesivo-compulsiva / Características diagnósticas (pp. 772-773).

18.24 ¿Cuál de las siguientes presentaciones es característica del trastorno de la personalidad obsesivo-compulsiva?

A. Un patrón generalizado de inhibición social, sentimientos de insuficiencia e hipersensibilidad a la evaluación negativa.
B. Un patrón generalizado de déficits sociales e interpersonales marcado por malestar agudo y capacidad reducida para las relaciones cercanas, así como por distorsiones cognitivas o perceptivas y excentricidades en el comportamiento.
C. Preocupación por el orden, el perfeccionismo y el control mental e interpersonal a expensas de la flexibilidad, la apertura y la eficiencia.
D. Un patrón generalizado de distanciamiento de las relaciones sociales y una gama restringida de expresiones emocionales en los entornos interpersonales.

Respuesta correcta: **C. Preocupación por el orden, el perfeccionismo y el control mental e interpersonal a expensas de la flexibilidad, la apertura y la eficiencia.**

Explicación: La característica esencial del trastorno de la personalidad obsesivo-compulsiva es la preocupación por el orden, el perfeccionismo y el control mental e interpersonal a expensas de la flexibilidad, la apertura y la eficiencia (la opción C es correcta). La característica esencial del trastorno de la personalidad evitativa es un patrón generalizado de inhibición social, sentimientos de insuficiencia e hipersensibilidad a la evaluación negativa (la opción A es incorrecta). La característica esencial del trastorno de la personalidad esquizotípica es un patrón generalizado de déficits sociales e interpersonales marcado por malestar agudo y capacidad reducida para las relaciones cercanas, así como por distorsiones cognitivas o perceptivas y excentricidades en el comportamiento (la opción B es incorrecta). La característica esencial del trastorno de la personalidad esquizoide es un patrón generalizado de distanciamiento de las relaciones sociales y una gama restringida de expresiones emocionales en los entornos interpersonales (la opción D es incorrecta).

[18.24] **Trastorno de la personalidad obsesivo-compulsiva / Características diagnósticas (pp. 772-773); Trastorno de la personalidad esquizoide / Características diagnósticas (p. 742); Trastorno de la personalidad esquizotípica / Características diagnósticas (pp. 745-746); Trastorno de la personalidad evitativa / Características diagnósticas (p. 765).**

C A P Í T U L O   1 9

Trastornos parafílicos

19.1 ¿Cuál de las siguientes *no* es una clasificación de los trastornos parafílicos en el DSM-5-TR?

A. Preferencias de actividad anómalas.
B. Trastornos del cortejo.
C. Trastornos algolágnicos.
D. Trastornos asincrónicos.

Respuesta correcta: D. Trastornos asincrónicos.

Explicación: En este capítulo, el orden de presentación de los trastornos parafílicos que se describen corresponde en general al de los habituales esquemas de clasificación de estas afecciones. El primer grupo de trastornos se basa en las preferencias de actividad anómalas. Estos trastornos se subdividen en trastornos del cortejo, que se asemejan a componentes distorsionados del comportamiento humano de cortejo (trastornos de voyeurismo, de exhibicionismo y de frotteurismo), y trastornos algolágnicos, que implican dolor y sufrimiento (trastorno de masoquismo sexual y trastorno de sadismo sexual). El segundo grupo de trastornos se basa en preferencias de objetivo anómalas. Estos trastornos incluyen uno dirigido a otros seres humanos (trastorno de pedofilia) y dos dirigidos a otros objetos (trastorno de fetichismo y trastorno de travestismo). No existe ningún esquema de clasificación de trastornos asincrónicos.

[19.1] Introducción del capítulo (p. 779).

19.2 ¿Cuál de las siguientes afirmaciones *no* es cierta sobre las parafilias?

A. La presencia de una parafilia no siempre justifica la intervención clínica.
B. La mayoría de las parafilias se pueden dividir en aquellas que implican una actividad inusual y aquellas que implican un objetivo inusual.
C. Las parafilias pueden coexistir con intereses sexuales normofílicos.
D. Es raro que un individuo manifieste más de una parafilia.

Respuesta correcta: D. Es raro que un individuo manifieste más de una parafilia.

Explicación: El término *parafilia* denota cualquier interés sexual intenso y persistente distinto del interés sexual por la estimulación genital o las caricias preparatorias con parejas humanas fenotípicamente normales, físicamente maduras y consentidoras. En algunas circunstancias, los criterios *intenso y persistente* pueden ser difíciles de aplicar, como en la evaluación de las personas muy mayores o enfermas que quizá no tengan intereses sexuales "intensos" de ningún tipo. En tales circunstancias, el término *parafilia* puede definirse como cualquier interés sexual mayor o igual que los intereses sexuales no parafílicos. También hay parafilias específicas que generalmente se describen mejor como intereses sexuales preferenciales que como intereses sexuales intensos.

No es raro que un individuo manifieste dos o más parafilias. En algunos casos, los focos parafílicos están estrechamente relacionados y la conexión entre las parafilias es intuitivamente comprensible (por ejemplo, fetichismo de pies y fetichismo de zapatos). En otros casos, la conexión entre las parafilias no es obvia y la presencia de múltiples parafilias puede ser coincidente o estar relacionada con alguna vulnerabilidad generalizada a las anomalías del desarrollo psicosexual. En cualquier caso, pueden justificarse los diagnósticos separados de trastornos parafílicos concurrentes si hay más de una parafilia que esté causando sufrimiento al individuo o daño a terceros.

[19.2] Introducción del capítulo (p. 779).

19.3 ¿Cuál de los siguientes *no* es un trastorno parafílico?

A. Trastorno de masoquismo sexual.
B. Trastorno de travestismo.
C. Trastorno transexual.
D. Trastorno de voyeurismo.

Respuesta correcta: C. **Trastorno transexual.**

Explicación: El transexualismo no es un trastorno y no está incluido en el capítulo de "Trastornos parafílicos" del DSM-5-TR. *Transexual*, término histórico, denota al individuo que busca, está pasando por o ha pasado por una transición social de hombre a mujer o de mujer a hombre, que en muchos casos, pero no en todos, también implica una transición somática mediante un tratamiento hormonal de afirmación de género y cirugía genital, de mamas o afirmadora del género de otro tipo (históricamente denominada *cirugía de reasignación de sexo*).

[19.3] Introducción del capítulo sobre disforia de género (pp. 511-512); Introducción del capítulo "Trastornos parafílicos" (p. 779).

19.4 ¿Cuál de las siguientes afirmaciones sobre una persona con trastorno de pedofilia es *verdadera*?

A. El trastorno de pedofilia se encuentra en el 10-12% de la población masculina.
B. No hay evidencia de que la perturbación del neurodesarrollo *in utero* incremente la probabilidad de que se desarrolle una orientación pedófila.

C. Los hombres adultos con pedofilia siempre refieren que abusaron de ellos cuando eran niños.

D. El individuo tiene al menos 16 años y es al menos 5 años mayor que el niño o los niños.

Respuesta correcta: **D. El individuo tiene al menos 16 años y es al menos 5 años mayor que el niño o los niños.**

Explicación: La prevalencia poblacional de los individuos cuyas presentaciones cumplen los criterios completos del trastorno de pedofilia se desconoce, aunque probablemente sea inferior al 3 % entre los hombres en los estudios internacionales. La prevalencia poblacional del trastorno de pedofilia en las mujeres es aún más incierta, y probablemente sea una pequeña fracción de la prevalencia en los hombres.

Dado que la pedofilia es una condición necesaria para el trastorno de pedofilia, cualquier factor que aumente la probabilidad de la pedofilia también incrementará el riesgo del trastorno de pedofilia. Hay evidencia de que la perturbación del neurodesarrollo *in utero* aumenta la probabilidad de que se desarrolle el interés pedófilo.

Los hombres adultos con pedofilia a veces informan que fueron objeto de abusos sexuales cuando eran niños; sin embargo, no está claro si esta correlación refleja una influencia causal del abuso sexual en la infancia sobre la pedofilia adulta.

[19.4] Trastorno de pedofilia / Criterios diagnósticos (pp. 792-793); Prevalencia; Desarrollo y curso; Factores de riesgo y pronóstico (pp. 794-795).

19.5 ¿Cuál de las siguientes afirmaciones sobre el trastorno de pedofilia es *verdadera*?

A. El uso extenso de pornografía que represente a niños prepúberes o pubescentes tempranos no es un indicador diagnóstico útil del trastorno de pedofilia.
B. El trastorno de pedofilia es estable a lo largo de la vida.
C. Existe una asociación entre el trastorno de pedofilia y el trastorno de la personalidad antisocial.
D. Aunque el interés sexual normofílico disminuye con la edad, el interés sexual pedófilo permanece constante.

Respuesta correcta: **C. Existe una asociación entre el trastorno de pedofilia y el trastorno de la personalidad antisocial.**

Explicación: Parece haber una interacción entre la pedofilia y rasgos de la personalidad antisocial como la insensibilidad, la impulsividad y la disposición a correr riesgos sin una adecuada consideración de las consecuencias. Los hombres con interés pedófilo y rasgos de personalidad antisocial tienen más probabilidades de actuar sexualmente con los niños y, por lo tanto, de cumplir los requisitos diagnósticos del trastorno de pedofilia. Por lo tanto, el trastorno de la personalidad antisocial puede considerarse un factor de riesgo del trastorno de pedofilia en los hombres con pedofilia.

Las medidas de laboratorio del interés sexual, en términos de respuestas psicofisiológicas a los estímulos sexuales que representan a niños, que a veces son útiles para diagnosticar el trastorno de pedofilia en los hombres, no necesariamente son útiles para diagnosticar este trastorno en las mujeres, pues se han realizado investigaciones muy limitadas sobre el modo de evaluar el interés sexual pedófilo en las mujeres.

Las medidas psicofisiológicas del interés sexual pueden ser útiles a veces cuando la historia de un individuo sugiere la posible presencia del trastorno de pedofilia pero el individuo niega sentir una atracción fuerte o preferencial hacia los niños. La más investigada y más empleada de estas medidas es la pletismografía peneana, aunque la sensibilidad y especificidad del diagnóstico pueden variar de un centro a otro, ya que con frecuencia utilizan estímulos, procedimientos y puntuaciones diferentes.

La pedofilia *per se* parece ser una entidad de por vida. Sin embargo, el trastorno de pedofilia necesariamente incluye otros elementos que pueden cambiar con el tiempo, con o sin tratamiento: malestar subjetivo (por ejemplo, culpa, vergüenza, intensa frustración sexual, sentimientos de aislamiento) o deterioro psicosocial, o propensión a actuar sexualmente con niños, o ambas cosas. Por lo tanto, el curso del trastorno de pedofilia puede fluctuar y la intensidad puede aumentar o disminuir con la edad.

Los adultos con trastorno de pedofilia pueden referir que ya eran conscientes de su interés sexual por los niños antes de llevar a cabo conductas sexuales con niños o de reconocer que son individuos con pedofilia. La edad avanzada probablemente disminuirá la frecuencia de las conductas sexuales en relación con niños del mismo modo que lo hace con los demás comportamientos sexuales, motivados o no por parafilias.

[19.5] Trastorno de pedofilia (pp. 794-795).

19.6 Una mujer de 35 años le cuenta a su terapeuta que recientemente se ha sentido intensamente excitada al ver películas en las que se tortura a personas y que regularmente fantasea con torturar a personas mientras se masturba. No se siente angustiada por estos pensamientos y niega haber actuado nunca según estas nuevas fantasías; sin embargo, fantasea sobre estas actividades varias veces al día. ¿Cuál de las siguientes opciones resume mejor las implicaciones diagnósticas de la presentación de esta paciente?

A. Cumple con todos los criterios del trastorno de sadismo sexual.
B. No cumple los criterios del trastorno de sadismo sexual porque las fantasías no son de naturaleza sexual.
C. No cumple los criterios del trastorno de sadismo sexual porque nunca ha actuado según las fantasías.
D. No cumple los criterios del trastorno de sadismo sexual porque el interés y la excitación comenzaron después de los 35 años.

Respuesta correcta: **C. No cumple los criterios del trastorno de sadismo sexual porque nunca ha actuado según las fantasías.**

Explicación: Los criterios diagnósticos del trastorno de sadismo sexual especifican la presencia de excitación sexual recurrente e intensa ante el sufrimiento físico o psicológico de otra persona, manifestada por fantasías, impulsos o comportamientos, durante un período de al menos 6 meses (Criterio A). El individuo ha actuado según estos impulsos sexuales con una persona no consentidora o los impulsos o fantasías sexuales causan angustia o deterioro clínicamente significativos en el ámbito social, ocupacional u otras áreas importantes del funcionamiento (Criterio B).

Los criterios diagnósticos del trastorno de sadismo sexual están destinados a aplicarse tanto a los individuos que admiten libremente tener tales intereses parafílicos como a aquellos que niegan cualquier interés sexual por el sufrimiento físico o psicológico de otro individuo a pesar de tenerse evidencia objetiva sustancial en contra. Los individuos que reconocen abiertamente un interés sexual intenso por el sufrimiento físico o psicológico de otros se denominan *individuos admitentes*. Si estos individuos también refieren dificultades psicosociales debido a su atracción o sus preferencias sexuales por el sufrimiento físico o psicológico de otro individuo, pueden diagnosticarse de trastorno de sadismo sexual. En cambio, si los individuos admitentes no refieren malestar, ejemplificado por ansiedad, obsesiones, culpa o vergüenza, acerca de estos impulsos parafílicos y no se ven obstaculizados por ellos en la persecución de otros objetivos, y sus historias autoinformadas, psiquiátricas o legales indican que no actúan con personas no consentidoras, entonces podría decirse que tienen un interés sexual sádico, aunque su presentación no cumpliría los criterios del trastorno de sadismo sexual.

[19.6] Trastornos parafílicos / Trastorno de sadismo sexual (pp. 790-791).

19.7 Durante una celebración de Mardi Gras (Martes de Carnaval), una mujer de 19 años se levanta la blusa y el sujetador mientras pasa una carroza para conseguir collares de cuentas. El evento aparece en un programa de noticias por cable visto por amigos de sus padres, quienes informan a sus padres. Estos insisten en que se haga una evaluación psiquiátrica 2 meses después de las vacaciones. La joven niega cualquier otro suceso similar en su vida, pero admite que la experiencia fue "algo sexi". Actualmente está extremadamente ansiosa y angustiada por la ira de sus padres hacia ella y su negativa a permitirle asistir a fiestas o irse de vacaciones hasta que se haga una evaluación. Informa que no puede asistir a clase ni concentrarse en su trabajo en la universidad. ¿Cuál es el diagnóstico más apropiado?

A. Trastorno de exhibicionismo.
B. Trastorno de frotteurismo.
C. Trastorno de voyeurismo.
D. Trastorno de adaptación.

Respuesta correcta: **D. Trastorno de adaptación.**

Explicación: El episodio único de esta mujer de exponerse a sí misma mientras estaba intoxicada no la hace merecedora de un diagnóstico de trastorno exhibicionista porque no cumple los criterios diagnósticos, específicamente, una historia de 6 meses de excitación sexual recurrente e intensa por la exposición de los genitales propios a una persona desprevenida, manifestada por fantasías, impulsos o comportamientos (Criterio A). Los criterios diagnósticos del trastorno exhibicionista pueden aplicarse tanto a los individuos que revelan más o menos libremente esta parafilia como a aquellos que niegan categóricamente cualquier excitación sexual al exponer sus genitales a personas desprevenidas a pesar de tenerse evidencia objetiva sustancial en contra. Si los individuos que se exhiben también refieren dificultades psicosociales debido a sus atracciones o preferencias sexuales por exponerse, pueden diagnosticarse de trastorno de exhibicionismo. En cambio, si dicen no sentir malestar (ejemplificado por ansiedad, obsesiones y culpa o vergüenza acerca de estos impulsos parafílicos) y no están limitados por este interés sexual en otras áreas importantes de funcionamiento, y sus historias autoinformadas, psiquiátricas o legales indican que no actúan según estos, podría decirse que tienen un interés sexual exhibicionista, aunque no diagnosticarse de trastorno de exhibicionismo. Se desconoce la prevalencia poblacional de los individuos que cumplen los criterios completos del trastorno de exhibicionismo, aunque el trastorno es muy poco común en las mujeres. Sin embargo, los actos exhibicionistas no son infrecuentes, y los actos exhibicionistas sexualmente excitantes se dan hasta la mitad de las veces en mujeres.

La angustia actual de esta joven no está relacionada con el acto exhibicionista, sino con la actitud y el comportamiento de sus padres. Su nivel de malestar es desproporcionado con respecto a las restricciones que le imponen sus padres, y esto interfiere en su funcionamiento. Cumple los criterios de un trastorno de adaptación (Criterios A y B).

[19.7] Trastorno de exhibicionismo / Criterios diagnósticos; Desarrollo y curso; Aspectos diagnósticos relacionados con el género y el sexo; Diagnóstico diferencial (pp. 783-785); Trastornos de adaptación / Criterios diagnósticos (p. 319).

19.8   Un chico de 16 años le cuenta a su terapeuta que puede ver el dormitorio de una mujer desde su edificio de apartamentos. Ha estado observándola desde que se mudó al apartamento hace 6 meses. Puede ver a la mujer vistiéndose y desvistiéndose, lo cual le resulta sexualmente excitante. Tiene fantasías sobre la mujer obligándolo a tener relaciones sexuales con ella. No siente culpa por esto porque la mujer no tiene cortina en la ventana. El terapeuta solicita una consulta psiquiátrica para evaluar si el paciente tiene una parafilia. ¿Cuál de los siguientes es el diagnóstico correcto?

A. Trastorno de voyeurismo.
B. Trastorno parafílico no especificado.
C. Otro trastorno parafílico especificado.
D. Comportamiento sexual adolescente normal.

Respuesta correcta: D. **Comportamiento sexual adolescente normal.**

Explicación: La adolescencia y la pubertad generalmente aumentan la curiosidad y la actividad sexual. Para reducir el riesgo de patologizar el interés y el comportamiento sexual normativos durante la adolescencia puberal, la edad mínima para el diagnóstico de trastorno de voyeurismo son los 18 años (Criterio C).

Los individuos con voyeurismo experimentan excitación sexual recurrente e intensa al observar a una persona desprevenida que está desnuda, desvistiéndose o participando en alguna actividad sexual. A menos que el individuo actúe según estos impulsos con una persona desprevenida (por ejemplo, espiar subrepticiamente a través de

la ventana de un vecino) o a menos que haya malestar o deterioro clínicamente significativos en el ámbito social, ocupacional u otras áreas importantes del funcionamiento,
no se justifica el diagnóstico de trastorno de voyeurismo.

**[19.8] Trastorno de voyeurismo / Características diagnósticas / Diagnóstico diferen-
cial (pp. 781-782).**

19.9 Durante una visita a urgencias por asma, un hombre muestra signos de haber sido
azotado. Cuando se le pregunta por las marcas, informa que se autoflageló durante
una ceremonia religiosa. Se solicita una consulta psiquiátrica y el hombre admite que
a menudo fantasea con ser golpeado y ve pornografía de personas siendo golpeadas,
lo que le resulta sexualmente excitante. Pide a su pareja que le golpee y no puede
conseguir una erección si no lo golpean o humillan. ¿Cuál de las siguientes opciones
describe la situación con mayor precisión?

A. Trastorno de sadismo sexual.
B. Trastorno de masoquismo sexual.
C. Trastorno de voyeurismo.
D. Trastorno de la personalidad masoquista.

Respuesta correcta: B. **Trastorno de masoquismo sexual.**

Explicación: Los criterios diagnósticos del trastorno de masoquismo sexual están destinados a aplicarse a aquellos individuos que admiten libremente tener tales intereses
parafílicos. Estos individuos reconocen abiertamente su intensa excitación sexual al
ser humillados, golpeados, atados o vejados de cualquier manera, manifestada por
fantasías, impulsos o comportamientos. Si estos individuos también refieren dificultades psicosociales debido a sus atracciones o preferencias sexuales por ser objeto de
humillación, golpes, ataduras u otro tipo de vejaciones, pueden diagnosticarse de
trastorno de masoquismo sexual.

El término *bondage*-dominación-sadismo-masoquismo (BDSM) se utiliza ampliamente para referirse a una amplia gama de comportamientos en los que participan
individuos con masoquismo y/o sadismo sexual (así como otros individuos con intereses sexuales similares) usando ataduras o sujeciones, castigos, azotes, bofetadas,
privaciones sensoriales (por ejemplo, mediante vendas en los ojos) y juegos de rol de
dominación-sumisión con temas como los de amo/esclavo, dueño/mascota o secues-
trador/víctima.

El uso extenso de pornografía sobre personas humilladas, golpeadas, atadas o veja-
das de otro modo es a veces una característica asociada al trastorno de masoquismo
sexual.

Es importante distinguir los comportamientos de autolesión que ocurren durante
las prácticas religiosas y espirituales colectivamente aceptadas de los comportamientos sadomasoquistas realizados para lograr la excitación sexual. Por ejemplo, los rituales colectivos de varias religiones y sociedades incluyen la suspensión de ganchos, la
autoflagelación, la automortificación y otras pruebas dolorosas. El papel de la excitación sexual o el placer en estas prácticas sigue siendo desconocido.

No existe ningún diagnóstico de trastorno de la personalidad masoquista en el
DSM-5-TR.

[19.9] Trastorno de masoquismo sexual / Características diagnósticas / Características asociadas / Aspectos diagnósticos relacionados con la cultura (pp. 788-789); Trastornos de la personalidad (p. 733).

19.10 Después de un episodio de síncope, un hombre es examinado en el departamento de urgencias y se descubre que lleva ropa interior de mujer. No puede dar una explicación y se contacta con su esposa. Cuando se le pregunta sobre la ropa de su marido, ella informa que ha llevado ropa interior de mujer de manera intermitente durante años, lo cual le resulta angustioso. Señala que no pueden tener relaciones sexuales si él no se viste de mujer. Excepto por llevar la ropa ocasionalmente fuera de casa y antes del sexo, afirma que por lo demás es un "tipo normal". ¿Cuál de los siguientes diagnósticos sería el más apropiado?

A. Trastorno de fetichismo.
B. Disforia de género.
C. Travestismo.
D. Trastorno de travestismo.

Respuesta correcta: D. Trastorno de travestismo.

Explicación: El diagnóstico de trastorno de travestismo no se aplica a todas las personas que se visten como el sexo opuesto, ni siquiera a aquellas que lo hacen habitualmente. Se aplica a los individuos cuyo travestismo o cuyos pensamientos de travestismo siempre o a menudo van acompañados de excitación sexual (Criterio A) y que se sienten emocionalmente angustiados por este patrón o ven su funcionamiento social o interpersonal afectado por el mismo (Criterio B). El travestismo puede implicar solo una o dos prendas de vestir (por ejemplo, para los hombres, puede referirse solo a la ropa interior de las mujeres), o puede implicar vestirse completamente con las prendas interiores y exteriores del otro sexo; además, en los hombres puede incluir el uso de pelucas y maquillaje de mujer.

En algunos casos, el curso del trastorno de travestismo es continuo y en otros es episódico. No es raro que los hombres con trastorno de travestismo pierdan interés en el travestismo cuando se enamoran por primera vez de una mujer y comienzan una relación, pero tal disminución suele ser temporal. Cuando el deseo de travestismo regresa, también lo hace la angustia asociada.

El trastorno de travestismo en los hombres a menudo va acompañado de autoginefilia (es decir, la tendencia parafílica de un hombre a sentirse sexualmente excitado por la idea o la imagen de sí mismo como mujer). Las fantasías y comportamientos autoginefílicos pueden centrarse en la idea de exhibir funciones fisiológicas femeninas (por ejemplo, lactancia, menstruación), de participar en comportamientos estereotípicamente femeninos (por ejemplo, tejer) o de poseer una anatomía femenina (por ejemplo, senos).

Algunos casos de trastorno de travestismo progresan a la disforia de género. Los hombres en estos casos, que pueden ser indistinguibles de los demás chicos con trastorno de travestismo en la adolescencia o la infancia temprana, gradualmente desarrollan deseos de permanecer en el papel de mujer durante períodos más largos y de feminizar su anatomía. El desarrollo de la disforia de género suele ir acompañado de una reducción o eliminación (autoinformada) de la excitación sexual asociada con el travestismo.

Las personas con travestismo experimentan una excitación sexual recurrente e intensa al travestirse. A menos que las fantasías, los impulsos sexuales o los comportamientos propios del travestismo vayan acompañados de malestar o deterioro clínicamente significativos en las áreas sociales, laborales u otras áreas importantes del funcionamiento, no se justifica el diagnóstico de trastorno travestista.

El trastorno de fetichismo puede parecerse al trastorno de travestismo, en particular en los hombres con fetichismo que se ponen ropa interior de mujer mientras se masturban con ella. Distinguir el trastorno de travestismo depende de los pensamientos específicos del individuo durante dicha actividad (por ejemplo, ¿se tiene la idea de ser mujer, de ser como una mujer o de estar vestido como una mujer?) y de la presencia de otros fetiches (por ejemplo, telas suaves y sedosas, ya sean usadas para prendas de vestir o para otra cosa).

Las personas con trastorno de travestismo no refieren incongruencia entre el género experimentado y el asignado, ni deseo de ser del otro género; normalmente no tienen antecedentes de comportamientos de género cruzado en la infancia, que sí estarían presentes en las personas con disforia de género. Las personas con un cuadro que cumpla todos los criterios del trastorno de travestismo y de la disforia de género deberán recibir ambos diagnósticos.

[19.10] Trastorno de travestismo / Características diagnósticas / Características asociadas / Diagnóstico diferencial (pp. 799-800).

Trastornos motores inducidos por medicamentos y otros efectos adversos de los medicamentos

20.1 ¿Cuál de los siguientes *no* es un factor de riesgo constante en el desarrollo del parkinsonismo inducido por medicamentos (PIM)?

A. Sexo masculino.
B. Edad avanzada.
C. Enfermedad del VIH.
D. Historia familiar de la enfermedad de Parkinson.

Respuesta correcta: A. **Sexo masculino.**

Explicación: Los factores de riesgo constantes del PIM son el sexo femenino, la edad avanzada, el deterioro cognitivo, otras afecciones neurológicas concurrentes, la infección por VIH, la historia familiar de enfermedad de Parkinson y la enfermedad psiquiátrica grave. El PIM secundario al uso de antipsicóticos también se ha observado en niños. El riesgo de PIM se reduce si los individuos toman medicamentos anticolinérgicos.

[20.1] Parkinsonismo inducido por medicamentos / Diagnóstico diferencial (p. 809).

20.2 El síndrome neuroléptico maligno es un síndrome potencialmente letal con una tasa de incidencia del 0,01-0,02 % entre los individuos tratados con neurolépticos. ¿Cuál de los siguientes *no* es un signo o síntoma del síndrome neuroléptico maligno?

A. Hipertermia.
B. Rigidez generalizada.
C. Creatina-cinasa elevada.
D. Estado mental inalterado.

Respuesta correcta: A. **Estado mental inalterado.**

Explicación: Los individuos con síndrome neuroléptico maligno generalmente han estado expuestos a un antagonista de la dopamina en las 72 horas previas al desarrollo de los síntomas. La hipertermia (> 104 °F o > 38 °C) en al menos dos ocasiones, medida oralmente y asociada a diaforesis profusa, es una característica distintiva del síndrome neuroléptico maligno que lo diferencia de otros efectos secundarios neurológicos de otros medicamentos antipsicóticos y otros agentes bloqueadores de los receptores de dopamina. La rigidez generalizada, descrita como "en tubo de plomo" en su forma más grave y generalmente no receptiva a los agentes antiparkinsonianos, es una característica cardinal del trastorno y puede asociarse a otros síntomas neurológicos (por ejemplo, temblor, sialorrea, acinesia, distonía, trismo, mioclono, disartria, disfagia, rabdomiólisis). La elevación de la creatina-cinasa al menos cuatro veces por encima del límite superior normal se observa con frecuencia. Los cambios del estado mental, caracterizados por delirium o alteración de la conciencia que va desde el estupor hasta el coma, a menudo son un signo temprano del síndrome neuroléptico maligno.

[20.2] Síndrome neuroléptico maligno (p. 810).

20.3 Un paciente de 22 años con esquizofrenia y sin problemas médicos comórbidos es ingresado en una unidad de internación para tratar un primer episodio de psicosis. Se inicia risperidona 1 mg para la paranoia y las alucinaciones auditivas despectivas. Antes de 24 horas, el paciente comienza a experimentar una crisis oculógira. Las contracciones musculares se alivian con una inyección de difenhidramina 50 mg IM. ¿Cuál de las siguientes opciones es la mejor explicación de lo que le ocurrió a este paciente?

A. Síndrome neuroléptico maligno.
B. Distonía aguda inducida por medicamentos.
C. Acatisia aguda inducida por medicamentos.
D. Distonía tardía.

Respuesta correcta: **B. Distonía aguda inducida por medicamentos.**

Explicación: La característica esencial de la distonía aguda inducida por medicamentos es una contracción muscular sostenida (aumento del tono muscular) y posturas anormales que aparecen en relación con el uso de un medicamento conocido por causar distonía aguda. Cualquier medicamento que bloquee los receptores D_2 de la dopamina puede inducir una reacción distónica aguda (RDA). La mayoría de las veces, las RDA se producen después de la exposición a antipsicóticos y agentes antieméticos y promotores de la movilidad. Las reacciones distónicas afectan más comúnmente a los músculos de la cabeza y el cuello, pero pueden extenderse a las extremidades superiores e inferiores o bien al tronco. Al menos el 50 % de los individuos desarrollan signos y síntomas de ADR dentro de las 24-48 horas siguientes a la instauración o un aumento rápido de la dosis de medicación antipsicótica u otro agente bloqueador de los receptores de dopamina, o a la bajada de un medicamento utilizado para tratar o prevenir los síntomas extrapiramidales agudos (por ejemplo, agentes anticolinérgicos).

[20.3] Distonía aguda inducida por medicamentos (p. 812).

20.4 Un paciente de 55 años con trastorno esquizoafectivo se presenta en la sala de urgencias con gran malestar. Como antecedentes, ha tenido ansiedad la última semana, siendo incapaz de relajarse al final del día. No puede quedarse quieto y ha desarrollado insomnio. Se observa que el paciente cambia de posición en la camilla de exploración y mueve ambas piernas durante la exploración. Su historial de medicación incluye risperidona 2 mg v.o. dos veces al día, dosis que se subió a partir de 2 mg diarios 1 semana antes. ¿Cuál de las siguientes opciones explica mejor lo que le ocurre al paciente?

A. Abstinencia de tabaco.
B. Trastorno de la personalidad histriónica.
C. Acatisia aguda inducida por medicamentos.
D. Síndrome de serotonina.

Respuesta correcta: **C. Acatisia aguda inducida por medicamentos.**

Explicación: Las características esenciales de la acatisia aguda inducida por medicamentos son las quejas subjetivas de inquietud y al menos uno de los siguientes movimientos observables: movimientos inquietos o de balanceo de las piernas mientras se está sentado, balanceo de un pie a otro o "caminar sin moverse del sitio " mientras se está de pie, caminar para aliviar la inquietud o incapacidad de permanecer sentado o de pie quieto durante al menos varios minutos. Las quejas subjetivas incluyen una sensación de inquietud interna, más a menudo en las piernas, la compulsión de mover las piernas, malestar si se le pide a uno que no mueva las piernas, disforia y ansiedad.

[20.4] Acatisia aguda inducida por medicamentos (p. 813).

20.5 ¿Cuál de las siguientes afirmaciones es *verdadera* acerca de las discinesias tardías?

A. Las discinesias tardías no incluyen los movimientos que se desarrollan antes de 1 mes después de suspender un medicamento antipsicótico oral.
B. La prevalencia general de la discinesia tardía en individuos que han sido tratados con medicamentos antipsicóticos a largo plazo está entre el 10 y el 20 %.
C. Los hombres tienen más probabilidades de desarrollar discinesia tardía que las mujeres.
D. La discinesia tardía incluye varios tipos diferentes de movimientos.

Respuesta correcta: **D. La discinesia tardía incluye varios tipos diferentes de movimientos.**

Explicación: Las características esenciales de la discinesia tardía son movimientos anormales e involuntarios de la lengua, la mandíbula, el tronco o las extremidades que se desarrollan en relación con el uso de medicamentos bloqueantes de los receptores postsinápticos de dopamina, como los medicamentos antipsicóticos de primera y segunda generación y otros medicamentos como la metoclopramida, usada en los trastornos gastrointestinales. Los movimientos están presentes durante al menos 4 semanas y pueden ser de naturaleza coreiforme (rápidos, bruscos, no repetitivos), atetoide (lentos, sinuosos, continuos) o semirrítmica (por ejemplo, estereotipias); sin embargo, los movimientos son claramente diferentes de los temblores rítmicos (3-6 Hz) comúnmente vistos en el parkinsonismo inducido por medicamentos. La discinesia tardía se desarrolla durante la exposición al medicamento antipsicótico u otro agente bloqueador de la dopamina, o dentro de las 4 semanas siguientes a la retirada de un agente oral (o las 8 semanas de la retirada de un agente inyectable de acción prolongada). La prevalencia general de la discinesia tardía en los individuos que han recibido tratamiento con medicación antipsicótica a largo plazo varía del 20 al 30%. No hay diferencias obvias entre los géneros en cuanto a susceptibilidad a la discinesia tardía, aunque el riesgo puede ser algo mayor en las mujeres posmenopáusicas.

[20.5] Discinesia tardía (pp. 814-815).

20.6 Una paciente de 41 años con depresión recurrente y ansiedad ha estado tomando medicación durante 1 año. Ha estado experimentando "descargas cerebrales", náuseas, dolores de cabeza terribles y ansiedad durante los últimos 3 días. El psiquiatra evalúa la presencia de otros síntomas y pregunta sobre la adherencia a la medicación, descubriendo que la paciente dejó de tomar su antidepresivo "de golpe" hace unos días. ¿Cuál de los siguientes medicamentos es probable que la paciente haya dejado de tomar?

A. Venlafaxina.
B. Fluoxetina.
C. Hormona tiroidea.
D. Litio.

Respuesta correcta: A. **Venlafaxina.**

Explicación: Pueden aparecer síntomas de discontinuación después del tratamiento con todos los tipos de antidepresivos. La incidencia de este síndrome depende de la dosis y la semivida del medicamento que se está tomando, así como de la velocidad con la que se reduce el medicamento. Los antidepresivos de acción corta, paroxetina y venlafaxina, son los agentes más comúnmente asociados con síntomas de discontinuación. Se sabe que la fluoxetina tiene una semivida larga y, por lo tanto, rara vez causa síntomas de discontinuación. Tanto la hormona tiroidea como el litio son potenciadores que se utilizan comúnmente en el tratamiento de la depresión, pero no se utilizan como agentes primarios para tratar la depresión.

[20.6] Síndrome de suspensión de antidepresivos (p. 818).

20.7 ¿Cuál de los siguientes factores *no* aumenta el riesgo del temblor por litio?

A. Ansiedad.
B. Niveles altos de litio en suero.
C. Historial personal o familiar de temblor.
D. Edad joven.

Respuesta correcta: D. **Edad joven.**

Explicación: Varios factores pueden aumentar el riesgo del temblor por litio. Estos factores son la mayor edad, los niveles altos de litio en suero, el uso concurrente de medicación antidepresiva o antipsicótica u otro agente bloqueador de los receptores de dopamina, el consumo excesivo de cafeína, antecedentes personales o familiares de temblor, presencia del trastorno por consumo de alcohol y ansiedad asociada.

[20.7] Temblor postural inducido por medicamentos (p. 817).

20.8 ¿Cuál de las siguientes afirmaciones *no* es cierta acerca del temblor postural inducido por medicamentos?

A. La característica esencial es un temblor fino que ocurre durante los intentos de mantener una postura y aparece en relación con el uso de medicación.
B. El temblor es una oscilación regular y rítmica de las extremidades, la cabeza, la boca o la lengua con una frecuencia de entre 3 y 6 Hz.
C. No se diagnostica el temblor postural inducido por medicamentos si el temblor se explica mejor por un parkinsonismo inducido por medicación.
D. El temblor puede ser una característica temprana del síndrome de serotonina.

Respuesta correcta: B. **El temblor es una oscilación regular y rítmica de las extremidades, la cabeza, la boca o la lengua con una frecuencia entre 3 y 6 Hz.**

Explicación: El temblor postural inducido por medicamentos es una oscilación rítmica regular de las extremidades (más comúnmente de manos y dedos), la cabeza, la boca o la lengua, la mayoría de las veces con una frecuencia de entre 8 y 12 ciclos por segundo. En cambio, el temblor relacionado con el parkinsonismo inducido por medicamentos suele ser de menor frecuencia (3-6 Hz), es peor en reposo, se suprime durante el movimiento intencional y generalmente se acompaña de otros síntomas de parkinsonismo inducido por medicamentos (por ejemplo, acinesia, rigidez).

[20.8] Temblor postural inducido por medicamentos, Diagnóstico diferencial (p. 817).

Medidas de evaluación (Sección III del DSM-5-TR)

21.1 ¿Cuál de los siguientes factores sobre el diagnóstico categórico tradicional respalda la incorporación de los conceptos dimensionales?

A. Orientación específica para el tratamiento.
B. Diagnósticos estables y definitivos.
C. Bajas tasas de comorbilidad.
D. Uso frecuente de diagnósticos de *otro especificado* o *no especificado*.

Respuesta correcta: D. Uso frecuente de diagnósticos de *otro especificado* o *no especificado*.

Explicación: Un creciente cuerpo de evidencia científica favorece los conceptos dimensionales en el diagnóstico de los trastornos mentales. Las limitaciones del enfoque categórico del diagnóstico incluyen la incapacidad de encontrar zonas de rareza entre diagnósticos (es decir, la delimitación de los trastornos mentales entre sí por límites naturales), la necesidad de categorías intermedias como el trastorno esquizoafectivo, las altas tasas de comorbilidad, la necesidad de uso frecuente de los diagnósticos de *otro especificado* o *no especificado,* la relativa falta de utilidad para avanzar en la identificación de validadores antecedentes únicos para la mayoría de los trastornos mentales y la falta de especificidad del tratamiento para las diversas categorías diagnósticas.

Desde ambas perspectivas, clínica e investigación, existe la necesidad de un enfoque más dimensional que pueda combinarse con el conjunto de diagnósticos categóricos del DSM-5-TR para captar mejor la heterogeneidad de la presentación de varios trastornos mentales y por consumo de sustancias. Tal enfoque permite a los clínicos y demás especialistas comunicar mejor la variación particular de las características aplicables a las presentaciones que cumplen los criterios de un trastorno. Dichas características son la gravedad diferencial de los síntomas individuales (incluidos tanto los síntomas que forman parte de las características diagnósticas como aquellos que se asocian al trastorno) medidos en términos de intensidad, duración e impacto sobre el funcionamiento. Este enfoque combinado también permite a los clínicos y demás especialistas identificar afecciones que no cumplen los criterios de ningún trastorno pero que son graves y discapacitantes, y necesitan tratamiento.

[21.1] Medidas de evaluación / Introducción del capítulo (p. 841).

21.2 ¿Cuál de las siguientes afirmaciones describe con precisión la Escala de evaluación de la discapacidad de la Organización Mundial de la Salud, versión 2.0 (WHODAS 2.0)?

A. Se centra solo en las discapacidades debidas a enfermedades psiquiátricas.
B. Evalúa la capacidad del paciente para realizar actividades en seis áreas funcionales.
C. No puede cumplimentarse en nombre de un paciente con capacidad deteriorada.
D. Mide principalmente la discapacidad física.

Respuesta correcta: **B. Evalúa la capacidad del paciente para realizar actividades en seis áreas funcionales.**

Explicación: La versión autocumplimentable para adultos de la WHODAS 2.0 es una medida de 36 ítems que evalúa la discapacidad en los adultos de 18 años en adelante. Ha sido validada en numerosas culturas de todo el mundo y ha demostrado ser sensible a los cambios. Evalúa la discapacidad en seis dominios: comprensión y comunicación, movilidad, autocuidado, interacción con personas, actividades de la vida diaria (por ejemplo, actividades domésticas, laborales y/o escolares) y participación en la sociedad. Si el adulto tiene su capacidad deteriorada y no puede completar el formulario (por ejemplo, un paciente con trastorno neurocognitivo mayor), un informante que lo conozca bien puede completar la versión cumplimentable por terceros de la medida, que está disponible en www.medicapanamericana.com.

[21.2] Escala de evaluación de la discapacidad de la Organización Mundial de la Salud 2.0 (p. 854).

21.3 ¿Cuál es la función de la Medida de síntomas transversales de nivel 1 del DSM-5?

A. Evalúa la capacidad del paciente para realizar actividades en seis áreas de la vida diaria.
B. Evalúa la presencia y frecuencia de síntomas en 13 dominios psiquiátricos.
C. Solo clarifica los síntomas presentes *en el momento de la entrevista*.
D. Está destinada principalmente a ser una herramienta de investigación.

Respuesta correcta: **B. Evalúa la presencia y frecuencia de síntomas en 13 dominios psiquiátricos.**

Explicación: La Medida de síntomas transversales de nivel 1 del DSM-5 es una medida evaluada por el propio paciente o un informante que evalúa los dominios de salud mental que son importantes en todos los diagnósticos psiquiátricos. Está destinada a ayudar a los clínicos a identificar áreas adicionales de investigación que puedan tener un impacto significativo en el tratamiento y pronóstico del individuo. Además, la medida puede usarse para rastrear los cambios de la presentación sintomática del individuo a lo largo del tiempo.

La versión para adultos de la Medida de síntomas transversales de nivel 1 del DSM-5 autoevaluada consta de 23 preguntas que evalúan 13 dominios psiquiátricos: depresión, ira, manía, ansiedad, síntomas somáticos, ideación suicida, psicosis, problemas de sueño, memoria, pensamientos y comportamientos repetitivos, disociación, funcionamiento de la personalidad y consumo de sustancias. Cada ítem pregunta en qué medida (o con qué frecuencia) ha perturbado el síntoma específico al individuo durante las últimas 2 semanas. Si el individuo tiene su capacidad deteriorada y no puede completar el formulario (por ejemplo, un individuo con demencia), un informante adulto que lo conozca bien puede completar esta medida. La medida se encontró clínicamente útil y con buena fiabilidad en los ensayos de campo del DSM-5 que se realizaron en muestras clínicas de adultos de Estados Unidos y Canadá.

[21.3] Medidas de síntomas transversales / Medida de síntomas transversales de nivel 1 (p. 843).

21.4 En la revisión clínica de las puntuaciones de los ítems de la Medida de síntomas transversales de nivel 1 del DSM-5 para un paciente adulto, ¿de cuál de los siguientes dominios una calificación de "leve" requeriría una investigación adicional si se encuentra en cualquier ítem?

A. Depresión.
B. Manía.
C. Ira.
D. Ideación suicida.

Respuesta correcta: **D. Ideación suicida.**

Explicación: En la versión autoevaluada para adultos de la Medida de síntomas transversales de nivel 1 del DSM-5, cada ítem se califica en una escala de 5 puntos (0 = ninguno o nada en absoluto; 1 = leve o raro, menos de 1 o 2 días; 2 = moderado o varios días; 3 = moderado o más de la mitad de los días; y 4 = grave o casi todos los días). Mientras que en la mayoría de los dominios una calificación de *moderado* (es decir, 2) o superior para cualquier ítem del dominio es el umbral que decide si hacer o no la investigación adicional, para los dominios de consumo de sustancias, ideación suicida y psicosis una calificación de *leve* (es decir, 1) o superior es el umbral para realizar dicha investigación adicional y un seguimiento para determinar si se necesita una evaluación más detallada (que puede incluir la evaluación de los síntomas transversales de nivel 2 para ese dominio).

[21.4] Medidas de síntomas transversales / Medida de síntomas transversales de nivel 1 / Puntuación e interpretación (pp. 843-846).

21.5 Si un padre responde "No sé" a la pregunta "En las últimas DOS (2) SEMANAS, ¿ha consumido su hijo alguna bebida alcohólica (cerveza, vino, licor, etc.)?" de la versión puntuada por los padres/tutores de la Medida de síntomas transversales de nivel 1 del DSM-5, ¿cuál es la respuesta apropiada del clínico?

A. Hacerle al chico preguntas del dominio de consumo de sustancias de la Medida de síntomas transversales de nivel 2 autoevaluada por el interesado.
B. Confiar en otras preguntas del dominio de consumo de sustancias y no incorporar esta respuesta a la puntuación final.

C. Pedir al padre que pregunte al niño y programar una visita de seguimiento para administrar nuevamente el cuestionario.
D. Considerar la posibilidad de denunciar al padre a los servicios de protección infantil.

Respuesta correcta: **A. Hacerle al chico preguntas del dominio de consumo de sustancias de la Medida de síntomas transversales de nivel 2 autoevaluada por el interesado.**

Explicación: En la versión evaluada por un progenitor/tutor legal de la Medida de síntomas transversales de nivel 1 del DSM-5 para menores de 6 a 17 años, los ítems de 2 de los 12 dominios –ideación/intentos de suicidio y consumo de sustancias– se califican cada uno en una escala de "Sí, No o No sé". La calificación de "No sé" de un padre o tutor en los ítems de ideación suicida, intento de suicidio y cualquiera de los ítems de consumo de sustancias, especialmente en los menores de 11 a 17 años, justificaría una investigación adicional de los problemas con el menor, incluido el uso de la Medida de síntomas transversales de nivel 2 autoevaluada en relación con el dominio relevante (véase la Tabla 2).

[21.5] Medidas de síntomas transversales / Medida de síntomas transversales de nivel 1; Tabla 2 (Medida de síntomas transversales de nivel 1 del DSM-5 evaluada por un progenitor/tutor legal para menores de 6 a 17 años) (pp. 849-850); Medidas de síntomas transversales de nivel 2 (p. 846).

21.6 ¿Cuál de las siguientes opciones *no* está evaluada por la medida de la Gravedad de los síntomas de las dimensiones de psicosis evaluada por el clínico?

A. Función social.
B. Función cognitiva.
C. Depresión.
D. Manía.

Respuesta correcta: **A. Función social.**

Explicación: La medida de Gravedad de los síntomas de las dimensiones de psicosis evaluada por el clínico proporciona escalas para la evaluación dimensional de los síntomas primarios de psicosis, como alucinaciones, delirios, discurso desorganizado, comportamiento psicomotor anormal y síntomas negativos. También se incluye una escala para la evaluación dimensional del deterioro cognitivo. Muchos individuos con trastornos psicóticos tienen deterioro en varios dominios cognitivos, que predicen las habilidades funcionales y el pronóstico. Además, se proporcionan escalas de evaluación dimensional de la depresión y la manía, que pueden alertar a los clínicos sobre una patología concurrente del estado de ánimo. La gravedad de los síntomas anímicos en la psicosis tiene valor pronóstico y puede guiar el tratamiento.

[21.6] Gravedad de los síntomas de las dimensiones de psicosis evaluada por el clínico (p. 851).

21.7 Al revisar las respuestas de un paciente a los ítems de la Escala de evaluación de la discapacidad de la Organización Mundial de la Salud 2.0 (WHODAS 2.0), el clínico nota que, en respuesta a la pregunta "¿Cuánto tiempo pasó en ese estado de salud o sus consecuencias?", el paciente respondió "Casi nada". El clínico, que lleva tratando al paciente varios años, se sorprende al ver esto porque está bastante seguro de que el paciente pasa la mayor parte del día lidiando con problemas de salud. ¿Cuál es la acción apropiada para este clínico?

A. Dejar la respuesta del paciente tal como está y puntuar en consecuencia.
B. Indicar en el formulario que el clínico está haciendo una corrección y revisar la puntuación.
C. Intentar obtener información adicional de los miembros de la familia para aclarar la discrepancia.
D. Tomar el promedio de las puntuaciones diferentes del paciente y del clínico y usarlo para la puntuación final.

Respuesta correcta: B. Indicar en el formulario que el clínico está haciendo una corrección y revisar la puntuación.

Explicación: La versión autocumplimentable para adultos de la WHODAS 2.0 es una medida de 36 ítems que evalúa la discapacidad en los adultos de 18 años en adelante. Ha sido validada en numerosas culturas de todo el mundo y ha demostrado su sensibilidad a los cambios. Se pide al clínico que revise la respuesta del individuo a cada ítem de la medida durante la entrevista clínica y que indique la puntuación otorgada por el paciente a cada ítem en el apartado proporcionado para "Uso exclusivo del clínico". Si el clínico determina que la puntuación de un ítem debería ser diferente conforme a la entrevista clínica y demás informaciones disponibles, puede indicar una puntuación corregida en el cuadro de puntuación del ítem en bruto.

[21.7] Escala de evaluación de la discapacidad de la Organización Mundial de la Salud 2.0 (p. 854) / Guía adicional de puntuación e interpretación para usuarios del DSM-5-TR (p. 855).

21.8 ¿En cuál de las siguientes opciones se basan las medidas de síntomas transversales del DSM-5?

A. La Clasificación Internacional del Funcionamiento, la Discapacidad y la Salud.
B. La revisión por sistemas de la medicina general.
C. La Escala breve de evaluación psiquiátrica.
D. La escala global de impresión clínica.

Respuesta correcta: B. La revisión por sistemas de la medicina general.

Explicación: Las *medidas de síntomas transversales*, modeladas según la revisión por sistemas de la medicina general, pueden servir de estrategia para revisar los dominios psicopatológicos críticos. La revisión por sistemas de la medicina general es crucial para poder detectar cambios sutiles en los diferentes sistemas orgánicos, que podrían facilitar el diagnóstico y el tratamiento. Una revisión similar de varios sistemas mentales (o dominios), que es el objetivo de las medidas de síntomas transversales, puede ayudar a lograr una evaluación más completa del estado mental de los individuos durante la evaluación inicial. La revisión de los sistemas mentales puede dirigir sistemáticamente la atención hacia signos y síntomas de otros dominios de salud mental y del funcionamiento que podrían ser importantes para el manejo del individuo.

[21.8] Medidas de evaluación / Introducción del capítulo (pp. 841-842).

21.9 ¿Cuál de los siguientes es un uso previsto de las medidas de gravedad en el DSM-5-TR?

A. Evaluar la gravedad de los síntomas transdiagnósticos.
B. Cuantificar los efectos secundarios asociados al tratamiento.
C. Establecer cualquier diagnóstico psiquiátrico.
D. Estimar la gravedad en los pacientes que no cumplen todos los criterios diagnósticos de ningún trastorno en particular.

Respuesta correcta: **D. Estimar la gravedad en los pacientes que no cumplen todos los criterios diagnósticos de ningún trastorno en particular.**

Explicación: Las *medidas de gravedad* son específicas de cada trastorno, correspondiendo estrechamente a los criterios que constituyen la definición del trastorno. Pueden utilizarse con aquellos individuos que han recibido un diagnóstico o tienen un síndrome clínicamente significativo que no cumple todos los criterios diagnósticos (por ejemplo, el uso de la Gravedad de los síntomas de las dimensiones de psicosis evaluada por el clínico en caso de individuos cuyos síntomas cumplen los criterios de la esquizofrenia). Algunas de las evaluaciones son autocumplimentables, mientras que otras son cumplimentadas por el clínico según la observación del individuo. Al igual que las medidas de síntomas transversales, estas medidas pueden evaluarse tanto en la entrevista inicial como a lo largo del tiempo para seguir la gravedad del trastorno y la respuesta del individuo al tratamiento. Estas evaluaciones ayudan a operativizar la frecuencia, la intensidad y la duración de los síntomas, así como la gravedad general de los síntomas o el tipo de síntomas (por ejemplo, depresión, ansiedad, alteración del sueño) de muchos, aunque no todos, los diagnósticos del DSM-5-TR (por ejemplo, trastorno de ansiedad generalizada, trastorno de ansiedad social, trastornos psicóticos, trastorno de estrés postraumático, trastorno del espectro autista, trastorno de comunicación social (pragmático). Los datos obtenidos del uso de estas medidas específicas pueden ayudar con el diagnóstico e informar el seguimiento de los síntomas y la planificación del tratamiento.

[21.9] Medidas de evaluación / Introducción del capítulo (p. 842).

CAPÍTULO 22

Cultura y diagnóstico psiquiátrico (Sección III del DSM-5-TR)

22.1 Actualizada en el DSM-5-TR, ¿cuál de los siguientes ítems evalúa la ampliada Guía de formulación cultural?

A. Preferencias culturales en las opciones de ocio y entretenimiento.
B. Factores de riesgo de determinados diagnósticos psiquiátricos.
C. Características culturales de vulnerabilidad y resiliencia.
D. Definiciones de grupos culturales y sus estructuras de creencias unificadas.

Respuesta correcta: C. **Características culturales de vulnerabilidad y resiliencia.**

Explicación: Aunque los aspectos culturales de la actividad de ocio pueden tener una relevancia distal para la salud mental, la actividad de ocio no es una categoría principal de la Guía de formulación cultural del DSM-5-TR. *La identidad cultural del individuo* incluye aspectos de los factores étnicos, raciales, lingüísticos y culturales con los que el individuo se identifica. *Los conceptos culturales de malestar* implican formas culturalmente específicas de entender y afrontar la angustia. *Los estresores psicosociales y las características culturales de vulnerabilidad y resiliencia* se refieren a los estresores y los sistemas de apoyo social y específicos de la cultura y sus conceptos relacionados, así como a los conceptos culturalmente ligados al trabajo y a la discapacidad. Los enfoques de la relación paciente-médico pueden variar significativamente entre las diferentes culturas. Es esencial entender estas diferencias si se quiere establecer una relación de ayuda.

[22.1] Guía de formulación cultural (pp. 860-862).

22.2 *La identidad cultural del individuo* es una de las categorías de la Guía de formulación cultural del DSM-5-TR. ¿Cuál de las siguientes es una característica de la identidad cultural del individuo?

A. Cómo influyen los constructos culturales en la experiencia de los síntomas o problemas psicológicos por parte del individuo.
B. Afiliación religiosa y espiritualidad.

C. Determinantes sociales de la salud mental.

D. Experiencias previas de racismo y discriminación en la atención de salud mental.

Respuesta correcta: **B. Afiliación religiosa y espiritualidad.**

Explicación: En el apartado de identidad cultural del individuo de la Guía de formulación cultural se pide al facultativo que describa las características demográficas del individuo (por ejemplo, edad, género, antecedentes étnico-raciales) u otras características definidas social y culturalmente que puedan influir en las relaciones interpersonales, el acceso a recursos y los desafíos, conflictos o dilemas actuales y durante el desarrollo. Otros aspectos de la identidad clínicamente relevantes pueden ser la afiliación religiosa y la espiritualidad, la clase socioeconómica, la casta, los lugares de nacimiento y crecimiento de la persona y la familia, el estado migratorio, la ocupación y la orientación sexual, entre otros. Se debe tener en cuenta qué aspectos de la identidad son priorizados por el individuo y cómo interactúan (interseccionalidad).

En el apartado de los conceptos culturales de malestar se pide a los facultativos que describan los constructos culturales que influyen en cómo experimenta, comprende y comunica sus síntomas o problemas el individuo a los demás. Estos constructos incluyen las expresiones culturales de malestar, las explicaciones culturales o las causas percibidas, y los síndromes culturales. Los apartados de estresores psicosociales y características culturales de vulnerabilidad y resiliencia describen los principales estresores, desafíos y apoyos en el entorno social del individuo (que puede incluir sucesos tanto locales como distantes). Estos incluyen los determinantes sociales de la salud mental del individuo, como el acceso a los recursos (por ejemplo, vivienda, transporte) y las oportunidades (por ejemplo, educación, empleo), la exposición al racismo, la discriminación y la estigmatización institucional sistémica, y la marginación o exclusión social (violencia estructural). Los niveles de funcionamiento, discapacidad y resiliencia deben evaluarse a la luz del trasfondo cultural del individuo. Finalmente, un apartado de la Guía de formulación cultural está dedicado a considerar cómo pueden influir las formas en que los individuos y los clínicos están situados socialmente y se perciben mutuamente, en términos de clases sociales, en el proceso de evaluación. Las experiencias de racismo y discriminación en la sociedad en general pueden dificultar que se genere confianza y seguridad en el encuentro clínico diagnóstico.

[22.2] Guía de formulación cultural (pp. 861-862).

22.3 ¿En qué tipo de entorno clínico se supone que se debe usar la Entrevista de formulación cultural (EFC)?

A. Cualquier entorno.

B. Clínica ambulatoria.

C. Departamento de urgencias.

D. Hospitalización.

Respuesta correcta: **A. Cualquier entorno.**

Explicación: El apartado "Formulación cultural" presenta una guía de evaluación cultural sistemática centrada en la persona que está diseñada para ser utilizada por cualquier clínico que preste servicios a cualquier individuo en cualquier entorno asistencial. Este apartado también incluye un protocolo de entrevista, la "Entrevista de formulación cultural", que operacionaliza estos componentes. Las presentaciones de síntomas, las interpretaciones de la enfermedad o el apuro que precipitan la atención y las expectativas de búsqueda de ayuda siempre están influenciadas por los antecedentes culturales y los contextos socioculturales de los individuos. Una evaluación cultural centrada en la persona puede ayudar a mejorar la atención de cada individuo, independientemente de su origen. La formulación cultural puede ser especialmente útil para las personas que se ven afectadas por disparidades en la atención sanitaria, motivadas por la desventaja y la discriminación sistémicas.

[22.3] Cultura y diagnóstico psiquiátrico / Introducción al capítulo (p. 859).

22.4 ¿En cuál de las siguientes situaciones clínicas se supone que la Entrevista de formulación cultural (EFC) debe ser útil?

A. El clínico y el paciente comparten un sistema de creencias sobre la naturaleza del problema y el enfoque terapéutico apropiado.
B. El paciente presenta un complejo de síntomas que es angustioso pero no se ajusta a ningún diagnóstico del DSM-5-TR.
C. El clínico y el paciente hablan diferentes idiomas.
D. Al clínico le resulta difícil identificar el código correcto del diagnóstico clínico principal del paciente.

Respuesta correcta: **B. El paciente presenta un complejo de síntomas que es angustioso pero no se ajusta a ningún diagnóstico del DSM-5-TR.**

Explicación: La EFC se puede utilizar en la evaluación inicial de los individuos de cualquier edad, en cualquier entorno clínico, independientemente del trasfondo cultural del individuo o del clínico. Los individuos y los clínicos que parecen compartir el mismo trasfondo cultural pueden, sin embargo, diferir en aspectos relevantes para la atención. La EFC puede usarse en su totalidad o se pueden incorporar sus componentes a la evaluación clínica según proceda. La EFC puede ser especialmente útil en la práctica clínica en los casos siguientes: dificultad de la evaluación diagnóstica debido a diferencias significativas entre los trasfondos culturales, religiosos o socioeconómicos del clínico y del individuo; incertidumbre respecto a la correspondencia entre los síntomas culturalmente distintivos y los criterios diagnósticos; dificultad para juzgar la gravedad de la enfermedad o la discapacidad; puntos de vista divergentes sobre los síntomas o las expectativas de atención basadas en la experiencia previa con otros sistemas culturales de curación y atención sanitaria; desacuerdo entre el individuo y el clínico sobre el curso de la atención; desconfianza potencial hacia los servicios e instituciones convencionales por parte de individuos con antecedentes colectivos de trauma y opresión, y limitado compromiso y adherencia con respecto al tratamiento por parte del individuo.

Cuando el clínico y el paciente comparten el mismo sistema de creencias acerca de la naturaleza del problema y el enfoque terapéutico apropiado, puede haber menos necesidad de administrar la EFC, pero no porque los factores culturales no estén jugando algún papel, sino porque el clínico y el paciente están incorporando estos factores en sus suposiciones culturales compartidas y, por lo tanto, ya están abordando estos problemas incluso sin un cuestionario formal. Obsérvese que esta respuesta subraya el sistema de creencias compartido y el enfoque acordado del problema actual; sin embargo, no se debe suponer un sistema de creencias compartido solo porque el paciente pertenezca al mismo grupo étnico o religioso.

[22.4] Entrevista de formulación cultural (EFC) (pp. 862-863).

22.5 ¿Cuál de las siguientes opciones distingue con precisión el concepto de raza del de etnia?

A. La raza se basa en atributos físicos superficiales, mientras que la etnia se basa en la identidad grupal culturalmente construida.
B. La raza es un constructo biológico, mientras que la etnia es un constructo social.
C. La raza generalmente es específica de una región, mientras que la etnia es un constructo generalmente llevado a través de las sociedades.
D. La raza tiende a ser autoasignada por el grupo identificado, mientras que la etnia es atribuida por los de fuera.

Respuesta correcta: **A. La raza se basa en atributos físicos superficiales, mientras que la etnia se basa en la identidad grupal culturalmente construida.**

Explicación: La raza es un constructo social, no biológico, que divide a la humanidad en grupos sobre la base de una serie de rasgos físicos superficiales como el color de la piel, que se han visto falsamente como indicadores de atributos y capacidades que se supone son inherentes a cada grupo. Las categorías y constructos raciales han variado a lo largo de la historia y entre las sociedades, y se han utilizado para justificar sistemas de opresión, esclavitud y genocidio. El constructo de raza es importante para la psiquiatría porque puede llevar a ideologías raciales, racismo, discriminación, opresión social y exclusión, que tienen fuertes efectos negativos en la salud mental. Hay evidencia de que el racismo puede exacerbar muchos trastornos psiquiátricos, contribuyendo a un mal resultado, y que los sesgos raciales pueden afectar a la evaluación diagnóstica.

La etnia es una identidad grupal construida culturalmente que se utiliza para definir pueblos y comunidades. Puede tener sus raíces en una historia, ascendencia, geografía, idioma, religión u otras características en común compartidas por un grupo, que distinguen a ese grupo de los demás. La etnia puede ser autoasignada o estar atribuida por los de fuera. La creciente movilidad, los matrimonios mixtos y la mezcla de grupos culturales han definido nuevas identidades étnicas mixtas, múltiples o híbridas. Estos procesos también pueden llevar a la dilución de la identificación étnica.

[22.5] Cultura y diagnóstico psiquiátrico / Términos clave (pp. 859-860).

22.6 En el DSM-5-TR, ¿qué se incluye en los *conceptos culturales de malestar*?

A. Nombres alternativos culturalmente específicos para los trastornos psiquiátricos del DSM-5-TR.
B. Subtipos culturalmente específicos de trastornos psiquiátricos.
C. Explicaciones de los síntomas influenciadas culturalmente.
D. Una explicación unificadora de la expresión variable de los síntomas en los trastornos psiquiátricos.

Respuesta correcta: **C. Explicaciones de los síntomas influenciadas culturalmente.**

Explicación: Los *conceptos culturales de malestar* describen las formas en que los individuos expresan, informan e interpretan las experiencias de enfermedad y malestar. Los conceptos culturales de malestar incluyen expresiones, explicaciones o causas percibidas y síndromes. Los síntomas se expresan y comunican utilizando las expresiones o modismos culturales de malestar: comportamientos o términos lingüísticos, metáforas, frases o formas de hablar sobre los síntomas, los problemas o el sufrimiento que utilizan habitualmente los individuos de trasfondos culturales similares para transmitir una amplia gama de preocupaciones. Dichas expresiones pueden usarse para referirse a un amplio espectro de formas de malestar y pueden no indicar un trastorno psiquiátrico. Expresiones contemporáneas comunes en Estados Unidos son *quemado, estresado, colapso nervioso* y *estar depre*, en el sentido de experimentar insatisfacción o desaliento que no cumple los criterios de ningún trastorno psiquiátrico. Las explicaciones y los síndromes específicos de cada cultura también son comunes y están ampliamente distribuidos entre las poblaciones. Este apartado también proporciona algunos ejemplos ilustrativos de modismos, explicaciones y síndromes de diversas regiones geográficas. Los ejemplos se eligieron porque han sido bien estudiados, y su desconocimiento por parte de muchos clínicos estadounidenses resalta la especificidad de estas expresiones verbales y conductuales, así como de su función comunicativa.

[22.6] Cultura y diagnóstico psiquiátrico / Introducción al capítulo (p. 859).

22.7 ¿Cuál de las siguientes opciones define mejor las *expresiones culturales de malestar*?

A. Agrupaciones idiosincrásicas de síntomas restringidas a regiones geográficas específicas.
B. Formas colectivas y compartidas de experimentar y discutir las preocupaciones.
C. Causas percibidas o modelos explicativos con respecto al malestar.
D. Términos culturalmente específicos que corresponden a diagnósticos específicos del DSM-5-TR.

Respuesta correcta. **B. Formas colectivas y compartidas de experimentar y discutir las preocupaciones.**

Explicación: El término *conceptos culturales de malestar* se refiere a las formas en que los individuos experimentan, comprenden y comunican el sufrimiento, los problemas de comportamiento o los pensamientos y emociones perturbadores. Se pueden distinguir tres tipos principales de conceptos culturales de malestar. Las expresiones *culturales* de malestar son formas de expresar la angustia que pueden no involucrar síntomas o síndromes específicos, pero que proporcionan formas colectivas y compartidas de experimentar y hablar sobre las preocupaciones personales o sociales. Por ejemplo, hablar cotidianamente sobre "nervios" o "depresión" puede referirse a formas muy variadas de sufrimiento sin incluirlas en ningún conjunto discreto de síntomas, síndrome o trastorno. Las *explicaciones culturales* o causas percibidas son etiquetas, atribuciones o características de un modelo explicativo que indican un significado o etiología culturalmente reconocidos para los síntomas, la enfermedad o el malestar. Los *síndromes culturales* son agrupaciones de síntomas y atribuciones que tienden a concurrir entre los individuos de determinados grupos culturales, comunidades o contextos y que están reconocidos localmente como patrones coherentes de experiencia.

Estos tres conceptos culturales de angustia –expresiones culturales de malestar, explicaciones culturales y síndromes culturales– son más relevantes para la práctica clínica que la antigua formulación de *síndrome ligado a la cultura*. Específicamente, el término *síndrome ligado a la cultura* ignora el hecho de que las diferencias culturales clínicamente importantes a menudo involucran explicaciones o experiencias de angustia, en lugar de configuraciones de síntomas culturalmente distintivas. Además, el término *ligado a la cultura* hace excesivo hincapié en el grado en que los conceptos culturales de malestar se caracterizan por experiencias altamente idiosincrásicas que están restringidas a regiones geográficas específicas.

[22.7] Conceptos culturales de malestar / Relevancia para la evaluación diagnóstica (pp. 871-873).

22.8 ¿Cuál de las siguientes opciones caracteriza con precisión el *ataque de nervios*?

A. Gran alteración emocional que cursa con ansiedad aguda, ira y dolor, y llanto o gritos y alaridos incontrolables.
B. Ansiedad intensa en y evitación de situaciones interpersonales por miedo a no dar la talla o a la ofensa.
C. Un suceso aterrador percibido como causante de que el alma abandone el cuerpo, resultando en enfermedad o tristeza.
D. Un estado general de vulnerabilidad a los sucesos estresantes de la vida.

Respuesta correcta: **A. Gran alteración emocional que cursa con ansiedad aguda, ira y dolor, y llanto o gritos y alaridos incontrolables.**

Explicación: El *ataque de nervios* es un síndrome encontrado en contextos culturales latinos caracterizado por síntomas de gran alteración emocional, incluyendo ansiedad aguda, ira o dolor; gritos y alaridos incontrolables; ataques de llanto; temblores; calor en el pecho que sube a la cabeza, y volverse verbal y físicamente agresivo. Los ataques ocurren con frecuencia como resultado directo de un suceso estresante relacionado con la familia, como noticias de la muerte de un pariente cercano, conflictos con la pareja o los hijos, o presenciar un accidente que involucre a un miembro de la familia.

El *taijin kyofusho* ("trastorno de miedo interpersonal") es un síndrome encontrado en contextos culturales japoneses que se caracteriza por ansiedad y evitación de situaciones interpersonales debido al pensamiento, sentimiento o convicción de que la apariencia y las acciones del individuo en las interacciones sociales son torpes u ofensivas para los demás. El *susto* es una entidad que, en algunos contextos culturales latinos, se atribuye a un suceso aterrador que hace que el alma abandone el cuerpo y produce infelicidad y enfermedad, así como dificultades para desempeñar los principales roles sociales. *Nervios* se refiere a un estado general de vulnerabilidad ante las experiencias estresantes de la vida y las circunstancias de vida difíciles.

[22.8] Ejemplos de conceptos culturales de malestar (pp. 873-879).

22.9 ¿Cómo se denomina el concepto cultural de malestar, acuñado en el sur de Asia, que implica el miedo de un individuo a que diversos síntomas puedan ser atribuidos a la pérdida de semen?

A. *Kufungisisa.*
B. *Síndrome del dhat.*
C. *Maladi dyab.*
D. *Shenjing shuairuo.*

Respuesta correcta: B. *Síndrome del dhat.*

Explicación: El *síndrome del dhat* es un término que se acuñó en el sur de Asia hace poco más de medio siglo para explicar las presentaciones clínicas de jóvenes que atribuían sus diversos síntomas a la pérdida de semen. A pesar del nombre, no es un síndrome discreto, sino más bien una explicación cultural de malestar que usan individuos que refieren diversos síntomas, como ansiedad, fatiga, debilidad, pérdida de peso, disfunción eréctil, otras múltiples quejas somáticas y estado de ánimo deprimido. La característica principal es la ansiedad y la angustia por la pérdida del *dhat* en ausencia de cualquier disfunción fisiológica identificable. Los individuos identificaban el *dhat* como una secreción blanca que se notaba al defecar u orinar. Las ideas sobre esta sustancia están relacionadas con el concepto de *dhatu* (semen), descrito en el sistema de medicina hindú llamado Ayurveda como uno de los siete fluidos corporales esenciales cuyo equilibrio es necesario para mantener la salud. Aunque el *síndrome del dhat* se formuló como una categoría clínica para ayudar a informar la práctica clínica local, se ha demostrado que las ideas relacionadas con los efectos nocivos de la pérdida de semen están generalizadas entre la población general, lo que sugiere una disposición cultural a explicar los problemas de salud y los síntomas haciendo referencia a los conceptos relacionados con el *dhat*.

[22.9] Ejemplos de conceptos culturales de malestar / *Síndrome del dhat* (pp. 874-875).

22.10 ¿Qué representa el término *kufungisisa*?

A. Expresión de malestar.
B. Explicación cultural.
C. Ambos.
D. Ninguno.

Respuesta correcta: C. Ambos.

Explicación: *Kufungisisa* ("pensar demasiado") es una expresión de malestar y una explicación cultural entre los shona de Zimbabue. Como explicación, se considera causante de ansiedad, depresión y problemas somáticos (por ejemplo, "Me duele el corazón porque pienso demasiado"). Como expresión de angustia psicosocial es indicativa de dificultades interpersonales y sociales (por ejemplo, problemas maritales, no tener dinero para cuidar a los niños, desempleo). *Kufungisisa* implica rumiar pensamientos perturbadores, particularmente preocupaciones, como inquietud por enfermedades físicas crónicas como los trastornos relacionados con el VIH. *Kufungisisa* se asocia a diversas psicopatologías, incluyendo síntomas de ansiedad, preocupación excesiva, ataques de pánico, síntomas depresivos, irritabilidad y trastorno de estrés postraumático.

[22.10] Ejemplos de conceptos culturales de malestar / *Kufungisisa* (pp. 876).

22.11 ¿Con qué trastorno psiquiátrico se asocia el *hikikomori*?

A. Trastorno obsesivo-compulsivo.
B. Trastorno por consumo de alcohol.
C. Esquizofrenia.
D. Trastorno de déficit de atención/hiperactividad.

Respuesta correcta: C. **Esquizofrenia.**

Explicación: El *hikikomori* (un término japonés compuesto por las palabras *hiku* [retirarse] y *moru* [aislarse]) es un síndrome de retiro social prolongado y grave observado en Japón, que puede resultar en el cese completo de las interacciones en persona con los demás. La imagen típica del *hikikomori* es un adolescente o joven adulto de sexo masculino que no sale de su habitación en la casa de sus padres y no tiene interacciones sociales en persona. Este comportamiento puede ser inicialmente egosintónico, pero generalmente produce malestar con el tiempo; a menudo se asocia a un uso de Internet muy intensivo y a intercambios sociales virtuales. Otras características son ausencia de interés o disposición para asistir a la escuela o trabajar. La guía de 2010 del Ministerio de Salud, Trabajo y Bienestar de Japón requiere 6 meses de retiro social para el diagnóstico de *hikikomori*. El retiro social extremo visto en el *hikikomori* puede ocurrir en el contexto de un trastorno establecido del DSM-5-TR ("secundario") o puede manifestarse independientemente ("primario"). El *hikikomori* se asocia al trastorno de ansiedad social, al trastorno depresivo mayor, al trastorno de ansiedad generalizada, al trastorno de estrés postraumático, al trastorno del espectro autista, al trastorno de la personalidad esquizoide, al trastorno de la personalidad evitativa y a la esquizofrenia u otro trastorno psicótico. La afección también puede estar asociada con el trastorno de juego por Internet y, en los adolescentes, con el rechazo escolar.

[22.11] Ejemplos de conceptos culturales de malestar / *Hikikomori* (p. 875).

22.12 ¿Cuál de las siguientes opciones describe con precisión el *khyâl cap*?

A. Retiro social que implica el cese completo de la interacción en persona con los demás.
B. Enfermedad física o mental, angustia o disfunción causada por la mala voluntad de otra persona hacia el que sufre.
C. Una vulnerabilidad general a los sucesos estresantes de la vida y las experiencias difíciles.
D. Un inicio repentino de mareos, palpitaciones, falta de aliento, ansiedad o excitación autonómica.

Respuesta correcta: **D. Un inicio repentino de mareos, palpitaciones, falta de aliento, ansiedad o excitación autonómica.**

Explicación: Los "ataques de *khyâl*" (*khyâl cap*), o "ataques de viento", es un síndrome encontrado en contextos culturales camboyanos. Los síntomas comunes incluyen los propios de los ataques de pánico, como mareos, palpitaciones, falta de aliento y extremidades frías, además de otros síntomas de ansiedad y excitación autonómica (por ejemplo, *tinnitus*, dolor de cuello). Los ataques de *khyâl* incluyen cogniciones catastróficas centradas en la preocupación de que el *khyâl* (una sustancia similar al viento) pueda subir en el cuerpo, junto con la sangre, y causar una serie de efectos graves (por ejemplo, comprimir los pulmones para causar falta de aliento y asfixia; entrar en el cráneo para causar *tinnitus*, mareos, visión borrosa y un síncope fatal). Los ataques de *khyâl* pueden ocurrir sin previo aviso, pero a menudo son provocados por desencadenantes como pensamientos preocupantes, levantarse (es decir, ortostasis), olores específicos con asociaciones negativas y señales agorafóbicas como ir a espacios abarrotados o viajar en coche. Los ataques de *khyâl* generalmente cumplen los criterios del ataque de pánico y pueden dar forma a la experiencia de otros trastornos de ansiedad y trastornos relacionados con los traumas y los factores de estrés. Los ataques de *khyâl* pueden asociarse a una discapacidad considerable.

[22.12] Ejemplos de conceptos culturales de malestar / *Khyâl cap* (pp. 875-876).

22.13 ¿Cómo se relacionan los conceptos culturales de malestar con la nosología del DSM-5-TR?

A. Correspondencia uno a uno.
B. Proporcionan criterios diagnósticos específicos.
C. Correspondencia estática a lo largo del tiempo y la geografía.
D. Pueden aplicarse a múltiples trastornos.

Respuesta correcta: **D. Pueden aplicarse a múltiples trastornos.**

Explicación: Los conceptos culturales de malestar surgen de sistemas diagnósticos locales, populares o profesionales, para el malestar mental y emocional, y también pueden reflejar la influencia de los conceptos biomédicos. Los conceptos culturales de malestar tienen cuatro características clave en relación con la nosología del DSM-5-TR: 1) rara vez existe una correspondencia unívoca entre un concepto cultural de angustia y una entidad diagnóstica del DSM; es más probable que la correspondencia sea de uno a muchos en cualquier dirección; 2) los conceptos culturales de malestar pueden aplicarse a un amplio rango de gravedad de los síntomas y la funcionalidad, incluyendo presentaciones que no cumplen los criterios del DSM-5-TR para ningún trastorno mental; 3) en el uso común, el mismo término cultural denota frecuentemente más de un tipo de concepto cultural de malestar (por ejemplo, "depresión" puede usarse para describir un síndrome, una expresión de malestar o una explicación o causa percibida), y 4) al igual que la cultura y el propio DSM, los conceptos culturales de malestar pueden cambiar con el tiempo en respuesta a influencias locales y globales.

[22.13] Conceptos culturales de malestar / Relevancia para la evaluación diagnóstica (pp. 871-872).

CAPÍTULO 23

Modelo alternativo del DSM-5 para los trastornos de la personalidad (Sección III del DSM-5-TR)

23.1 ¿Cuál de los siguientes términos describe mejor el enfoque diagnóstico propuesto en el modelo alternativo del DSM-5 para los trastornos de la personalidad?

A. Categórico.
B. Dimensional.
C. Híbrido.
D. Evolutivo.

Respuesta correcta: **C. Híbrido.**

Explicación: Propuesto como alternativa a la clasificación existente de los trastornos de la personalidad de la Sección II, este modelo híbrido dimensional-categórico de la Sección III define el trastorno de la personalidad en términos de deterioro del funcionamiento de la personalidad y rasgos de personalidad patológicos (la opción C es correcta; las opciones A y B son incorrectas). En algunas ocasiones, lo que parece ser un trastorno de la personalidad puede explicarse mejor por otro trastorno mental, los efectos fisiológicos de una sustancia u otra afección médica, o una etapa normal del desarrollo (la opción D es incorrecta).

[23.1] Introducción al capítulo (p. 881); Criterios E, F y G: explicaciones alternativas de la patología de la personalidad (diagnóstico diferencial) (p. 883).

23.2 En el modelo alternativo del DSM-5 para los trastornos de la personalidad, los trastornos de la personalidad se caracterizan por rasgos de personalidad patológicos y ¿cuál de los siguientes?

A. Deterioro del funcionamiento de la personalidad.
B. Deterioro de la identidad.
C. Deterioro de la autodirección.
D. Deterioro de la empatía.

Respuesta correcta: A. **Deterioro del funcionamiento de la personalidad.**

Explicación: En el modelo alternativo del DSM-5 para los trastornos de la personalidad, los trastornos de la personalidad se caracterizan por deterioro del *funcionamiento* de la personalidad y rasgos de personalidad *patológicos* (la opción A es correcta). Un diagnóstico de trastorno de personalidad requiere dos determinaciones: 1) una evaluación del nivel de deterioro del funcionamiento de la personalidad, que se necesita para el Criterio A, y 2) una evaluación de los rasgos de personalidad patológicos, que se requiere para el Criterio B. La identidad, la autodirección y la empatía se consideran todos ellos elementos del funcionamiento de la personalidad; el funcionamiento del yo implica la identidad y la autodirección; el funcionamiento interpersonal implica la empatía y la intimidad.

[23.2] **Introducción al capítulo (p. 881); Criterios generales del trastorno de la personalidad (p. 881); Criterio A: nivel de funcionamiento de la personalidad (p. 882); Tabla 1 (p. 883).**

23.3 ¿Cuál de los siguientes es un dominio del modelo alternativo del DSM-5 para los trastornos de la personalidad?

A. Labilidad emocional.
B. Evitación de la intimidad.
C. Desinhibición.
D. Desregulación cognitiva y perceptiva.

Respuesta correcta: C. **Desinhibición.**

Explicación: Los rasgos de personalidad patológicos se organizan en cinco amplios dominios: afectividad negativa, desapego, antagonismo, desinhibición y psicoticismo (la opción C es correcta). La labilidad emocional se considera una faceta de la afectividad negativa (la opción A es incorrecta). La evitación de la intimidad se considera una faceta del desapego (la opción B es incorrecta). La desregulación cognitiva y perceptiva se considera una faceta del psicoticismo (la opción D es incorrecta).

[23.3] **Criterio B: rasgos de personalidad patológicos (p. 882); Tabla 3 (Definiciones de los dominios y facetas de los rasgos de los trastornos de la personalidad del DSM-5) (pp. 899-901).**

23.4 Además de la afectividad negativa, ¿cuál de los siguientes dominios de rasgos desadaptativos está más asociado con el trastorno de la personalidad evitativa?

A. Desapego.
B. Antagonismo.
C. Desinhibición.
D. Psicoticismo.

Respuesta correcta: A. **Desapego.**

Explicación: Las características típicas del trastorno de personalidad evitativa son la evitación de situaciones sociales y la inhibición en las relaciones interpersonales relacionadas con sentimientos de ineptitud e insuficiencia, preocupación ansiosa por la evaluación negativa y el rechazo, y miedos al ridículo o la vergüenza. Las dificultades características se manifiestan en la identidad, la autodirección, la empatía y/o la intimidad, junto con rasgos maladaptativos específicos en los dominios de la afectividad negativa y el desapego (la opción A es correcta). Las dificultades características en otros trastornos de personalidad se manifiestan en la identidad, la autodirección, la empatía y/o la intimidad, junto con rasgos maladaptativos específicos en el dominio de la afectividad negativa (trastorno de personalidad límite), antagonismo (trastornos de personalidad antisocial, límite y narcisista), y/o desinhibición (trastornos de personalidad antisocial y límite); las opciones B y C son incorrectas. Las dificultades características en el trastorno de personalidad esquizotípica incluyen rasgos maladaptativos específicos en los dominios del psicoticismo y el desapego (la opción D es incorrecta).

[23.4] Trastorno de la personalidad antisocial (pp. 884-885); Trastorno de la personalidad evitativa (pp. 885-886); Trastorno de la personalidad límite (pp. 886-887); Trastorno de la personalidad esquizotípica (pp. 889-890).

23.5 ¿Cuál de las siguientes opciones está incluida en el sistema de rasgos de personalidad de la Sección III?

A. Psicopatología de la personalidad 5 (PSY-5).
B. Escala de funcionamiento de la personalidad (LPFS).
C. Modelo de cinco factores de la personalidad (FFM).
D. Inventario de personalidad para el DSM-5 (PID-5).

Respuesta correcta: C. **Modelo de cinco factores de la personalidad (FFM).**

Explicación: El sistema de rasgos de personalidad de la Sección III incluye cinco amplios dominios de variación de rasgos –afectividad negativa (vs. estabilidad emocional), desapego (vs. extraversión), antagonismo (vs. amabilidad), desinhibición (vs. responsabilidad) y psicoticismo (vs. lucidez)– que comprenden 25 facetas específicas. Estos cinco amplios dominios son variantes desadaptativas de los cinco dominios del modelo de la personalidad ampliamente validado y replicado, conocido como el modelo de los cinco factores de la personalidad (FFM) o "Big Five" (la opción C es correcta), y también son similares a los dominios de Psicopatología de la personalidad 5 (PSY-5; la opción A es incorrecta). El nivel específico de deterioro del funcionamiento de la personalidad y los rasgos de personalidad patológicos que caracterizan a la personalidad del individuo pueden especificarse mediante el trastorno de la personalidad –especificado por rasgos (TP-ER), utilizando la Escala de funcionamiento de la personalidad (LPFS) y la taxonomía de rasgos patológicos. La LPFS también puede usarse como indicador global del funcionamiento de la personalidad sin especificar un diagnóstico de trastorno de la personalidad o en caso de que el deterioro de la personalidad esté por debajo del umbral del diagnóstico de trastorno (la opción B es incorrecta). El modelo de rasgos de personalidad está operacionalizado en el Inventario de personalidad del DSM-5 (PID-5), que puede ser completado en su forma autocumplimentable por los propios pacientes y en su forma para informantes por aquellos que conocen bien al paciente (la opción D es incorrecta).

[23.5] El modelo de rasgos de personalidad (p. 893); Diagnóstico de trastorno de la personalidad (p. 891); Evaluación del nivel de funcionamiento de la personalidad (p. 892); Evaluación del modelo de rasgos de personalidad de la Sección III del DSM-5 (p. 894).

23.6 Las perturbaciones del yo y del funcionamiento interpersonal constituyen el núcleo de la psicopatología de la personalidad, y en el modelo diagnóstico alternativo del DSM-5-TR para los trastornos de la personalidad se evalúan en un continuo. ¿Cuál de las siguientes es una característica del funcionamiento saludable del yo?

A. Comprensión y apreciación de las experiencias y motivaciones de los demás.
B. Variabilidad de la autoestima.
C. Fluctuación de los límites entre el yo y los demás.
D. Experiencia de uno mismo como único.

Respuesta correcta: D. **Experiencia de uno mismo como único.**

Explicación: Los elementos del funcionamiento saludable del yo incluyen la identidad (experiencia de uno mismo como único, con límites claros entre el yo y los demás [la opción D es correcta y la opción C es incorrecta]; estabilidad de la autoestima y precisión de la autoevaluación [la opción B es incorrecta], capacidad y habilidad de regular toda una serie de experiencias emocionales) y la autodirección (búsqueda de metas a corto plazo y para la vida coherentes y significativas; utilización de estándares internos de comportamiento constructivos y prosociales; y capacidad para reflexionar de manera productiva sobre uno mismo). Los elementos del funcionamiento interpersonal saludable incluyen la empatía (comprensión y apreciación de las experiencias y motivaciones de los demás [la opción A es incorrecta], tolerancia de perspectivas diferentes y comprensión de los efectos del propio comportamiento sobre los demás) y la intimidad (profundidad y duración de la conexión con los demás, deseo y capacidad de cercanía y reciprocidad del respeto, reflejado en el comportamiento interpersonal).

[23.6] Criterio A: nivel de funcionamiento de la personalidad (p. 882); Tabla 1 (Elementos del funcionamiento de la personalidad) (p. 883).

23.7 ¿Cuál de los siguientes es un criterio general del trastorno de la personalidad en el modelo alternativo del DSM-5-TR para los trastornos de la personalidad?

A. El individuo experimenta un deterioro leve en el funcionamiento de la personalidad (yo/interpersonal).
B. El individuo demuestra dos o más rasgos de personalidad patológicos.
C. Los deterioros del funcionamiento de la personalidad y la expresión de los rasgos de personalidad del individuo pueden fluctuar con el tiempo.
D. Los deterioros del funcionamiento de la personalidad y la expresión de los rasgos de personalidad del individuo no se explican mejor por otro trastorno mental.

Respuesta correcta: D. **Los deterioros del funcionamiento de la personalidad y la expresión de los rasgos de personalidad del individuo no se explican mejor por otro trastorno mental.**

Explicación: En el modelo alternativo del DSM-5 para los trastornos de la personalidad, las características esenciales de un trastorno de la personalidad son las siguientes: deterioro moderado o mayor del funcionamiento de la personalidad (yo/interpersonal) (la opción A es incorrecta); uno o más rasgos de personalidad patológicos (la opción B es incorrecta); los deterioros del funcionamiento de la personalidad y la expresión de los rasgos de personalidad del individuo son relativamente inflexibles y generalizados en una amplia gama de situaciones personales y sociales; los deterioros del funcionamiento de la personalidad y la expresión de los rasgos de personalidad del individuo son relativamente estables en el tiempo, con inicios que pueden remontarse al menos a la adolescencia o la juventud (la opción C es incorrecta); los deterioros del funcionamiento de la personalidad y la expresión de los rasgos de personalidad del individuo no se explican mejor por otro trastorno mental (la opción D es correcta); los deterioros del funcionamiento de la personalidad y la expresión de los rasgos de personalidad del individuo no se atribuyen únicamente a los efectos fisiológicos de una sustancia o a otra afección médica (por ejemplo, un traumatismo craneoencefálico grave), y los deterioros del funcionamiento de la personalidad y la expresión de los rasgos de personalidad del individuo no se entienden mejor como normales para su etapa de desarrollo o entorno sociocultural.

[23.7] Criterios generales del trastorno de la personalidad (pp. 881-882).

23.8 Para cumplir los criterios diagnósticos propuestos para el trastorno de la personalidad antisocial en el modelo alternativo del DSM-5 para los trastornos de la personalidad, ¿en cuál de los siguientes dominios un individuo debe tener rasgos de personalidad desadaptativos?

A. Afectividad negativa.
B. Desapego.
C. Antagonismo.
D. Psicoticismo.

Respuesta correcta: C. **Antagonismo.**

Explicación: En el trastorno de la personalidad antisocial, las dificultades características son evidentes en la identidad, la autodirección, la empatía y/o la intimidad, junto con rasgos desadaptativos específicos en los dominios de antagonismo y desinhibición (la opción C es correcta). En el trastorno de la personalidad evitativa y el trastorno de la personalidad obsesivo-compulsiva, las dificultades características son evidentes en la identidad, la autodirección, la empatía y/o la intimidad, junto con rasgos desadaptativos específicos en los dominios de afectividad negativa y desapego (las opciones A y B son incorrectas). En el trastorno de la personalidad límite, las dificultades características son evidentes en la identidad, la autodirección, la empatía y/o la intimidad, junto con rasgos desadaptativos específicos en los dominios de afectividad negativa y también de antagonismo y/o desinhibición (la opción A es incorrecta). En el trastorno de la personalidad esquizotípica, las dificultades características son evidentes en la identidad, la autodirección, la empatía y/o la intimidad, junto con rasgos desadaptativos específicos en los dominios de psicoticismo y desapego (las opciones B y D son incorrectas).

[23.8] Trastorno de la personalidad antisocial (pp. 884-885); Trastorno de la personalidad evitativa (pp. 885-886); Trastorno de la personalidad límite (pp. 886-887); Trastorno de la personalidad obsesivo-compulsiva (pp. 888-889); Trastorno de la personalidad esquizotípica (pp. 889-890).

23.9 ¿Cuál de las siguientes afirmaciones caracteriza mejor la relación entre la gravedad de la disfunción de la personalidad, según se califica en la Escala del nivel de funcionamiento de la personalidad (LPFS), y la presencia de un trastorno de la personalidad?

A. Se requiere un nivel moderado de deterioro del funcionamiento de la personalidad para el diagnóstico de un trastorno de la personalidad.
B. El deterioro del funcionamiento de la personalidad no está relacionado con la presencia de un trastorno de la personalidad.
C. La gravedad del deterioro del funcionamiento de la personalidad no está relacionada con el número de trastornos de la personalidad.
D. La gravedad del deterioro del funcionamiento de la personalidad no está relacionada con la gravedad del trastorno de la personalidad.

Respuesta correcta: **A. Se requiere un nivel moderado de deterioro del funcionamiento de la personalidad para el diagnóstico de un trastorno de la personalidad.**

Explicación: En la LPFS, el deterioro del funcionamiento de la personalidad predice la presencia de un trastorno de la personalidad (la opción B es incorrecta), y la gravedad del deterioro predice si un individuo tiene más de un trastorno de la personalidad o uno de los trastornos de la personalidad típicamente más graves (las opciones C y D son incorrectas). Se requiere un nivel moderado de deterioro del funcionamiento de la personalidad para el diagnóstico de un trastorno de la personalidad (la opción A es correcta). Este umbral se basa en la evidencia empírica, que indica que el nivel moderado de deterioro maximiza la capacidad de los clínicos para identificar de manera precisa y eficiente la patología del trastorno de la personalidad.

[23.9] Criterio A: nivel de funcionamiento de la personalidad (p. 882).

23.10 ¿Cuál de las siguientes afirmaciones sobre la Escala del nivel de funcionamiento de la personalidad (LPFS) es más precisa?

A. Se necesita una calificación de deterioro moderado o mayor para el diagnóstico de un trastorno de la personalidad.
B. Se necesita una calificación de deterioro leve para el diagnóstico de un trastorno de la personalidad.
C. La LPFS solo puede utilizarse con la especificación de un diagnóstico de trastorno de la personalidad.
D. Para utilizar la LPFS, el clínico selecciona el nivel que capta el grado más bajo de deterioro en la vida de la persona.

Respuesta correcta: A. **Se necesita una calificación de deterioro moderado o mayor para el diagnóstico de un trastorno de la personalidad.**

Explicación: Para utilizar la LPFS, el clínico selecciona el nivel que refleja de manera más precisa el grado de deterioro *actual y general* del funcionamiento de la personalidad del individuo (la opción D es incorrecta). La calificación es necesaria para el diagnóstico de un trastorno de la personalidad (deterioro moderado o mayor) y puede usarse para especificar la gravedad del deterioro presente en un individuo con cualquier trastorno de la personalidad en un momento dado (la opción A es correcta y la opción B es incorrecta). La LPFS también puede usarse como indicador global del funcionamiento de la personalidad sin especificar un diagnóstico de trastorno de la personalidad o en caso de que el deterioro de la personalidad no alcance el umbral del diagnóstico de trastorno (la opción C es incorrecta).

[23.10] Evaluación del nivel de funcionamiento de la personalidad (p. 892).

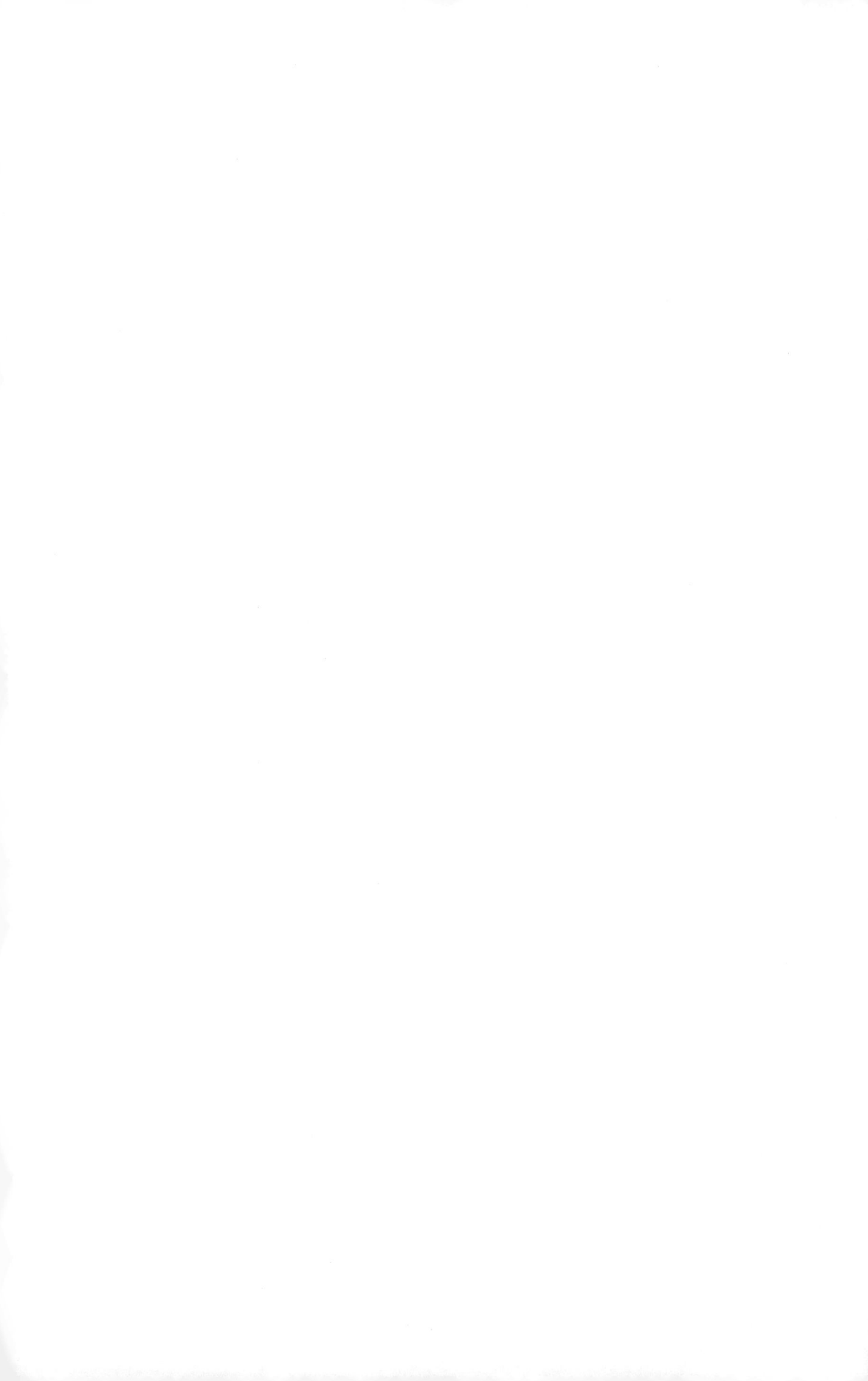